攻克 CTO （第2版）

——慢性完全闭塞冠状动脉病变介入治疗

名誉主编　韩雅玲　吕树铮　土金悦夫　杨跃进

主　　编　荆全民　陈纪言　陈绍良

副 主 编　张　斌　汝磊生　李成祥　王　耿　刘海伟　王效增
　　　　　李　悦　马颖艳

人民卫生出版社

·北 京·

图书在版编目（CIP）数据

攻克 CTO：慢性完全闭塞冠状动脉病变介入治疗 /
荆全民,陈纪言,陈绍良主编 . —2 版 . —北京：人民
卫生出版社,2023.6
　　ISBN 978-7-117-34837-9

　　Ⅰ. ①攻… 　Ⅱ. ①荆… ②陈… ③陈… 　Ⅲ. ①冠状血
管–动脉疾病–介入性治疗 　Ⅳ. ①R543.305

　　中国国家版本馆 CIP 数据核字（2023）第 092365 号

人卫智网	www.ipmph.com	医学教育、学术、考试、健康， 购书智慧智能综合服务平台
人卫官网	www.pmph.com	人卫官方资讯发布平台

　　　　　攻克 CTO——慢性完全闭塞
　　　　　冠状动脉病变介入治疗
　　　　Gongke CTO——Manxing Wanquanbise
　　　　Guanzhuangdongmai Bingbian Jieruzhiliao
　　　　　　第 2 版

主　　编：荆全民　陈纪言　陈绍良
出版发行：人民卫生出版社（中继线 010-59780011）
地　　址：北京市朝阳区潘家园南里 19 号
邮　　编：100021
E - mail：pmph @ pmph.com
购书热线：010-59787592　010-59787584　010-65264830
印　　刷：北京顶佳世纪印刷有限公司
经　　销：新华书店
开　　本：889×1194　1/16　印张：26.5
字　　数：709 千字
版　　次：2010 年 3 月第 1 版　　2023 年 6 月第 2 版
印　　次：2023 年 6 月第 1 次印刷
标准书号：ISBN 978-7-117-34837-9
定　　价：139.00 元
打击盗版举报电话：010-59787491　E-mail：WQ @ pmph.com
质量问题联系电话：010-59787234　E-mail：zhiliang @ pmph.com
数字融合服务电话：4001118166　E-mail：zengzhi @ pmph.com

编　　委（以姓氏笔画为序）

马颖艳　中国人民解放军北部战区总医院

王　耿　中国人民解放军北部战区总医院

王　斌　中国人民解放军北部战区总医院

王兆丰　中国人民解放军北部战区总医院

王守力　中国人民解放军战略支援部队特色医学中心

王前程　南方医科大学南方医院

王效增　中国人民解放军北部战区总医院

邓　捷　西安交通大学第二附属医院

叶　涛　厦门大学附属心血管病医院

田　兵　沈阳医学院附属中心医院

吕树铮　中国人民解放军北部战区总医院

刘　丹　中国人民解放军北部战区总医院

刘炳辰　浙江大学医学院附属第二医院

刘海伟　中国人民解放军北部战区总医院

刘韵情　中国人民解放军北部战区总医院

齐　斌　中国人民解放军北部战区总医院

闫承慧　中国人民解放军北部战区总医院

关绍义　中国人民解放军北部战区总医院

汝磊生　中国人民解放军白求恩国际和平医院

孙志奇　大庆油田总医院

李　洋　中国人民解放军北部战区总医院

李　悦　哈尔滨医科大学附属第一医院

李　晶　中国人民解放军北部战区总医院

李　毅　中国人民解放军北部战区总医院

陶　凌　中国人民解放军空军军医大学第一附属医院（西京医院）

黄　河　湘潭市中心医院

黄　铮　广州医科大学附属第一医院

梁振洋　中国人民解放军北部战区总医院

彭程飞　中国人民解放军北部战区总医院

蒋　峻　浙江大学医学院附属第二医院

韩　渊　南方医科大学南方医院

韩雅玲　中国人民解放军北部战区总医院

傅国胜　浙江大学医学院附属邵逸夫医院

蔡金赞　徐州市第三人民医院

名誉主编简介

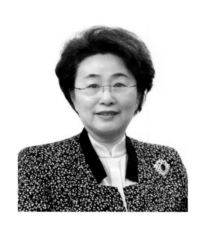

韩雅玲 中国工程院院士,主任医师,专业技术少将军衔,博士研究生导师。现任中国人民解放军北部战区总医院全军心血管病研究所所长兼心血管内科主任,寒地心血管全国重点实验室主任(中国人民解放军北部战区总医院),全军急危重症救治重点实验室主任,全军心血管疾病介入诊疗质控委员会主任委员。兼任中华医学会理事会常务理事、心血管病学分会主任委员,中国医师协会常务理事、全科医师心血管诊疗能力提升工作委员会主任委员,辽宁省医师协会会长,《中华心血管病杂志》《临床军医杂志》、*Cardiology Discovery* 杂志总编辑,以及 *Circulation*、*European Heart Journal* 编委等学术职务。

从事复杂危重冠心病的临床、教学与研究工作 40 余年,在复杂冠心病介入治疗及抗血栓治疗等方面具有丰富的临床经验,完成了大量开创性研究工作,显著降低了危重冠心病的病死率。作为 10 余所医学教学院校联合培养博士 / 硕士研究生导师,培养博士 / 硕士研究生及博士后共 200 余人。

主持国家自然科学重点基金、国家"重大新药创制"创新药物研究课题、国家科技部"十二五"科技支撑计划、"十三五"及"十四五"重点专项、军委科技委 173 项目等 30 余项国家、军队及省部级科研项目。以第一 / 通讯作者在 *Lancet*、*Journal of the American Medical Association*、*Journal of the American College of Cardiology* 等 SCI 收录期刊发表文章 240 余篇,以第一完成人获国家科学技术进步奖二等奖 2 项、何梁何利基金科学与技术进步奖 1 项、军队科技进步一等奖和医疗成果一等奖 3 项、辽宁省科学技术进步奖一等奖 2 项。获授权国际（美国）发明专利 3 项，国家发明专利 16 项。2020 年、2021 年及 2022 年被评为爱思唯尔"中国高被引学者"。

　　获得国务院政府特殊津贴、全国优秀科技工作者、全国三八红旗手、全军杰出专业技术人才奖、军队高层次科技创新领军人才、第十届"发明创业奖·人物奖"特等奖并被授予"当代发明家"、中国医师奖、首届"白求恩式好医生"、辽宁省科学技术最高奖等荣誉。荣立一等功、二等功各 1 次，是中共十六大代表和第十一、十二、十三届全国政协委员。

名誉主编简介

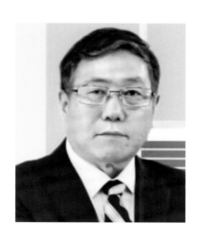

吕树铮　主任医师、教授、博士研究生导师,国务院政府特殊津贴获得者。现任首都医科大学附属北京安贞医院心血管内科首席专家,国内首批开展冠状动脉介入治疗的专家。1983 年毕业于首都医科大学(原北京第二医学院);1983—1989 年在首都医科大学附属北京安贞医院心血管内科担任住院医师;1989—1991 年到法国鲁昂大学附属医院学习;1991—2018 年任首都医科大学附属北京安贞医院心血管内科主任,内科教研室主任,伦理委员会、学术委员会、临床药理基地副主任。兼任中国医疗保健国际交流促进会心血管疾病预防与治疗分会主任委员,国家标准技术委员会委员,国家药品监督管理局评审专家。曾任《中华心血管病杂志》《心肺血管病杂志》《中国循证医学杂志》副主编。

主编专著 10 余部,发表论文 200 余篇,获省部级科技进步奖一等奖 2 项、北京市科技进步奖 3 项。

名誉主编简介

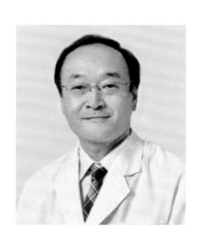

土金悦夫 医学博士,世界著名的冠心病介入治疗领域专家之一。冠状动脉慢性完全闭塞(CTO)病变因其手术难度大、风险高,被称为"冠状动脉介入治疗最后攻克的堡垒""心脏介入手术的巅峰",是临床上最具挑战性的手术之一。土金教授多次在欧美及亚太等多个国际大型会议上进行手术演示,是久负盛名的CTO专家之一。1989年毕业于日本大阪大学医学院,获博士学位;1990—1993年于日本大阪Teishin医院担任心血管内科医师,1993—1996年于日本大阪大学医学中心癌症和心血管疾病中心担任心血管内科医师,1997—2003年于日本大阪大学医学中心癌症和心血管疾病中心担任心血管内科主任,2004年于日本爱知县丰桥心脏中心担任心血管内科主任;2005年于哥伦比亚大学医学中心作访问学者。兼任日本介入心脏病学会高级会员,国际血管学会委员,日本介入心脏病学会专家会员,美国心脏血管造影和介入学会高级会员,亚太介入心脏病学会高级会员;亚太CTO俱乐部创始人,日本复杂心血管介入学会等多个全球性介入学会大会主席及主席团专家。

名誉主编简介

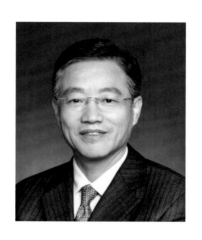

杨跃进 主任医师,博士研究生导师,北京协和医学院长聘教授,国务院政府特殊津贴获得者。曾任中国医学科学院阜外医院副院长、国家心血管病中心副主任,并曾先后兼任中国医学科学院阜外医院心血管内科、介入中心、冠心病诊治中心主任,以及国内首个心力衰竭病房和中心首任主任。

目前兼任中国老年医学学会心血管病分会主任委员,中华医学会心血管病学分会常务委员、第十一届委员会介入心脏病学组组长(原副主任委员),中华中医药学会和中国中西医结合学会络病分会副主任委员,海峡两岸医药卫生交流协会心血管专业委员会、国家卫生健康委医院管理研究所心血管疾病介入诊疗技术培训项目专家委员会前任主任委员;亚太介入心脏病学会专家会员(FAPSIC),美国心脏病学会专家会员(FACC),欧洲心脏病学会专家会员(FESC);《中华心血管病杂志》顾问,《中华医学杂志》等多家杂志编委。2010年被授予"卫生部有突出贡献中青年专家"称号,2013年获得吴阶平医药创新奖,曾获"赛克勒中国医师年度奖"。

精通心血管疾病救治和经桡动脉微创冠状动脉介入(PCI)治疗。针对经桡动脉路径PCI(TRI)不能完成复杂病变的国际难题,率先解决了经桡动脉路径双支架植入真分叉病变的技术难题,并应用到冠状动脉左主干分叉病变的治疗中;2008年总结并主编了《复杂冠脉病变经桡动脉介入治疗(病例荟萃)》;2007—2018年间连续应邀向TCT、EuroPCR、CIT等国际大会现场转播经桡动脉路径完成左主干分叉病变双支架植入手术演示均成功,使TRI成为中国对国际PCI界的主要技术贡献之一。

同时,一直探索慢性完全闭塞(CTO)病变TRI技术,并创新了血管内超声指导的主动真腔寻径技术(IVUS-ATS),成为国际CTO技术的有效补充。

已主持国家973计划、863计划、自然科学基金、教育部和卫健委等基金项目20余项,发表论文400余篇,其中SCI文章150余篇,主编和参编著作多部。荣获国家科学技术进步奖一等奖、二等奖各1项,省部级科技进步奖10项,申请国家专利多项,并培养硕士、博士研究生50余名。

主编简介

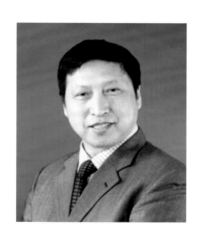

荆全民 主任医师,硕士研究生导师,国务院政府特殊津贴获得者,荣获"人民名医"和"辽宁名医"称号。现任中国医师协会心血管能力提升委员会副主任委员,中国医疗保健国际交流促进会基层胸痛委员会副主任委员,中国医师协会心血管内科医师分会常务委员、冠脉介入学组副组长,中华医学会心血管病学分会心血管创新与转化学组副组长,中国中医药学会介入心脏病分会副主任委员,中国人民解放军北部战区总医院全军心血管病研究所副所长。

从事心血管专业近40年,主攻复杂高危冠心病的介入治疗,形成了安全、简洁明快的介入思路方法,尤其在慢性闭塞病变正向介入导丝技术方面,形成了以 Fielder XT 为代表的软导丝进入即真腔的理念,围绕 Fielder XT 进入建立了"近段同腔,远段平行"的新的平行导丝技术,以及基于软导丝首选进入,结合正向 ADR 技术进一步延伸建立了 XT 导丝正向 Knuckle 寻找血管结构技术,针对部分病例 Fielder XT 导丝不能进入 CTO 病变,又推出了 GAIA First 导丝进入也是真腔的理念,从而建立了独特且有效的正向导丝技术风格。

作为第四作者获国家科学技术进步奖二等奖2项,作为第一作者获辽宁省科学技术进步奖二等奖1项,作为第二作者获军队医疗一等奖1项,作为第三作者获得华夏医学科技奖一等奖、辽宁省科学技术进步奖一等奖、上海市科学技术奖一等奖等数十项奖项。先后荣立军队三等功3次。发表SCI文章14篇,核心期刊数十篇。主编和副主编专著10部。负责和参与20余项科研项目,包括国家重点研发计划、"十一五"国家科技支撑计划项目、辽宁省科学技术厅项目、辽宁省自然科学基金等。

主编简介

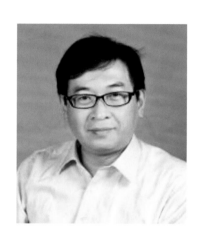

　　陈纪言　医学博士,博士研究生导师,国务院政府特殊津贴获得者。现任广东省人民医院心血管内科主任医师、首席专家,广东省冠心病防治研究重点实验室主任。1984年毕业于暨南大学医学院,获学士学位;1994年到澳大利亚墨尔本Epworth医院进修学习冠心病诊治技术1年;2008年毕业于广东省心血管病研究所,获博士学位。兼任美国心脏病学会专家会员(FACC,2014年),欧洲心脏病学会专家会员(FESC,2014年),中国医师协会心血管内科医师分会副会长,中国心血管健康联盟副理事长,亚洲心脏病学会理事会副主席等。

　　从事心血管内科专业37年,发表SCI文章80余篇,获国家级、省部级科技成果进步奖共10项,副主编著作2本,编者著作1本。2011年获中国医师协会"心血管内科优秀医师奖",2013年获中国医师协会心血管内科医师分会"分会工作优秀奖",2015年获"岭南名医"称号,2019年获全国五一劳动奖章,2020年荣获第五届《医师报》医学家峰会"十大医学贡献专家"称号。

主编简介

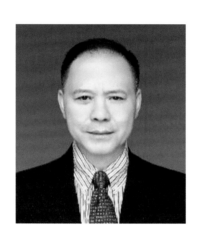

陈绍良　主任医师，博士研究生导师，俄罗斯自然科学院外籍院士；国务院政府特殊津贴获得者，荣获国家卫生健康突出贡献中青年专家等荣誉称号。现任南京市第一医院副院长、心血管内科主任。兼任美国心脏病学会（ACC）及美国心脏协会（AHA）专家会员，欧洲心脏病学会（ESC）专家会员，亚太分叉病变俱乐部（APC）及左主干暨冠状动脉分叉病变峰会（CBS）主席、亚太介入心脏病学会（APSIC）理事；国家卫生健康委能力建设和继续教育心血管病学专家委员会副主任委员，中国医师协会心血管内科医师分会副会长，中国研究型医院学会心血管循证与精准医学专业委员会副主任委员，中华医学会心血管病学分会心血管临床研究学组组长，中国病理生理学会血管医学专业委员会常务委员等；*JACC Cardiovascular Interventions* 特约编委及中国区副主编，*European Heart Journal*（中文版）、*Cardiology Discovery* 副主编，*Catheterization Cardiolovascular Interventions*、*EuroIntervention* 特约编委等，以及多本 SCI 杂志审稿人。

长期从事心血管内科的临床医疗、科研及教学工作。擅长心血管疾病的基础研究、临床诊断与治疗，尤其在介入心脏病学领域具有丰富的经验、娴熟的技术和丰富的研究成果。在心肌细胞再生、分叉病变及肺动脉高压介入治疗方向，创新性地发明了 DK-Crush 及肺动脉去神经术。

2010 年荣获江苏省第一届"突出医学成就奖"，近年来获科技研究成果 40 余项，主持完成国内外多中心临床研究 18 项，取得医疗器械及新药研究等科技成果专利 30 余项；主编、副主编专著 10 部，参编 20 余部。以第一或通讯作者发表 SCI 文章 300 余篇，2014—2022 年连续 9 年被评为爱思唯尔"中国高被引学者"。

序

冠状动脉慢性完全闭塞（chronic total occlusion，CTO）病变是一类常见的冠状动脉复杂病变，近期的系列研究报道 CTO 的发生率为 16%~18%。成功开通 CTO 病变可改善远端冠状动脉供应区域心肌缺血、复苏冬眠心肌，从而缓解患者的心绞痛症状和改善心功能，约可减少 50% 搭桥的需要，且对患者长期生存有益。因此，CTO 介入治疗的临床需求很大。

近年来，随着 CTO 专用介入器械的研发、术者操作经验的不断提高、介入治疗策略的不断优化，手术成功率可达 80%~90%，手术并发症发生率显著降低。但是，由于 CTO 病变介入治疗技术难度大，目前仍然是介入心脏病专家面临的最大挑战之一。部分医生对相关新概念、新技术、新器械只闻其名，不知其详，许多新开展 CTO 介入治疗的单位亦需要理论的充实和实践的指导。因此，在当前 CTO 介入治疗技术和器械快速发展的背景下，为适应大范围、正规化的培训要求，亟须编写一部系统、全面、实用的 CTO 介入治疗专著，用于指导和规范 CTO 病变介入治疗的临床实践。

荆全民教授是国内从事 CTO 介入治疗手术量最大、经验最丰富的专家之一。此次由他牵头，汇集了国内 29 家医院 64 名具有丰富 CTO 介入实战经验的专家，对《攻克 CTO——慢性完全闭塞冠状动脉病变介入治疗》一书进行再版。此书融合了国内外相关领域的最新进展和诸位编者的实践经验，突出实用、新颖的特点，内容系统翔实、图文并茂。一方面，详细解说了各项特殊技术的操作细节、各种器械的规格和特性，可以作为初学者进行培训的基础教材；另一方面，通过大量病例、理论以及专家点评相结合的方式，系统阐述了针对各种全身状态及不同病变类型的情况下如何把握适应证和正确选择介入策略和器械，对于进阶者进一步规范技术、提高水平有很大帮助，是一本具有很高参考价值的专著。应荆全民教授之邀，欣然为此书作序。希望通过此书，帮助更多的从事心血管介入治疗的医生正确掌握 CTO 病变介入治疗的新技术和新理念，在技术上能够进一步有所创新和发展，为攻克 CTO 堡垒而共同努力，为广大冠心病患者造福！

韩雅玲

于中国人民解放军北部战区总医院

2023 年 5 月

前　言

病理和影像学研究均证实大多数冠状动脉慢性完全闭塞（CTO）病变都存在正向或逆向侧支循环，使闭塞血管段远端保持一定的血液供应，但即使侧支循环建立充分，也仅能勉强维持静息状况下的心肌存活及冬眠心肌的血供，而当心肌耗氧量增加时，患者会产生心肌缺血症状如心绞痛、运动耐量降低等表现。因此，成功开通CTO病变对缓解患者心绞痛症状、改善左心室功能、稳定心肌的电活动等具有重要意义。

与非CTO病变相比，CTO病变经皮冠脉介入术（percutaneous coronary intervention，PCI）治疗不可避免的存在手术难度大，成功率低，并发症、再狭窄、再闭塞发生率高的缺点。可以说，CTO是目前PCI治疗领域的难点和前沿。20余年来，国际上越来越多的心血管介入医生和团队向这个"堡垒"发起进攻。随着广泛的学术交流、新器械和新技术的不断涌现，在众多专家、学者的不断努力下，国内CTO病变PCI技术迅速发展，并吸引着越来越多的年轻介入医生投身其中。一些经验丰富的术者，CTO病变开通成功率已超过90%以上。但是各地区、各医院之间的发展难免存在极不平衡的状态，不少准备或已经开展CTO病变介入治疗的单位和医生面临着相关知识和经验不足的困境，在适应证掌握、导管室器械准备、患者及术者的术前准备、术中及围手术期并发症处理、手术停止及再次手术时机的判定、术者及手术团队技术培训方法、对基本技术及高级技术学习曲线的掌握等方面尚存误区及盲区。

为满足广大心血管介入医师强烈的学习愿望，我们邀请来自国内29家医院的64位专家，合作编写了《攻克CTO——慢性完全闭塞冠状动脉病变介入治疗（第2版）》。本书共21章，深入浅出地叙述了CTO病变的病理生理学和正向开通技术等基本理论，聚焦于逆向开通技术、影像技术、围手术期处理等理论和实践的最新进展，展示了国内外相关指南、指导性文件、循证医学证据、相关学术会议的特点和亮点，翔实地介绍了"攻城锐器"——CTO介入治疗最新器械的结构、工作原理和应用方法，突出了难题破解技巧和并发症规避措施，系统论述了不同临床情况（如CTO病变合并心力衰竭、肾功能不全等）和不同病变特征（如支架内再闭塞、多支CTO病变、CTO合并分叉病变）的个体化治疗方略，还提供了10个经典或疑难病例的要点描述，以帮助读者更快地了解攻克CTO的真谛、掌握如何避免失败和转败为胜的诀窍，分享经验，少走弯路，共同进步。

　　感谢所有编者辛勤笔耕，无私地奉献出智慧、心血、经验和时间，同时，我们还非常荣幸地得到韩雅玲院士为此书所作的序言，在此向诸位专家表示真诚的感谢。

　　由于笔者能力和经验所限，以及 CTO 介入治疗领域的快速发展，书中可能存在不足、疏漏甚至错误，恳请读者不吝赐教，随时将宝贵的建议反馈给笔者，以便本书再版时修正和补充。

荆全民

2023 年 5 月 19 日

目　录

第一章

慢性完全闭塞病变的基本理论

第一节　CTO 病变的解剖与病理基础

一、CTO 病变的概念

所谓慢性完全闭塞（chronic total occlusion，CTO），是指冠状动脉在粥样硬化病变基础上，由于血栓形成、机化导致冠状动脉血管腔完全阻塞，且闭塞的病程超过 3 个月。以往文献关于 CTO 闭塞时间的定义差异较大，时间范围从 >2 周到 >3 个月不等。通常 1~3 个月的闭塞病变处仍是以血栓为主，经皮冠脉介入术（percutaneous coronary intervention，PCI）也较容易成功。2005 年美国 *Circulation* 杂志发表的《CTO 病变经皮介入治疗共识》建议，闭塞时间 >3 个月方可称为"慢性"，是目前公认的临床诊断标准。

根据冠状动脉造影（CAG）结果将 CTO 病变闭塞程度，分为前向血流 TIMI 0 级的绝对性 CTO，又称真性完全闭塞（true total occlusion），以及 TIMI 1 级的功能性 CTO（functional total occlusion），也称次全闭塞。后者尽管有微量对比剂的前向性充盈，但闭塞管腔的微量灌注血流缺乏实际意义的供血功能。通常在处理功能性 CTO 病变时，由于 PCI 导丝容易通过，故介入成功率较高，但是也有部分次全闭塞的病变，仔细阅片会发现血流并不是连续的，而是通过迂曲、多变的自身桥侧支由近端向远端供血，此时介入治疗相对复杂。即使是完全闭塞的病变，也有部分闭塞部位为软斑块，远端的侧支循环良好，介入成功率也较高。因此，虽然选择性冠状动脉造影可能会从闭塞处形态上简单判定 PCI 成功率，但实际操作可能复杂得多。

二、CTO 病变的病理解剖

（一）CTO 病理解剖在介入治疗中的意义

了解 CTO 的病理学特点，对 CTO 介入治疗适应证的合理选择和提高器械应用的水平十分重要。CTO 病变常由血栓闭塞所致，并在其后出现血栓机化和组织退化，从而形成一系列特征性的病理变化。闭塞段的两端或至少 CTO 病变的近端通常存在致密的纤维帽，常伴钙化，质地较硬，是 PCI 导丝通过失败的重要原因之一。血管腔内的阻塞通常由陈旧性血栓和动脉粥样硬化斑块两种组织构成（图 1-1-1），典型的 CTO 斑块成分包括细胞内及细胞外脂质、平滑肌细胞、细胞外基质（主要成分为胶原）及钙化灶等，各种组织成分的比例及分布不同造成 CTO 病变 PCI 难度的差异。软斑块多由胆固醇沉积、泡沫细胞和疏松的纤维组织构成（图 1-1-2A、B），可见新生孔道形成，常见于闭塞 <1 年的 CTO 病变，导丝较易通过，而且在几乎一半的 CTO 病变中，尽管冠状动脉造影显示前向 TIMI 血流 0 级，但组织学发现病变为 <99% 狭窄，这为导丝的通过提供了潜在通道和可能；硬斑块多由致密的纤维组织和大范围的钙化灶构成（图 1-1-2C），较少有新生孔道，常见于闭塞 >1 年的 CTO 病变，导丝不易通过，且常偏离管腔轴线进入内膜下而造成夹层。

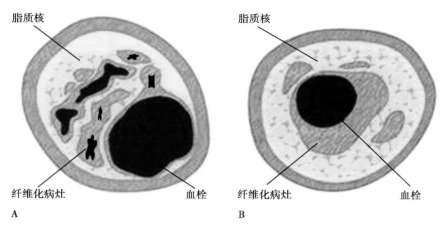

脂质核　　　　　　　脂质核

纤维化病灶　　　血栓　　　纤维化病灶　　　血栓

A　　　　　　　　B

图 1-1-1　血管腔内阻塞的构成
A. 血栓成分为主的闭塞；B. 斑块为主的闭塞。

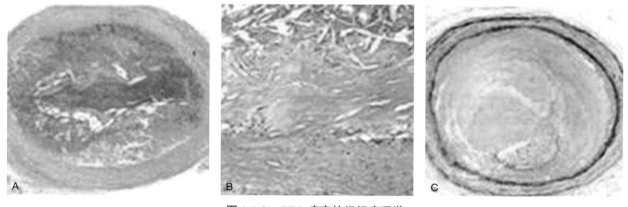

图 1-1-2　CTO 病变的组织病理学
A. 软斑块：是由充满胆固醇的细胞、松软纤维组织的泡沫细胞和微血管通道组成，通常闭塞 <1 年。B. 图 A 的局部 10 倍视野图：胆固醇裂隙及周边的疏松结缔组织。C. 硬斑块：与软斑块相反，有致密的结缔组织，有大的纤维钙化斑块，无微血管通道。通常 >1 年，随着时间的延长，钙化会加重。

广泛的新生微血管和微孔道形成是 CTO 病变的重要特征。几乎所有的 CTO 病变都存在毛细血管和微孔道，血栓形成和炎症浸润可能是其主要促发因素。CTO 病变内毛细血管密度和血管新生程度随闭塞时间延长而增加，在 <1 年的 CTO 中，新生毛细血管主要集中在血管外膜，而 >1 年的 CTO 新生毛细血管较多出现在血管内膜，其中约 60% 为直径 >250μm 的较大毛细血管。这些新生的毛细血管和微孔道绝大多数起源于血管壁滋养血管，穿过血管壁到达病变内膜并形成网络，同时亦可贯通 CTO 病变的两端。如果新生孔道足够大且导丝能够准确地进入这些孔道，则利于导丝通过 CTO 病变，但潜在的风险是导丝沿着这些微孔道亦容易进入血管内膜下导致夹层，因此，在 PCI 过程中要随时调整导丝位置使其沿着贯通 CTO 病变两端的微孔道行进，防止导丝进入与血管外膜滋养血管相连的微孔道。

（二）CTO 病变的 4 个主要组织病理学特征

1. 近端高密度的纤维帽　CTO 近端存在高密度的纤维帽,尤其是纤维帽位于分叉处时行介入治疗导丝很难穿透。

2. 纤维机化和钙化伴负性重构　CTO 病变的发展过程中,闭塞管腔内发生负性重构,这个过程在闭塞 >3 个月的病变中更为明显。

3. 大量的新生通道（neochannels）　这些新生通道既可以在闭塞的血管内,也可以和动脉壁外层的血管通道相连,其直径为 100~500μm,平均为 200μm（图 1-1-3,图 1-1-4）。85% 以上的闭塞≥1 年的 CTO 病变存在新生通道,新生通道的形成并不受闭塞长度的影响。CTO 病变中仅有 22% 为不含有新生通道的完全闭塞,78% 的 CTO 病变存在 90%~99% 的残存通道,其余 1%~10% 被新生通道占据。在全部自发再通的 CTO 病变中,41% 含有小的新生微通道,59% 含有较大的新生微通道（图 1-1-5）。

（1）微通道分为三类:①分布于闭塞段动脉外膜的血管滋养管,也称外膜血管,其生成与缺氧刺激有关,即血管外的缺氧会刺激其增生,这些血管通常在通过闭塞部位时层层卷绕延伸,表现出螺旋状的外观,有时 CTO 患者这些外膜血管滋养管会充分形成并被称作桥侧支;②闭塞段粥样硬化斑块内的新生血管,其生成主要与内膜斑块内慢性炎性反应刺激有关,可源于外膜血管滋养管;③慢性血栓机化再通,主要表现为慢性血栓被胶原纤维替代,继而发生机化并形成再通管道,可与血管滋养管相交通。与血管滋养管不同的是,血管滋养管通常呈辐射状分布,层层卷曲,而机化再通的微血管往往与主要血管平行存在于内膜空间中,所以也称内膜血管,其纵向延伸性大概占了整个 CTO 病变长度的 85%。

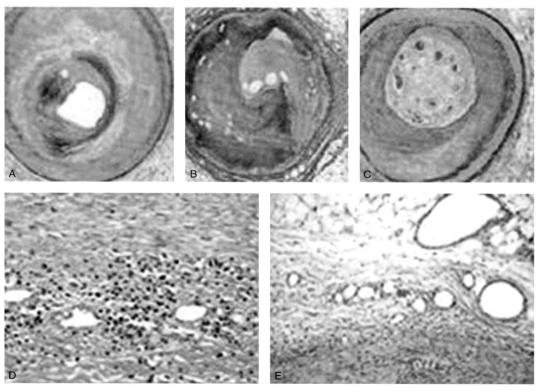

图 1-1-3　CTO 病变中的新生孔道

A. CTO 病变中的单一大通道,可见其实际管腔狭窄 <90%;B. CTO 病变中心区联系的小的新生微通道;C. CTO 病变中心区小的新生微通道;D. 25 倍视野,血管通道周围的炎症,可见炎症细胞浸润;E. 40 倍视野,微细通道直径逐渐增大。

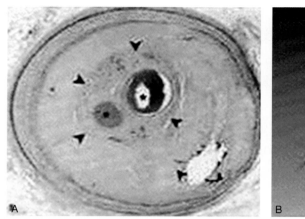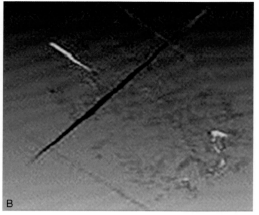

图 1-1-4   CTO 病变中的微血管通道

A. 微血管通道的直径在 100~500μm；B. 微型 CT 显示 CTO 在 24 周兔的微血管通道。

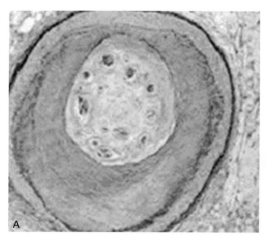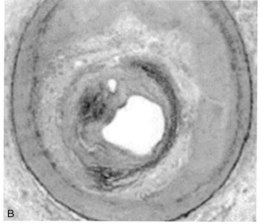

图 1-1-5   CTO 病变中的微血管通道病理图片

A. 小的新生微通道占 41%；B. 较大的新生微通道占 59%。

（2）微通道形成的临床意义：①病变远端有血液灌注，使部分远端血管床存活，避免血管的完全闭塞，并且可以对抗内膜斑块对血液的限流作用。②直径较大的微通道有利于介入治疗时导丝的通过，并减少并发症，如闭塞段内存在较大的微通道（直径 >400μm），则导丝（直径为 355μm）可利用这些潜在的管道穿越闭塞段，避免行进于坚硬的胶原纤维成分中，同时也可减少冠状动脉夹层或穿孔等并发症的发生。然而，此类情况并不普遍，更可能的情况是存在多重甚至不连续，伴随特定基质组成的微血管。③微通道周围斑块结构较疏松，可能与炎性反应有关，其周边阻力远小于胶原纤维阻力，因此介入治疗时导丝即使未行进在微通道内，在其周围组织中行进的阻力也要远低于行进于胶原纤维成分中。

4. 远端纤维帽   由于闭塞段远端受到的血液剪切力较小，故大部分闭塞病变远端纤维帽的致密程度小于闭塞病变近端，且相对闭塞近端来说较为疏松，这为逆行导引钢丝技术的实施提供了理论基础，当正向通过困难时，可试用逆向导丝技术。

三、CTO 病变的病理生理

CTO 病变的产生过程完全不同于非闭塞的粥样硬化病变。多数 CTO 病变是在斑块破裂后产生的，CTO 病变的病理生理基础是在血栓形成后，其两端最先向 CTO 病变演变，胶原及钙化组织逐渐取代血栓及富含脂质的胆固醇成分,在病变的近端及远端形成大量纤维组织,从而产生以柔软的机化血栓及脂质为核心,以钙化、坚硬的纤维组织为末端成分的柱状结构。与全身的动脉粥样硬化过程一样,炎症在闭塞节段内血管新生发展过程中扮演重要的角色。斑块内膜细胞性炎症与血管新生的发展密切相关,其发展进程自血管外膜向中心。冠状动脉造影时出现的桥侧支和管腔内的微孔道,就是滋养血管新生和炎症发展的具体体现。

心外膜血管闭塞后,心肌细胞会因为缺血、缺氧而死亡,在血管闭塞后数周内仍然可以观察到心肌细胞的坏死,这一现象为开通血管并使亚急性期的血管闭塞再血管化提供了理论依据。阐明CTO病变的组织成分及其力学特性非常重要,不仅有利于PCI病例的选择,还有助于研发血运重建新技术。例如,最近研究显示血管外膜和内膜的拉伸强度及弹力特性是不同的,这一发现也解释了为什么组织消融及微小血管夹层是安全的。CTO病变的血管外膜可以承受比内膜高得多的张力,因此,即使在血管内膜夹层里,高压力扩张支架也很少发生血管穿孔。

随着CTO病变时间的延长,血管的外弹力膜逐渐萎缩,大部分的病变血管会发生负性重构,斑块内出血时也可能发生正性重构现象。

四、侧支循环的解剖及病理生理

人类冠状动脉侧支循环是先天具有的,然而冠状动脉循环正常时,其侧支循环的功能并不显现,只有当心肌缺血、缺氧时,侧支循环才开始发挥功能,并逐渐发展。对冠心病患者来说,至少要有一支主要心外膜冠状动脉的狭窄超过75%时才可能有侧支循环的发展,随着狭窄程度的增加及受累冠状动脉主干数量的增加,侧支循环发展也越明显,直至侧支循环形成、完善并发挥作用。研究表明,CTO患者侧支循环的发生率较不完全闭塞患者明显增高,侧支循环对改善CTO患者的心肌缺血和保护左心室功能具有重要作用。多数报道指出,CTO患者侧支循环血流量是正常冠状动脉血流量的50%~85%,即相当于正向90%狭窄的冠状动脉能够提供的血流量。

1. 侧支循环的解剖　研究表明,左、右冠状动脉在心外膜下形成一个水平环和一个纵行环,冠状动脉之间有交通支彼此连接,当主要冠状动脉发生严重狭窄(>90%)或完全闭塞时(如CTO),先天具有的生物应激性、防御性反应功能就会发挥作用。由于正常与病变冠状动脉间存在压力阶差,这些交通支逐渐开放,其他分支可通过交通支供血给闭塞冠状动脉血管远端的心肌,形成影像学可视的血管,称为侧支循环(collateral circulation)(图1-1-6)。

关于侧支循环的建立机制,Baroldi的研究显示,当某部位心肌缺血时,正常心肌和缺血心肌之间的压力阶差使得正常情况下两者之间潜在的微小交通血管(20~350μm)开放、扩大并变粗,成为有血液流动功能的侧支循环(最粗可达1mm)。冠状动脉侧支血管的形成有3种形式:①扩张、重塑:使原有的侧支扩张、开放,从而使无功能侧支发展到有功能侧支血管;②增粗:血管壁细胞分裂、增殖,从而使血管口径增大;③新生:血管壁细胞高度增生,以生成新的侧支循环。

CTO病变常见的侧支循环途径有左前降支与后降支、前间隔支与后间隔支、对角支与钝缘支、钝缘支与左室支、圆锥支与左前降支、锐缘支与左前降支、对角支与左前降支、钝缘支与左前降支、对角支之间、钝缘支之间等。此外,同一支冠状动脉闭塞近端和远端之间也可有微小的血管构成交通,形成"桥侧支",相当于冠状动脉自身搭桥,提供前向供血。Baroldi根据侧支的起止位置,将其归纳为3种主要类型:①同一冠状动脉不同节段间的侧支循环;②同一冠状动脉分支间,或同一分支不同节段间的侧支循环;③不同冠状动脉的分支间的侧支循环。

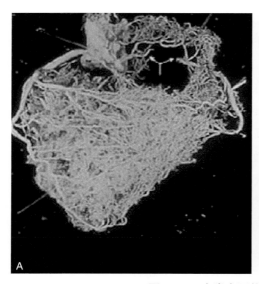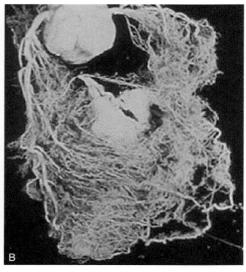

图 1-1-6 人类右冠状动脉 CTO 注塑模型
A. 前壁大量冠状动脉内及冠状动脉间侧支循环；B. 大量室间隔侧支循环。

解剖学发现，经室间隔的侧支循环占 44%，心外膜侧支循环占 32%，动脉远端侧支循环占 18%，桥侧支循环占 6%。Werner 等根据侧支血管的直径将其分类，发现影像学不可视的侧支占 14%，丝状连接（直径 <0.3mm）占 51%，小分支样（直径 >0.4mm）连接的占 35%，其中后两者共约 86% 的可视性侧支循环可作为 CTO-PCI 的逆向开通通道。

侧支循环的 CC（collateral connection）分级：2003 年由 Werner 等在美国 *Circulation* 杂志上首先提出了用 CC 分析法来评价慢性闭塞的侧支循环程度。CC 0 级为可视但不连续的细小侧支，CC 1 级为可视的细小线状连续侧支但直径 ≤0.3mm，CC 2 级为可视的连续分支样侧支且直径 ≥0.4mm。

目前侧支循环的分级主要是 Rentrop 分级：0 级为无侧支循环；1 级为勉强见侧支循环，心外膜血管不能显影；2 级为部分侧支循环，对比剂进入不能使靶心外膜血管完全显影；3 级为完全灌注，心外膜血管完全显影。

2. 侧支循环血管的病理生理　冠状动脉侧支循环血管的形成具有保护冠状动脉狭窄后缺血心肌的作用，侧支循环血管的及时显现和开放可以代偿性地提供血流，从而减轻心肌缺血，防止心肌细胞坏死，预防和延缓缺血性心脏病和室壁瘤的形成，减轻冠状动脉再通后的反应性充血，对顿抑和冬眠心肌有支持作用，且增加侧支循环血管还能减少冠状动脉闭塞后坏死心肌的数量。

（韩雅玲　李　洋）

第二节　CTO 病变存活心肌的判定

"存活心肌"概念的提出为冠状动脉血管重建的治疗提供了理论依据。存活心肌表现形式有两种，即顿抑心肌和冬眠心肌。以上两种不同形式存活心肌在同一心肌既可同时存在，也可单独存在，但临床上难以区分。它们的共同特点是收缩功能障碍，心肌血流灌注减少，但心肌代谢仍存在，细胞膜完整，具有潜在的收缩功能储备，而且存活心肌对正性肌力药物有收缩增强的反应。基于上述特点，用于评价存活心肌的检查方法有如下几种：

一、核素心肌显像在存活心肌判定中的价值

核医学评价心肌存活力的主要方法有正电子发射断层成像（PET）、单光子发射计算机断层成像（SPECT）。

1. PET 心肌显像 根据存活心肌具有代谢功能的特征，PET 通过代谢显像结合灌注显像判断心肌的代谢与血流灌注是否匹配来评估存活心肌，是检测存活心肌最有价值、最准确的方法，被认为是检测心肌存活的"金标准"。局部无运动的心肌节段血流灌注减低，而代谢相对增加，提示该部位心肌仍存活；血流灌注和代谢均减低，则提示该心肌节段已坏死或纤维化，无存活。因此，心肌的代谢和灌注显像通常需要结合进行。

目前应用最多的是 ^{18}F 标记的氟代脱氧葡萄糖（^{18}F-FDG）PET 心肌代谢显像，其主要通过比较心肌血流灌注与代谢之间的匹配状态对心肌存活情况进行评估。当心肌灌注节段性降低时，口服葡萄糖后的 ^{18}F-FDG PET 显像显示相应节段摄取正常或相对增加，即灌注 - 代谢不匹配，表明心肌细胞虽缺血，但仍然存活；反之，相应节段 ^{18}F-FDG 摄取减低，即灌注 - 代谢匹配，表明心肌细胞不存活。关于心肌灌注显像，常用的显像示踪剂有 ^{82}Rb、$^{13}NH_3$-H_2O、^{15}O-H_2O、^{11}C-AC 等，其在心肌局部的分布与心肌血流成正比，故心肌的血流灌注情况可评估心肌的存活性。研究显示，心肌代谢显像检测到存活心肌范围 >10% 的冠心病及室壁瘤患者进行血管重建术后能够获得较好的临床预后，当存活心肌面积 ≤10%，即使进行血管重建术，临床预后未见明显改善。

2. SPECT 由于存活心肌仍保持膜的完整性，可蓄积 ^{201} 铊（^{201}TI）、^{99m} 锝 - 甲氧基异丁基异腈（^{99m}Tc-MIBI）等心肌灌注显像剂，如组织内没有蓄积甚至延长了再分布时间仍无示踪剂蓄积，说明该区域心肌已发生不可逆性坏死，故心肌对某些血流显像剂的摄取可反映心肌存活的信息。

3. 核素心室造影（RNV）在存活心肌判定中的价值 药物介入核素心室造影检测存活心肌的方法是先行静态核素心室造影，再在相同条件下行多巴酚丁胺介入核素心室造影，静脉持续输入多巴酚丁胺，从 $5\mu g/(kg \cdot min)$ 开始持续 5 分钟给药，在相同条件下采集并比较两组图像，静态时室壁运动减低，而多巴酚丁胺介入后室壁运动改善的节段为存活心肌。

二、超声心动图在存活心肌判定中的价值

1. 药物负荷二维超声心动图 存活心肌具有收缩功能储备，对正性肌力药物（如儿茶酚胺）的反应性增强，药物负荷二维超声心动图就是通过检测收缩功能的储备来识别存活心肌。常用的负荷药物有多巴酚丁胺（dobutamine，Dob）、硝酸酯类、维拉帕米等。小剂量 Dob[$<15\mu g/(kg \cdot min)$]可增加正常心肌、冬眠心肌和顿抑心肌的血流量，改善室壁运动异常节段的心肌收缩运动，对坏死心肌无作用，故能检测出存活心肌；大剂量 Dob[$>20\mu g/(kg \cdot min)$]则使缺血心肌功能恶化，心肌耗氧量增加，又加重了心肌缺血。

2. 心肌声学造影 又称心肌造影超声心动图（myocardial contrast echocardiography，MCE），是指血管内注射含有微气泡的对比剂，当微气泡经过微血管到达心肌时，由于微气泡对超声的散射作用，使心肌组织回声增强，同步超声检查即可获得清晰的反映心肌血流灌注的组织影像。心肌声学造影主要通过测定缺血区的侧支循环是否充分来评估心肌存活。

3. 心肌背向散射积分 心肌背向散射积分（integrated backscatter，IBS）是近年发展起来的一项新的超声组织技术，能无创地评价心肌细微结构及其功能的变化。试验表明正常 IBS 分值呈周期性变化，

舒张末期最大,收缩末期最小,可反映正常心肌、可逆性损伤心肌、不可逆性损伤心肌之间声学特征的差异性。存活心肌因尚有收缩储备而呈现随心动周期变化的 IBS 值,梗死心肌则无此特点。

4. 彩色室壁运动技术　彩色室壁运动(color kinesis, CK)技术是应用声学定量技术(AQ)研究心内膜与室壁运动的新方法,由计算机自动分析和对比来自血液和组织的回声强度确定两者的界面。该技术在每一幅图像中识别从血液变成组织或从组织变成血液的样本,以彩色跟踪心腔血液与室壁边界的过渡,随心脏收缩、舒张期全程而绘制的彩色位移图可每帧、实时、顺序地显示室壁的活动幅度,从空间和时间两方面分析室壁活动能力,从而提高肉眼对图像变化的分辨力,可完整地评估心肌各部位功能。

三、磁共振技术在存活心肌判定中的价值

近年来,心血管磁共振(cardiovascular magnetic resonance, CMR)技术快速发展,已达到 10 毫秒的时间分辨力和 0.1 毫秒的空间分辨力。CMR 评价存活心肌的原理与超声心动图相似,主要通过测量舒张末期室壁厚度来预测存活心肌,而 CMR 较超声心动图具有分辨力高、能三维成像的优势。多巴酚丁胺负荷试验时,存活心肌的收缩功能短暂恢复时会引起室壁增厚,CMR 可定量测量室壁增厚程度。MRI 技术在冠心病存活心肌的评价中已得到应用,常用的技术有心肌灌注成像、心肌波谱分析、药物或运动负荷磁共振电影以及心肌标记等。

钆-二乙烯三胺五醋酸是一种非选择性组织间隙对比剂,可迅速溢出血管,但因分子量大不易穿过细胞膜而滞留在组织间隙。心肌缺血区由于冠状动脉供血障碍,首过灌注时显示为灌注缺损,而延时期由于坏死心肌的细胞膜发生破坏,细胞外间质容积增大,细胞间隙增大,对比剂排出延迟,在 T_1 加权成像上表现为延时增强的高信号。延时增强代表不可逆的心肌坏死,延时增强的范围越大,心室壁运动能力越差,同时延时增强可准确显示坏死心肌的透壁范围,透壁范围越小,心肌收缩功能恢复的可能越大。CMR 检测瘢痕心肌有较高的灵敏度(83%)和特异度(88%)。CMR 和超声心动图均能检测心肌室壁运动异常和室壁收缩增厚,但 CMR 的灵敏度要高于超声心动图,CMR 快速成像检测心肌缺血灌注的灵敏度与 SPECT 相仿。CMR 的主要局限性包括成本高,心律失常患者的心脏运动产生伪影,检查时间较长,且需要患者屏气,患者难以耐受。

四、多层螺旋 CT

在心脏双期对比增强 CT 检查中,注入非离子型碘对比剂时正常心肌内的对比剂浓度迅速达到峰值,表现为均匀一致的早期强化及随后延迟期的强化程度下降;而缺血和梗死心肌则表现出不同类型的强化,包括早期缺损、剩余缺损和延迟强化。正常心肌和病变组织间的对比剂浓度差异,是多层螺旋 CT 评估存活心肌的基础。

（韩雅玲　李　洋）

第三节　开通 CTO 病变的临床意义

经冠状动脉造影检查确诊的冠心病患者中,20%~40% 存在 CTO 病变。但与非闭塞病变相比,CTO 的介入治疗成功率低、器械耗费多、医生和患者接受放射量大及再狭窄发生率高,所以以往对是否需要开通 CTO 存在争论。近年随着新器械和新技术在 CTO 介入治疗中的应用,CTO 开通的成功率明显提

高,靶血管再狭窄和再闭塞率显著降低。研究表明,CTO 的开通有如下优点:①开通 CTO 可以改善患者左室收缩功能,改善其体力活动能力,明显提高患者的生活质量;②显著地提高患者 10 年生存率,改善其长期预后;③可改善患者的心绞痛症状;④改善心肌电活动的稳定性,减少心律失常的发生;⑤当其他血管闭塞时,提供侧支循环以挽救患者生命。

一、开通 CTO 对患者心功能的影响

对于急性心肌梗死(AMI)相关动脉进行早期再通,能够改善左室射血分数(LVEF),降低左心室容量及减少室壁瘤形成。而开通 CTO 病变对心功能的影响也已成为关注的问题。研究证明,侧支循环充分建立的完全闭塞病变相当于前向血管存在 90% 的狭窄,这些侧支循环维持着心肌存活,心肌通常呈冬眠状态,即冬眠心肌,大量冬眠心肌可以引起左心室功能受损。此类患者经药物治疗效果较差,患者在休息或轻微活动中出现症状进行性加重,PCI 可以使完全闭塞的冠状动脉再通,使存活心肌的血流灌注恢复,改善心肌细胞的收缩功能。

多个临床研究证实,成功开通 CTO 后,患者的心功能可得到改善。Danchin 对 55 例连续的左前降支(LAD)或优势右冠状动脉(RCA)CTO 患者成功进行了 PCI 并进行随访,其中 38 例血管仍然通畅患者的 LVEF 由(55±14)% 增至(62±13)%。Chadid 等应用 CMR 评估 43 名 CTO 患者成功血运重建前后的 LVEF 及室壁运动,发现 LVEF 及室壁运动均较前改善。Hoebers 等的一项纳入上万例 CTO 成功 PCI 患者的荟萃分析结果显示,CTO 成功 PCI 后可使 LVEF 总体提高 4.44%。因此,保持已开通的闭塞血管的通畅,可改善左心室整体和局部收缩功能。

目前发表的多数研究均证实,CTO 病变成功行 PCI 治疗后可显著改善左心室泵血功能,但 CTO 病变种类亦影响着 CTO 病变行 PCI 治疗的预后。临床研究表明,在 ST 段抬高心肌梗死(ST segment elevation myocardial infarction,STEMI)患者中,非梗死相关血管的 CTO 病变与其临床获益相关。Yang 等对 136 例 AMI 患者的非心肌梗死相关血管的 CTO 病变行 PCI 治疗,术后在 2 年随访中发现 CTO 成功血运重建是该类患者心源性死亡和主要心血管不良事件(major cardiovascular adverse events,MACE)发生率的独立预测因子,PCI 成功者有更好的临床获益。Claessen 等对 3 277 例 AMI 患者 30 天病死率及 1 年内 LVEF 的变化进行分析,随访过程中发现非梗死相关的 CTO 病变 30 天病死率的一个独立预测因子,与 1 年内 LVEF 下降密切相关。

另外,不同血管的慢性闭塞病变开通前后的 LVEF 变化不同,通常认为对于较大的血管,因供应的心肌面积较大,开通后患者的 LVEF 可提高更多,临床获益更大。Szwoch 等对 23 名 CTO 患者血运重建前、24 小时后及 3 个月后的 LVEF 进行统计分析,发现 LAD-CTO 患者血运重建前 LVEF 明显低于 RCA-CTO 患者[(44±11)% vs.(52±4)%,P=0.005],而随访时 LAD-CTO 患者 LVEF 较 RCA-CTO 提高更多,研究指出 LAD-CTO 患者血运重建后的临床获益可能比 RCA-CTO 患者更大。

二、开通 CTO 病变对患者预后的影响

研究显示,优化药物治疗(OMT)不能降低由 CTO 所带来的危险因素,临床上其心血管事件发生率显著高于无 CTO 患者。单纯球囊扩张并不能使 CTO 即刻开通患者长期获益,冠状动脉支架的应用才使 CTO 病变 PCI 治疗的远期效果达到与非闭塞性病变相似的程度。

PRISON Ⅱ是第一个比较药物洗脱支架(DES)和金属裸支架(BMS)在 CTO 病变中长期疗效的前瞻性随机试验研究。该研究入选了 200 例患者,支架植入后 6 个月进行冠状动脉造影和临床随访。结

果显示，DES组比BMS组显著降低支架内再狭窄发生率（7% vs.36%，P<0.001）和节段内再狭窄发生率（11% vs.41%，P<0.000 1），从而减少靶病变重建率（4% vs.19%，P<0.001）和MACE发生率（4% vs.20%，P<0.001）。研究显示，在CTO的PCI治疗中，DES可明显降低再狭窄发生率，提高血管的长期通畅率，降低再次血运重建的需要。

近年来，心血管内科临床医师逐渐深入了对CTO病变的探索，关于CTO介入干预与药物治疗能否进一步改善患者预后成为领域热门话题。近期发布的DECISION-CTO研究3年结果显示，OMT作为初始治疗方案，与PCI相比，3年复合终点（全因死亡、心肌梗死、脑卒中或任何再次血运重建）及生活质量评价在两组间相当，提示CTO病变经PCI治疗后，并未得到优于OMT的3年临床事件结果。但是，同期公布的EURO-CTO研究的1年结果显示，与OMT相比，PCI能显著改善患者术后12个月生活质量，且明显改善心绞痛症状。

PCI和OMT这两种CTO治疗的策略孰优孰劣尚不明确，需要更大样本、多中心、随机对照、更长期的新一代支架的研究来证实。DECISION-CTO研究主要应用的是第一代支架，而且未对患者的左心功能进行评估，而EURO-CTO研究在应用了新支架的同时进行了左心功能的评估，且该指标为主要终点，在此方面，EURO-CTO研究更能全面反映CTO患者介入治疗后的生活质量。目前CTO治疗研究的主要难点在于入选艰难、周期长，且易受技术水平、介入材料更新、腔内影像技术发展等多种因素影响，希望在不远的将来，可以积累更丰富的CTO介入循证医学证据用以指导CTO的治疗。

（韩雅玲　王　斌）

参 考 文 献

［1］BRILAKIS E S, MASHAYEKHI K, TSUCHIKANE E, et al. Guiding principles for chronic total occlusion percutaneous coronary intervention［J］. Circulation, 2019, 140（5）: 420-433.

［2］MARECHAL P, DAVIN L, GACH O, et al. Coronary chronic total occlusion intervention: utility or futility［J］. Expert Rev Cardiovasc Ther, 2018, 16（5）: 361-367.

［3］HAN Y L, WANG S L, JING Q M, et al. Percutaneous coronary intervention for chronic total occlusion in 1263 patients: a single-center report［J］. Chin Med J（Engl）, 2006, 119: 1165-1170.

［4］BRAUNWALD E, ZIPES D P, LIBBY P. Heart disease: a textbook of cardiovascular medicine［M］. 6th ed. London: Saunders, 2001.

［5］MEGALY M, SAAD M, TAJTI P, et al. Meta-analysis of the impact of successful chronic total occlusion percutaneous coronary intervention on left ventricular systolic function and reverse remodeling［J］. J Interv Cardiol, 2018, 31（5）: 562-571.

［6］PARIKH K, CHOY-SHAN A, GHESANI M, et al. Multimodality imaging of myocardial viability［J］. Curr Cardiol Rep, 2021, 23（1）: 5.

［7］GALASSI A R, WERNER G S, BOUKHRIS M, et al. Percutaneous recanalisation of chronic total occlusions: 2019 consensus document from the EuroCTO club［J］. EuroIntervention, 2019, 15（2）: 198-208.

［8］HARDING S A, WU E B, LO S, et al. A new algorithm for crossing chronic total occlusions from the Asia Pacific chronic total occlusion club［J］. JACC Cardiovasc Interv, 2017, 10（21）: 2135-2143.

［9］SUTTORP M J, LAARMAN G J, RAHEL B M, et al. Primary stenting of totally occluded native coronary arteries Ⅱ（PRISON Ⅱ）: a randomized comparison of bare metal stent implantation with sirolimus-eluting stent implantation for the treatment of total coronary occlusions［J］. Circulation, 2006, 114（9）: 921-928.

［10］WERNER G S, MARTIN-YUSTE V, HILDICK-SMITH D, et al. A randomized multicentre trial to compare revascularization with optimal medical therapy for the treatment of chronic total coronary occlusions［J］. Eur Heart J, 2018, 39（26）: 2484-2493.

［11］PARK S J. Decision-CTO: optimal medical therapy with or without stenting for coronary chronic total occlusion［M］. Washington, DC: American College of Cardiology Annual Scientific Session（ACC 2017）, 2017.

［12］HAN Y L, ZHANG J, LI Y, et al. Long-term outcomes of drug-eluting versus bare-metal stent implantation in patients with chronic total coronary artery occlusions［J］. Chin Med J（Engl）, 2009, 122（6）: 643-647.

［13］伊宪华, 韩雅玲, 李毅, 等. 介入治疗开通慢性完全闭塞病变的长期临床疗效［J］. 中华心血管病杂志, 2009, 37（9）: 773-776.

［14］LEE S W, LEE P H, AHN J M, et al. Randomized trial evaluating percutaneous coronary intervention for the treatment of chronic total occlusion［J］. Circulation, 2019, 139（14）: 1674-1683.

［15］SATHANANTHAN J, DŽAVÍK V. Coronary intervention for chronic total occlusion: current indications and future directions［J］. Coron Artery Dis, 2017, 28（5）: 426-436.

第二章

慢性完全闭塞病变介入治疗概述

第一节 CTO 介入治疗全球现状及趋势

近几年,随着新器械、新理念的应用,使 CTO-PCI 的成功率 >90%,并发症减少,操作时间、射线量减少,给患者带来更多的临床益处。目前,CTO 成为冠状动脉介入领域全球性的热点,包括中国在内越来越多的国家投入或涉足 CTO-PCI 领域。中国、日本和欧美国家在这一领域的发展各有特点,本文将针对目前 CTO 介入治疗全球现状及趋势展开讨论。

一、当前 CTO 介入治疗适应证和禁忌证

2007 年 ACC/AHA 将 CTO 适应证更新为:临床上存在心肌缺血证据,如典型的心绞痛、胸闷症状为 CTO 开通的条件,可以证明缺血区存在存活的心肌,造影观察等相关证据可以证明血管直径 >2.5mm、闭塞段后存在的血管至少应在 30~40mm,影像学及心电图等检查应有明显心肌存活的证据。

我国临床上开通 CTO 的指征为:①药物控制不佳的心绞痛;②无创性检查提示大面积心肌缺血;③冠状动脉造影检查提示血管大小及长度适合行介入治疗。

CTO 病变介入治疗的禁忌证主要包括:①CTO 病变远端血管供血区无存活心肌;②合并重度钙化;③患者存在多支 CTO 病变,闭塞远段血管无侧支;④介入治疗发生并发症可能性高的 CTO 病变。

二、医疗器械的进展

目前 CTO 专用导丝有:①Fielder 系列:Fielder、Fielder FC、Fielder XT;②Sion 系列;③Gaia 系列;④Miracle 系列;⑤Conquest 系列;⑥Cross-IT 系列;⑦Congress 系列;⑧亲水涂层导丝系列:Pilot 50、Pilot 150、Pilot 200、PT2MS、PT2LS 等。

日本医师早期开发出 Miracle 系列导丝,尖端硬度为 3~12g;Conquest 系列把尖端做细,以增强其穿刺能力;后来又有了涂层和其他细节改进,形成 Ultimate Bros、Conquest Pro 等系列。巨大的进步出现在"复合核心"结构的应用,Gaia 系列大大改进了导丝的操控性和手术效果,Gaia 新一代又改进了此系列尖端结构脆弱的问题。硬导丝用于穿刺,而寻找和"滑"过病变中的潜在细小通道则需要细而软、摩擦力低的导丝。由工作导丝 Fielder 改进而来的 Fielder XT 导丝末端直径为 0.228 6mm,压力为 0.8g,具有超滑涂层。"复合核心"技术发明后,很快被用于 Fielder XT-A(直径为 0.025cm,硬度为 1.0g)和 Fielder XT-R(直径为 0.025cm,硬度为 0.6g),导丝操控性显著提升,适用于有锥形残端、微通道或次全

闭塞的 CTO 病变。最早应用"复合核心"技术的 Sion 导丝保留了常规粗细与较低的尖端压力,头端硬度为 0.7g,成为通过侧支血管的经典导丝,其通过性与安全性俱佳,但是高度迂曲的侧支血管仍然是导丝的强大障碍。因此,研究者发明改进了 Suoh 导丝,尖端压力从 0.5g 降低到 0.3g,成为克服迂曲侧支的新利器,有效且安全,甚至可应用于心外膜侧支血管。此外,强支撑的 Gland Sam 导丝及用于体外化的 RG3 长导丝都体现了日本从业者的专注精神。近期,日本同行又正在研发 Plasma 导丝,尝试利用射频消融辅助开通 CTO。

现在临床上使用的微导管主要来自日本,微导管对于提高导丝的穿透力和促进导丝交换是非常重要的,微导管顶端可在透视下看见标记,便于识别它们的位置,更灵活且不容易扭结。Corsair 微导管因其头端为锥形设计,目前已成为通过室间隔侧支的首选微导管,且在 2008 年应用于临床后,逆向介入治疗 CTO 病变的成功率可高达 76%。早期的螺旋穿透微导管(Tornus)使用并不广泛,但 Corsair 应用了螺纹的设计,成为通过室间隔侧支的经典微导管,并且不断弥补不足,在细节上改进后形成新一代产品。非螺纹结构的 FineCross 属于 Terumo 公司,Asahi 改进后研发了 Caravel。前期使用的双腔微导管属于 Kenaka 公司,Asahi 则改进研发了 Sasuke。延长导管有 Guidezilla,日本则发明了 Guideliner。除了美国两种品牌的血管内超声外,日本又研发了更适用于 CTO 的日本品牌。

至于欧美国家,CTO 专用导丝有 Pilot 系列,微导管也有 SuperCross、TwinPass,延长导管有 Guidezilla,血管内超声有自己的品牌。近几年临床医师的研究和积累优化了 CrossBoss 导管和 Stingray 系统的使用,也推进了基于这种器械的 ADR 技术。目前一些介入中心使用较为普遍的新器械包括 OCR Safe-Cross RF 系统、Frontrunner 导管及 Flowcardia Crosser 系统,尤其前两种,由于安全性及疗效突出,已被美国食品药品管理局(FDA)批准在美国销售和使用。

中国目前尚无成形的 CTO 专用器械方面的贡献。在近期掀起的创新热潮中,这一领域成为热点之一,但受制于材料学的发展和工艺水平,好的构思并不容易实现。

三、开通技术现状

技术方面,日本同行充分演绎了"匠人精神"。从正向到逆向,从单向到双向,从对吻导丝到 CART、到反向 CART、到当代反向 CART,日本医师不断追求"精益求精"。在欧美国家,不仅有先进的器械研发系统,还有完善的商业转化体系,基于日本同行的经验成果且更巧妙地用所学技术(如 CrossBoss 导管和 Stingray 系统),欧美国家的术者把原本存在的 ADR 概念放大强化,大大提高了 CTO 病变的开通率。而包括中国在内的亚洲专家吸取日本专家精致、细腻和欧美术者高效、快速开通的优点,将平行导丝技术、弯曲(Knuckle)导丝技术、现代反向 CART 技术、IVUS 和 ADR 等技术充分融合,促使亚太地区的 CTO 手术水平和研究发展快速进步。中国介入专家们也在技术方面做出了相应的贡献,比如韩雅玲院士提出的多导丝斑块挤压技术、葛均波院士提出的"reverse wire trapping"技术、主动迎客技术(active greeting technique,AGT)等。

(一)正向介入技术

目前常用的正向开通技术如下:

1. 平行导丝(parallel wire)技术 导丝找不到真腔时,保留导丝于假腔中作为路标,插入另一根导丝,改变方向进入真腔。

2. 双导丝轨道(buddy wire)技术 当病变处有严重钙化或在处理支架内再狭窄的 PCI 过程中,由于球囊或支架卡在撕开的钙化斑块或支架上,导致球囊或支架不能通过病变,此时可再送入另一条导丝起到滑轨和支撑作用,为球囊或支架顺利通过病变提供轨道,或向另一非 CTO 血管插入另一根导丝或球囊使指引导管更为稳定。

3. 同轴锚定技术　斑块较硬、钙化或指引导管支撑力不足时,可采取 OTW 球囊辅助治疗,快速交换球囊或与带球囊的微导管同轴锚定非常有用。

4. 多导丝斑块挤压技术　用于导丝成功通过闭塞段而球囊通过失败时。保留原导丝在真腔内,沿原导丝再插入 1~2 根导丝进入真腔使斑块受到挤压,然后撤出其中 1~2 根导丝,保留 1 根导丝在真腔内,使 CTO 病变处导丝周围的缝隙变大,有利于球囊通过病变。

5. 内膜下寻径及重入真腔(subintimal tracking and reentry,STAR)技术　在球囊支持下操纵导丝(通常为亲水滑导丝)进入内膜下造成钝性撕裂,导丝在内膜下行进直至进入远端真腔,然后在内膜下空间行球囊扩张并植入支架。

（二）逆向介入技术

2008 年,日本医师 Saito 对逆向介入技术做出总结,主要包括以下 6 种技术:

1. 对吻导丝技术　逆行导丝相对容易进入病变的近端,如果逆行导丝进入 CTO 纤维帽近端附近,正向导丝可以此为目标,最后双向导丝相互汇合。

2. 仅作为标志导丝　即使正、逆向导丝可以汇合,正向导丝将逆向导丝作为标志,继续沿标志进入血管远端,这样可减少对比剂的用量。

3. CART 或反向 CART 技术　正向和逆向导丝在进入内膜内或内膜下的情况下逆向送入球囊,在病变的内膜下扩张制造一个空间,使正向导丝通过制造的空间进入血管远端,日本医师 Katoh 是应用这种方法的先驱,他将这种方法命名为 CART 技术。相反,正向送入球囊,在病变的内膜内或下扩张制造一个空间,使逆向的导丝通过该空间进入闭塞血管的近端,即反向 CART 技术。由于 CTO 病变复杂,反向 CART 技术十分实用。

4. 逆向真腔寻径技术　同侧或对侧造影见 CTO 病变以远有对比剂充盈,如果该段非常迂曲而隐蔽,这种情况下顺向可能非常难以找到真腔,而逆向的超滑导丝非常容易通过这段隐蔽、迂曲的血管。

5. 逆向真腔穿刺技术　如果逆向导丝通过 CTO 病变直接到达病变的近端,逆向球囊扩张后软导丝可从近端送入远端真腔,这种方法相对比较困难,原理同反向 CART 技术。

6. 抓捕逆向导丝技术　如果在上述逆向近端真腔穿刺技术中,逆向球囊扩张后产生比较复杂的撕裂,正向导丝无法通过病变,这种情况下应逆向将导丝送入正向的指引导管中,并送入微导管,然后更换300cm 的导丝,使之从正向指引导管穿出建立轨道,这样就可以利用该技术行传统的正向 PCI。

（三）血管内超声指导下的主动真腔寻径（IVUS-ATS）技术

无论是正向技术还是逆向技术,均依赖闭塞段远端良好的血管条件或丰富可见的侧支循环,只适合部分 CTO 患者,对无理想远端重入区域或侧支循环较差的 CTO 病变应用明显受限。血管内超声(intravascular unltrasound,IVUS)能实时显示血管腔内断层影像、导丝在闭塞段组织内的穿通位置及其与血管真假腔的空间关系,在 CTO 介入中具有独特的优势。IVUS-ATS 目前具体适应证主要为:①J-CTO 评分≥2 分的复杂 CTO 病变;②由于远端血管条件差或逆向通道不理想而不适合 ADR 和逆向技术的 CTO 病变;③上述正向和逆向技术均失败的患者;④特殊 CTO 病变如闭塞段特长(≥30mm)、成角过大(≥70°)和支架内 CTO 等预计使用上述正向或逆向技术均难以成功患者。

四、临床研究进展

关于 CTO 病变的临床研究,欧美国家有 Euro-CTO、OPEN CTO Registry、RECHAR GE Registry、PERSPECTIVE Registry、EXPERT、LEADERS 等,注册研究及研究技术终点居多,日本有 J-CTO、Expert Registry 等。韩国同行不久前发表的 DECISION-CTO 研究考察了 CTO-PCI 的临床效果。中国目前也有较大范围的注册研究和较小规模的随机对照试验研究正在进行中。就最新的欧美指南而言,欧洲的协会和美国的协会均有特定的 CTO-PCI 指南(Ⅱa 类推荐,B 级证据),欧洲指南还专门提及了逆向介入治疗可在正向失败后进行或在特定 CTO 患者中作为主要治疗方法(Ⅱb 类推荐,C 级证据)。

(一)关于手术难度临床研究

PROGRESS-CTO 研究是一项多中心观察性研究,目前共纳入 2012—2017 年来自美国、欧洲一些国家的 20 个中心的 3 122 例 CTO-PCI 患者,目前的成果为预测手术难度与预后的 PROGRESS-CTO 评分,技术成功被定义为病变残余狭窄 <30% 并恢复前向 TIMI 3 级血流。通过比较技术成功与失败的差异,可以发现手术成功者的年龄较小[(64.6±10.15)岁 vs.(66.01±9.63)岁,P=0.014 1],男性比例较低(84.69% vs.88.95%,P=0.037 8),高血压较少(89.61% vs.94.49%,P=0.004 4),LVEF 较高(55% vs.50%,P=0.035 7),陈旧性心肌梗死(44.82% vs.53.75%,P=0.002 3)与心力衰竭(29.71% vs.36.25%,P=0.015 9)的比例更低,也更少接受过 PCI(64.49% vs.70.62%,P=0.018 0)或 CABG(31.28% vs.40.68%,P=0.000 3)。手术成功的病变长度短[(33.43±24.14)mm vs.(37.80±23.99)mm,P=0.003 0)],同时近端纤维帽模糊、圆钝的比例低,近端存在分叉的少,病变钙化轻,弯曲度较小,可用于介入的侧支更丰富,先前经历过失败 CTO-PCI 的比例更低。技术成功率与多项造影特点相关,根据造影特点可以得出 J-CTO 评分与 PROGRESS-CTO 评分,技术成功者的 J-CTO 评分平均为(2.34±1.29)分,失败者的 J-CTO 评分平均为(3.07±1.13)分,存在显著差异(P<0.000 1),PROGRESS-CTO 评分与 PROGRESS-CTO 并发症评分同样差异显著[(1.25±1.01)分 vs.(1.77±1.01)分,P<0.000 1;(3.00±1.91)分 vs.(3.54±1.97)分,P<0.000 1]。绝大多数病变(81.77%)以正向导丝升级技术起始,但在此之中仅有 53.4% 成功。分别有 31.68% 与 29.69% 的病例使用过正向内膜下技术与逆行技术,在整个研究中技术成功率达到了 87%。随着 J-CTO 评分与 PROGRESS-CTO 评分增加,可以观察到技术成功率下降,同时在各分段最终获得成功的技术也有较大差异,比如 J-CTO 评分越高则逆行策略地位越重要,而随着 PROGRESS 评分增加最明显的是 ADR,而无论是 J-CTO 评分还是 PROGRESS 评分,高分段的 AWE 比例都会显著降低。结合该临床研究结果,我们在进行 CTO-PCI 时更应充分考虑以上临床因素来选择手术策略。

(二)不同 DES 临床研究

针对 CTO 原发病变,PEPCAD CTO 研究评价了 DCB(SeQuent Please)联合 BMS 治疗 CTO 的有效性和安全性,共入选 48 例受试者,病变血管直径为 2.5~4.0mm,结果显示 DCB+BMS 组与 DES(Taxus Liberte)组的血管造影和临床结果无显著差异。对于需要较短双联抗血小板治疗、已接受抗凝治疗或者存在 DES 植入禁忌证的患者,DCB 不失为一种有优势的替代方法。但是此研究为单臂研究、病例数少,DES 的远期效果还须进一步研究。之后又进行了 PRISON Ⅳ 研究,该研究是新型 DES 头对头比较治疗 CTO 病变的研究,共入选了 330 名合并 CTO 病变的患者,随机分别接受 Xience(n=165)和 Orsiro 支架(n=165)治疗。术后 9 个月共有 281 名患者接受了造影随访,主要终点为靶病变段内晚期管腔丢失。结果显示,Orsiro 组的主要终点与 Xience 组相比无显著差异[(0.13±0.63)mm vs.(0.02±0.47)mm,P=0.11],并且 Orsiro 组的支架内再狭窄发生率显著高于 Xience 组(8.0% vs. 2.1%,P=0.028)。

由于 CTO 病变在介入治疗过程中受到的内膜损伤更严重,且病变合并有更多的钙化斑块等复杂情况,其不良事件率一直居高不下,结合该研究结果,我们在选择 DES 时更要充分考虑到支架本身的临床表现,特别是在 CTO 病变中的长期安全性和有效性,而不是认为新型 DES 在治疗 CTO 病变时疗效相当。

（三）不同临床获益研究进展

1. 改善心绞痛症状,提高生活质量　既往临床证据表明,成功的 CTO 病变血运重建可有效地改善心肌缺血和缓解心绞痛。2018 年发表的 EURO CTO 研究是比较最佳药物治疗及血运重建在慢性完全闭塞病变治疗领域中的多中心随机对照试验研究,结果显示 CTO-PCI 可改善患者心绞痛症状。该研究为前瞻性、开放性、多中心、随机对照试验研究,共纳入 396 名患者,将其按 2∶1 随机分入 PCI 组及 OMT 组,比较 PCI 及 OMT 的治疗效果,主要研究终点使用 SAQ 量表进行评价,患者基线及随访 12 个月时健康状况有改变,52 名患者存在多支血管病变,非 CTO 病变在随机分组前就接受治疗。结果显示,PCI 组 13.4% 的患者手术失败,OMT 组 7.3% 的患者更换治疗,对这些患者进行意向治疗分析,在随访12 个月时,PCI 组 SAQ 量表中心绞痛频率、生活质量改善更为显著,且差异有统计学意义。PCI 组患者的运动能力同样有改善（ P=0.02）,治疗后 PCI 组患者无心绞痛症状的比例高于 OMT 组（71.6% $vs.$57.8%, P=0.008）。随访期间无围手术期死亡和心肌梗死,随访 12 个月时两组主要不良心脏事件发生率相似。通过本试验我们发现,与单独药物治疗相比,至少存在 1 处 CTO 病变的稳定型心绞痛患者血管再通后症状改善更为显著,生活质量也更高,该试验也同样证实了 CTO-PCI 的手术成功率和安全性较高。

2. 减少对 CABG 的需求　随着 CTO-PCI 技术的进展以及手术成功率的提高,越来越多的患者更倾向于选择 PCI,既往研究表明 CTO-PCI 在一定程度上可以减少 CABG。2017 年 5 月发表的一项研究旨在探讨在 CTO 合并多支血管病变时,PCI 后残余 SYNTAX 评分（rSS）≤12 分的患者与 CABG 后的临床治疗效果的差异,共纳入 1 043 例 CTO 合并多支血管病变患者,分别接受 PCI 或者 CABG 治疗,比较 PCI 后 rSS≤12 分、PCI 后 rSS>12 分、CABG 三组患者 42 个月心源性死亡率,其中 rSS≤12 分组基础 SYNTAX 评分为 20.6 分,rSS>12 分组为 26.1 分,CABG 组为 30.3 分,结果发现 rSS≤12 分组心源性死亡率与 CABG 组相似（3.1% $vs.$6.5%, HR=0.63,95% CI 0.32~1.23）,远远低于 rSS>12 分组（3.1% $vs.$9.3%, HR=0.35,95% CI 0.16~0.75）。该研究证实,成功的 CTO-PCI 可以减少 CABG。

3. 改善左心室功能　既往对开通 CTO 病变后左心室功能的改善也有研究。2018 年 7 月发表的一篇荟萃分析共纳入 34 项于 1980 年 1 月—2017 年 11 月发表的关于伴有 CTO 病变的患者成功行 PCI 后对左心室功能影响的观察性研究,共 2 735 例受试者,平均随访时间为 7.9 个月,结果表明 CTO-PCI 成功的患者左心室舒张功能增加 3.8%（95% CI 3.0~4.7, P<0.000 1, I^2=45%）,减少左心室收缩末容积 4ml（95% CI −6.0~−2.1, P<0.000 1, I^2=0）。

五、患者数量和操作训练

在患者数量方面中国具有最大的优势,每年有 60 多万例 PCI 量和 7 万 ~8 万例 CTO 病例,而且数量还在逐年上升。相比之下,日本冠心病患者数量较少,CTO 病例数量不足,而美国的冠心病发病率比较稳定。日本医师的 CTO 训练模式为师承、海外实践以及充分利用和研究每一份病例,欧美国家的优秀医师也具有缜密的思维且不放弃学习,体现了科学、系统的训练和优秀的个人能力,他们熟练运用 Stingray 进行 ADR 操作,但是必须使用逆向技术时,熟练及精细度却一点儿都不含糊。中国病例数量大是优势,但有时可能成为负担,过多消耗了医师的精力,其他的干扰也让医师较难专心。尽管如此,越来越多的医师意识到应该在热烈的讨论之外,沉下心去仔细琢磨,认真实践、体会和总结。

六、趋势和展望

CTO-PCI 发展了数十年,在技术和实践方面正在达到标准化的阶段。随着 CTO-PCI 的开展,其并发症增多,病变复杂,治疗成功率可达到甚至超过 90%。从这些技术中吸取的许多经验和教训可以应用于非 CTO-PCI 领域,极大地提高了 PCI 有效性和安全性。CTO 不再是一个孤立的解剖实体,而是复杂的 PCI 领域的前沿,其研究应该与技术齐头并进。

（王　耿　张权宇）

参 考 文 献

［1］BRILAKIS E S, KARMPALIOTIS D, VO M N, et al. Update on coronary chronic total occlusion percutaneous coronary intervention［J］. Interv Cardiol Clin, 2016, 5（2）: 177-186.

［2］MURAMATSU T, TSUKAHARA R, ITO Y, et al. Changing strategies of the retrograde approach for chronic total occlusion during the past 7 years［J］. Catheter Cardiovasc Interv, 2013, 81（4）: E178-E185.

［3］HAN Y L, LI Y, WANG S L, et al. Multi-wire plaque crushing as a novel technique in treating chronic total occlusions［J］. Chin Med J, 2008, 121（6）: 518-521.

［4］GE J. Retrograde recanalization of chronic total coronary artery occlusion using a novel "reverse wire trapping" technique［J］. Catheter Cardiovasc Interv, 2009, 74（6）: 855-860.

［5］SAITO S. Different strategies of retrograde approach in coronary angioplasty for chronic total occlusion［J］. Catheter Cardiovasc Interv, 2008, 71（1）: 8-19.

［6］BRILAKIS E S, GRANTHAM J A, RINFRET S, et al. A percutaneous treatment algorithm for crossing coronary chronic total occlusions［J］. JACC Cardiovasc Interv, 2012, 5（4）: 367-379.

［7］中国冠状动脉慢性闭塞病变介入治疗俱乐部. 中国冠状动脉慢性完全闭塞病变介入治疗推荐路径［J］. 中国介入心脏病学杂志, 2018, 26（3）: 121-128.

［8］TAJTI P, KARMPALIOTIS D, ALASWAD K, et al. The hybrid approach to chronic total occlusion percutaneous coronary intervention: update from the PROGRESS CTO Registry［J］. JACC Cardiovasc Interv, 2018, 11（14）: 1325-1335.

［9］WÖHRLE J. Paclitaxel-coated balloon with bare-metal stenting in patients with chronic total occlusions in native coronary arteries［J］. Catheter Cardiovasc Interv, 2013, 81（5）: 793-799.

［10］GRANTHAM J A, JONES P G, CANNON L, et al. Quantifying the early health status benefits of successful chronic total occlusion recanalization: results from the FlowCardia's approach to chronic total occlusion recanalization（FACTOR）trial［J］. Circ Cardiovasc Qual Outcomes, 2010, 3（3）: 284-290.

［11］ROSSELLO X, PUJADAS S, SERRA A, et al. Assessment of inducible myocardial ischemia, quality of life, and functional status after successful percutaneous revascularization in patients with chronic total coronary occlusion［J］. Am J Cardiol, 2016, 117（5）: 720-726.

［12］YBARRA L F, DAUTOV R, GIBRAT C, et al. Midterm angina-related quality of life benefits after percutaneous coronary intervention of chronic total occlusions［J］. Can J Cardiol, 2017, 33（12）: 1668-1674.

[13] WERNER G S, MARTIN-YUSTE V, HILDICK-SMITH D, et al. A randomized multicentre trial to compare revascularization with optimal medical therapy for the treatment of chronic total coronary occlusions[J]. Eur Heart J, 2018, 39(26): 2484-2493.

[14] MEHRAN R, CLAESSEN B E, GODINO C, et al. Long-term outcome of percutaneous coronary intervention for chronic total occlusions[J]. JACC Cardiovasc Interv, 2011, 4(9): 952-961.

[15] JOYAL D, AFI LALO J, RINFRET S. Effectiveness of recanalization of chronic total occlusions: a systematic review and meta-analysis[J]. Am Heart J, 2010, 160(1): 179-187.

[16] JANG W J, YANG J H, SONG Y B, et al. Clinical implications of residual SYNTAX score after percutaneous coronary intervention in patients with chronic total occlusion and multivessel coronary artery disease: a comparison with coronary artery bypass grafting[J]. EuroIntervention, 2017, 13(1): 97-105.

[17] BAKS T, VAN GEUNS R J, DUNCKER D J, et al. Prediction of left ventricular function after drug-eluting stent implantation for chronic total coronary occlusions[J]. J Am Coll Cardiol, 2006, 47(4): 721-725.

[18] HOEBERS L P, CLAESSEN B E, ELIAS J, et al. Meta-analysis on the impact of percutaneous coronary intervention of chronic total occlusions on left ventricular function and clinical outcome[J]. Int J Cardiol, 2015, 187: 90-96.

第二节　CTO 介入治疗策略概述

为每个 CTO 病变选择最佳的治疗策略是存在争议的,许多术者有很强的个人偏好,然而每个人都知道仔细研究病变和应用交叉策略来处理目标病变的重要性。所有的交叉策略都有优势和劣势,灵活性是成功的关键,如果最初选择的策略没有获得重大进展,就要迅速改变策略。

杂交策略目的是在介入医生中达成共识,优化 CTO 技术选择及转换流程,以最大限度地提高成功率,减少手术时间、对比剂及射线用量,提高 CTO-PCI 的效率,在该综合治疗策略的操作流程中,如果首选的手术策略不成功,建议及早转入可行的下一种手术策略。成功应用杂交策略需要熟练掌握各种正向、逆向技术,这个系统性方法使 CTO-PCI 成功率提升至 90% 左右。欧洲 CTO 俱乐部也在杂交策略的基础上发布了慢性完全闭塞开通的共识文件(图 2-2-1)。

然而不论采用何种技术,CTO 病变行 PCI 治疗时导丝进入内膜下形成夹层血肿是难以避免的,导丝进入内膜下后如何重回血管真腔成为 CTO-PCI 的技术难点。下面简单介绍正向和逆向内膜下重回真腔技术。

一、正向内膜下重回真腔技术

正向内膜下重回真腔(antegrade dissection reentry, ADR)技术是为了开通 CTO 造成局限的内膜下假腔,从血管内膜下穿过闭塞病变,随后使用导丝或专用系统——CrossBoss 导管、Stingray 球囊和导丝系统,实现再次进入远段的血管真腔的技术。ADR 技术首次由 Colombo 等报道,使用 Knuckle 导丝技术进入内膜下,推进 Knuckle 导丝至远端,直至自动进入远端真腔。ADR 技术出现了很多改进,衍生出了很多相关技术,比如 STAR、造影指引的 STAR 及 LAST 技术。但是早期的 ADR 技术,包括 STAR 和造

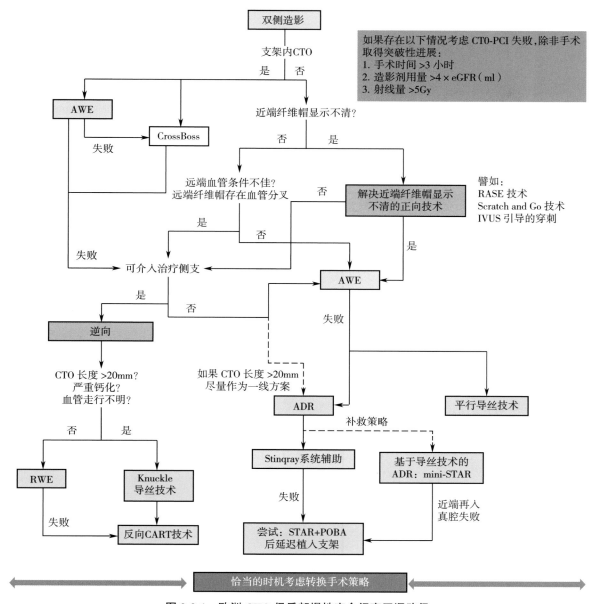

图 2-2-1　欧洲 CTO 俱乐部慢性完全闭塞开通路径

影指引下的 STAR 技术都会造成广泛的夹层和内膜下血肿，无论近期还是远期的预后都不理想。通过 IVUS 评估操作对内膜下造成的急性损伤和并发症发现，STAR 技术主要用于复杂 CTO 病变［J-CTO 评分为（2.5±1.1）分］，相对于 AWE 技术有明显更高的夹层发生率。除此之外，STAR 技术有更高的院内全因死亡、围手术期心肌梗死以及由围手术期心肌梗死导致的靶血管再次血运重建率。另外，STAR 技术会导致更多的血管穿孔、血管损伤以及边支的丢失。

ADR 技术的两大成功条件是假腔血肿较小、远端血管段健康，因为一旦产生较大血肿后，通常会带来两种后果：一种是 Stingray 球囊不能紧贴内膜下，导致不易进行后续导丝操作；另一种是血肿压迫远端真腔，真腔变细，显影欠佳，这两种不良影响都会降低导丝再入真腔的机会。因此，严格控制血肿发生、发展是 ADR 技术的关键，这也是当代 ADR 技术的精髓所在，可有效地限制夹层和假腔血肿大小，故更受欢迎，其主要涉及 CrossBoss 导管、Stingray 球囊和导丝系统以及 LAST 技术。

二、逆向内膜下重回真腔技术

闭塞段较长或者存在扭曲成角、钙化，逆向导丝经过反复尝试仍然很难走行于真腔内，因此会有一段走行于内膜下最终再回到近端血管真腔，或先通过正向器械有意创造一个较大的内膜下腔隙，让逆向导丝经过这一腔隙回到近端的血管真腔，这就是逆向内膜下重回真腔（retrograde dissection reentry，RDR）技术。临床实践中常用的 RDR 技术大致有：球囊辅助的 RDR、Knuckle 导丝辅助的 RDR、导管辅助的 RDR 及 IVUS 辅助的 RDR 等。

目前临床中最常用到的是球囊辅助的 RDR，即反向 CART 技术。日本医师首先发明了控制性正向-逆向内膜下寻径技术，即 CART 技术。当正向导丝进入内膜下不能到达远端血管真腔时，操作逆向导丝尽可能进入 CTO 病变中，再通过逆向导丝送入一小球囊在内膜下扩张，制造腔隙，调整正向导丝进入血管真腔。由于侧支血管偏小，推送球囊导管时易出现血管损伤，故限制此技术的应用，现已很少使用。目前多采用反向 CART 技术，该技术与 CART 技术相似，区别在于球囊通过正向导丝扩张制造正向夹层，将逆向导丝送至近端真腔，由于正向可以通过较大的球囊制造较大的腔隙，从而增加逆向导丝进入近端真腔的机会。

与经典反向 CART 技术相比，当代反向 CART 技术操作方式是当逆向导引钢丝到达闭塞病变远端后，为了避免较大逆向夹层或血肿的形成，术者应尽可能在正向准备完成之前不去尝试逆向导引钢丝通过技术。正向准备完成后，正向送入球囊导管，充盈正向球囊，然后沿充盈球囊处操控逆向导引钢丝，多体位投照证实逆向导引钢丝和正向球囊尽可能靠近后，负压抽吸球囊的同时操控逆向导引钢丝，该导引钢丝常可以通过闭塞病变进入近段血管真腔，如果仍无法通过闭塞病变，可以重复上述操作步骤。经典逆向 CART 技术常应用在逆向导引钢丝通过技术或对吻技术失败后，而当代逆向 CART 技术则在正向准备完成后直接进行。之所以及早应用当代逆向 CART 技术，就是为了避免逆向较大夹层和/或血肿形成，尽可能使正向和逆向导引钢丝在短轴切面靠近，提高手术成功率和效率，减少并发症发生率，这是当代逆向 CART 技术的精髓。与经典逆向 CART 技术相比，当代反向 CART 技术所需球囊直径常较小，一般在 2.0mm 左右。

Knuckle 导丝辅助的 RDR 是指正向导丝（建议首选 Fielder XT 系列、Pilot 系列导丝）进入内膜下，头端弯曲后顺势前推制造一定的内膜下腔隙，保留 Knuckle 导丝作为标志，操作逆向导丝通过正向创造的内膜下腔隙，沿真腔—内膜下—真腔的通道进入闭塞段近端血管真腔。导管辅助的 RDR 最常用的是利用 Guidezilla 导管建立正向从闭塞段近端真腔至闭塞段内膜下的腔道，Guidezilla 对内膜下区域会起到一个支撑的作用，即便在正向球囊负压情况下也可保证内膜下区域有足够的空间，利于逆向导丝进入，闭塞段近端存在严重狭窄或扭曲的情况下特别适合使用这种方法。微导管辅助的 RDR 常应用在 ADR 失败后，但由于微导管内腔较小，逆向导丝不易进入，此种操作方法难度较大，成功率较低。

欧洲 CTO 俱乐部报道，逆向开通 CTO 病变的成功率超过 70%，且呈现出逐年递增的趋势。手术并发症总发生率为 6.8%，住院期间的心源性死亡、脑卒中和再次血运重建的总发生率仅为 0.8%，平均随访 24.7 个月后全因死亡率为 3.9%，其中心源性死亡率为 1.9%，心源性死亡、脑卒中和再次血运重建总发生率为 13.6%。Karmpaliotis 等的研究纳入 2012—2015 年就诊于美国 11 个心脏中心的 1 301 例 CTO 患者，其中 539 例采取逆向策略。相比正向策略，逆向策略的患者病变更严重，采取逆向策略的 CTO 病变 J-CTO 评分为（3.1±1.0）分，而采取正向策略的 CTO 病变 J-CTO 评分为（2.1±1.2）分，逆向策略的手术成功率明显更低，且术中并发症和院内 MACE 发生率明显更高。日本逆向开通 CTO 成功率为

71.9%,并发症发生率为 11.3%,其中最常见的并发症为侧支损伤(9.5%)。逆向选取间隔侧支手术时间会有所延长,透视时间会明显增加,但是相对于选取心外膜侧支进行操作,很大限度上降低无 Q 波心肌梗死和侧支损伤的发生率。

随着介入技术和器械的发展,以上都不会是 CTO 介入治疗的最终策略,临床实践中也不总是一成不变地跟随这些路径和技术。权衡手术利弊,精确评价 PCI 给患者带来的净获益。研究、理解、实践、进一步理解专家所总结的策略,对介入医师的训练而言,是不可替代的必修课程,是行业规范和整体提高的必经之路。更为必要的是一定把握好何时收手,对于某些高危患者,不必恋战,积极动员患者做杂交手术或者搭桥手术。

(王 耿 彭程飞)

参 考 文 献

[1] BRILAKIS E S, GRANTHAM J A, RINFRET S, et al. A percutaneous treatment algorithm for crossing coronary chronic total occlusions[J]. JACC Cardiovasc Interv, 2012, 5(4): 367-379.

[2] 中国冠状动脉慢性闭塞病变介入治疗俱乐部. 中国冠状动脉慢性完全闭塞病变介入治疗推荐路径[J]. 中国介入心脏病学杂志, 2018, 26(3): 121-128.

[3] GALASSI A R, WERNER G S, BOUKHRIS M, et al. Percutaneous recanalization of chronic total occlusions: 2019 consensus document from the EuroCTO Club[J]. EuroIntervention, 2019, 15(2): 198-208.

[4] COLOMBO A, MIKHAIL G W, MICHEV I, et al. Treating chronic total occlusions using subintimal tracking and reentry: the STAR technique[J]. Catheter Cardiovasc Interv, 2005, 64(4): 407-411.

[5] SONG L, MAEHARA A, FINN M T, et al. Intravascular ultrasound analysis of intraplaque versus subintimal trackcking in percutaneous intervention for coronary chronic total occulusions and association with procedural outcomes[J]. JACC Cardiovasc Interv, 2017, 10(10): 1011-1021.

[6] GALASSI A R, SIANOS G, WERNER G S, et al. Retrograde recanalization of chronic total occlusions in Europe: procedural, in-hospital, and long-term outcomes from the multicenter ERCTO registry[J]. J Am Coll Cardiol, 2015, 65(22): 2388-2400.

[7] KARMPALIOTIS D, KARATASAKIS A, ALASWAD K, et al. Outcomes with the use of the retrograde approach for coronary chronic total occlusion interventions in a contemparary multicenter US registry[J]. Circ Cardiovasc Interv, 2016, 9(6): e003434.

[8] OKAMURA A, YAMANE M, MUTO M, et al. Complications during retrograde approach for chronic coronary total occlusion: sub-analysis of Japanese multicenter registry[J]. Catheter Cardiovasc Interv, 2016, 88(1): 7-14.

第三节　CTO 术者的基本要求及培训

CTO 病变被称为冠心病介入治疗领域"最后的堡垒",如何尽快而有效地完成手术,是 CTO 介入治疗的最高标准,因此,从事 CTO 介入治疗的医生需要进行长期、规范且系统的培训。

一、CTO 病变介入治疗对术者的基本要求

首先，CTO 介入治疗是一项艰苦的工作，是对术者体力、耐力极限的挑战，要求术者具备充沛的体能和献身精神以适应长时间的负重站立手术和大剂量的放射线。面对各种困难的挑战，良好的心态是至关重要，要有勇于挑战、坚持不懈的精神，在不断战胜各种困难的基础上逐渐树立起自信；要善于思考和总结，无论是自己的还是他人的经历，无论是成功还是失败的病例，都要反复总结，分析原因，有所借鉴；要善于和团队沟通，倾听他人的意见和建议。

其次，术者须具备充分的病变分析评估能力，争取更大的临床获益。术前通过影像检查仔细分析 CTO 病变解剖特点，有助于术者预先评估手术的难易程度、术中器械的选择（比如导丝）、是否需要 IVUS 等辅助指导、手术策略的转换（正向或逆向），并在一定程度上避免了相关并发症的发生。CTO 病变的影像学评估须重点关注 CTO 病变近端（残端形态、闭塞端是否存在较大分支血管）、CTO 病变体部（钙化、迂曲、闭塞段长度）及 CTO 病变远端（远端纤维帽形态、闭塞远端是否存在较大分支血管或终止于分叉病变处、闭塞远端血管是否存在弥漫性病变）的解剖结构，评估是否存在可利用的侧支血管及侧支循环等特点，这是 CTO 病变选择初始 PCI 策略的主要依据。术中也要学会动态分析影像的变化，边做边仔细分析，不要急于进行下一步操作；要熟悉左、右冠状动脉及其分支的各种投照体位，以便于更好地展露病变和侧支循环，及时调整导丝的走行；掌握特殊的造影方法，如双向联合造影、微导管超选造影等。除了影像的分析外，还应充分考虑到患者是否存在心肾功能异常、脑血管功能改变、肥胖、骨关节病变、高龄、低体重女性、能否耐受长时间手术和大剂量对比剂等因素。开通 CTO 病变存在很多风险和不确定因素，评估 CTO 病变是否进行干预需要考虑患者的本身基础条件、临床症状、冠状动脉造影特征，进行缺血负荷以及存活心肌的评估，同时还要充分考虑 PCI 操作团队、CABG 手术团队情况，权衡风险与获益比，最后作出个体化的治疗策略。

工欲善其事，必先利其器，CTO 介入治疗术者应熟悉各种介入器械和掌握各种介入技术，遵循指南原则，不断积累经验，提高手术的成功率。由于 CTO 病变的围手术期并发症较高，术者应熟练掌握并发症的早期识别和处理，懂得及时终止手术，尤其应掌握心包穿刺术、覆膜支架的制备、弹簧圈的释放等技术，从容应对危及生命的并发症，确保患者的安全。心脏外科的可备台，必要时行紧急 CABG。

二、CTO 病变介入治疗术者的培训

随着介入治疗器械的发展、操作技术和策略的规范，CTO 病变介入治疗的成功率得到了显著的提高，作为一名 CTO 介入的术者，首先应该是一名富有经验的临床心血管医师，基于良好的非闭塞病变的 PCI 操作，开始从闭塞时间较短、解剖形态相对简单的闭塞病变做起，逐步过渡到复杂的闭塞病变，从熟练正向介入治疗过渡到逆向介入治疗，最后达到可以综合应用杂交方法的水平。在此过程中，也应逐步了解各种介入所需器械和技术的应用，将理论学习和实践相结合，逐步积累，积极参加国内外学术会议和 CTO 俱乐部，学习并交流经验，提高技术水平。

导引钢丝的选择与塑形技巧：导引钢丝的选择与术者的习惯有关，一般来讲，由于锥形闭塞进入点容易判断且纤维帽并不坚硬，故可以在微导管支持下选择软、超滑的导引钢丝"滑"过病变，如 Fielder 系列的 Fielder XT、Fielder XT-R、Fielder XT-A 等，如软导引钢丝不能通过，则可以换用硬导引钢丝"钻"过病变，如 Miracle、Pilot 150、Gaia First、Gaia Second、Gaia Third 等。因病变进入点不明，对于闭塞段近端为钝头残端纤维帽特别坚硬的病变，则要选择特别硬的导引钢丝"穿"过病变，如 Conquest 系列、

Progress 系列等。对于长 CTO 病变,如果能够顺利突破近端纤维帽,则可以在微导管的帮助下更换成锥形的软导引钢丝,因不易发生夹层而可能更加安全,如遇到阻力,则可以换成 Miracle 系列或 Gaia 系列导引钢丝。而目前对于 CTO 病变也可以首选 Gaia First 导引钢丝,进一步升级 Gaia Second、Gaia Third,甚至是 Conquest 系列,如还不能成功,则考虑逆向策略。导引钢丝的塑形同样特别重要,常规塑形的目的是导引钢丝进入不同的目标血管,而 CTO 病变的导引钢丝塑形主要为了在闭塞的血管中寻找血管真腔,故导引钢丝的塑形不仅要有头端短的"折"弯(长度 1mm、角度 40°~60°),还要有依据之后的近端血管形态特征的"圆"弯,其原因是"折"弯有力量、不易变形,从而易进入真腔。

导丝之外的其他器械选择:如 Finecross 微导管、Corsair 微导管、Caravel 微导管、双腔微导管、Guidezilla 导管、Tornus 导管、IVUS、光学相干断层扫描(OCT)、旋磨术及准分子激光冠状动脉消斑术(ELCA)等,对于 CTO 的介入治疗也起着重要的辅助作用,也需要术者全面掌握。

选用主动支撑力强的指引导管:左冠状动脉建议选用 EBU、XB、Amplatz 等指引导管,对于右冠状动脉建议选用 Amplatz、XB RCA 等指引导管。准备实施 IVUS 实时指导,建议至少使用 7F 指引导管;准备联合使用 KDLC 双腔微导管及 IVUS 导管,建议使用 8F 指引导管;如无法使用 8F 指引导管,但又必须使用双腔微导管进行 IVUS 指导下介入治疗,可以选用 SASUKE 双腔微导管,或使用乒乓技术;使用 ADR 器械时,推荐使用 7F 或 8F 指引导管。

目前 CTO 介入治疗技术发展较快,尤其是日本和欧美技术上各有特点,呈现出不同的流派。目前主要有三种手段,即正向技术、逆向技术及正向夹层再进入(ADR)技术,对三种技术进行有机组合是手术成功的关键。正向技术主要包括平行导丝技术(parallel wire)、导丝互参技术(see-saw wire)或交替平行导丝技术、分支技术、STAR 技术等。逆向技术主要包括逆向导丝技术、逆向导引钢丝对吻技术、反向 CART 技术、当代反向 CART 技术。ADR 技术是指在 AWE 技术基础上,当导引钢丝无法通过闭塞病变进入远端血管真腔或通过闭塞段,但进入闭塞远端血管内膜下,借助 CTO 专用器械(CrossBoss 和 Stingray)重回远端真腔的治疗过程,是效率较高的另一种治疗选择。国内一些学者提出一个在 AWE 技术基础上的 IVUS 指导下导丝再入真腔的介入技术。

2012 年 Brilakis 等结合正向、逆向开通 CTO 策略,首次提出了杂交策略,目的是在介入医生中达成共识,统一的工作流程使 CTO-PCI 的操作更加安全、有效,其要点是通过正向技术和逆向技术的有机协调提高一次手术操作的成功率,在该综合治疗策略的操作流程中,如果首选的手术策略不成功,建议及早转入可行的下一种手术策略。成功应用杂交策略需要熟练掌握各种正向、逆向技术,运用这个系统性方法使得 CTO-PCI 成功率提升至 90%。对于 CTO 治疗策略的选择,欧美、亚太及中国的 CTO 俱乐部都结合自己的特点制定了相应的策略,即 CTO-PCI 流程图,策略上总的思想类似,但一些细节略有不同,美国杂交策略里应用 Stingray 较多,而在亚太地区平行导丝操作是常见和常用的技术,提倡使用 IVUS 指导 CTO-PCI。这些都是很多专家前辈们的经验总结,是提高介入医生对 CTO 治疗认识、改善技能,同时规范 CTO 的介入治疗的"捷径",最终提高 CTO-PCI 成功率,使患者获益。

三、CTO 病变介入治疗对术者经验和中心的要求

日本医师的 CTO 训练模式归为以下几点:①师承:年轻医师严格追随前辈的经验,这意味着前辈积累的经验、摸索出的最佳路径能被充分利用,后来者借助前人的经验可以更快地成长。②海外实践:受制于国内病例数不足,日本医师和商业公司组合成团体,利用其学术和商业影响,把年轻医师送到海外(包括中国)来参与手术,从中得到练习和提高。③充分利用每一份病例:日本人的钻研精神,对每

一个病例都被认真地对待,术前反复地读图、思考、计划、再读图、再思考;术中按部就班,每一步都尽其所能,不计时间和体力的付出;术后复盘、思考和总结。日本介入术者对于手术细节的高要求与精益求精的匠人精神值得我们学习。

欧美国家的优秀医师也具有缜密的思维且不放弃学习,体现了科学、系统的训练和优秀的个人能力,他们可熟练运用 Stingray 进行 ADR 技术。鉴于我国尚无具体的 CTO 介入治疗培训要求,在此我们介绍欧洲 CTO 俱乐部的一些做法和经验。

（一）CTO 介入治疗的培训

在欧洲,既往对介入心脏病学没有特殊的训练,多数从事介入心脏病学的人员只有有限的理论知识和少许的实践经验。为纠正这一不正常现象,2006 年欧洲心脏病学会的教育委员会批准在针对普通心脏病学专家的教育课程中加入诊断性心导管和冠状动脉造影术的培训内容,在培训期最少完成 300 例冠状动脉造影操作方可作为独立的 PCI 术者,如果只完成 100 例冠状动脉造影操作,行 PCI 只能在上级医师指导下进行,不能作为独立术者。欧洲 PCI 协会于 2005 年发表了一项课程和大纲,旨在建立一个理想的和一致的培训格局,规定经过 2 年的培训期后 PCI 第一术者才能处理复杂的病变,其中包括 CTO 病变。

在欧洲 CTO 病变介入治疗数量和成功率的增长主要依赖于介入医师接受了严格的 PCI 初始进程培训,培训内容包括培养术者的耐心、病变选择及实践经验。在培训过程中使培训者尽快缩短学习曲线,使培训者能应用合适的器械和策略,从而较容易地处理简单的 CTO 病变,来获得足够的知识和经验,并预防并发症的发生及处理并发症。欧洲 CTO 俱乐部培训要求每完成 200 例 PCI 患者中应有 30 例 CTO 介入治疗病例,培训者的培训期不能少于 6 个月。对每一个培训者而言,一个完整的手术记录应该详尽包括患者 CTO 病变的解剖特征、CTO 病变的 PCI 策略和技术以及上级医师的详细评价,这样做有利于 CTO 介入医师的成长。

（二）对术者和中心的要求

新受训的术者或受数量低的术者,在没有有经验上级医师的指导下,不应该从事复杂 CTO 介入治疗。此时,建议手术应该择期进行,或者将患者转运到有 CTO 手术经验的中心。

每个中心的 CTO 介入手术结果能够展示该中心 PCI 介入治疗的总体水平,虽然能够处理复杂 CTO 病变,但如果 CTO 的介入手术成功率低于 50%,建议该术者或中心重新考虑对 CTO 的处理是否恰当。此外,要求中心具备高清晰数字造影机、足够多样的指引导管和导丝(包括专用导丝)、各种球囊、微导管及 DES 等必备器械,双 C 臂、IVUS 和旋磨器械可使 CTO 介入治疗获得更好的疗效。

原则上,缺乏外科的支持不是开展 CTO 治疗的禁忌证,但是 CTO 介入治疗的适应证必须由心脏外科医师来帮助确认。介入治疗中心也必须有能力迅速地处理并发症,如心脏压塞,最好有急诊外科保驾以便能够行急诊外科手术。

（三）关于培训、中心及术者资格的专家共识

1. 所有介入心脏病学受训者应该掌握理论知识,可以筛选适当的 CTO 患者,并且在 CTO 介入手术中至少具有可避免最普通错误的实践经验。

2. 即使经过 2 年培训,足以担当独立的第一术者,有判断力的术者应该避免在没有适当的监督下从事复杂 CTO 的介入手术。

3. 每年最少 50 例 CTO 介入治疗数是保持 CTO 介入治疗资质的最低要求,达不到该数量的术者和中心不应该进行 CTO 介入治疗手术。

（四）国内的培训经验

中国人民解放军北部战区总医院人员培训与术者培养模式：在介入诊疗早期阶段邀请国内外知名专家来院指导；完成学习曲线后，定期邀请国内外专家来院交流指导，针对疑难病例进行指导；有经验的介入医师一对一地指导下级医师完成每例 PCI；所有术者均到国外进行长期进修；定期积极参加国内外学术会议交流。在培养过程中采取"请进来"和"走出去"相结合的发展模式，循序渐进，保持知识和技术的不断更新。

对 CTO 术者的培养模式：独立完成 300 例非闭塞病变 PCI 后，开始担当 CTO 介入治疗的第一助手，独立完成 500 例非闭塞病变 PCI 后，开始学习作为独立术者完成 A 阶段即简单 CTO 病变的介入治疗（简单 CTO 病变的定义为具备下列至少 1 条：病史 1 年以内，CTO 病变处有残端、无明显迂曲、有重要分支、有桥侧支及钙化，病变长度 ≤20mm，单支血管 CTO，心功能正常，75 岁以内），使用导丝尖端的硬度 ≤6g。独立完成 100 例 A 阶段 CTO 病变后，开始学习完成 B 阶段即中等难度 CTO 病变的介入治疗（中等难度 CTO 病变的定义为具备下列至少 1 条：病史 1~3 年，非分叉处 CTO 病变，无残端、有轻度迂曲、有重要分支及轻度钙化，病变长度 20~40mm，单支 CTO 血管可合并其他血管的非 CTO 病变，心功能轻度异常，LVEF 为 40%~50%，合并脑、肾、肺轻度功能不全，80 岁以内，A 阶段失败的病例），使用导丝尖端的硬度 ≤9g。独立完成 300 例 B 阶段 CTO 病变后，开始学习完成 C 阶段即高难度复杂 CTO 病变的介入治疗（高难度复杂 CTO 病变的定义为具备下列至少 1 条：病史 ≥3 年，分叉处 CTO 病变，无残端、严重迂曲、有重要分支及钙化，有桥侧支、病变长度 ≥40mm，冠状动脉开口起源异常、CTO 靶血管合并左主干病变或右冠状动脉口部病变，外周血管严重迂曲，CABG 术后桥血管或自身血管的 CTO、多支 CTO 病变或同支血管有多处 CTO 病变，心功能异常，LVEF 为 <40%，合并中重度脑、肾、肺功能不全，80 岁以上，B 阶段失败的病例），使用导丝尖端的硬度 >9g，可根据适应证恰当地使用反向技术（retrograde technique）。以上 A、B、C 三个培训阶段每个阶段的定义必须满足 3 项以上，且患者条件及病变条件中必须具备至少其中 1 条。

（五）建立 CTO 介入治疗国内发展模式

在 CTO-PCI 领域进步最快的日本，以几位先锋医师为核心，很早就成立了 CTO 俱乐部，旨在汇聚经验、组织研究、形成共识及对外发声。同样，欧洲 CTO 俱乐部也周期性地发表自己的数据和观点。中国在数年前组建了自己的俱乐部，目前主要工作是交流与培训，也组织了一些研究。2015 年由日本医师发起，以日本、澳大利亚、中国医师为主，亚洲 - 太平洋 CTO 俱乐部成立，代表了更大范围的、越来越深入的交流趋势。

为了较快提高 CTO 技术，国内应创建一个可以互相学习的多样化平台，营造包容性的学习环境氛围。由所有立志投身于 CTO-PCI 的医生组成不同层级学术的团体和平台，以提升中国 CTO 介入水平为目的，建立一个持续学习共同进步的模式。由于欧美专家和我国医师在培训体制和工作习惯上存在差异性，故对于我国专家来讲，还应该摸索出一条适合我国国情的 CTO-PCI 治疗流程和模式，然后大家按照此模式来规范化学习，这样才能从整体上提高我国整个 CTO 治疗水平。以韩雅玲院士、葛均波院士为首的一批著名的专家致力于尝试和摸索建立适合我国国情的具有共同学习、共同提高特点的培训机制（创建了 CTO in Arm 和 CTOCC 俱乐部），希望以此为基础，推进 CTO 介入治疗技术在中国高质量、大规模的推广，使中国能够有越来越多的 CTO 患者获益。

（吕树铮）

第四节　CTO 病变介入治疗的学习曲线

对于不同术者和中心,CTO 的介入治疗成功率存在很大差异,因此对从事 CTO 介入治疗的术者应该有更加严格的培训要求,以提高 CTO 介入治疗的成功率。

1. 对 CTO 病变的病理学变化、病理生理学影响有清晰的认识　慢性闭塞病变的病理学变化存在明显的异质性。急性冠脉血栓事件发展过来的慢性闭塞病变与从粥样斑块缓慢发展过来的闭塞病变的病理学变化明显不同,故在处理不同慢性闭塞病变过程中选择的器械及处理的策略也就不同。更进一步地说,闭塞病变的病理学是随着时间变化的,随着时间的推移,其病理学也在发生动态变化。随着时间的延长,介入治疗的难度逐渐增加,对于初学者,可以先从闭塞时间较短的病变开始训练,逐渐过渡到闭塞时间较长的病变。对于很多第一次失败的 CTO,其病理学更趋于复杂化,血肿、血栓及夹层等均会增加再次 PCI 的难度,术前(冠状动脉 CTA)术中(IVUS)对其病理状态的评估有助于提高 PCI 的成功率,初学者尽量不选择这种已经失败过的病例进行训练。

不同血管的闭塞其病理生理学影响不同,CTO 病变处理的目的在于改善预后(包括减少事件率以及改善症状)。对于 CTO 病变,首先必须评估病变对心肌供血的影响以及相应供血区域的心肌活性,对于已经没有存活心肌的闭塞血管进行干预是不必要的。

CTO 治疗不以开通血管植入支架为己任,而应以改善心肌血供为第一要务。好的 CTO 开通技术应该以有效保持开通血管且不延长闭塞段,不影响边支,不导致心肌梗死为标准,而不应以是否植入支架为标准。

2. 对 CTO 病变冠状动脉造影的要求有清晰的认识　CTO 病变的冠状动脉造影与非 CTO 病变有很大的不同。CTO 病变不仅要求冠状动脉造影能完整、清晰地暴露病变,同时还要求对其侧支进行完全的评估,这就要求术者对冠状动脉解剖及侧支循环解剖有充分的了解。

闭塞段近端(鼠尾闭塞、平头闭塞、齐头闭塞难度逐级增加)、闭塞段(长闭塞段,闭塞段存在扭曲、成角及钙化等均增加 PCI 的难度)、闭塞段远端(是否存在分叉、钙化、扭曲、成角)特征均影响 CTO 病变 PCI 的成功率。初学者应对造影体位有充分的了解,选择最优的非短缩体位暴露病变,选择难度较小的病变进行初期的 CTO 介入治疗培训,逐级过渡到难度较大的病变。侧支循环的评估是 CTO 病变处理中的重要手段,一方面判断导丝的走行是否位于血管真腔,另一方面在逆向介入技术中更是对侧支循环的评估提出了更高的要求。不同的侧支循环要求不同的暴露体位,同向侧支、逆向侧支的充分暴露有助于闭塞段性质的判断。初学者更应该在侧支的指引下进行介入治疗,有助于提高手术成功率。不应该为了省事而轻易在没有侧支的情况下"试试",这是初学者最易犯的错误,良好的侧支暴露是 CTO 手术成功的关键。

3. 对各种 CTO 处理策略、技巧有清晰的认识　经过 20 多年的发展,CTO 介入治疗的前辈们已经发展出一些已经被证明切实有效的策略及技巧。现在的初学者已经不需要像前辈们那样在黑暗中摸索,通过系统的培训和学习,完全可以将这些策略及技巧"据为己有",从而增加 CTO 病变介入治疗的成功率。诸多的 CTO 会议、CTO 俱乐部及 CTO 公众号都是初学者的受训舞台,只有心中有数,才能在术中从容不迫。

4. 对各种 CTO 介入器械有清晰的认识　CTO 介入治疗过程中,正确的器械选择是手术成功的关键因素。术者应该熟悉手术过程中可能用到的各种器械,这样才能做到收放自如。

指引导管是介入治疗的通道,为后续器械的推送提供支撑力。良好的支撑和足够的内径是保证介入治疗顺利推进的保证。CTO 介入治疗初学者一般都已有一定的冠状动脉介入基础,指引导管的操作完全可以移植既往的经验。CTO 病变的特点决定了应该尽量选择强支撑力的大腔指引导管,这会为后续治疗提供很大的帮助,但应注意大外径、强支撑力指引导管可能导致的冠状动脉开口损伤。

导丝是 CTO 介入治疗最关键的器械,CTO 治疗技术的进展也主要集中在导丝的进展上,不同的导丝性能不同,术者应该能够根据病变的不同特点选择不同的导丝。目前可选的 CTO 导丝很多,各种会议、培训班上关于 CTO 导丝的课程也很多,但初学者不可能一次性全掌握几十种 CTO 导丝,很多导丝的细微差别也不是每个术者都能在现实的患者中感觉出来。理想的做法是根据导丝的类型,每一个类型选择 1~2 种,仔细体会在不同病变中操作上的区别,从而形成自己心中有数的导丝选择策略。现在临床上可选的 CTO 导丝分类方法很多,一般会根据其尖端直径、尖端硬度以及是否具有多聚物涂层分类。根据尖端直径,可把 CTO 导丝分为平头和锥形头导丝。尖端直径为 0.036cm 的为平头导丝,目前常用的 Pilot 系列、Miracle 系列、Sion 系列及 Fielder 系列。尖端直径小于 0.036cm 的导丝为锥形头导丝,目前常用的有 Fielder XT 系列、Cross-IT 系列、Conquest 系列。每个系列的导丝一般都有不同的尖端硬度选择,初学者应从偏软的导丝开始,感受此一系列的导丝操控特点,逐渐过渡到较硬的导丝,而不应该在对一系列导丝均一无所知的情况下盲目直接使用硬的导丝,以防出现血肿、穿孔等并发症。根据导丝是否具有聚合物(POLYMER)涂层,分为 Coil 导丝和 Polymer 导丝,Fielder 系列、Fielder XT 系列、Pilot 系列等均为 Polymer 导丝,此类导丝的特点就是"滑",容易通过扭曲、成角的病变,但触觉反馈较差,容易进入假腔,且一旦进入假腔,不容易再操控回真腔。Coil 导丝的特点就是触觉反馈好,不易进入假腔,可以采取"钻""刺"的操作技巧,一旦进入假腔,还可以选择锥形头的 Coil 导丝(Conquest 系列、Cross-IT 系列、Gaia 系列)采取"刺"的操作技巧重回真腔。

林林总总的导丝是初学者选择的难点,如何根据病变的特点、如何根据前序导丝在病变中的运行特点以及导致的后果再选择导丝是成熟术者的必备技能。初学者一定要循序渐进,从软到硬进行练习,熟悉各类型导丝特点,每一种类型的导丝都选择 1~2 种熟练掌握,做到心中有数。世上本没有最好的 CTO 导丝,你能掌握的运用得最好的导丝才是你的最好 CTO 导丝。

微导管的熟练使用、球囊的正确选择、支架的正确选择皆是 CTO 介入治疗中的必要技能,初学者要学会根据不同的病变选择不同的器械,从而顺利完成介入手术。

5. 对各种 CTO 介入并发症的处理有清晰的认识　CTO 介入治疗中可能会遇到各种并发症,初学者一定要熟悉相关的处理技巧。各种会议、各种并发症群都是学习并发症处理技巧的好机会。但一定要注意甄别有些方法是个例,不一定对所有患者有效,有时甚至是不恰当的。

6. 对 CTO 介入治疗中能够接受介入不成功,不过分执着　现在很多 CTO 的临床试验都有介入手术终止的条件,当继续操作可能对患者或者对术者有害时,应该及时收手,不应该过分执着,冒着并发症的风险铤而走险是极度的不明智。"失败永远好于并发症",这一点对初学者尤其重要。

初学者只有循序渐进,对 CTO 病变的病理学变化、病理学生理学影响有充分认识,扎实掌握 CTO 介入器械的各种特点及应用场景,熟练处理介入治疗可能出现的各种并发症,从易到难,方可能成长为一名合格的 CTO 术者。

冠状动脉 CTO 介入治疗花费医生的时间精力最多,医生所受到的放射剂量最大,学习曲线最长,术者应有奉献精神和良好的体力。

(吕树铮)

第三章

慢性完全闭塞病变介入治疗的
临床指征及术前准备

　　研究表明,开通 CTO 病变可以缓解患者心绞痛症状,提高介入治疗后的生活质量,改善左心室功能、提高心肌电稳定性,降低心肌梗死后猝死的发生率,同时也为其他冠状动脉血管提供侧支循环,提高患者应对再发缺血的耐受性,减少冠状动脉旁路移植术(coronary artery bypass grafting, CABG)的需求,可能会提高无事件生存率,以及降低死亡率,这也是介入医生不惜花费大量精力开通闭塞血管的重要原因。早在 2006 年发表的 Occluded Artery Trial(OAT)研究的阴性结果便引发了学者们对 CTO 病变介入治疗的必要性和适应证的再评价,但其研究设计的局限性使其对多数患者治疗策略的选择缺乏指导意义。随后的观察性 IRCTO 研究及荟萃分析等相关循证医学证据再次确认 CTO-PCI 要远优于药物治疗,开通 CTO 病变能够改善左心室功能及长期生存、提高患者生活质量。多年来 CTO 病变是否应行经皮冠脉介入术(percutaneous coronary intervention, PCI)积极开通闭塞血管一直存有争论,对比再血管化治疗与药物保守治疗的随机对照研究结果较少。近年,随着手术器械的不断改良、新型材料的不断涌现及手术经验的积累,CTO 手术成功率也在逐年提高,随着研究的增多及深入,越来越多的临床研究旨在证实 CTO-PCI 的临床获益。

　　研究显示,合并多支血管病变(MVD)的 ST 段抬高心肌梗死(ST segment elevation myocardial infarction, STEMI)患者,其较高的死亡率与其梗塞相关动脉(IRA)中存在慢性闭塞病变密切相关,近期发表的针对这类人群的前瞻性随机临床试验 EXPLORE 研究认为 STEMI 患者非梗死相关的 CTO-PCI 并未使患者的心功能、远期 MACE 发生率获益,再次引发众多争论,然而其入组时间历时 8 年且随访时间仅为 4 个月,而亚组分析中 LAD 的 CTO-PCI 治疗可显著提高左室射血分数(LVEF),仍有望在随后的长期随访中改善患者临床预后。近年 Toma 等研究则显示,成功再通 CTO 是降低长期死亡率的强有力独立预测因子,且 MVD 患者的绝对获益明显大于单支血管病变(SVD)患者。2017 年 3 月 ACC 会议上公布的 DECISION-CTO 研究 3 年结果提示,CTO 病变经药物保守治疗未达到非劣效于 PCI 的结论;而同年 5 月 EuroPCR 会议上公布的 EURO-CTO 研究 1 年结果则提示,CTO 病变经介入治疗,患者生活质量及心绞痛症状明显改善,且 1 年主要不良事件与最佳药物治疗(OMT)相当。对比 DECISION-CTO 研究和 EURO-CTO 研究,前者主要应用第一代支架,且入组周期长达 6 年 7 个月,易受介入技术变迁的影响等,严重削弱其临床指导意义;而后者主要应用新一代支架,进行左心功能评估作为主要终点,使其更全面地反映 CTO 患者介入治疗后的生活质量。此外,包括 25 项观察性研究的系统评价显示,在 3 年的中位随访中,与失败的血运重建相比,成功的 CTO-PCI 与改善的临床预后相关,包括总生存率、脑卒中、心绞痛再发和冠状动脉搭桥术的需求降低。目前欧美指南对 CTO 患者进行 PCI 治疗的推荐等级为Ⅱa,证据类型为 B。CTO 病变的介入治疗往往需要更多的手术技巧和经验、更高的费用和风险,所以对合并 CTO 病变患者的介入治疗应该慎重选择。

第一节　CTO 病变介入治疗的适应证

对于 CTO 病变的 PCI 适应证目前仍存在争议。总的来说,CTO 病变介入治疗指征主要包括:①药物难治性的心绞痛;②有证据显示慢性完全闭塞血管供血区内存在大面积缺血心肌,包括出现与闭塞血管相关的心肌缺血、心功能不全等症状或无创性检查证实;③冠状动脉造影显示血管和病变的解剖形态适于介入治疗;④急性 CABG 失败不能耐受桥血管再血管化者可试行 CTO-PCI。

闭塞血管通常存在不同程度的侧支循环,最好的侧支循环仅能提供闭塞血管供血区 10% 的血液供应,在行运动试验及负荷试验检查时会发现心肌缺血。对于单支、远段及供血范围较小的血管闭塞,多数患者心绞痛症状较轻,药物治疗可以控制而无须采用介入方式干预。而供血范围较大及多支血管闭塞,药物治疗常难以控制心绞痛发作,积极的血运重建治疗可以缓解心绞痛症状及改善预后。从冠状动脉造影结果看,估测的 CTO 病变远端血管直径应在 2.5mm 以上,因为直径较小的血管供血范围相对小,即使能够开通血管,植入支架的可能性小,而闭塞血管的单纯经皮腔内冠状动脉成形术(percutaneous transluminal coronary angioplasty, PTCA)治疗极易发生再闭塞。值得一提的是,开通 CTO 病变前,远端血管直径的估测常偏小,因此应该充分评估 CTO 病变远端血管的长度及其可能的供血范围。对于远端血管的长度在 3cm 以上或侧支循环供血范围较大的病变,即使目测血管直径小于 2.5mm,也应该争取开通。

CTO 病变的 PCI 没有绝对的禁忌证,但决定 CTO-PCI 时需考虑到较非 CTO-PCI 者更大的对比剂使用剂量、更长的透视时长及更高的 MACE 发生率,需要对开通 CTO 病变的获益及风险、手术的成功率、完全血运重建的可能性以及患者的心、肾功能等全身情况进行综合评价。

CTO 病变介入治疗的相对禁忌证主要包括:①CTO 病变远端血管的直径小于 2.0mm。②CTO 病变闭塞段长且合并重度钙化。③CTO 病变闭塞远段血管无侧支循环。④CTO 病变开通的可能性较低。⑤CTO 病变介入治疗发生并发症的可能性高(如预期死亡率 >1%、心肌梗死发生率 >5%)。⑥多支血管 CTO 病变。此类患者应首选 CABG,但当有 CABG 禁忌证或患者不接受 CABG 时可试行 PCI。⑦对于左心室功能降低(LVEF≤35%)、存在双联抗血小板禁忌、已开通 CTO 病变再发弥漫支架内再狭窄及合并有心脏手术指征的升主动脉病变等需要相应干预措施者,考虑 CABG 较 PCI 更为有利。当考虑选择 CABG 或 PCI 时,完全血运重建为首要考虑因素。⑧放射性皮肤损伤高危患者。

（马颖艳）

第二节　CTO 病变介入治疗病例的术前准备

一、患者的术前评价

术前患者病史、物理检查及实验室检查是十分必要的。

（一）病史

1. 明确心脏病史　包括既往心绞痛、心肌梗死、CABG、心力衰竭、心律失常、结构性心脏病史,既往心导管诊疗史和诊疗过程中出现的并发症史。

2. 其他病史 确认是否存在感染、外周或脑血管疾病、肾功能不全、慢性阻塞性肺疾病（COPD）、甲状腺疾病、高血压、糖尿病、妊娠、肝功能不全、出血倾向及溶栓治疗相对或绝对禁忌情况（如胃肠道或尿道出血,近期重大外科手术或脑卒中）、肿瘤病史、胸部外放疗史及服药史（如抗肿瘤化疗药物及 IL-2 治疗等）。

3. 过敏史 详细询问有无对海产品食物的过敏史,了解有无对比剂、麻醉剂、碘、阿司匹林及其他常规药物的过敏反应。湿疹、哮喘可增加对比剂过敏反应的危险。

（二）物理检查

详细测定患者的基本生命指征。通过物理检查可了解是否存在结构性心脏病,评估患者容量状态（外周水肿、颈静脉怒张、肺部啰音）,同时评价心功能不全的严重程度及代偿程度。此外,也应记录定位神经系统体征、血管杂音、外周脉搏情况（双侧足背动脉搏动及 Allen 试验）以及 COPD 的证据。

（三）基本的实验室检查

1. 血常规、血型、肝肾功能、凝血系列测定及血清电解质测定是 PCI 术前必要的实验室检查指标,必要时行血气分析。

2. 围手术期动态观察患者 12 或 18 导联心电图及血压变化情况。

3. 术前常规超声心动图检查,明确心脏结构及功能,如 LVEF。

4. 术前常规行胸部 X 线及腹部超声检查,必要时行 CT 检查。

5. 应用超声检查有无外周血管疾病存在。

6. 无症状者可在 CTO-PCI 术前,行存活心肌的检测（如负荷超声心动图、单光子发射计算机断层、正电子发射计算机断层、磁共振检查等）。

通过对患者病史、物理检查及实验室检查结果的综合评价,可以初步了解患者行 PCI 的风险高低,当出现以下情况时应考虑推迟介入手术（表 3-2-1）。

表 3-2-1 需要推迟行择期介入干预的临床情况

疾病	症状
过敏	对比剂 阿司匹林
心血管	明显的心力衰竭状态 血压控制不理想（≥180/110mmHg） 未控制的心律失常 房室传导阻滞（二度Ⅱ型或三度）
肺部疾病	失代偿
糖尿病	控制不佳
电解质紊乱	$K^+<3.3$mmol/L 或 >6.0mmol/L $Na^+<125$mmol/L 或 >155mmol/L
胃肠道疾病	急性肝损害 活动性胃肠道出血
神经性疾病	神经功能缺失,不能解释或呈进展性 近期脑血管意外
严重肾功能不全	不能解释或呈进展性
系统性疾病	严重感染状态 不能解释的发热

（四）CTO-PCI 预测评分

指南采用 SYNTAX、SYNTAX Ⅱ 和 EuroScore Ⅱ 指导 CTO-PCI 治疗推荐等级，分别为 Ⅰ、Ⅱa 和 Ⅱa。然而，上述方法更适用于非 CTO 病变，如在 SYNTAX 评分计算中，分配给 CTO 病变等权重极高以至于存在 1 支 CTO 病变的多支病变患者很少适合行 PCI，一个复杂的左前降支（LAD）CTO 已几乎达外科手术标准，因此几种专用于 CTO 的评分工具应运而生（表 3-2-2）。

表 3-2-2　CTO 病变专用预测积分

CTO 病变评分	CTO 病变数（n）	成功率/%	参数				主要终点
			N	临床参数	造影参数	CTTA 参数	
J-CTO 评分，Morino 等	494	88.6	5	既往尝试开通失败（+1）	严重钙化（+1）成角≥45°（+1）钝头样闭塞残端（+1）闭塞段长度>20mm（+1）	—	30 分钟内导丝通过
CT-RECTOR 评分，Opolski 等	240	65.0	6	既往介入治疗失败史（+1）闭塞时间≥12 个月或不详（+1）	—	多处闭塞（+1）钝头样闭塞残端（+1）钙化≥50%CSA（+1）成角≥45°（+1）	30 分钟内导丝通过
CI 评分，Alessandrino 等	1 657	72.5	6	既往 CABG（+1.5）既往 MI（+1）	严重钙化（+1）成角≥45°（+1）钝头样闭塞残端（+1）闭塞段长度>20mm（+1）	—	
PROGRESS CTO 评分，Christopoulos 等	781	92.9	4	—	近端纤维帽模糊不清（+1）中或重度迂曲（+1）LCX CTO 病变（+1）缺乏可供介入治疗使用的侧支（+1）	—	杂交（联合正向和逆向技术）成功
ORA 评分，Galassi 等 Liu 等	1 073	91.9	3	年龄≥75 岁（+1）	闭塞位置位于开口（+1）侧支血管灌注<Rentrop 2 级（+2）	—	正向和/或逆向技术均失败
	728	N/A	3	年龄≥75 岁（+1）LVEF<40%（+1）基线 SCr>1.5mg/dl（+2）	—	—	对比剂肾病

日本多中心 CTO 注册研究 J-CTO 评分最初由 Morino 等提出,用于预测导丝 30 分钟内成功通过 CTO 的可能性,此后被用作预测 CTO 病变 PCI 成功的可能性,研究发现 J-CTO 评分困难和非常困难的 CTO 病变,推荐及早转换闭塞病变的开通策略,避免不必要的时间耽搁,并减少手术失败和并发症发生,然后临床中发现该评分对侧支循环评价具有局限性,对逆向治疗病例的评价效果有限。在 CTO 术前评估预测方面,多项研究证实冠状动脉计算机体层成像性血管造影(CCTA)具有较高的诊断准确度。基于 CCTA 检测结果,Opolski 等建立了 CT-RECTOR 评分,较好地预测导引导丝在 30 分钟内通过 CTO 的可能性。在首次正向 PCI 开通 CTO 失败的患者中,Alessandrino 等建立了 CL 评分,较适用于那些还没开展逆向或杂交手术的中心。PROGRESS CTO 为慢性完全闭塞病变的前瞻性全球注册研究,该研究报道了采用杂交技术实施 CTO 血运重建的有效性和安全性,基于此提出 PROGRESS CTO 评分可用于评估采用杂交技术完成 CTO 病变 PCI 的成功率,特别将侧支循环是否适合介入器械通过作为一项重要指标,使术者对于 CTO 病变有更全面的了解。近年研究发现 ORA 评分简单并易于记忆,可用于预测 CTO 正向和逆向技术失败的可能性,基于评分结果可将 CTO 病变患者分为四个亚组,分数越高,手术操作难度越大,成功可能性越低,可与 J-CTO 评分联合使用。Liu 等提出一种危险评分系统,预测 CTO-PCI 术后对比剂肾病风险方面具有与 Mehran 评分相似的预测精度。近期 Maeremans 等提出 RECHARGE 评分来预测成功率,包括靶病变的 CABG 史、纤维帽圆钝、钙化、病变弯曲度 >45°、病变 >20mm 及 CTO 远端同时存在病变,研究显示其敏感度与特异度均胜过 J-CTO 评分和 PROGRESS 评分,可通过不同预测评分预测 CTO 导丝通过、PCI 成功率甚至临床预后,进而帮助筛选适合 PCI 的 CTO 患者。

二、患者的术前准备及治疗

1. 术前备皮　双上肢及双侧腹股沟区备皮,了解双上肢桡动脉、双侧股动脉及足背动脉搏动情况,明确是否可以行股动脉穿刺,因为部分患者可能需要对侧造影或者应用逆向导丝技术来完成手术。

2. 签署手术知情同意书　术者应向患者及家属说明手术的必要性、手术风险及获益、可能出现的并发症等。处理 CTO 病变使用的器械较多,所需费用可能较高,还要向患者及家属讲明 PCI 治疗 CTO 病变的成功率,并非所有 CTO 病变都能开通。

3. 饮食　手术当天可进食清淡流质饮食,忌食易过敏及不易消化或者易引起腹胀的食物,但不主张禁食水。

4. 术前常规用药　常规给予阿司匹林、氯吡格雷或替格瑞洛双联抗血小板治疗。必要时术前当晚给予口服镇静剂,以缓解患者的紧张、焦虑情绪,保证患者有充足的睡眠。

5. 术前特殊用药　明确患者的合并症,并给予相应的药物治疗。既往有消化道疾病的患者,术前应给予胃黏膜保护剂。肾功能不全及对比剂肾病高危患者术前应充分水化治疗,并动态监测肾功能变化。糖尿病患者的手术应在手术当日尽早实施,口服二甲双胍降糖治疗的糖尿病患者,如肾功能正常,造影前不必停用二甲双胍,但使用对比剂后应停用 48~72 小时,复查肾功能正常后可继续使用;如肾功能异常,使用对比剂前 48 小时暂时停用二甲双胍,术后还须停药 48~72 小时,复查肾功能正常后可继续用药,停药期间可换用胰岛素、瑞格列奈、利格列汀等对肾安全性较高的药物。术前血糖不高于 14mmol/L 可降低手术风险,高龄患者可采取宽松血糖控制范围。

三、术者的术前准备

1. 术者应对患者的整体情况进行充分评估,关注每例患者的特殊情况,特别是心功能及肾功能,评价患者对手术的耐受程度,包括手术时间、对比剂用量等。

2. 认真阅读既往心导管记录及手术报告,详细阅读每一幅造影图像,仔细辨认 CTO 病变的全部影像学特征,绝大部分 CTO 病变在进行介入治疗前均须多角度双侧冠状动脉造影,并制定 CTO-PCI 初始策略。

3. 保持良好的精神和心理状态、充沛的精力和体力。

四、CTO 病变介入治疗导管室的术前准备

（一）仪器设备

CTO 病变的介入治疗对心血管造影机的配置要求较高,首先要具有较高的分辨力和清晰度,有利于对闭塞段解剖特征的判读,以及观察闭塞段以远血管侧支循环的供应和微通道情况。其次,血管造影机的功能应完备,保证术者能够方便地进行图像的缩放、采集及自动回放等操作。此外,导管室也应合理安排,避免因 CTO 手术延迟急性心肌梗死患者急诊再灌注治疗。

另外,CTO 病变的介入治疗还需要有完备的 X 线防护设施。CTO 病变介入治疗的手术时间较长、透视及电影采集较多,而 X 线对人体有一定的危害性,因此应强调 X 线防护,此外导管室亦应配置完备的 X 线剂量计及屏蔽防护设施,可选择晚期制造的辐射剂量较低的 X 线透照设备,例如 Allura Xper FD 10,7.5 帧 /s,15 次透照 /s,剂量为标准透照剂量的 50%;又如 Allura Xper FD 10,15 帧 /s,15 次透照 /s,剂量为标准透照剂量的 25%。

（二）药品

应保证导管室的急救及常规药品齐全,如肾上腺素、去甲肾上腺素、阿托品、多巴胺、间羟胺、异丙肾上腺素以及呼吸兴奋剂等急救药品,常规药品还包括利多卡因、甲泼尼龙或地塞米松、异丙嗪、维生素 C、地西泮、吗啡、去乙酰毛花苷（西地兰）、呋塞米、氨茶碱、普罗帕酮、胺碘酮、硝酸甘油、硝普钠、维拉帕米、腺苷、阿司匹林、氯吡格雷或替格瑞洛、低分子量肝素、普通肝素、比伐芦定、溶栓剂、替罗非班和鱼精蛋白等。

（三）其他辅助器械

导管室除需要配备心电监测仪、除颤仪、主动脉内球囊反搏（intra-aortic balloon pump,IABP）、临时起搏器、血管内超声（IVUS）、光学相干断层成像（OCT）等常规仪器外,还应配备活化凝血时间（ACT）测定仪和恒温孵育箱（保证对比剂和输液温度达到 37℃,以减少患者输液反应）。

（四）介入治疗器械

1. 指引导管　CTO-PCI 需要有支持力和同轴性较好的指引导管,导管室内的指引导管应型号齐全,以利于术者选用。常用的指引导管一般多为 7F 或 8F。左冠状动脉病变常用的指引导管包括 JL、XB、EBU、VL、BL、AL 等系列,右冠状动脉病变常用的指引导管包括 JR、AL、XBRCA 等。可控导管为导管末端可弯曲,如 VENTURE 可操控导管。用于子母导管技术的 5F 和 4F 指引导管及 Guidezilla 延长导管也应备用,在需要通过主动支撑技术将介入器械通过病变时选用。短的指引导管可用于逆向技术中,以解决因微导管或球囊长度不足而不能通过侧支血管到达靶血管的问题。在需要应用短的指引导管而导管室内没有备货时,术者也可通过剪短指引导管的方法自制。如准备实施 IVUS 实时指导,建议至少使用 7F 指引导管;如准备联合使用 KDLC 双腔微导管及 IVUS 导管,建议使用 8F 指引导管;如无法使用 8F 指引导管,但又必须使用双腔微导管进行 IVUS 指导下介入治疗,可选用 SASUKE 双腔微导管,或使用乒乓技术;使用正向夹层再进入（ADR）器械时,推荐使用 7F 或 8F 指引导管。带侧孔的

指引导管有利于减少冠状动脉缺血、推注对比剂所致冠状动脉损伤的发生。此外,CTO 病变 PCI 耗时较长,患者失血较多,使用带按压式止血阀的 Y 型连接器可最大限度减少失血。如果选用双侧桡动脉径路完成手术,还需要较大管腔指引导管,可选用 Glidesheath Slender 7F 薄壁涂层鞘。

2. 导丝　导丝在开通 CTO 病变中起关键性作用,开通 CTO 病变失败的最常见原因是导丝无法通过闭塞段。介入器械的革新和操作技巧的进步,使开通 CTO 病变的手术成功率不断提高,其中导丝改进在介入器械革新中最为突出。导丝尖端硬度的增加使得导丝通过闭塞病变的能力增强,处理 CTO 病变的导丝又称硬头(stiff tip)导丝或坚头(firm tip)导丝。CTO 病变因闭塞时间长、病理解剖复杂,故导丝设计上主要突出其头端和核芯的硬度,其次考虑头端的可控性和病变内跟踪性,均采用 core-to-tip 设计,如 Miracle 系列导丝、Cross-IT 系列导丝、Conquest 系列导丝及 Fielder XT 系列导丝等,但因其过度强调硬度,降低了导丝的柔韧性,易致血管夹层和穿孔等并发症。早期日本医生的临床调查显示,开通 CTO 病变的血管成功率由 1980 年的 20% 上升到 2009 年的 90% 以上,这种成功率的提高与导丝的改进密切相关。近年更有研究显示,导丝无法通过闭塞病变是手术失败的主要原因(63%~92%),而导丝能否通过 CTO 病变与导丝的选择及操作密切相关。因此,导管室内应备有不同硬度及设计的导丝,以利于术者根据闭塞病变的解剖特点选择导丝类型。

CTO 病变专用导丝包括亲水涂层导丝和缠绕型导丝,前者与血管间摩擦力小,易于通过闭塞病变,常用于迂曲血管病变,但容易引起冠状动脉夹层;后者常用于残端平头、存在分支血管的 CTO 病变,易穿透较硬的纤维帽,但柔顺性差,容易导致冠状动脉穿孔。常用的亲水涂层导丝有 Fielder 系列、Gaia 系列、Pilot 系列、Ultimate Bros 3、Progress 系列、Sion 系列(Sion 导丝、Sion Blue 导丝、Sion Black 导丝)、Runthrough NS 等。缠绕型导丝有 Conquest 系列、Miracle 系列、Cross-IT XT 系列、Magic 系列等。应用逆向技术时,常用头端较软的亲水涂层导丝,如 Sion 系列及 Fielder XT-R、Soho 3 等导丝;当无法通过闭塞段纤维帽时,可经微导管换用较硬导丝,以及加长的 CTO 专用 RG3 导丝等。CTO 导丝分类及性能见表 3-2-3。CTO 导丝的选择详见第四章第二节。

表 3-2-3　CTO 导丝分类及性能

软(<3.0gf)	中(3.0~5.0gf) 锥形头端	硬(>5.0gf) 非锥形头端
Fielder XT-R	Abyss Intermediate	Miracle(6、12)
Wizard 78	Pilot 150	Pilot 200
X-treme	Miracle(3、4.5) Ultimate Bros 3	Conquest Pro(12、8~20)
Wizard 1	Wizard 3	Progress(40、80、120、140T、200T)
Pilot 50	Gaia Second	Gaia Third
Gaia First Cross-IT 100	Cross-IT(200、300)	Cross-IT 400

3. 微导管　2008 年 Corsair 微通道扩张导管在日本上市后,报道其总使用率为 37.3%;到 2015 年 *Journal of the American College of Cardiology* 发表的 ERCTO 研究中,入选欧洲 CTO 患者微导管使用率增至 46.8%;*Criculation* 杂志上发表的逆向介入技术的相关研究中,初始逆向和正向失败后逆向操作中 Corsair 使用率达 93.5% 和 82.4%。随着 CTO 理念的改变,微导管在 CTO-PCI 中发挥越来越大的作用,

为了提高手术成功率并降低并发症发生率，当前 CTO-PCI 导引钢丝的发展趋势并非越硬越好。通过使用微导管，术者可以灵活调整导引钢丝头端方向，快捷更换导引钢丝，避免因更换不同硬度导引钢丝而损伤近端血管的可能性，提高平行导引钢丝技术的手术成功率。尤其在逆向介入治疗中，微导管作用更为突出，通过微导管进行高选择性造影来明确侧支血管的走行、迁曲度及有无分支血管等。当侧支血管过于迁曲时，微导管必须及时随导引钢丝跟进，以此更换不同种类的逆向导引钢丝，还可进行微导管对吻技术完成手术。

已发布的 CTO 专用微导管包括 Finecross 微导管、Corsair 微导管、Tornus 微导管、Crusade 微导管，以及新型微导管如 Caravel、Corsair Pro 和其他专用微导管。此外，延长导管也属一种微导管，代表性导管为 Guidezilla 导管、4F 和 5F 指引导管以及用于正向 ADR 技术的 CrossBoss 专用穿透微导管，Stingray CTO 专用球囊和导丝。

4. 球囊 剖面较小的球囊可提高通过血管闭塞段的能力，如剖面直径为 1.25mm 甚至更小、表面亲水涂层的球囊，尤其是单标记球囊更为常用。近期日本的一项针对药物涂层球囊治疗小血管 CTO 与分叉病变结果显示，在小血管病变中，药物涂层球囊治疗后的晚期管腔损失在可接受的范围中，甚至不少患者出现了晚期管腔扩大，在 CTO 病变中也是如此，且随访 8 个月期间未出现 MACE，仅有很低的再狭窄发生率与靶血管再介入率。2018 年 ESC 会议上公布的 BASKET-SMALL-2 研究为药物涂层球囊在小血管病变介入治疗中的有效性增加新的证据，真实世界中还需进一步研究证实。

5. 支架 开通 CTO 病变后，应首选植入新一代 DES 以降低再狭窄发生率。对于不能长期耐受双联抗血小板药物的患者，可以考虑应用新一代佐他莫司涂层支架（Resolute）、依维莫司涂层支架（Xience V）或裸金属支架。

6. 其他器械 为提高开通 CTO 病变的成功率，有条件的导管室还应配备 OTW 球囊、Tornus 导管、channel dilator、延长导丝，以及旋磨、激光等器械。

PCI 技术的发展和器械的不断改进为开通 CTO 病变提供了良好的平台，器械的进步固然重要，但仅为 CTO 介入进展的一方面，而 CTO 手术的成功更多须全面综合评估，完善的术前准备是保障开通 CTO 病变的基本前提，但开通 CTO 病变的成功与否受术者经验、操作技巧、器械及患者自身状态等多种因素的影响。术前通过对患者的全面评估、对病变的正确判断以及齐全的手术器械准备，都将有利于提高开通 CTO 病变的手术成功率，以改善患者的长期预后。

（关绍义 赵 巍）

第三节 特殊患者 CTO 病变介入治疗前准备

一、合并心功能不全 CTO 患者的术前准备

研究表明，既往存在左心功能不全是影响冠心病患者长期生存率的独立危险因素之一，也与 PCI 术后的不良预后显著相关。COMMIT-HF 研究共纳入了 675 例左心室功能不全的患者接受冠状动脉造影检查，在 LVEF≤35% 的患者中有超过 40% 的患者合并至少一支主要冠状动脉血管存在 CTO，且在心力衰竭（LVEF≤35%）合并 CTO 的患者中既往合并陈旧性心肌梗死或行 CABG 史的比例明显高于非 CTO 患者，研究显示 CTO 是造成左心室功能不全患者死亡率升高的主要危险因素之一。

与单纯药物治疗相比,冠状动脉血运重建在改善缺血性心力衰竭(心衰)患者的生存率方面具有优势,2018 年 ESC 血运重建指南推荐,对于冠心病合并 LVEF≤35% 的心力衰竭患者行心肌血运重建,优先考虑 CABG(Ⅰ类推荐)。CABG 可改善 LVEF 中度降低的冠心病患者的预后,对于严重左心功能不全(如 LVEF≤30%)的患者,CABG 术后 30 天死亡率为 8%~17%,3 年死亡率为 13%~40%,5 年死亡率为 32%~43%。由于大多数伴有左心功能不全的患者并非 CABG 的良好适应证,且围手术期并发症和死亡率较高,使得 PCI 成为治疗伴有严重左心功能不全患者的可供选择的治疗手段之一,以缓解药物不能控制的心绞痛症状和改善预后。研究发现,在 CTO-PCI 术后 3 个月及 6 个月超声心动图均可明显看出 LVEF 的改善,且持续存在。一项德国单中心研究入选了共 2 002 名 CTO-PCI 患者,分为 LVEF>40% 组和 LVEF≤40% 组,各组又分为 CTO-PCI 成功组和失败组,中位随访 2.6 年,结果显示成功的 CTO 再通与降低全因死亡率独立相关,提示开通 CTO 血管可使心衰患者获益。另一项多中心前瞻性研究入选了 839 例 CTO-PCI 患者,根据 LVEF 分为 3 组,分别为 LVEF≥50% 组、LVEF 35%~50% 组和 LVEF≤35% 组,随访 2 年结果发现心脑血管主要事件发生率无统计学差异,低 LVEF 的 CTO 患者中,PCI 可作为安全、有效的血运重建策略获得良好的中期结果和 LVEF 改善,在 LVEF≤35% 组中成功开通 CTO 血管可使术后 6 个月 LVEF 值平均上升 42.9%。对于心功能不全患者的 CTO-PCI,矛盾主要在于 CTO-PCI 操作复杂、较长的手术时间、更多对比剂的用量与心衰患者须尽量减少手术时间、减少对比剂用量相悖,以及术中须面对恶性心律失常、急性失代偿应对策略。但是对于临床有严重左心功能不全(NYHA 心功能Ⅳ级)的 CTO 患者,可先予以药物治疗和 / 或左心室辅助装置(如 IABP、ECMO),待一般情况稳定和心功能改善后,再行 PCI 治疗。多支血管 CTO 病变建议采取分次手术策略,在手术间隔期可以更好地调整内科用药、与外科医生探讨外科支持或杂交手术的可能性,讨论最理想的介入治疗方案,从而使患者受益达到最大化。

对心功能不全合并 CTO 病变的患者,介入治疗前精心细致的药物治疗、护理和心理调整,为患者赢得介入治疗并取得手术成功的机会以及最终赢得预后和生活质量的改善都是至关重要的。主要的治疗措施包括强化抗心衰药物治疗[包括强心药、利尿药、扩血管药、血管紧张素转化酶抑制剂(ACEI)或血管紧张素转化酶抑制剂(ARB)、β 受体拮抗剂、硝酸酯类、醛固酮受体拮抗剂、冻干重组人脑利钠肽、左西孟旦及沙库巴曲缬沙坦钠等的应用],祛除导致心衰加重的诱因(如感染、心动过速或过缓、高钠或低钾等电解质紊乱),严格控制钠盐和水的摄入以及心理关爱和周到的护理。术前当日对精神紧张的患者给予镇静剂,将血压控制于 140/90mmHg,心率控制在 70 次 /min 以下对于提高患者手术耐受性和介入治疗成功率也是十分必要的。术前对存活心肌的评价有助于 PCI 策略的选择,术中优先处理罪犯血管,保护侧支循环,优先分次开通并控制对比剂用量,必要时置入 IABP、心室辅助装置(VAD)、ECMO 或其他循环辅助装置。合并心功能不全的 CTO 介入治疗详见第十章第二节。

二、合并肾功能不全 CTO 患者的术前准备

CTO-PCI 对比剂的剂量常明显多于普通 PCI,这对已有肾功能不全患者尤其有害,慢性肾功能不全是冠心病介入治疗术后发生严重不良心血管事件的独立危险因素之一,研究显示基线合并慢性肾脏病可显著增加对比剂急性肾损害、2 年全因死亡以及透析风险。估算的肾小球滤过率(eGFR)越低的患者,手术的难度也越大,且患者多年龄偏大,女性较多,钙化病变较为严重,多支冠状动脉病变比例明显增多以及对比剂使用较慎重,因此也更不容易成功,eGFR≥90ml/(min·1.73m^2)时成功率为 85.8%,而 eGFR<30ml(min·1.73m^2)时成功率只有 69.4%。此外,肾功能较差的患者并发症也越多,近期及远

期不良心血管事件的发生率增高,术后再狭窄及急诊 CABG 患者增多。多项研究显示,合并慢性肾脏病明显增加 MACE 及死亡风险,而且随着肾小球滤过率的降低,院内 MACE 风险显著增加,但手术仍然可以改善预后,有研究显示成功的 CTO-PCI 对于慢性肾脏病患者远期死亡的获益。因此,在慢性肾脏病患者中须仔细选择 CTO-PCI 的适合对象,术前谨慎评估,充分水化和强化他汀治疗,尽量减少对比剂用量,必要时分次手术以及应用逆向微导管造影等,以减少合并 CKD 患者对比剂急性肾损害的发生。

根据 2018 年 ESC 血运重建指南建议,中度或重度慢性肾脏病患者使用低渗或等渗对比剂,并维持血流动力学稳定,对比剂的剂量控制在最小量,总对比剂体积 /GFR<3.7(Ⅰ类推荐,A 级证据),避免短时间内重复使用对比剂,对于未接受过他汀类药物治疗的患者,预先使用高剂量他汀类药物治疗。如预估对比剂使用量超过 100ml,术前与术后需使用等渗盐水进行水化,术前 12 小时采用 1ml/(kg·h),术后维持 24 小时(Ⅱa 类推荐,C 级证据)。对于重度慢性肾脏病患者,复杂的 PCI 术前 6 小时行预防性血液滤过,液体置换率为 1 000ml/h,术后持续盐水水化 24 小时(Ⅱb 类推荐,B 级证据),而血液透析不作为预防性措施(Ⅲ类推荐,B 级证据)。合并慢性肾功能不全的 CTO 介入治疗详见第十章第三节。

三、对比剂过敏患者的术前准备

对碘对比剂过敏更准确的说法应为碘对比剂超敏反应,绝大多数情况并非如一般过敏可找到特异的抗原 - 抗体反应。在离子对比剂时代,超敏发生率较高,据报道最高可达 10% 以上,但随着非离子对比剂逐渐占据主导地位,超敏反应的发生率仅不到 3%。绝大多数对比剂超敏较轻微,(1~3)/10 万的患者可能出现致命反应。至今研究仅发现超敏期间会有大量非特异性组胺释放,其释放原因仍未明确,目前有对比剂渗透压高、补体激活、缓激肽释放等多种解释。此外,在很少一部分反应最严重的的患者中也确实发现了 IgE 介导的过敏反应,对比剂皮试也获得了阳性结果,但仅占对比剂超敏患者中的极少数(<5%)。实际上目前研究表明该对比剂皮试敏感性在不同研究中差异极大,这可能与间隔时间、表现严重程度等多种因素有关,最高的可达 73%,最低的仅为 4.2%,对预测对比剂超敏的作用极为有限,其本身甚至也可导致严重不良反应发生,因此不推荐。另外,还有一些嗜碱性细胞激活试验、淋巴细胞转化试验等尚未得到广泛应用的试验方法,也许在将来可以做到更精准的诊断。

虽然对比剂超敏并非等同于过敏反应,但预防方法却与过敏反应类似。预防主要针对的是既往曾出现过对比剂超敏的人群,但对于严重的超敏预防作用比较有限。对于既往有对比剂超敏史者,可以尝试换用其他碘对比剂,但往往由于基团结构类似而交叉过敏,效果可能不佳。此外,对比剂超敏与对比剂使用是"全或无"的关系,与 CTO-PCI 术中对比剂用量无关,因此想通过减少对比剂用量来降低风险并无效果,目前相关证据仍不充足,因 CTO-PCI 多为择期手术,预防时间可较为充足,用药主要为激素与抗组胺这两种药物。根据指南推荐预防用药方案如下:

方案 1:对于可以口服药物的患者,可以在术前 13 小时、7 小时、1 小时口服泼尼松 50mg,并在术前 1 小时静脉、肌内注射或口服苯海拉明 50mg。

方案 2:在术前 12 小时、2 小时口服甲泼尼龙 32mg,同时可以合并应用 1 种抗组胺药物。

方案 3:如果患者无法口服,可以将口服激素替换为静脉氢化可的松 200mg。

地塞米松起效时间、达峰时间逊于短效及中效激素,且在体内代谢后才能发挥作用,因此一般不推荐使用。此外,如果患者有感染、高血压、糖尿病、消化性溃疡等疾病时,更需要评估使用激素的风险与获益来作出决定。而绝大多数致命的超敏反应发生在 30 分钟内,因此对于使用了对比剂的患者应至少观察 30 分钟,这虽然不能降低发生率,但可以大大降低致命风险。此外,医护人员仍须充分准备好急救药物及急救设备。

四、出血高危患者的术前准备

CTO 病变开通难度增加、手术耗时长,术中血栓形成及术后出血风险也将增加,尤其对于出血高危患者,安全、有效的抗凝药是成功开通 CTO 病变的重要保障之一。CTO-PCI 抗凝首选普通肝素,一旦出现严重冠状动脉穿孔,鱼精蛋白可迅速逆转肝素作用,并推荐术中定期监测 ACT,建议每 30~45 分钟监测一次,维持于 250~350 秒,以避免导管内血栓形成或过度抗凝,且不推荐在 CTO-PCI 术中、术后常规应用 GP Ⅱb/Ⅲa 受体拮抗剂,以免使导丝引起的微小穿孔出血增多,甚至发生迟发性心包积液、心包压塞等。然而,对出血风险高的患者(如肾功能不全、高龄、有出血史及低体重等),指南推荐围手术期优先选择出血风险较小的抗栓药物比伐芦定,并结合肾功能、体重调整剂量。根据指南,术前采用 CRUSADE 评分评估出血风险且新一代 DES 优于 BMS,术后结合患者年龄等危险因素酌情给予抗栓的降阶治疗。

比伐芦定是凝血酶直接、特异且具有可逆性的抑制剂,目前国内外多项比伐芦定与肝素对比研究结果尚不统一。ACUITY、HORIZONS-AMI、BRIGHT 等多项大型研究证实其显著降低出血及死亡风险,基于 VILIDATE、MATRIX 等研究结果 2017 年版 ESC 指南将比伐芦定的建议级别从Ⅰ级降低为Ⅱa 级。纳入多项临床研究的荟萃分析显示,比伐芦定和肝素在全因死亡和缺血事件上并无差异,2018 年版 ESC 指南中比伐芦定地位进一步降至Ⅱb 级,但对于肝素诱导血小板减少性紫癜患者,仍维持Ⅰ级推荐,对于高龄、近期出血史、出血性脑卒中史、血小板水平偏低等出血高风险患者,使用比伐芦定仍具有重要临床意义。

以上多项研究多关于急性冠脉综合征或择期非 CTO-PCI 术中比伐芦定的使用,对于 CTO-PCI 中的应用鲜有报道。既往有报道 CTO-PCI 长时间操作的病例,术中应用比伐芦定抑制导管内血栓形成,CTO 病变患者比伐芦定的使用应谨慎。近期研究报道,在接受 PCI 治疗的出血高危 CTO 患者,比伐芦定在有效性和安全性方面至少与普通肝素相当。相反,我国单中心随机对照研究 CTO-PCI 术中使用比伐芦定可降低围手术期出血发生率。比伐芦定作为凝血酶的直接抑制剂,因其较短的半衰期(肾功能正常者约 25 分钟)及较强的抗凝作用,目前在 PCI 中使用量逐渐增加。但需要注意的是,由于 CTO 手术一般时间较长,在定时监测 ACT 的同时需要定期回吸管路,以防止管路内血栓形成。此外,研究指出,增加推注比伐芦定或额外肝素的联合使用可降低血栓形成风险。期待进一步的大型随机对照试验研究来揭示 CTO-PCI 中比伐芦定的有效性与安全性。

五、口服抗凝药治疗中 CTO 患者的术前准备

对于合并心房颤动等正在使用口服抗凝药[包括新型口服抗凝药(NOAC)和维生素 K 拮抗剂(华法林)]须择期行 CTO-PCI 的患者,2018 年我国《经皮冠状动脉介入治疗围术期非口服抗凝药物临床应用中国专家共识》及欧洲新型口服抗凝药指南建议:①择期 PCI 患者围手术期无须停用口服抗凝药(华法林),以避免桥接治疗带来的额外的出血和缺血风险。对于国际标准化比值(INR)>2.5 的患者,PCI 围手术期无须给予额外的抗凝药物治疗;INR≤2.5 的患者,PCI 中静脉注射普通肝素 50~70U/kg,除紧急情况外应避免使用 GP Ⅱb/Ⅲa 受体拮抗剂。②口服 NOAC 期间须择期介入治疗者均应先停用 NOAC 改用替代治疗,术后根据患者状态选择合适抗凝药,然后逐步撤药(图 3-3-1)。

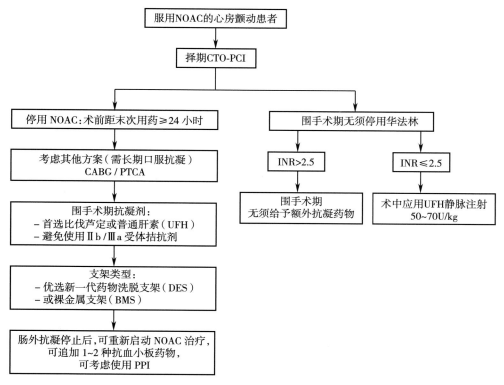

图 3-3-1　口服抗凝药的患者择期行 PCI 的围手术期管理

NOAC，新型口服抗凝药；CAGB，冠状动脉旁路移植术；PTCA，经皮腔内冠状动脉成形术；PPI，质子泵抑制剂。

（关绍义　王兆丰）

参 考 文 献

［1］HENRIQUES J P, HOEBERS L P, RÅMUNDDAL T, et al. Percutaneous intervention for concurrent chronic total occlusions in patients with STEMI：the EXPLORE trial［J］. J Am Coll Cardiol, 2016, 68（15）：1622-1632.

［2］TOMA A, STÄHLI B E, GICK M, et al. Impact of multi-vessel versus single-vessel disease on outcomes after percutaneous coronary interventions for chronic total occlusions［J］. Clin Res Cardiol, 2017, 106（6）：428-435.

［3］WERNER G S, MARTIN-YUSTE V, HILDICK-SMITH D, et al. A randomized multicentre trial to compare revascularization with optimal medical therapy for the treatment of chronic total coronary occlusions［J］. Eur Heart J, 2018, 39（26）：2484-2493.

［4］CHRISTAKOPOULOS G E, CHRISTOPOULOS G, CARLINO M, et al. Meta-analysis of clinical outcomes of patients who underwent percutaneous coronary interventions for chronic total occlusions［J］. Am J Cardiol, 2015, 115（10）：1367-1375.

［5］NEUMANN F J, SOUSA-UVA M, AHLSSON A, et al. 2018 ESC/EACTS guidelines on myocardial revascularization［J］. Eur Heart J, 2019, 40（2）：87-165.

［6］中华医学会心血管病学分会介入心脏病学组. 中国经皮冠状动脉介入治疗指南（2016）［J］. 中华

心血管病杂志, 2016, 44（5）: 382-400.

[7] BOUKHRIS M, MASHAYEKHI K, ELHADJ Z I, et al. Predictive scores in chronic total occlusions percutaneous recanalization: only fashionable or really useful？[J]. J Thorac Dis, 2016, 8（6）: 1037-1041.

[8] MORINO Y, ABE M, MORIMOTO T, et al. Predicting successful guidewire crossing through chronic total occlusion of native coronary lesions within 30 minutes: the J-CTO（Multicenter CTO Registry in Japan）score as a difficulty grading and time assessment tool[J]. JACC Cardiovasc Interv, 2011, 4（2）: 213-221.

[9] NAGASHIMA Y, IIJIMA R, NAKAMURA M, et al. Utility of the SYNTAX score in predicting outcomes after coronary intervention for chronic total occlusion[J]. Herz, 2015, 40（8）: 1090-1096.

[10] CHRISTOPOULOS G, WYMAN R M, ALASWAD K, et al. Clinical utility of the Japan-Chronic total occlusion score in coronary chronic total occlusion interventions: results from a multicenter registry[J]. Circ Cardiovasc Interv, 2015, 8（7）: e002171.

[11] OPOLSKI M P, ACHENBACH S, SCHUHBÄCK A, et al. Coronary computed tomographic prediction rule for time-efficient guidewire crossing through chronic total occlusion: insights from the CT-RECTOR multicenter registry（Computed Tomography Registry of Chronic Total Occlusion Revascularization）[J]. JACC Cardiovasc Interv, 2015, 8（2）: 257-267.

[12] DANEK B A, KARATASAKIS A, KARMPALIOTIS D, et al. Development and validation of a scoring system for predicting periprocedural complications during percutaneous coronary interventions of chronic total occlusions: the prospective global registry for the study of chronic total occlusion intervention（PROGRESS CTO）complications score[J]. J Am Heart Assoc, 2016, 5（10）: e004272.

[13] GALASSI A R, BOUKHRIS M, AZZARELLI S, et al. Percutaneous coronary revascularization for chronic total occlusions: a novel predictive score of technical failure using advanced technologies[J]. JACC Cardiovasc Interv, 2016, 9（9）: 911-922.

[14] LIU Y, LIU Y H, CHEN J Y, et al. A simple pre-procedural risk score for contrast-induced nephropathy among patients with chronic total occlusion undergoing percutaneous coronary intervention[J]. Int J Cardiol, 2015, 180: 69-71.

[15] MAEREMANS J, SPRATT J C, KNAAPEN P, et al. Towards a contemporary, comprehensive scoring system for determining technical outcomes of hybrid percutaneous chronic total occlusion treatment: the RECHARGE score[J]. Catheter Cardiovasc Interv, 2018, 91（2）: 192-202.

[16] 母义明, 纪立农, 宁光, 等. 二甲双胍临床应用专家共识（2016年版）[J]. 中国糖尿病杂志, 2016, 24（10）: 871-884.

[17] MCNEICE A H, BROOKS M A, HANRATTY C G, et al. Retrospective study of radiation dose measurements comparing different cath lab X-ray systems in a sample population of patients undergoing percutaneous coronary intervention for chronic total occlusions[J]. Catheter Cardiovasc Interv, 2018, 92（3）: E254-E261.

[18] 中国冠状动脉慢性闭塞病变介入治疗俱乐部. 中国冠状动脉慢性完全闭塞病变介入治疗推荐路径[J]. 中国介入心脏病学杂志, 2018, 26（3）: 121-128.

［19］KARATASAKIS A, DANEK B A, KARMPALIOTIS D, et al. Approach to CTO intervention: overview of techniques［J］. Curr Treat Options Cardiovasc Med, 2017, 19（1）: 1.

［20］KARMPALIOTIS D, KARATASAKIS A, ALASWAD K, et al. Outcomes with the use of the retrograde approach for coronary chronic total occlusion interventions in a contemporary multicenter US Registry［J］. Circ Cardiovasc Interv, 2016, 9（6）: e003434.

［21］ONISHI T, ONISHI Y, KOBAYASHI I, et al. Drug-coated balloon angioplasty for de novo small vessel disease including chronic total occlusion and bifurcation in real-world clinical practice［J］. Cardiovasc Interv Ther, 2019, 34（2）: 139-148.

［22］JEGER R V, FARAH A, OHLOW M A, et al. Drug-coated balloons for small coronary artery disease （BASKET-SMALL 2）: an open-label randomised non-inferiority trial［J］. Lancet, 2018, 392（10150）: 849-856.

［23］TAJSTRA M, PYKA Ł, GOROL J, et al. Impact of chronic total occlusion of the coronary artery on long-term prognosis in patients with ischemic systolic heart failure: insights from the COMMIT-HF registry［J］. JACC Cardiovasc Interv, 2016, 9（17）: 1790-1797.

［24］WANG P, LIU Y, REN L. Evaluation of left ventricular function after percutaneous recanalization of chronic coronary occlusions［J］. Herz, 2019, 44（2）: 170-174.

［25］TOMA A, STÄHLI B E, GICK M, et al. Comparison of benefit of successful percutaneous coronary intervention for chronic total occlusion in patients with versus without reduced（≤40%）left ventricular ejection fraction［J］. Am J Cardiol, 2017, 120（10）: 1780-1786.

［26］GALASSI A R, BOUKHRIS M, TOMA A, et al. Percutaneous coronary intervention of chronic total occlusions in patients with low left ventricular ejection fraction［J］. JACC Cardiovasc Interv, 2017, 10（21）: 2158-2170.

［27］STÄHLI B E, GEBHARD C, GICK M, et al. Outcomes after percutaneous coronary intervention for chronic total occlusion according to baseline renal function［J］. Clinl Res Cardiol, 2018, 107（3）: 259-267.

［28］TAJTI P, KARATASAKIS A, DANEK B A, et al. In-hospital outcomes of chronic total occlusion percutaneous coronary intervention in patients with chronic kidney disease［J］. J Invasive Cardiol, 2018, 30（11）: E113-E121.

［29］AZZALINI L, OJEDA S, DEMIR O M, et al. Recanalization of chronic total occlusions in patients with vs without chronic kidney disease: the impact of contrast-induced acute kidney injury［J］. Can J Cardiol, 2018, 34（10）: 1275-1282.

［30］BROCKOW K, SÁNCHEZ-BORGES M. Hypersensitivity to contrast media and dyes［J］. Immunol Allergy Clin North Am, 2014, 34（3）: 547-564.

［31］ROSADO INGELMO A, DOÑA DIAZ I, CABAÑAS MORENO R, et al. Clinical practice guidelines for diagnosis and management of hypersensitivity reactions to contrast media［J］. J Investig Allergol Clin Immunol, 2016, 26（3）: 144-155.

［32］陈韵岱, 陈纪言, 傅国胜, 等. 碘对比剂血管造影应用相关不良反应中国专家共识［J］. 中国介入心脏病学杂志, 2014, 22（6）: 341-348.

［33］中华医学会心血管病学分会 . 非 ST 段抬高型急性冠状动脉综合征诊断和治疗指南（2016）［J］. 中华心血管病杂志，2017，45（5）：359-376.

［34］HAN Y，GUO J，ZHENG Y，et al. Bivalirudin vs heparin with or without tirofiban during primary percutaneous coronary intervention in acute myocardial infarction：the BRIGHT randomized clinical trial［J］. JAMA，2015，313（13）：1336-1346.

［35］GRIMFJÄRD P，ERLINGE D，KOUL S，et al. Unfractionated heparin versus bivalirudin in patients undergoing primary percutaneous coronary intervention：a SWEDEHEART study［J］. EuroIntervention，2017，12（16）：2009-2017.

［36］VALGIMIGLI M，GAGNOR A，CALABRÓ P，et al. Radial versus femoral access in patients with acute coronary syndromes undergoing invasive management：a randomised multicenter trial［J］. Lancet，2015，385（9986）：2465-2476.

［37］ZHANG S，GAO W，LI H，et al. Efficacy and safety of bivalirudin versus heparin in patients undergoing percutaneous coronary intervention：a meta-analysis of randomized controlled trials［J］. Int J Cardiol，2016，209：87-95.

［38］NÜHRENBERG T G，HOCHHOLZER W，MASHAYEKHI K，et al. Efficacy and safety of bivalirudin for percutaneous coronary intervention in acute coronary syndromes：a meta-analysis of randomized-controlled trials［J］. Clin Res Cardiol，2018，107（9）：807-815.

［39］LI C，XU R，SHEN Y，et al. Bivalirudin in percutaneous coronary intervention for chronic total occlusion：A single-center pilot study［J］. Catheter Cardiovasc Interv，2018，91（4）：679-685.

［40］孔令东，王耿，韩雅玲，等 . 比伐芦定在冠状动脉慢性完全闭塞病变介入治疗中应用的疗效［J］. 中华心血管病杂志，2018，46（7）：543-548.

［41］LI C，SHEN Y，XU R，et al. Exploration of bivalirudin use during percutaneous coronary intervention for high bleeding risk patients with chronic total occlusion［J］. Int Heart J，2018，59（2）：293-299.

［42］中华医学会心血管病学分会介入心脏病学组，中国医师协会心血管内科医师分会血栓防治专业委员会 . 经皮冠状动脉介入治疗围术期非口服抗凝药物临床应用中国专家共识［J］. 中华心血管病杂志，2018，46（6）：428-437.

［43］STEFFEL J，VERHAMME P，POTPARA T S，et al. The 2018 European heart rhythm association practical guide on the use of non-vitamin K antagonist oral anticoagulants in patients with atrial fibrillation［J］. Eur Heart J，2018，39（16）：1330-1393.

第四章

慢性完全闭塞病变冠状动脉造影的
基本要求及术前阅片

第一节　CTO 病变冠状动脉造影的体位选择及特殊方法

　　冠状动脉慢性完全闭塞（CTO）占冠状动脉病变的 15%~25%，其中右冠状动脉 CTO 最多，可达 50% 左右，尤其冠状动脉旁路移植术（coronary artery bypass grafting，CABG）患者可以接近 90%，在 ST 段抬高心肌梗死（STEMI）患者中约 10% 存在 CTO 病变。冠状动脉造影是 CTO 病变介入治疗的基石，CTO 病变的影像学评估须重点关注 CTO 病变近端（残端形态、闭塞端是否存在较大分支血管）、CTO 病变体部（钙化、迂曲、闭塞段长度）及 CTO 病变远端（远端纤维帽形态、闭塞远端是否存在较大分支血管或闭塞远端是否终止于分叉病变处、闭塞段以远血管是否存在弥漫性病变）的解剖结构。除此之外，我们还应认真评估侧支血管，因为 90% 的 CTO 会有侧支存在，这也是 CTO 的典型特征。选择可利用的侧支血管，重点关注侧支血管的来源、管腔直径、迂曲程度、侧支血管与供或受体的血管角度、侧支血管汇入受体血管后与闭塞远端的距离等。通过侧支连接的大小评估侧支循环，对于选择合适的导丝和技术来通过侧支也很有帮助。因此，CTO 病变对冠状动脉造影的要求是全面、精确和安全。具体而言，全面的要求包括充分显示侧支、了解其他冠状动脉病变情况、功能状态及在整个心脏血供系统中的作用。精确的要求包括造影应尽量确定病变段闭塞长度、尽量明确局部血管条件，如局部有无分支、管径大小及血管走行等，这些信息多数可通过多角度双侧冠状动脉造影及经同侧的侧支血管进行超选择性造影获得。而安全的要求除控制对比剂用量、放射线剂量外，主要体现在如何证实导丝行进在血管真腔，这些特殊要求均不约而同地须通过多体位投照来满足。总之，尽可能多地从不同角度和方向投照采集影像，精确而恰当地选择投照体位，避免假信息的干扰，成为 CTO 病变冠状动脉造影重要的特殊要求之一。

一、CTO 病变冠状动脉造影的体位选择

　　人类冠状动脉除左主干（LM）、左前降支（LAD）、左回旋支（LCX）的近段 1/3 和右冠状动脉（RCA）的近段 1/2 为比较固定的分支外，其余部分冠状动脉分支存在许多的解剖变异，要更好地从放射解剖学角度来了解冠状动脉，必须熟悉心脏在胸腔中的位置，正常冠状动脉的大体解剖走行与变异，造影视角体位与胸腔中的心脏之间的相对关系。同时，CTO 介入治疗过程中判断导丝是否在真腔，如何最大限度地避免冠状动脉穿孔、夹层等手术并发症，也需要多体位的投射角度造影。

（一）右冠状动脉及其分支的投照体位选择

人类冠状动脉 70% 为右优势型。右冠状动脉主干走行于右房室沟内,在心后十字之前分支为后降支动脉和左房室动脉,右前斜 30°~40° 可最大限度地展开心房与心室的侧面,房室沟位于两者之间(右冠状动脉主干走行于其中),在这个角度下行右冠状动脉造影,可清楚地区分向后走行的右心房支和向前走行的右心室支。房室沟内充满了脂肪组织,而脂肪组织透过 X 线的能力比心肌组织强,所以在右前斜位透视时会看到一条随心脏收缩和舒张而活跃移动的浅色透光带,右冠状动脉造影时可作参考。右冠状动脉在形成影像上的第二弯曲之后继续沿右房室沟走行,在心后十字之前分出后降支动脉,后降支动脉发出后斜行通过右心室下壁,并转角向前走行于后室间沟内,形成前述椭圆环的下半部分,并沿途发出数支后间隔支动脉。若取左前斜位 45°,视线通过心脏长轴,此时由室间沟形成的椭圆环呈短缩状,走行于其中的后降支动脉也呈短缩影像,这可能会遗漏该血管的病变。若取右前斜 30°,可最大限度地暴露室间沟所形成的椭圆环,后降支动脉也伸展充分,病变暴露无遗。有时右前斜 30° 可能使后降支动脉与左心室后支动脉影像重叠,掩盖病变或造成分析困难。标准前后位加头位 30° 或左头肩位是透视分开后降支动脉和左房室动脉及其分支的最佳体位,在这个角度下可充分暴露右冠状动脉后三叉及其邻近血管段的病变,同时该体位也是右冠状动脉造影的常规选择体位。

（二）左冠状动脉及其分支的投照体位选择

左冠状动脉发自左冠状窦,左主干向左走行并略偏背侧或腹侧,绕过肺动脉后,走行于左心耳下到达前室间沟延续成左前降支。充分暴露左主干的最佳体位是前后位、右前斜位 5°~10° 或小的左前斜位,一般角度不超过 15°,而脊柱影仍与心影重叠,但左主干恰好位于脊柱影之外时。在这个体位下可清楚看到左主干的长度和其延伸为左前降支的过程,亦可见左回旋支从左主干垂直发出的情况。

1. 左前降支为左主干的延伸　左主干走行在室间沟内,长短、粗细有较大的变异,有的左前降支很粗大,可以绕过心尖支配下壁的心尖部分。左主干的远段和左前降支的近中段在矢状面是指向腹侧的,而后左前降支向下形成一个指向尾侧的弯曲。左前降支近段在右前斜 15°~30° 暴露最清楚,因该动脉段走行于前室间沟内,形成椭圆环的上半部分,在这个体位下恰与射线垂直。左前斜位时,由于与左前降支动脉中远端走行略呈足倾有关,左前降支近段短缩,而其中远段却暴露较好。当左前降支近段存在 CTO 病变时,左前斜位冠状动脉造影只能看到一个像纽扣样的残端,而右前斜位却可暴露整个闭塞血管残端的形态和长度。当左前斜位冠状动脉造影时,有可能遗漏左前降支近段的重要病变。左前降支远端走行略呈尾倾,在左前斜位和右前斜位下均可清楚暴露。右前斜位造影时,可清楚显现由左前降支垂直发出的数支间隔支动脉,间隔支动脉的存在可帮助区分左前降支主干与对角支动脉主干。当左前降支近段存在 CTO 病变而行右前斜位冠状动脉造影时,可能将代偿扩张的第一对角支误认为是左前降支,当第一对角支动脉或来自左回旋支的高侧缘动脉与左前降支重叠,可能会使这些动脉上的重要病变被相互遮盖,采用左侧位投照有可能解决这个问题。当第一对角支动脉发出特别早而形成中间支时,即左主干呈三叉或四叉状结构,这种互相重叠的影像将很难进行分辨,左前斜 40°~60° 加头位或足位(蜘蛛位)可暴露清楚。矢状面的头倾或足倾角度一般在 20°~30°,头位用于左前降支近段血管走行呈水平向下成角或第一对角支动脉(或左回旋支发出的高侧缘动脉)与其互相重叠时,足位用于左前降支近段血管走行水平向上成角时。经验证明,后前位加头位 30° 对多数患者可以较好地显示左前降支全程,左前斜位加头位多可清楚暴露绝大多数左冠状动脉近段的病变(约占全体病变的 40%),约 2% 的病变只有在这个特定的体位下才能暴露出来,所以对所有的冠状动脉造影均应采用此体位。

2. 左主干分出左回旋支和左前降支　左回旋支由左主干发出的角度几乎是 90°,有的甚至大于 90°,其走行于左房室沟内到达左室钝角缘时开始分支,左回旋支分支变异较大。左前斜位 60° 时,该动脉主干走行与放射线球管呈 90°,因此暴露最清楚。左前斜位 30°~40° 时(心影恰好位于脊柱影之外),钝缘支动脉位于心影的侧界上,而左回旋支远段向内弯曲走向心影中心(二尖瓣环处)。当左回旋支在心脏钝角缘处延续而成钝角缘支动脉时,其走向在左前斜位时与射线所成角度较小,造影显示该动脉明显缩短。如果该钝缘支动脉比较迂曲,则容易在血管转折处形成狭窄的假象,此时采用右前斜位造影可进一步明确诊断,同理,对左回旋支的分支左室后支动脉也应使用该体位。此外,左回旋支不固定地发出一些心房动脉,在左前斜位时很难区分哪些是心房支,哪些是心室支;采用右前斜位造影时左回旋支位于心房和心室之间的房室沟内,向前走行的是心室支,向后走行的是心房支。

二、CTO 病变冠状动脉造影的特殊方法

常规血管造影术存在分辨力低的局限性,尤其是在 CTO 病变的应用中。造影所见的 TIMI 血流 0 或 1 级的 CTO 病变中,甚至有 50% 的病变是组织病理学上 <99% 的狭窄。但由于人类视觉和分辨力的关系,仅有直径 300μm 以上的侧支血管可在造影中显示,其直径 <300μm 占 51%,直径 >400μm 的小样分支占 35%。

为了充分、全面地显示 CTO 病变特征的全貌,为术前评估提供尽可能多的影像学信息,从而有针对性地选择适应证及病变,提高手术成功率,采取特殊的造影方法进一步显示隐匿的病变特征非常重要。因此,CTO 病变的特殊性决定了其特殊的冠状动脉造影方法。

CTO 病变的特殊性和复杂性决定了其造影方法的特殊性,这些特殊性体现在 CTO 造影的每个环节中,如:①特殊的入路,包括股动脉 + 桡动脉、双侧桡动脉、双侧股动脉及肱动脉等方式;②特殊的器械,如逆向造影经桡动脉可选择 4F 造影管,术中正向造影采用 6F~8F 指引导管或 5F in 6F 子母导管、微导管、OTW(over-the-wire)球囊等特殊器械;③特殊的方法,采用导管局部深插、超选造影或逆向超选造影,以及正向或逆向导丝通过病变后的微导管至侧支循环血管的超选择造影,经 OTW 球囊或微导管中央腔注入对比剂的造影等;④特殊的体位,双向造影须选择能同时显示病变近段、远段和病变段及侧支循环的投射角度,须多体位投射以便提供更多和详尽的 CTO 病变段信息,从而指导导丝走行,提高手术成功率。

以上特殊造影方法的作用是为了充分显示病变,为术前评估、判断术中导丝位置、有无并发症、手术进展情况、器械选择、适时终止手术的时机等提供决策依据,同时也能在术后对比手术效果及在长期随访中发挥作用,具有其他方法无法替代的作用。

(一)特殊造影方法

CTO 病变中侧支仅能提供 30~40mmHg 的灌注压给闭塞区域心肌,能导致远端血管功能性萎缩,故常规的 CTO 病变造影仅可显示病变近端的特征,远端特征及病变局部的信息反映不全,故有必要采用逆向造影、双向造影、超选择造影等特殊造影方法充分了解病变情况。常用的造影方法如下:

1. 逆向造影及正向造影(双向联合造影)　绝大部分 CTO 病变在进行介入治疗前,均需要行多角度双侧冠状动脉造影,通过双向联合造影可提供闭塞部位的具体定位及提供侧支的局部分支,闭塞段远端的管腔情况,侧支血管的分布、路径和血流情况等,还可以提供闭塞近段及其他分支的走行、管腔通畅情况,闭塞段的长度及闭塞段内的影像信息,心外膜侧支的具体特征等。简而言之,可提供 4 个造影介入参数,即近段纤维帽情况(清楚或模糊)、闭塞长度、远段血管质量、存在适合逆向技术的侧支。

双向联合造影在 CTO 介入治疗中是非常实用且常用的方法,在应用时应该注意以下问题:①侧支造影不可推注过多对比剂,避免推注时间过长,以防心肌缺血恶化;②选择能够很好显示 CTO 血管的体位,以便一次造影可提供最多的信息;③动态监测侧支导管压力,防止导管嵌顿和导管血栓形成;④在建立双侧造影时,建议同时应用双通道压力监护,保证手术安全。

2. 逆向微导管超选择血管(侧支)造影　非超选择逆向造影存在显示侧支血管显影欠清的缺点,

致使导丝无法找到合适路径,进而增加手术操作时间、增加手术风险、降低手术效率,因此,经微导管行逆向超选择侧支造影显示的清晰的侧支图像为逆向导丝选择入路提供重要参考。逆向微导管超选择血管(侧支)造影也可用于患者手术时间过长或肾功能、心功能不良及逆向导丝技术未成功等情况,术者将微导管经侧支循环途径逆向送至闭塞段远端血管,微导管造影可指引正向导丝走行方向。该操作的优点是可以显著减少对比剂用量,延长手术时间且减少对比剂相关并发症。

3. 深插导管逆向侧支造影　小球囊扩张侧支血管后,行逆向微导管超选择血管(侧支)造影时,通过深插导管逆向侧支造影可证实逆向导丝是否位于病变远段真腔,但存在侧支管腔仍显示不清的缺陷。因此,可经逆向导丝送入 CTO 专用小直径球囊于侧支行行局部扩张,侧支循环经球囊扩张后管腔明显增大、增粗,病变远段显示更加清晰,有利于远段显影及逆向导丝通过,还可确认正向导丝位于闭塞段远端的真腔。该操作用于心外膜侧支循环时应谨慎,避免血管破裂从而引起急性心脏压塞等并发症。以上两种方式结合应用为成功开通 CTO、确定导丝位置提供了机会。

4. 分支血管侧支超选择造影　部分病例闭塞血管侧支供血由小的分支血管如窦房结动脉、圆锥支、锐缘支、左回旋支的心房支及左前降支末端血管延伸支等提供,其结果有两种。其一,正常提供侧支的主支冠状动脉造影,如锐缘支侧支,右冠状动脉正常造影侧支供应血管显示不清,不能指导闭塞病变的导丝走行;其二,虽然正常冠状动脉造影可以显示清晰,但需要较多对比剂,可能造成显影血管处心肌缺血及其他不良后果。

应用分支血管造影方法有两种,一种为造影导管插入,建议选择 5F 以下导管,另一种方法是应用微导管深插入分支远端进行造影。由于分支血管造影为超选择造影,尤其在应用第一种方法造影(使用导管)时,需要注意:①避免损伤分支血管,导管进入分支可能存在扭力;②控制每次对比剂推注量和推注时间,如窦房结动脉,过量对比剂将造成窦房结缺血及心律失常。后者与前者相比具有以下优势,如减少造影导管撕裂血管的风险;微导管不易移位,可以提供更稳定的造影图像;节省对比剂,减少对比剂损伤。

5. 导丝通过病变后微导管造影　此种方法主要用于导丝通过病变进入血管远端,但术者不能确定导丝是否在真腔或侧支造影显示导丝在真腔,但球囊扩张后行造影而闭塞段远端无显影。

在 CTO 病变中,微导管造影是导丝通过病变后一项非常实用的技术,其操作微导管行腔内造影时应注意以下关键环节:①通过病变回撤导丝后,造影前微导管应轻微回撤,避免导管造影损伤内膜,造成误判;②推注对比剂开始时动作应轻微,确定导管在真腔内后再加力推注,避免微导管在假腔内撕裂冠状动脉;③应用 2~5ml 螺口注射器经微导管推注对比剂便于固定微导管,避免气体进入;④微导管造影确认真腔血管后,交换导丝回撤微导管时为避免将导丝带出闭塞段,应在微导管近端连接压力泵,持续给予 10atm 压力上下缓慢回撤微导管或者将等同指引导管内径的球囊推送至接近指引导管口部的位置,后行 6~8atm 的压力挤压导丝并退出微导管。

微导管造影多用于术者难以确定导丝是否在真腔内的情况,因此使用此技术时应该注意:①微导管送到预定部位后,为避免气体进入,应回吸微导管内腔排除气泡,或在退出微导管导丝时在微导管末端口部持续推注生理盐水,可以防止气泡入内;②如果微导管回吸时有血液,则提示远端位于真腔,否则可能在假腔,此时应停止或暂缓向微导管腔内推注对比剂;③任何情况下行微导管腔内造影时均应轻柔推注对比剂,防止产生较大的夹层。

微导管在 CTO 病变中广泛应用,尤其在特殊造影方法中,以下是目前常用的商用微导管:Corsair 微导管直径为 2.6F,Caravel 微导管直径为 1.9F,Tornus 微导管直径包括 2.1F 和 2.6F,Finecross 微导管直径为 1.8F,Micro 14 和 14es 微导管长度为 155cm、直径为 1.6F。临床常规应用的微导管有 Corsair 和 Finecross。Corsair 微导管由 8 根细导丝围绕 2 根粗导丝编织而成,易于扭转推送,其内腔多聚物及头部

60cm 的亲水涂层有助于对比剂和导丝通过,铂金标志在距离头端 5mm 处。Finecross 微导管有良好的柔韧性、直径细且易于通过扭曲血管,远段标记距离头端 0.7mm,操作时通常可直接向前送,也可配合旋转。

值得注意的是,各种特殊的造影方法均可能引起特殊的并发症,如深插导管造影可能导致冠状动脉开口损伤和夹层,双侧造影可能发生穿刺部位出血、血肿及感染等局部并发症,微导管超选造影可能导致血管内皮损伤或斑块脱落、局部管腔夹层、急性闭塞等严重并发症,用球囊扩张侧支循环血管以增加侧支灌注的方法同样存在风险,如扩张处形成局部动脉瘤、局部侧支的穿孔、室间隔血肿甚至破裂入左心室或右心室等。操作时须及时发现以上这些并发症并及时处理,避免发生严重后果。

其他特殊造影方法还包括:①应用 OTW 球囊的中央腔行超选择造影以显示闭塞局部或闭塞远段情况;②导丝穿过闭塞段后,微导管进入闭塞远段造影;③微导管进入侧支供血血管的超选择造影等。

(二)CTO 病变冠状动脉造影的时限

选择恰当的时机终止手术是保证手术安全、避免重大并发症发生的关键。结合 2019 年欧洲 CTO-PCI 专家共识建议,对于对比剂剂量超过 4 倍的肾小球滤过率[如 eGFR 为 100ml/(min·1.73m²),那么对比剂不能超过 400ml]或手术时间 >3 小时的情况,除非短时间内手术可完成,否则考虑终止手术,这为介入医生临床操作提供了客观的参考界限。

综上所述,尽管近年来 CTO 病变介入治疗在器械、技术、无创影像(冠状动脉 CTA、心脏磁共振显影)等方面均取得了很大的进展,为攻克 CTO 病变带来很大的希望,但冠状动脉造影作为攻克 CTO 病变的基本手段,其重要地位仍不容忽视,如何充分利用冠状动脉造影在 PCI 术前、术中及术后提供有关病变的影像学信息,对 CTO 病变进行细致的解读,是我们应始终关注及重视的问题。

（王效增　刘韵情　韩雅玲）

第二节　CTO 病变冠状动脉造影图像的术前解析

对于 CTO 病变的 PCI,术前认真仔细阅盘必不可少！精准的影像分析可为手术制定策略提供重要的信息,直接影响手术的成功率。下面将从几个方面分别对 CTO 病变的影像进行解析:

一、冠状动脉影像整体分析

造影后要进行充分的影像阅读。

首先,考虑开通闭塞段血管的临床获益,如果整体血管呈现"毛细血管网"样改变,主血管直径 <2.0mm,则同时须注意整体的血管床情况。

其次,判断闭塞血管以及供体血管的解剖结构、形态,这为手术难度的判断、正逆向的选择、器械的选择等提供重要信息,避免术中走弯路,影响手术。

最后,观察是否有其他主支血管存在影响血流动力学的高度狭窄、开口部病变及逆向通道的病变,如果有,则优先处理,这为进一步开通 CTO 病变提供安全保障。

二、闭塞段血管

(一)闭塞段血管的起始部

开通 CTO 最重要的一点是明确闭塞段血管的进入点和组织性质,这是所有策略选择和器械选择的依据,如果分析判断错误,不但会走弯路,甚至会带来不可挽回的灾难。通常在充分造影后,根据正向血流的残端便可知闭塞的位置,但如果 CTO 病变处于口部或者是分叉部位时,往往对进入点的判断造成困难,可通过以下办法解决:①采用充分暴露体位、多体位投照的造影方式进行评估,如利用充分展开的蜘蛛位;②按帧查看图像,分析开口的位置;③利用分支的走行预评估主支血管的开口位置,如根据对角支的开口评估左前降支位置;④利用双侧造影逆推开口的位置;⑤必要时借助血管内超声(IVUS)和冠状动脉 CTA 来分析开口位置等。

当明确闭塞段血管起始端的位置,接下来要观察 CTO 断端的形态、近端是否存在分支、起始部斑块是否存在钙化等。当起始部呈"鼠尾状"时,导丝相对容易通过;当闭塞段的起始端呈现"相对平直的钝头"时,导丝不容易通过;若起始部合并钙化,则容易进入假腔,这时调控导丝时应注意轻柔地"探入"进入点,一旦进入假腔,很难调回真腔;当起始部存在分支时,要学会避开分支的干扰,勿将分支当成主支,造成血管损伤。

(二)闭塞段血管的远端

评估闭塞段血管远端的情况有 4 个要求:①全部展现所需的造影图像;②充分的曝光时间直至对比剂全部消散;③足够的对比剂剂量、对比剂的注射力度以及对比剂注射过程中是否匀速;④正、逆向造影的配合。这样才能对闭塞段血管远端进行充分评估。

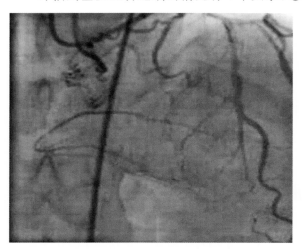

图 4-2-1　后三叉处 CTO 病变
CTO 病变位于右冠状动脉远端后三叉处,增加了手术难度。

须重点观察:①闭塞段远端血管的直径,如果远端流出道较小,则要考虑开通的远期疗效以及在远端调控的导丝进入真腔的难易程度;②注意观察远端是否为逆向通路且留有进攻段,如 CTO 病变处于右冠远端的后三叉处,则为手术增加了难度(图 4-2-1);③闭塞段远端出口处的形态分析,如"鼠尾状"或者"钝形",注意观察出口处是否有分支血管及主支、分支的角度大小,为正向或逆向进攻导丝的选择提供线索。这些均为开通 CTO 病变的策略及器械选择提供信息,提高成功率。

(三)闭塞段内的情况

1. 支架内 CTO　支架内闭塞的 CTO 术前要充分了解患者介入史,包括既往植入支架的时间、植入支架的位置、型号、数量及原位冠状动脉血管情况等信息,在个别病例中,由于环形钙化的干扰,初学者很容易误判钙化影与支架影。与此同时,应充分了解病情,对支架内闭塞的时间有所了解,进一步对闭塞段斑块硬度、性质有一个预判断,也为后续治疗的策略,如是否支架再次植入、植入支架型号等提供信息。

2. 闭塞段内钙化　术前注意管腔和闭塞段内斑块的性质,为手术器械的选择提供思路,由于受透视等限制,必要时可以应用冠状动脉 CTA 评估闭塞段血管的钙化情况。术中钙化影像有时是导丝走行的指引,有时也会成为导丝走行方向的干扰,尤其是偏心钙化斑块更是如此。

3. 闭塞段内特殊形态　由于一些 CTO 病变为血栓机化后结果,病变部位会含有多种微孔道,甚至会出现自身的桥侧支,整体呈现"云雾状"影像(图 4-2-2),这时不可轻敌,导丝很容易走入夹层,须仔细分帧去观察学血管,避免走入"陷阱"。

4. 闭塞段血管的长度、迁曲度及方向

（1）闭塞段血管的长度：在开通 CTO 术前我们要认真评估闭塞段的长度，一定采用双侧造影，根据 Morino 等教授的 J-CTO 评分的研究得出闭塞段血管长度大于 20mm 提示开通困难，同时预判闭塞段的起始端与尾端，对术中策略的灵活转换有一定的帮助，如应该在何时撤回 Knuckle 不会过多损伤远端的正常段血管等。

（2）闭塞段血管的迁曲度：术前阅读影像时，要注意闭塞血管的迁曲程度，特别右冠状动脉血管第一、二弯处易出现严重迁曲，了解血管的迁曲走行形态，避免盲目进攻造成血管损伤或穿孔，有时其他非 CTO 血管如果呈现"波浪"样迁曲时，也间接提示 CTO 病变血管可能存在严重的迁曲，甚至会出现"猪尾巴"样螺旋式迁曲。

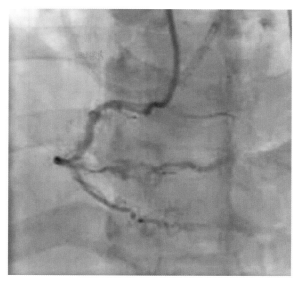

图 4-2-2　后三叉处 CTO 病变

急性心肌梗死后病变处血栓机化后的"云雾状"改变。

（3）闭塞段血管的方向：明确闭塞段血管走向，对成功开通 CTO 病变起到了至关重要的作用，在分析影像的过程中往往需要双向造影的支持，必要时需要冠状动脉 CTA 的影像辅助分析。闭塞段血管所存在的钙化、既往已植入的支架、自身的桥侧支甚至术中出现的小分支等，均可为判断闭塞段血管的走行方向提供有效的信息。

三、侧支分析

目前侧支的选择主要是间隔支、心外膜侧支及桥血管，当存在多条侧支时，应该全面评估侧支血管的可用性，包括入口或出口的情况、迁曲程度、分叉部分情况及数量、直径，甚至整体侧支走行的角度等。目前我们常采用 Werner 分级法将侧支分为：①CC 0 级（collateral connection）：供体和受体血管之间侧支血管细小，不连续；②CC 1 级：供体和受体血管之间的侧支血管连续无中断，呈线样连接（直径≤0.4mm）；③CC 2 级：供体和受体血管之间的侧支血管连续无中断，形成分支样侧支血管，其直径 >0.4mm。下面将从三种主要选择的侧支，详细介绍如何进行侧支血管的评估。

（一）间隔支侧支

间隔支侧支是最常用和最安全的侧支，如果存在，优先选择。

1. 入、出口情况

（1）入口：受入口的角度和直径的影响，开通右冠状动脉→间隔支→左冠状动脉 CTO 难于开通左冠状动脉→间隔支→右冠状动脉 CTO。入口角度较大且伴随分支（图 4-2-3）的情况在调整导丝时存在一定的困难，尽量选择无须穿支架网眼、小角度且单通道路径。

（2）出口：①须注意出口处与闭塞段血管的角度，避免因大角度而削弱逆向导丝操控能力；②须注意出口处与闭塞段之间的距离，避免选择出口距离闭塞段较近的侧支，尽量为逆向导丝的进攻留出距离。

2. 侧支整体的迁曲程度和角度　在间隔支侧支中注意观察侧支的迁曲程度和角度，过度迁曲或走行中存在较大转角的侧支，通过难度增加，容易造成损伤，而且后续微导管跟进困难。在此特别强调，不要过度依赖间隔支的绝对安全性，特别是呈锐角形走行的间隔支，锐角处推进微导管时有一定血管破裂继而撕裂甚至切割间隔的风险（图 4-2-4）。

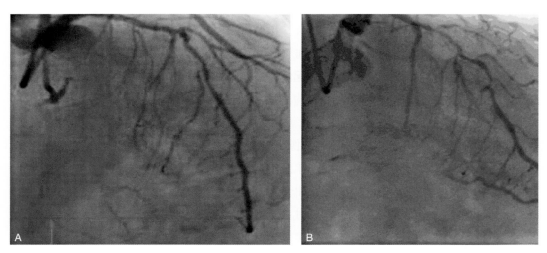

图 4-2-3　后三叉处 CTO 病变
A. 间隔支侧支呈现"倒钩"；B. 间隔支侧支起始部角度偏大、多分支。

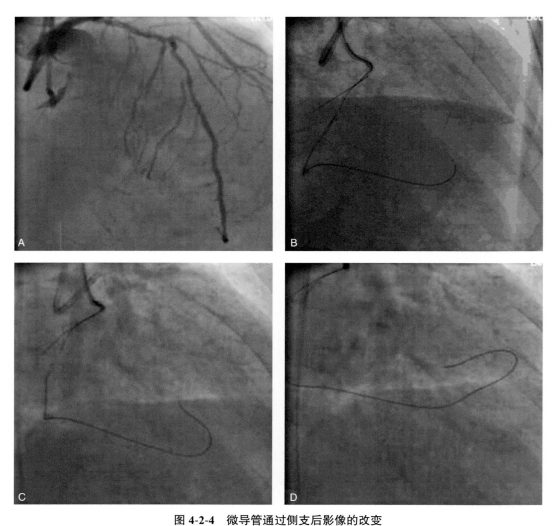

图 4-2-4　微导管通过侧支后影像的改变
A. 术前可见间隔支侧支自身的锐角弯；B. 推送微导管；C、D. 微导管通过后侧支整体形态扩张改变。

3. 侧支的分支　间隔支分支较多时,对可用侧支的选择及走行方向容易产生困惑,这时往往对造影的质量要求较高,甚至常需要利用微导管进行 Tip injection 来仔细观察侧支的情况,可以避免过多的分支干扰术者的判断,增加手术难度与时间。

（二）心外膜侧支

心外膜侧支一般个体差异性较大,通常走行较为迂曲,笔者所用心外膜侧支中迂曲侧支占到 70%,易损伤,心脏压塞的风险相对较高,令一些术者望而却步。心外膜侧支可用性的决定因素是直径,其次是心外膜侧支的迂曲程度,往往较大的直径即使迂曲程度较高,但仍有较好的通过性（图 4-2-5）。常应用的心外膜侧支有钝缘支 - 后侧支、钝缘支 - 左前降支、后降支 - 心尖部 - 左前降支、圆锥支 - 左前降支、对角支 - 后降支等。须特别注意的是,心外膜侧支位于右心室表面时往往比较僵硬、迂曲,所以选择通过导丝时,应做好术前影像分析。

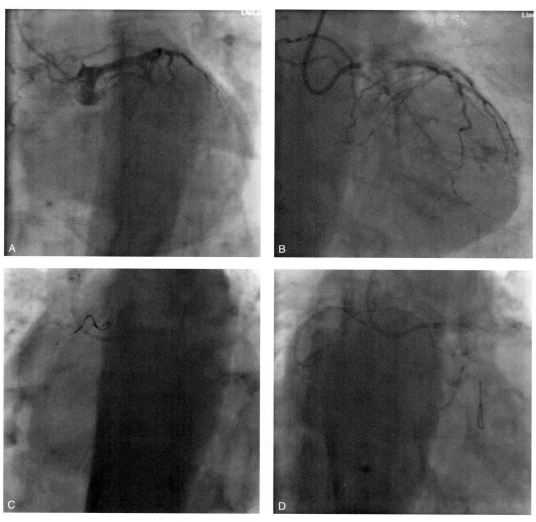

图 4-2-5　迂曲、粗大的心外膜侧支
A、B. 左回旋支的 CTO 病变,可见迂曲但粗大的心外膜侧支；C、D. Sion 导丝携带 Finecross 150cm 微导管 Knuckle 通过侧支。

（三）冠状动脉搭桥术后的桥侧支

目前临床上越来越多的 CTO 病变发生在 CABG 术后,其桥血管通常为内乳动脉桥和大隐静脉桥两种,桥血管侧支最大的优势是直径大、走行平直,不利条件是走行距离长,导丝操控困难。需要注意两点,一是桥血管起始吻合口部同正常冠状动脉开口有所不同,对整体指引导管的支撑力提出了挑战,特别内乳动脉走行较长,功能性较强,须慎重选择;二是往往冠状动脉搭桥患者自身血管条件比较差,加之距离当年搭桥手术已经多年,大部分患者整体的冠状动脉血管呈"分支"样血运分布,新生血管比较丰富,甚至出现"乱麻"样改变,增加介入手术的难度,如果利用桥血管作为通路,往往术中患者容易出现缺血症状。

四、参照冠状动脉 CTA

近年来越来越多专家建议冠状动脉 CTA 作为开通 CTO 术前准备的重要手段,特别为走行不明且多发变异的血管(如右冠状动脉近端的 CTO 病变)、开口齐头闭塞(如左前降支口部齐头闭塞)、闭塞血管存在钙化等均提供了有利的依据,为进一步手术策略的制定提供宝贵的信息。

下面从以下几个方面叙述冠状动脉 CTA 对开通 CTO 病变的作用。

1. 闭塞段血管的起始部与远段　冠状动脉造影无法清楚辨别血管的起始段甚至起始端的斑块性质时,往往冠状动脉 CTA 可以提供重要线索,甚至只有单道压力时,利用冠状动脉 CTA 对于闭塞段远端的评估有很大的作用,如 CTO 病变存于右冠状动脉后三叉至后侧支及后降支时,辨别后侧支、后降支的走行及大小有重要作用。

2. 闭塞段血管的长度、迂曲度和方向　正如上文所说,判断闭塞血管的长度、迂曲度及走行方向十分重要,而在常规的冠状动脉造影中受体位、闭塞段无法显影等客观因素的影响,二维平面的影像分析受到一定干扰,合理利用冠状动脉 CTA 三维重建的方式不但可以准确预判断,还可在头脑中提供更加直观的立体画面感,特别是走行特殊、变异的 CTO 血管为术者提供了预警。

3. 闭塞段血管的斑块性质　相对冠状动脉造影而言,冠状动脉 CTA 对斑块性质的敏感性更高,在钙化识别方面的优势尤为突出。冠状动脉 CTA 中通常用平均 CT 密度来体现斑块的性质,CTO 病变中纤维斑块的 CT 值为 70~120HU,钙化斑块的 CT 值 >130HU[均值为(419 ± 194)HU],当钙化较重时增加了 CTO 病变开通的难度,同时在冠状动脉 CTA 可以明显看出钙化所在的位置,为进一步导丝的选择提供了参考依据(图 4-2-6)。

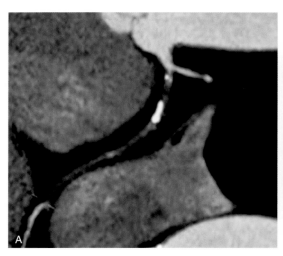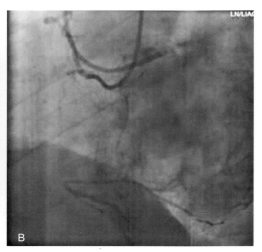

图 4-2-6　造影影像与冠状动脉 CTA 影像上钙化斑块的对比
A. 冠状动脉 CTA 提示右冠状动脉近端存在钙化斑块;B. 造影影像没有提示明显的钙化,手术中操控导丝于右冠状动脉近端感觉到斑块较硬,更换 Conquest Pro 通过闭塞段。

4. 提供侧支的影像　根据 Sugaya 等研究显示冠状动脉 CTA 对于逆向侧支的检出精确性达到 74.5%，特别是在心外膜侧支的显影和减少并发症上有自己的优势，经冠状动脉 CTA 检测到的逆向微通道为 CTO 病变手术提供了一个实时的路径，为开通 CTO 病变提供一份保障。

综上所述，近年来开通 CTO 病变成为一种热潮，术前对 CTO 病变影像进行细致的解读仍是攻克 CTO 非常关键的一步，也是统观全局、策略制定及随机应变的重要筹码。

（栾　波）

参 考 文 献

［1］MORINO Y, ABE M, MORIMOTO T, et al. Predicting successful guidewire crossing through chronic total occlusion of native coronary lesions within 30 minutes：the J-CTO（Multicenter CTO Registry in Japan）score as a difficulty grading and time assessment tool［J］. JACC Cardiovasc Interv, 2011, 4（2）：213-221.

［2］GS W, FERRARI M, HEINKE S, et al. Angiographic assessment of collateral connections in comparison with invasively determined collateral function in chronic coronary occlusions［J］. Circulation, 2003, 107（15）：1972-1977.

［3］戴汝平, 高建华. 冠状动脉多排螺旋 CT 成像［M］. 北京：科学出版社, 2007.

［4］SUGAYA T, OYAMA-MANABE N, YAMAGUCHI T, et al. Visualization of collateral channels with coronary computed tomography angiography for the retrograde approach in percutaneous coronary intervention for chronic total occlusion［J］. J Cardiovasc Comput Tomogr, 2016, 10（2）：128-134.

第五章

慢性完全闭塞病变介入治疗开通的难度评估

第一节　正向开通 CTO 难度的常用评分系统

近 10 余年来,随着技术和器械发展不断地进步,CTO-PCI 的成功率不断地提高,手术成功的患者死亡率下降。

一、CTO 评分系统

术前对于病变的评估有着重要的意义,可以帮助术者预判病变难度和成功概率,从而根据自身经验和技术水平筛选合适的病例,制定相应的策略,提高手术成功率,同时减少并发症的发生。各国学者开发出多种评分系统,来评估病变的难度及手术的成功率,如 J-CTO 评分、PROGRESS CTO 评分、CL 评分、CT-RECTOR 评分和 ORA 评分等。

二、J-CTO 研究

J-CTO 评分是日本学者 Morino 等根据日本多中心 CTO 注册研究的结果开发出的评分系统,该项研究的终点是 30 分钟内通过导丝,因此 J-CTO 评分是一种评估 CTO 病变难度和导丝通过效率的评分系统。J-CTO 注册研究在日本 12 家中心进行,共入选 498 名患者的 528 个 CTO 病变,采用的导丝通过策略是正向导丝通过技术,同时结合平行导丝技术和逆向导丝技术。首次尝试病例手术成功率为 88.6%,再次尝试病例手术成功率为 68.5%,院内并发症发生率较低,心血管死亡率为 0.2%,Q 波心肌梗死率为 0.2%,无脑卒中的发生。对比剂用量中位数为 293ml,透视时间中位数为 45 分钟,对比剂肾病发生率为 1.2%,放射性皮炎发生率为 0。冠状动脉血管的正向操作穿孔发生率为 7.2%,逆向操作穿孔发生率为 13.6%,但是心脏压塞的发生率较低,仅为 0.4%。

三、J-CTO 评分及其指导手术的作用

J-CTO 研究中 48.2% 的病例达到研究终点,根据多因素回归分析的结果,研究终点的独立预测因子有 5 项,分别是钙化、迂曲、钝头、闭塞长度 >20mm 和再次尝试的病变。因为每个因子的 β 系数相近,为方便临床使用,每个因子赋值 1 分,建立总分为 5 分的评分系统,按总分值将 CTO 病变操作难度分为容易(0 分)、中等难度(1 分)、困难(2 分)和非常困难(≥3 分)(表 5-1-1)。

表 5-1-1　J-CTO 评分表

变量和定义		评分
锥形　　　　　　钝形 	任何锥形尖端或浅凹的入口指向真腔方向被归类为"锥形"	**入口形态** □锥形（0） □钝形（1）
钙化 	无论严重程度如何,如果在 CTO 节段内检测到任何明显的钙化,则为 1 分	**钙化** □无（0） □有（1）
弯曲 >45° 	如果在 CTO 节段内检测到弯曲 >45°,则为 1 分。任何与 CTO 节段分离的弯曲度都被排除在此评估之外	**弯曲 >45°** □无（0） □有（1）
闭塞长度 	使用良好的侧支图像,尝试测量闭塞的"真实"距离,这往往比第一印象短	**闭塞长度** □<20mm（0） □≥20mm（1）
重试病变	是否为重试（第二次尝试）病变（以前曾尝试过,但失败）	**重试病变** □否（0） □是（1）
难度类别（总分） □容易（0）□中等（1）□困难（2）□非常困难（3）		**总分**

　　这 4 种难度分级的病变在 J-CTO 研究中,达到临床终点（30 分钟内通过导丝）的比例分别是 87.7%、67.1%、42.4% 和 10.0%,曲线下面积为 0.82,显示出评分系统良好的预测终点的能力,最终导丝通过的比例分别为 97.8%、92.3%、88.4% 和 73.3%。85% 病例首先尝试正向技术,55% 病例运用了正向单导丝技术,最终手术成功率达 91.8%;18.7% 病例运用了正向平行导丝技术,最终手术成功率为 85.9%;12.5% 病例采用正向单导丝技术联合逆向导丝技术,最终手术成功率 84.5%;13.3% 病例运用正向平行导丝技术联合逆向导丝技术,最终手术成功率为 67.1%。共有 31% 的病例运用了平行导丝技术,25% 病例运用了逆向导丝技术。导丝操作时间各组间也有很大差异,在评分分级为容易的病例中,导丝大部分在 30 分钟内可通过;而在评分分级为非常困难的病例中,50% 的病例通过时间超过 60 分钟,1/3 的病例甚至超过 90 分钟。因此,如果是评分分级为容易和中等难度的病变,正向导丝通过的概率较高,但如果评分分级为困难和非常困难的病变,单纯正向导丝通过的概率则明显下降,需要结合平行导丝和逆向导丝技术。

对于采用与 J-CTO 研究相同的导丝通过策略的术者来说,可根据 J-CTO 评分和自身的技术水平来选择合适的病例,术前对病变的有效评估,能让术者对手术难度和手术时间有所预判,从而制定相应的策略,能有效地提高手术成功率和减少并发症。

四、J-CTO 评分的预测价值在其他研究中的验证

J-CTO 评分的预测价值在其他人群中也得到验证。法国一项研究收集了 3 个心脏介入中心 2004 年 1 月—2011 年 12 月的 1 261 例患者临床资料,共 1 418 个 CTO 病变,总共失败率为 28.9%,J-CTO 评分为 0 分、1 分、2 分和≥3 分的失败率分别为 13.6%、24.7%、37% 和 44.8%,差异有统计学意义,在多因素回归分析中,J-CTO 高评分是 PCI 失败的显著预测因子。美国一项研究回顾性分析美国 6 家心脏介入中心 2011—2014 年共 650 名患者,评分越高,手术成功率下降,MACE 发生率增加,手术时间和透视时间增加,对比剂消耗增加,逆向导丝技术运用越多,J-CTO 评分每增加 1 分,操作失败概率将增加 1 倍,手术时间增加约 20 分钟。但是如果采用与 J-CTO 注册研究不同的治疗策略时,J-CTO 评分的预测价值可能会下降。

五、PROGRESS CTO 评分

加拿大一项研究表明,在使用杂交策略时 J-CTO 评分虽然能预测导丝 30 分钟内通过的概率,但是不能预测最终手术是否成功。在这项研究中,30 分钟导丝通过的概率和最终手术成功率分别为 44.5% 和 90.4%,J-CTO 评分越高,逆向技术的比例越高,J-CTO 评分≥3 分时逆向比例为 58.6%,需要假腔重入技术的比例也更高。

目前在欧美国家运用的杂交策略(hybrid algorithm)与 J-CTO 研究采用的导丝通过策略有所不同,运用了正向夹层再进入(ADR)等新技术和器械,并鼓励快速的改变策略,以高效、安全地通过导丝,因此需要新的评分系统来预测手术的成功率。PROGRESS CTO 研究在美国 6 家介入中心进行,收集了连续的 781 例 CTO 病例,PCI 成功和失败的病例 J-CTO 评分分别平均为 2.5 分和 3.3 分,中位手术时间为 114 分钟,中位透视时间为 42 分钟。在多因素回归分析中,与技术成功关系最强的因素有 4 个,分别为近端纤维帽模糊、中重度迂曲、左回旋支 CTO 和无可使用的侧支循环,每个因素赋值 1 分,建立一个总分 4 分的评分系统(表 5-1-2)。PROGRESS CTO 研究总的技术成功率为 92.9%,显示此评分系统具有良好的预测研究终点的能力。PROGRESS CTO 评分相比 J-CTO 评分有两个主要的不同点,一是它包含

表 5-1-2　PROGRESS CTO 评分表

评分		定义
近端纤维帽模糊(1 分)	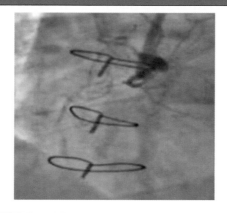	可视性差的纤维帽或没有清晰的锥形残端

续表

评分	定义
缺少介入侧支血管（1分）	
中或重度迂曲（1分）	2处弯曲 >70° 或 1处弯曲 >90°
左回旋支 CTO（1分）	

了与杂交策略相关的变量,如近端纤维帽模糊、有无可用的侧支循环以及左回旋支的 CTO 病变;二是不包含前次手术失败这样的有不太客观的变量,前次手术失败与否与术者的经验有很大关系。因此,在采用杂交策略时,PROGRESS CTO 评分是一项有效的预测 CTO-PCI 成功率的工具。

六、J-CTO 评分和 PROGRESS CTO 评分对评估预后的价值

J-CTO 评分和 PROGRESS CTO 评分不但可以术前评估病变的难度和手术成功率,对患者的预后的评估也有价值。J-CTO 注册研究术后 1 年的观察结果显示,J-CTO 评分为 0 分、1 分、2 分和≥3 分的病变即刻手术成功率分别为 97.0%、92.1%、86.5% 和 73.6%,1 年后靶血管血运重建的比例分别是 5.3%、

11.1%、16.7% 和 13.4%。中低分的 CTO 病变即刻手术成功率和 1 年后靶血管血运重建的净成功率均较高，而高分的 CTO 病变即刻手术成功率更低，1 年后靶血管血运重建率更高。另一项美国的研究收集了 2012—2015 年治疗的 249 例 CTO 病变患者的资料，平均随访时间为（19.8 ± 13.1）个月，J-CTO 评分和 PROGRESS CTO 评分≥3 分的患者手术成功率更低，随访期间 MACE 发生率更高。多因素回归分析显示，男性、外周血管疾病和 PROGRESS CTO 评分≥3 分是 MACE 的独立预测因子。

七、CL 评分

CL 评分是法国学者 Alessandrino 等于 2015 年通过的一项研究中提出的一项新评分系统，该研究入选了 1 657 例 CTO 病变的病例，CTO-PCI 失败的独立预测因素包括 2 项临床特点和 4 项病变特点：CABG 史为 1.5 分，陈旧心肌梗死为 1 分，严重的病变钙化为 2 分，长段闭塞病变（≥20mm 闭塞病变）为 1.5 分，非左前降支 CTO 病变为 1 分，钝头闭塞病变为 1 分。评分为 0~1 分、>1~<3 分、3~<5 分和≥5 分 CTO-PCI 成功率分别为高、中、低和极低概率（分别为 84.9%、74.9%、58% 和 31.9%），总的手术成功率为 72.5%，明显低于 J-CTO 研究和 PROGRESS CTO 研究。与前两项研究不同的是，该项研究中 90.6% 的病例采用正向导丝通过技术，而且双向造影和微导管的使用比例较低，反映出在运用当代 CTO 策略之前，正向导丝通过中高 CL 评分病变的概率是非常低的。CL 评分更适合于术者在未开展逆向技术或杂交策略时对手术成功率的预测。

综上所述，对于运用不同 CTO-PCI 技术和策略的术者，采用不同的评分系统来预测手术难度、完成效率和成功率有助于术前做好充分准备，从而提高手术成功率，减少并发症。随着技术和器械的发展，还将会不断出现新的评分系统来反映当时的 CTO 治疗理念和技术水平。

（陈纪言　修建成）

参 考 文 献

［1］RÅMUNDDAL T, HOEBERS L P, HENRIQUES J P, et al. Prognostic Impact of chronic total occlusions：a report from SCAAR（Swedish Coronary Angiography and Angioplasty Registry）［J］. JACC Cardiovasc Interv, 2016, 9（15）：1535-1544.

［2］MORINO Y, KIMURA T, HAYASHI Y, et al. In-hospital outcomes of contemporary percutaneous coronary intervention in patients with chronic total occlusion：insights from the J-CTO Registry（Multicenter CTO Registry in Japan）［J］. JACC Cardiovasc Interv, 2010, 3（2）：143-151.

［3］MORINO Y, ABE M, MORIMOTO T, et al. Predicting successful guidewire crossing through chronic total occlusion of native coronary lesions within 30 minutes：the J-CTO（Multicenter CTO Registry in Japan）score as a difficulty grading and time assessment tool［J］. JACC Cardiovasc Interv, 2011, 4（2）：213-221.

［4］Predictive Value of the J-CTO Score in Percutaneous Coronary Interventions for Chronic Total Occlusions ［J］. J Am Coll Cardiol, 2012, 60（17-supp-S）：B24.

［5］CHRISTOPOULOS G, WYMAN R M, ALASWAD K, et al. Clinical utility of the J-CTO score in coronary chronic total occlusion interventions：results from A Multicenter Registry［J］. Circ Cardiovasc Interv, 2015, 8（7）：e002171.

［6］FUJINO A, OTSUJI S, HASEGAWA K, et al. Accuracy of J-CTO score derived from computed tomography versus angiography to predict successful percutaneous coronary intervention［J］. JACC Cardiovasc Imaging, 2018, 11（2 Pt 1）: 209-217.

［7］NOMBELA-FRANCO L, URENA M, JEREZ-VALERO M, et al. Validation of the J-chronic total occlusion score for chronic total occlusion percutaneous coronary intervention in an independent contemporary cohort［J］. Circ Cardiovasc Interv, 2013, 6（6）: 635-643.

［8］TANAKA H, MORINO Y, ABE M, et al. Impact of J-CTO score on procedural outcome and target lesion revascularisation after percutaneous coronary intervention for chronic total occlusion: a substudy of the J-CTO Registry（Multicentre CTO Registry in Japan）［J］. EuroIntervention, 2016, 11（9）: 981-988.

［9］FOROUZANDEH F, SUH J, STAHL E, et al. Performance of J-CTO and PROGRESS CTO scores in predicting angiographic success and long-term clinical outcomes of percutaneous coronary interventions for chronic total occlusions［J］. Am J Cardiol, 2018, 121（1）: 14-20.

［10］ALESSANDRINO G, CHEVALIER B, LEFÈVRE T, et al. A clinical and angiographic scoring system to predict the probability of successful first-attempt percutaneous coronary intervention in patients with total chronic coronary occlusion［J］. JACC Cardiovasc Interv, 2015, 8（12）: 1540-1548.

第二节　逆向开通 CTO 难度的评估

衡量手术难度有不同方法,成功率是一个常用的指标,在外部条件相同的情况下,成功率越低,则表示该手术难度越高。手术的资源消耗是另一个评估指标,仅把成功率作为手术难度的评价指标,其敏感性不够高,有的手术虽然难度更高,但消耗了更多的资源(如时间),最后也可以取得成功,因此评价手术难度时成功率和资源消耗两者均应考虑。

CTO 病变的介入治疗是以开通目标 CTO 病变作为成功的标志。CTO 逆向 PCI 包括 2 个部分,首先是通过侧支,其次是开通病变。当代技术背景下,一旦器械通过逆向侧支到达 CTO 病变出口,开通 CTO 大多就是时间问题,即使如此,之后开通 CTO 病变本身仍然难易有别。本文将从几个方面讨论逆向开通 CTO 的难度评估。

影响手术过程及其结果的因素可分为:①患者的解剖条件:主要包括目标病变和通路血管,其中目标病变指计划干预的 CTO 病变,通路血管包括 CTO 上游冠状动脉、下游冠状动脉、逆向侧支通路及其发出的冠状动脉、主动脉以及器械进入和通过的外周动脉;②患者的其他条件:包括心肌供血、心功能、肾功能、腰椎病变、治疗意愿等,这些因素可以使患者对手术的耐受性受到影响,更好的耐受性可以为手术提供更宽裕的操作选择、时间及对比剂用量的控制等条件,手术成功的机会更大;③术者团队的条件:包括术者的判断能力、操作水平,其精神、体力和意愿状态,都可影响手术的过程和结果,手术团队其他成员的能力、状态也影响手术进展,从而影响手术的成功率;④设备器械条件:手术设备器械是否齐全、功能是否良好也可影响手术的进行,有时成为决定成败的关键因素。

除了以上通过资料搜集,预先可知的影响因素外,还有部分是术前未知的因素,也可能影响手术的过程和结果,比如病变部位的硬度、供血血管的缺血程度等。决策时必须尽可能地搜集资料,减少未知因素,根据资料和经验制定计划和预案,降低术中意外情况的发生率。

首先,术者必须熟悉常见 CTO 的起止行程,了解侧支循环分布。侧支循环具有灌注和通路两种功能,良好的灌注减轻 CTO 血管原供血区域的缺血,还可能显示 CTO 出口的血管形态,均作为正向进攻的条件。但是提供良好灌注的侧支循环却并不总是良好的逆向进攻的通路,即血液通过良好,导丝和其他器械却可能难以通过。

衡量逆向灌注的整体水平采用 Rentrop 分级:0 级为无逆向灌注;1 级为有逆向灌注,但血流未达 CTO 下游血管心外膜段;2 级为逆向灌注部分充盈 CTO 下游血管心外膜段;3 级为逆向灌注完全充盈 CTO 下游血管心外膜段,Rentrop 3 级灌注见于 85% 的病例。造影时有效压力、对比剂流量、曝光时间不足均影响冠状动脉显影,可能低估 Rentrop 分级。另外,Rentrop 分级对需要分析单个侧支通路的逆向通过计划的价值有限。

为评价侧支连接情况,Werner 提出 CC(collateral connection)分级是对个体侧支连续性及其粗细的评估:0 级为无连续的连接;1 级为线样连接;2 级为边支样连接。之后有作者对 CC 分级作了诠释和改良,认为 100μm 直径为造影可见的界值,CC 0 级代表没有连接或连接通路直径小于 100μm(可能存在,但不可见),这成为导丝冲浪(surfing)技术的理论基础;CC 1 级的"线样"被量化为连接通路直径超过 100μm 但小于 0.4mm,即不超过常用工作导丝(0.014in)的粗细;CC 2 级的"边支样"被量化为连接通路直径≥0.4mm;在此基础上提出 CC 3 级的连接通路直径 >1mm。

CC 分级关注的是侧支通路的粗细,然而决定侧支通过难度的却往往是其迂曲程度。使用冲浪技术时,CC 0 级通路的成功率并不低于 CC 1 级,甚至用时更少,可能原因是可见的 CC 1 级连接具有更多弯曲,而 CC 0 级连接通常较平直。迂曲程度由轻到重分级如下:所有弯曲均 <90°;最大弯曲 90°~180°;最大弯曲 >180°,即血管行程为一个完整掉头,然后变直;开瓶器样,即 >1 个回转弯形成螺丝样行程。这种分级法仍然存在局限,因其只考虑了弯曲角度,未考虑弯曲半径,同样角度的弯曲在较小半径内实现造成的阻力必然更大。Kato 对开瓶器样迂曲作了进一步分级,数学上不算完美,但考虑了弯曲半径的因素:轻度为外观平直,弯曲平滑;中度为弯曲但无扭折,且血管弯曲的幅度与血管直径之比 >2;重度为扭折或血管弯曲的幅度与血管直径之比≤2,即螺旋发生在 2 倍血管直径范围内。

常见数量众多的侧支提供灌注,CTO 病变下游血管显影很好,但是难以找出一条可供器械通过的通路。这通常是因为众多的侧支通路细小、迂曲且可能脆弱,如"卷曲的须根"。另一种情况是,一支特别发达的侧支血管供应了 CTO 下游,但是因为迂曲,器械通过困难,尝试努力通过时则由于单一供血血管阻塞,造成缺血严重,手术耐受性低。

Levin 曾观察了左前降支和右冠状动脉 CTO 病变的侧支循环的来源,McEntegart 等的总结与之相似,覆盖了左前降支、左回旋支和右冠状动脉 CTO 的情况。Mashayekhi 等还细分了右冠状动脉的 CTO 病变同侧侧支的 5 种情况。结合笔者实际经验,综合来介绍各支冠状动脉存在 CTO 病变时可能的侧支循环。

一、右冠状动脉的 CTO

1. 发自左前降支走向后降支的间隔支   ①少数情况下,第一间隔支从对角支、中间支或高位钝缘支发出;②也有报道右冠状动脉近段的优势分支发出分支穿过间隔连接右冠状动脉远段分支;③接受间隔支的也常见左室后支发出的与后降支大致平行的分支。

2. 经心尖走向后降支的交通支。

3. 左前降支向右室支的交通支。

4. 左回旋支向左室后支的交通支。

5. 右冠状动脉近段和远段交通的心房支、右室支及交通支。

6. 新生桥血管　可能新生,也可能原有细小通道强化发达,通常迂曲且连接至 CTO 病变出口附近,难以作为逆向进攻通路。

部分侧支有相对固定的良好暴露投照角度,另一些需要旋转造影或多角度寻找。

二、左前降支的 CTO

1. 来自右冠状动脉的间隔支,多由后降支发出,少数来自左室后支分支或右室支。
2. 右室支、右房支到左前降支的交通支,注意独立开口的窦房结支来源的侧支。
3. 钝缘支到对角支、近段对角支到远段对角支的交通支。
4. 近段间隔支到远段间隔支的交通支。
5. 新生桥血管。

三、左回旋支的 CTO

1. 对角支到钝缘支。
2. 右冠状动脉的左室后支到左回旋支远段的交通支。
3. 后降支到钝缘支的交通支。
4. 右房支到左回旋支远段的交通支。
5. 左回旋支近段和远段之间通过钝缘支的交通支。
6. 新生桥血管。

影响侧支通过性的另一重要却少有文献讨论的因素是血管分叉。通常侧支血管管腔细小,行程较无规律,造影未必能完全暴露解剖,导丝塑形和活动空间也有限,因此主动进入某一分支常需要多次尝试。然而,当分叉结构不利时,可能反复尝试失败,或导丝进入后不能前行,或损伤血管不得不放弃通路,当分叉合并严重弯曲时尤其困难。

对间隔支侧支,可以使用冲浪技术,这是一种“试错法”,前提是相信潜在连接存在而且较为平滑,并且导丝操作即便穿孔,也不造成严重后果。然而上述条件并不总是成立,前后间隔支之间或间隔支与后降支之间缺少连接,或连接过于迂曲的情况并不少见。经过间隔支的导丝操作造成心肌血肿或穿出远段心外膜造成心包积液和压塞的情况时有发生,过分依赖这一技术,或操作时过于执着都可能存在风险。仔细造影与冲浪技术并不矛盾,即便使用冲浪技术,良好的造影也有助于术者除依靠经验之外增加个体病例的解剖信息,可能提高冲浪的成功率。然而,超选择造影的微导管在侧支通路内嵌顿,以及重新送入导丝时推动管内残余液体引起的液压升高都可能损伤侧支通路,这是反对超选择造影者的主要理由,故行此类操作时必须避免嵌顿,通常通过小注射器回抽观察压力和回血来判断是否发生嵌顿。反复退出导丝→回抽微导管→超选择造影→进导丝这一流程操作比较费时,这是部分术者推崇“冲浪”的另一个理由。笔者强调,“冲浪”也不应放弃提高成功率的机会,并且应充分预计和控制损伤代价,良好显影和谨慎操作都是复杂手术不应放弃的要领。

对单个侧支血管而言,平直是最有利的条件,其次才是粗大,较粗大(如直径 >1mm)的侧支可能“稀释”迂曲的不良效果,有较高的器械通过率。对于整个病例而言,尤其逆向 PCI 病例,具有多个进攻路径,即多个可供使用的逆向通路,无疑提高整体成功率,降低手术难度。

综上所述,最理想的侧支条件是多支侧支供应 CTO 下游,存在平直、粗大的通路可供逆向器械通过。

除了对侧支通路本身的考虑外,侧支与供血血管、受血血管之间的关系及供血血管、受血血管的条件也须考虑。侧支从供血血管发出和汇入受血血管之间的夹角过窄会增加器械进入和行进的难度,虽然一般可以被克服,但极端条件下可能耗时过长甚或导致手术失败,当侧支开口被支架覆盖时也增加其使用的难度,少数情况下难以克服。供血血管功能重要而高度狭窄时,微导管通过可引起供血血管缺血,患者耐受性下降,严重时不得不中止手术。侧支在冠状动脉开口附近发出,而且角度使指引导管不能良好同轴时,支撑力不足会增加器械通过的难度,如果存在锚定的条件,可作为解决方案。侧支通路汇入受血血管的位置如果过于靠近 CTO 病变出口,侧支与 CTO 病变下游血管成角,缺少逆向进攻的"跑道",逆向导丝不易进入斑块内,容易偏出行进至内膜下。过度迂曲冗长的供血、侧支和通道血管会增加阻力,造成器械通过困难。

最后,目标 CTO 病变本身的条件也决定了手术难度。与正向进攻相似,CTO 病变的出口(逆向入口)形态、病变长度、成角、钙化、上游血管粗细、是否尝试过都可能对手术成功造成影响。但是随着器械改良和操作技术的发展,只要器械到达 CTO 病变的出口部位,手术成功率已远在 90% 以上。所谓 CTO 的逆向 PCI,大部分是由正逆双向器械的对接完成,CTO 病变内部的阻力和迂曲程度可能是手术耗时的主要因素。冠状动脉 CTA 或有创冠状动脉造影显示 CTO 段钙化时,有助估计病变的迂曲程度和阻力,但是阻力并不总是与钙化画等号。斑块内钙化的存在可能妨碍器械行进和对接,但是分布在外侧壁的钙化却可能作为器械行进的参照物并防止导丝偏出,有时未见明显钙化的 CTO 病变,却极其致密且具有高阻力。陈旧支架内的闭塞病变常阻力较高,而且导丝常穿出网眼导致手术失败,所以支架内 CTO 虽然有支架影作为路径标识,在 CrossBoss 或 Knuckle 导丝技术失败时,需要操作导丝完成每一毫米的"钻",并保证不钻出支架网眼,但即使正向与逆向配合,仍会是高难度、耗时长且成功率低的手术,开通支架内 CTO 有时不得不接受部分器械在支架外通过的结果。开通右冠状动脉第二弯曲附近或其他异常迂曲的血管处的 CTO 时要保证导丝不穿出血管已属不易,还要求导丝全程在斑块内通过或对吻可能性很低,因此作为妥协,当代观点主张迂曲、长段的 CTO 采用单向或双向 Knuckle 导丝技术,保证导丝行走在血管结构内——多数在内膜下,但不穿出外膜,这一技术也用在其他高阻力病变导丝难以良好控制、行径不可预期的情况。

总体来说,经验丰富的术者往往对手术难度的预估较为准确,他们搜集资料的能力较强,面对问题的应对方案也较多,他们可以做到术前对病情了然于胸,对手术进程和结局有相对准确的预期,术中可以恰当启动、中止、转换各种操作,最大限度运用自身能力解决各种困难,利用现有条件来减少、避免不良事件的发生。我们经常见到这样的情况,术者完成一例高难手术,术后不无惋惜地讲"那里太……要是……就好了",也就是说,对于高难的病例,搜集资料和准备不足时,即使最后手术成功,可能过程中也走了弯路,消耗了许多资源。一名优秀的术者应该追求每一例手术的完美,除了不停丰富自身知识与经验、提高技能外,也不应放弃对每一病例的资料搜集和术前准备,完整的资料搜集可能帮助发现潜在的机会,也可能揭开隐藏的陷阱。通过反复追求完美的实践,术者积累宝贵的经验有利于未来更准确判断手术难度,更有利于推动 CTO-PCI 这一目前仍然高难的手术进步。

(杨峻青　陈纪言)

参 考 文 献

[1] WERNER G S, FERRARI M, HEINKE S, et al. Angiographic assessment of collateral connections in comparison with invasively determined collateral function in chronic coronary occlusions [J]. Circulation,

2003, 107（15）: 1972-1977.

［2］ WERNER G S. The role of coronary collaterals in chronic total occlusions［J］. Curr Cardiol Rev, 2014, 10
（1）: 57-64.

［3］ DAUTOV R, URENA M, NGUYEN C M, et al. Safety and effectiveness of the surfing technique to cross
septal collateral channels during retrograde chronic total occlusion percutaneous coronary intervention［J］.
EuroIntervention, 2017, 12（15）: e1859-e1867.

［4］ RATHORE S, KATOH O, MATSUO H, et al. Retrograde percutaneous recanalization of chronic total
occlusion of the coronary arteries procedural outcomes and predictors of success in contemporary practice［J］.
Circ Cardiovasc Interv, 2009, 2（2）: 124-132.

［5］ MCENTEGART M B, BADAR A A, AHMAD F A, et al. The collateral circulation of coronary chronic total
occlusions［J］. EuroIntervention, 2016, 11（14）: e1596-e1603.

［6］ MASHAYEKHI K, BEHNES M, AKIN I, et al. Novel retrograde approach for percutaneous treatment of
chronic total occlusions of the right coronary artery using ipsilateral collateral connections: a European
centre experience［J］. EuroIntervention, 2016, 11（11）: e1231-e1236.

第六章

慢性完全闭塞病变介入治疗的常规器械

第一节　CTO 病变介入治疗中指引导管的选择

指引导管（guiding catheter，GC）作为经皮冠脉介入术（PCI）的基本通道,既为输送各种介入器械（导丝、球囊、导管、支架等）提供轨道及支撑,又是术中注射对比剂及各种药物的主要途径,还担负着监测血流动力学的重要任务。因此,面临 CTO 这种高难度的复杂病变时,指引导管的合理选择和正确应用是冠状动脉介入成功的关键第一步。

一、指引导管的主要结构及性能参数

（一）指引导管的主要结构

1. 指引导管功能分段　常用指引导管可以按照功能分为四个节段,由远及近依次为:超柔软的 X 线可视头端（安全区）、柔软的同轴段（柔软区、传送区）、中等硬度的抗折段（支撑区）及偏硬的扭控段（扭控区、推送区）（图 6-1-1）。柔软的可视头端既避免损伤血管,又能保证导管嵌入的精确性,同时也为测量血管及病变的直径、长度提供可靠的参照;同轴段则保证了指引导管和血管的同轴性,增加操作的柔和性;抗折段在柔软段与稍硬段之间形成过渡,吸收扭力,避免打折,同时也提供一定的支持力;扭控段偏硬并具有一定的顺应性,保障扭力的传递,并提供稳定的支撑。一般而言,指引导管比造影导管更短,内径更大,头端的形态更多样化。

2. 指引导管管壁分层　指引导管的管壁按照材质一般分为外层、中层和内层,外层直接与血管内膜相接触,通常为软尼龙弹性体材质,决定了指引导管的形状、硬度和与血管内膜的摩擦力;中层是由不锈钢丝或其他金属材质编织而成的网状结构,也是影响指引导管功能特性的主要因素,编织工艺的不同直接决定了指引导管的顺应性、扭控性、支撑力及管腔内径;内层为聚四氟乙烯涂层,这种涂层减少导丝、球囊、支架等器械与指引导管内腔之间的摩擦力,并有一定预防血栓形成的作用（图 6-1-2）。"薄壁（thin wall）"技术是将不锈钢丝编织层外层和尼龙护套合为一层,以实现更大的内腔直径,目前为一种主流技术。

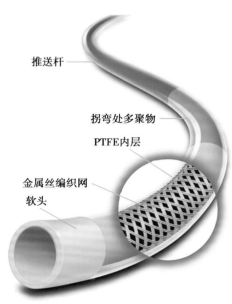

推送杆

拐弯处多聚物

PTFE内层

金属丝编织网
软头

图 6-1-1　指引导管的结构

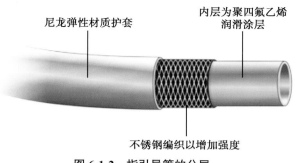

图 6-1-2　指引导管的分层

（二）指引导管的主要性能参数

指引导管的性能参数主要包括支持力、内外径大小、扭控性、抗折性、顺应性等。理想的指引导管应该外径小而内径大、支持力强、扭控性及抗折性好、与血管开口同轴，能保持良好的形状并具有柔软可视的头端等，但在实际应用中往往很难兼顾。

1. 支持力　通过指引导管向前推送指引导丝、球囊及支架等器械时，会遇到来自血管壁及病变产生的阻力，此时向后的反作用力会将指引导管的头端推离冠状动脉开口而导致器械不能顺利通过病变，指引导管抵御这种反作用力并使其头端稳固的保持在冠状动脉开口的性能参数称为指引导管的支持力，良好的支持力是输送器械通过病变、推进手术顺利进行的重要保障。支持力可分为主动支持力与被动支持力，主动支持力是通过术者主动将指引导管旋转、深插而获得的额外支持力；被动支持力则主要与指引导管的直径、中层钢丝的编织工艺、导管与主动脉壁的接触面积及夹角有关，往往由指引导管自身的结构、特有头部形状决定，也可称为导管的固有支持力。

2. 内外直径　一般而言，指引导管的直径越大，则支持力越大、内腔越大，但大的外径也导致了入路及外周血管相关并发症（即出血、血肿形成和感染）的增加，并由于对比剂使用量更多而增加肾损伤风险。外径相同指引导管的支持力及内径的大小则取决于中层不锈钢丝的编织工艺，有的指引导管采用扁平钢丝编织以获得更大的内腔，但支持力则偏弱，有的指引导管则采用一圆一扁或 2×2、4×2 等编织方法，在尽量不减小内径的前提下增大支持力。大多数不复杂的冠状动脉介入治疗可以使用 6F 导管进行，对于桡动脉入路的简单病变甚至 5F 指引导管也有较高成功率，但如果需要更强的支持力、输送外形偏大的器械或采用双支架术式等特殊治疗策略时，就需要 7F、8F 等具有更大内径的指引导管（图 6-1-3）。

3. 扭控力　扭控力是指指引导管在血管内被旋转及操控的能力，一般而言，管壁的硬度越大，扭控力越强，如果导管相对柔软，则不易操控。理想的指引导管应该能将旋转的扭力按 1∶1 传递到远端，并且不产生导管远端的"甩鞭现象"。

4. 抗折性及顺应性　导管的抗折性与编织层的材料及工艺有关，也与介入治疗中的操作手法有关，如果在同一方向过度旋转指引导管，会导致导管打折，应尽量避免该情况发生。指引导管直径越大、管壁越硬，其顺应性也越差，顺应性差的导管变形能力小，不利于在扭曲的血管中行进。

二、指引导管的分类及特点

（一）指引导管的分类

常用指引导管包括按照形态分类主要有 Judkins 系列指引导管、Amplatz 系列指引导管、Backup 强支撑长头端指引导管（EBU 系列、XB 系列、BL 系列、Convey 系列等）、桡动脉专用指引导管（TR 系列及

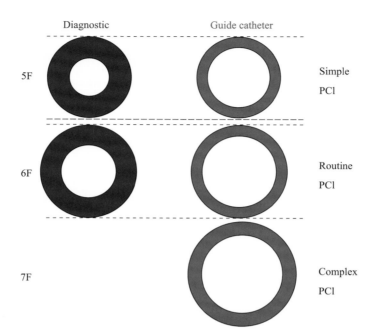

图 6-1-3 不同直径的造影导管、指引导管的管腔示意图

IL 系列）以及三维指引导管（WRP、3DRC 等），还有适合各种特殊冠状动脉开口、桥血管病变及其他类型的指引导管（图 6-1-4）。另外，用于加强支持力的子母导管（4 in 6、5 in 6）以及近年来陆续问世的延长导管（Guideliner、Trapliner、Guidezilla、Guidion 等）使得复杂冠状动脉病变的处理有了更多利器。

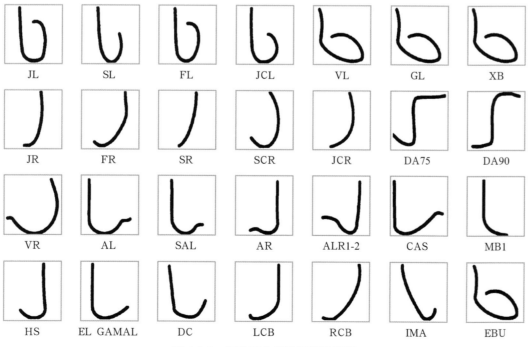

图 6-1-4 各种形态指引导管示意图

指引导管的常规直径有 5F、6F、7F、8F,对于血管过于细小、扭曲或痉挛患者甚至可采用 4F 导管操作,而无鞘指引导管系统可实现 8.5F 外径的导管进入前臂血管入路。标准指引导管的长度为 100cm,对于体形过长或血管异常扭曲者可选择 >100cm 的导管,而如果要采用逆向 PCI 技术,为实现导丝体外化可选择 85~90cm 长度的导管。另外,根据指引导管头端的结构还可以分为短头、带侧孔和大腔导管等。

（二）常用指引导管的特点

1. Judkins 导管系列　Judkins 导管分为适用于左冠状动脉开口的 Judkins Left（JL）和适用于右冠状动脉开口的 Judkins Right（JR）两类（图 6-1-5）,根据头端的长短又可分为标准头和短头（ST）。对于大部分冠状动脉开口起源正常、升主动脉正常（无异常增宽、狭窄）的情况,根据升主动脉宽度选择合适型号的 Judkins 指引导管,一般都能顺利到位,其操作简单,在介入治疗中比较常用。JL 的第二弯曲抵在左冠状动脉开口的对侧主动脉壁上,可提供"点状"被动支持力,而 JR 指引导管第二弯曲不与主动脉壁接触,不能提供很好的被动支持力。因此,Judkins 指引导管适用于常规简单、中等难度病变,在 CTO 病变中应用较少,而如果靶血管开口至近段无病变,也可采用"主动深插"技术以加强支持力。

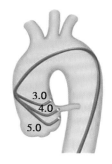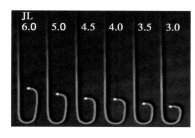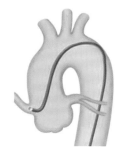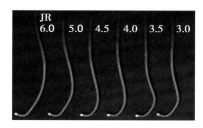

图 6-1-5　Judkins 指引导管系列

2. Amplatz 导管系列　Amplatz 导管分为适用于左冠状动脉开口 Amplatz Left（AL）和适用于右冠开口的 Amplatz Right（AR）两类（图 6-1-6）,其中 AL 更为常用。AL 的第二弯曲可与对侧主动脉壁及窦底完整贴合且头端较长,能够提供超强的支持力,既适用于冠状动脉开口起源正常的左、右冠状动脉,也是冠状动脉开口起源异常时最常见的选择,尤其对于开口偏前或偏后的左冠状动脉以及开口偏高、偏前的右冠状动脉更为适用。根据 AL 段的长短,可分为 AL0.75、AL1.0、AL1.5、AL2、AL3、AL4,一般左冠状动脉常选择 AL1 或 AL2,右冠状动脉常选择 AL0.75 或 AL1.0,AL 也有短头型号（SAL）,但 SAL 的支持力削弱不少。AR 的第二弯曲比 AL 小,不能与主动脉根部贴合,故不能提供较强的被动支持力,而且小的第二弯曲也限制了器械的顺利通过,如长支架等,因此 AR 仅应用于开口向下的右冠状动脉或开口向下的右冠状动脉静脉桥,在实际操作中应用不多。

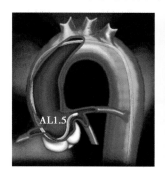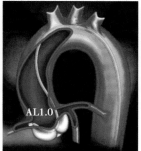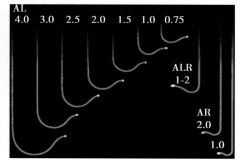

图 6-1-6　Amplatz 指引导管系列

　　由于具有良好的同轴性和被动支持力,AL 在 CTO 病变中应用较多,使用 Amplatz 指引导管进行介入治疗时,切记要小心、轻柔操作,避免对冠状动脉开口造成损伤。在结束治疗撤出导管时应注意两个问题:①当 Amplatz 导管的"L"或"R"段位于冠状动脉开口水平线上方时,可直接提拉导管,撤出开口。如果需要加强支持力,可直接推送导管,使"L"或"R"段位于冠状动脉开口水平线以下,使头端"深插"至冠状动脉开口内。②当 Amplatz 导管的"L"或"R"段位于冠状动脉开口水平线下方时,切忌直接提拉后撤导管,而应先推送导管,以底部为支撑点,使导管头端后退离开冠状动脉开口,再旋转导管头端,使之完全偏离冠状动脉开口而撤出导管(图 6-1-7)。使用此类导管时须小心谨慎,由手术经验丰富的术者操作,初学者慎用以降低手术风险。

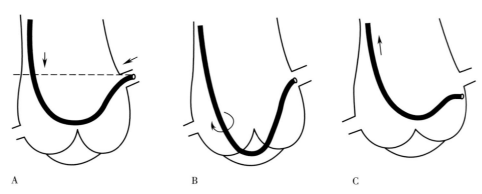

图 6-1-7　Amplatz 导管撤出方法(导管的底弯段位于冠状动脉开口水平线下方)
A. 先推送导管,以底部为支撑点,使导管头端后退;B. 再旋转导管头端,使之完全偏离冠状动脉开口;C. 撤出导管。

　　3. Backup 导管系列　为适应冠状动脉的不同开口形态、走行特点及解剖变异,并获得更好的同轴性和支持力,指引导管的形态设计也在不断推陈出新。Backup 类指引导管是近年来临床应用较多的一类强支持力导管,其共同特点为头端设计为较长的直线型,能够深插入冠状动脉开口,提供更好的同轴性及更强的主动支持力,第二弯曲与主动脉壁接触面积大以提供良好的被动支持力,适用于冠状动脉开口起源正常的情况,而对于开口水平或向上的左冠状动脉,扭曲、钙化、闭塞的左前降支病变以及走行迂曲的左回旋支病变尤为适用。当冠状动脉开口存在病变时使用应谨慎,避免过长的头端损伤开口。在选择尺寸时,XB 指引导管一般选择较 JL 导管小半号的型号,而 EBU 指引导管用于股动脉或左桡动脉入路、左前降支病变及钙化、扭曲、成角病变时可适当增大半号(图 6-1-8)。

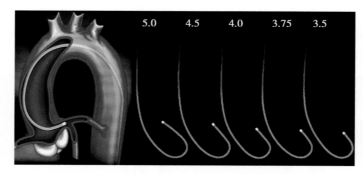

图 6-1-8　EBU 指引导管(Backup 类指引导管)

　　4. 延长导管　随着冠状动脉介入治疗的日益进展,术者面临着越来越多复杂病变的挑战,尤其在遇到极度扭曲、钙化的冠状动脉病变时,要想顺利将支架输送到位,支持力、器械输送能力是不容小觑的关键环节,这就对指引导管设计提出了更高要求。Heartrail 5F in 6F 指引导管(子母导管)率先问世,该系统由一根 5F 的子指引导管和一根 6F 或 7F 的母指引导管构成,子指引导管长度比母指引导管长 20cm,可以深插入冠状动脉内提供更强的支持力,然而这种系统在操作上比较烦琐,需要卸下母导管的止血阀并在送入子导管后重新连接,限制了其在临床的使用。近年来相继问世的一系列延长导管(Guidezill Ⅰ或 Guidezilla Ⅱ、Guideliner V3、Trapliner、Guidion)则在提供良好支持力的同时,大大提高了操作的简便性,被越来越多地应用到复杂病变的介入手术中。

Guidezill Ⅰ或 Guidezill Ⅱ是目前在我国较为常用的延长导管,Guidezilla 延长导管总长度为 145cm 或 150cm,其中推送杆长 120cm 或 125cm,由不锈钢海波管构成;指引导管段长 25cm,加长型可至 40cm,由特殊的钢丝编织网和聚合物结构构成,表面有亲水涂层,并有两个铂-铱标记带,便于透视下判断导管位置(图 6-1-9)。Guidezill Ⅱ具有 6F、7F、8F 和 6F 加长型等多种型号,适应不同直径的指引导管。6F 内径为 0.057in(1.45mm),外径为 0.066in(1.68mm),可提供相当于 8F 指引导管的支持力,此外同轴性的改善及柔顺光滑的表面又减小了器械通过的阻力。需要注意的是,Guidezilla 伸出指引导管段不要超过 15cm 且其海波管和指引导管段的连接处须处于指引导管内的平直处,以免后续器械输送损伤头端。

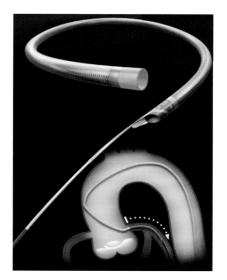

图 6-1-9　Guidezilla 延长导管形态及使用方法

延长导管在介入治疗中适应证正在不断拓展(表 6-1-1),总体上提高了复杂病变尤其是钙化、弥漫、迂曲、远端病变的 PCI 成功率。尽管如此,延长导管的应用也带来一些额外的并发症,如支架变形、脱载、血管夹层、空气栓塞和压力嵌顿,在使用中应该加强防范意识。

表 6-1-1　延长导管应用适应证

常规适应证
- 在成角、扭曲血管中输送器械
- 在弥漫性钙化病变中输送器械
- 在解剖变异血管或桥血管介入中与血管开口接合
- CTO 病变中支撑导丝、球囊或微导管通过病变,协助逆向导丝 re-entry 通过病变进入正向指引导管

其他可以应用的情况
- 血管选择性造影以减少对比剂的使用
- 在近段存在动脉瘤或桥血管竞争血流时,选择性进行远端血管造影
- 血栓负荷重时进行血栓抽吸
- 支持 OCT 导管通过迂曲血管

案例报道
- 在曲折的钙化血管中输送旋磨头辅助旋磨术
- 更换指引导管时维持指引导丝位置
- 辅助肾交感神经消融术

三、CTO 介入治疗中指引导管的选择及应用

冠状动脉介入治疗中,选择指引导管时通常需要考虑几个因素:①根据解剖因素选择能比较顺利

到达冠状动脉开口的指引导管,之后根据入路、升主动脉宽度、冠状动脉开口的起源、走行及尺寸选择合适的指引导管;②根据病变的情况判断所需要的支持力大小来选择导管的类型,如果是简单或中等难度的病变,对支持力的要求不高,则选择操控容易、安全性高的指引导管即可,但如果遇到扭曲、钙化、成角及远段病变,往往需要选择支持力较强的指引导管;③根据拟采用的介入治疗策略及器械来选择相应指引导管的直径,如双支架术式、须 IVUS 指引、使用 1.75mm 的旋磨头等,对于指引导管的直径均有较高要求;④根据安全性决定是否选择短头或带侧孔的指引导管。

（一）解剖因素

1. 介入路径　目前,股动脉仍然是全球公认的 CTO 介入治疗的主要路径。股动脉路径（TFA）可以容纳更大直径的导管（如 7F 或 8F）、获得更大的支持力,导管的同轴性和稳定性也更好,操作空间更加充裕。然而,对于存在腹主动脉疾病、股动脉异常曲折或闭塞的患者,TFA 并不适用,对于过于肥胖可能出现止血困难或不能耐受术后卧床的患者也应慎重,TFA 意味着较高的血管通路相关并发症。

相较而言,桡动脉路径（TRA）相关的血管并发症少、患者的舒适度更高、术后下床活动早、住院时间也相应缩短。但也存在一些局限,如桡动脉的解剖变异、痉挛,无名动脉、锁骨下动脉迂曲等都会直接影响指引导管的操作,终末期肾病患者也须保护前臂动脉作为透析路径,对于拟采用逆向治疗策略的患者,逆向的短指引导管（85~90cm）可能无法到达冠状动脉口（身高 175cm 以上的患者）。传统意义上,直径 8F 以上的指引导管不能应用于桡动脉,但新近问世的 8.5F 无鞘指引导管系统仅有相当于 6F 血管鞘的外径,实现了大腔导管的通行。在进行导管尺寸选择时,一般建议右侧 TRA 路径的指引导管较左侧 TRA 及 TFA 路径的指引导管小半号,此外,内乳动脉桥介入治疗应选择 TFA 或左侧 TRA 路径。

Jaguszewski 等在分析了 2003—2010 年 1 110 例经正向介入治疗的 CTO 病例后发现,TFA 与 TRA 在 PCI 成功率上无差异。因此,具体选择何种路径还是要根据患者情况、病变特点及拟采取的治疗策略决定,出于对侧造影的必要性,术中还可能联合应用两种路径。因此,无论是 TFA 还是 TRA,术者都应该熟练掌握。

2. 主动脉宽度　指引导管的尺寸导管是远端第一弯与第二弯之间的距离决定的,如 EBU3.0、3.5、3.75 等,大多数人升主动脉的宽度在 3.5~4.0cm,因此,根据升主动脉的宽度选择相应的尺寸,一般可以满足导管按照常规的形态进入冠状动脉开口。当升主动脉直径比较狭长时,一般选择小一号的指引导管,而升主动脉发生迂曲和扩张时,应该增加导管尺寸满足介入需要。

3. 冠状动脉起源

（1）左冠状动脉:普通的左前降支病变可选择 JL4 指引导管,如果左主干开口较高或主动脉根部较小,可缩小 0.5,而对于左前降支扭曲、钙化及闭塞等复杂病例,应选择 EBU、XB、Voda、AL 等支持力强的指引导管。左回旋支由于与左主干成角较大,走行弯曲常造成导丝及球囊通过困难,可在进入左主干后轻柔地顺时针旋转 JL 导管以调整同轴性,选用 Backup 类强支撑导管（如 EBU）时可加大半号,成锐角或开口位置靠下时可考虑使用 AL。左冠状动脉开口起源于右冠状动脉或右冠窦时,可选用 JR、AL 导管。

（2）右冠状动脉:右冠状动脉解剖变异较大,开口病变多见,选择指引导管应更加慎重。对于水平开口及大部分近端病变,JR4 导管多能满足要求,但对于远端病变及 CTO 病变往往支持力不够,可换用 AL0.75 或 AL1。当开口朝上呈牧羊钩状,可选择 AL、Hockey-stick 或 XBRCA 以增加同轴性和支持力,开口向下时可选用 AL、MAC 指引导管。右冠状动脉起源于左冠状窦时,可选用 AL 或 EBU 等适合左冠状动脉的指引导管。

（3）桥血管：右冠状动脉的静脉桥往往起源于主动脉根部上方2~3cm的前壁，开口多向下，JR、Multipurpose或AL指引导管多可顺利到达。左前降支和左回旋支的静脉桥往往起源于右冠状动脉静脉桥的上侧方，可选用JR4、LCB、AL等指引导管。内乳动脉开口如无明显成角，可选用JR4指引导管，如果开口成角较大，可选用专用的IMA导管（图6-1-10）。静脉桥血管的造影及介入治疗常需要不断地变换位置以找到开口，并试用不同的导管以找到理想的选择，必要时可先进行升主动脉造影帮助寻找，避免过于盲目。

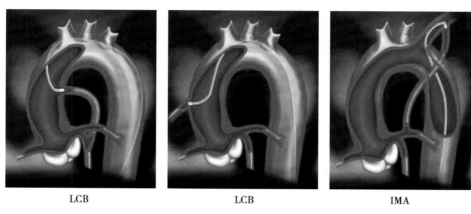

| LCB | LCB | IMA |

图 6-1-10　桥血管专用指引导管

（二）支持力

1. 支持力的影响因素　CTO病变会在器械输送的过程中产生很大的阻力，特别是在遇到扭曲、钙化、弥漫性病变时，对指引导管的支持力有非常高的要求。指引导管的被动支持力主要与导管直径、导管支撑区与主动脉壁的接触面积以及导管与主动脉壁之间的夹角相关，直径大、编织层坚韧的指引导管支持力更强。而导管与主动脉壁接触面积的大小则主要取决于指引导管的形态，JL系列的指引导管的形状决定了导管支撑区只有一个点和升主动脉对侧壁接触，故被动支撑力较弱，而EBU系列指引导管的支撑区则有比较长的节段和升主动脉对侧壁接触，能提供较JL系列更强的支撑力，因此，左冠状动脉CTO病变常选择AL或Backup类指引导管（图6-1-11），而右冠状动脉多选择AL、XBRCA、MAC等类型导管。另外，指引导管与主动脉壁夹角越接近90°，支撑力越强，导管与主动脉夹角除了与指引导管的形态及尺寸有关外，也随着指引导管位置甚至介入路径的变化而变化，同样形态的导管经股动脉入路可获得更大角度，从而获得更大的支持力（图6-1-12）。

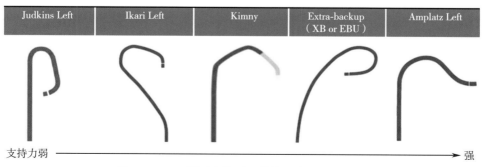

| Judkins Left | Ikari Left | Kimny | Extra-backup（ XB or EBU ） | Amplatz Left |

支持力弱 ———————————————————————————➤ 强

图 6-1-11　不同形态指引导管的固有支持力不同

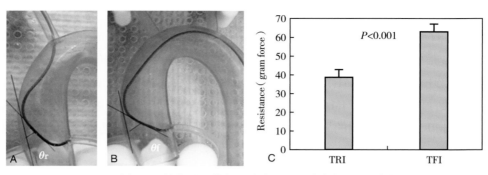

图 6-1-12   经不同途径进入的指引导管与主动脉所形成的夹角不同,造成支持力的差异
A. 经桡动脉途径; B. 经股动脉途径; C. 经桡动脉途径和经股动脉途径指引导管支撑力比较。

2. 增加支持力的方法   除了导管本身固有的被动支持力外,调整指引导管使其与冠状动脉开口同轴,并在此基础上轻柔旋转、深插指引导管,可获得更大的主动支持力。有时,熟练的术者甚至通过调整导管形态来增加其与主动脉的接触面积和角度,如处理右冠状动脉 CTO 病变时将 JR 导管 Amplatz 化(图 6-1-13)。但以上操作一定要小心,避免损伤血管,避免压力嵌顿。一般用于同侧侧支循环 CTO 介入治疗的乒乓技术有时也可通过增强支持力来辅助器械通过。另外,还可使用延长导管辅助导丝、球囊、支架、微导管等通过 CTO 病变,在逆向介入治疗中,延长导管甚至能增强微导管逆向通过侧支血管的能力。主动迎客技术(active greeting technique, AGT)是指将子母导管(Guidezilla 延长导管)和正向 - 逆向内膜下寻径(CART)技术或逆向导丝通过技术结合,有利于实现逆向导丝体外化。

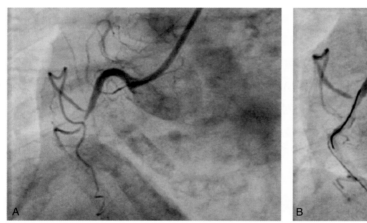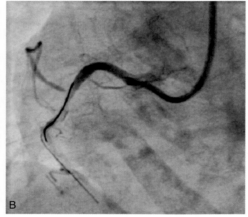

图 6-1-13   JR4 导管 Amplatz 化增加支持力
A. 正常位 JR4 导管; B. JR 导管 Amplatz 化。

(三)指引导管直径

理论上,为了容纳更多的器械、获得更强的支持力并最大限度地减少血管损伤,处理 CTO 病变应该选择外径适当而内径尽量大的指引导管。但随着近年来制造工艺的日益改进,介入器械的正在朝着越来越精致小巧的方向发展,而指引导管也在逐渐实现内径的最大化,如 ZUMA 大腔导管、Sheathless Eaucath 无鞘导管等。一般的 CTO 病变可以尽量选用 7F 指引导管,而有些情况下,指引导管的形态及血管的走行允许 6F 导管通过深插获得额外主动支持力,也不失为一种选择。

当引入的介入器械外形较大时,应该选择更大内径的指引导管,如准备实施 IVUS 实时指导时建议至少使用 7F 指引导管,如准备联合使用 KDLC 双腔微导管及 IVUS 时建议使用 8F 指引导管,或使用外形较小的 SASUKE 双腔微导管;乒乓技术也可辅助输送更大的器械;使用正向夹层再进入（ADR）器械时,推荐使用 7F 或 8F 指引导管;如果要使用旋磨设备时,不超过 1.5mm 直径的旋头可用 6F 指引导管,1.75~2.25mm 直径的旋头建议用 7F 以上指引导管;如使用准分子激光斑块消融术,1.7~2.2mm 的 ELCA 导管应选择 7F 以上指引导管;另外,分叉处病变需要双球囊甚至双支架技术时,为减小阻力、避免导丝缠绕,应选择 7F 以上指引导管,三导丝同时进入时也应考虑直径较大的指引导管。

（四）短头及侧孔

使用较大直径的指引导管或者靶血管开口存在病变的情况下,指引导管可能导致冠状动脉开口损伤或影响冠状动脉血流,出于安全考虑,此时可以选择短头或带侧孔的指引导管。对于开口病变,应避免使用 Amplatz 等长头端的指引导管,很多指引导管都备有短头形态如 SAL、JL-ST 等,虽以牺牲支持力为代价,但不易深插且更为安全。带侧孔（side holes）的指引导管一般备有两个侧孔,可以提供 100~150ml/mm 的分流量,有时也可自制侧孔,但可能造成导管内腔的不光滑,影响器械输送。值得注意的是,带侧孔的指引导管不降低冠状动脉开口损伤的风险,且侧孔的分流量有限,因此并不能保障安全性。另外,侧孔的存在一定程度上干扰了压力图形,可能掩盖心肌灌注不足的情形,分流的存在也干扰了造影效果,增加了对比剂的使用量。

总而言之,指引导管的规范使用在 CTO 介入治疗中举足轻重。熟悉各种指引导管的主要结构及性能,并根据患者情况、血管解剖、病变特点、治疗策略及自身的操作经验进行合理选择和应用,是 CTO 病变成功行 PCI 治疗的重要保障。

（刘海伟　何佳琪）

参 考 文 献

［1］中国冠状动脉慢性闭塞病变介入治疗俱乐部.中国冠状动脉慢性完全闭塞病变介入治疗推荐路径［J］.中国介入心脏病学杂志,2018,26（3）:121-128.

［2］AL-AZIZI K M, LOTFI A S. The distal left radial artery access for coronary angiography and Intervention: a new era［J］. Cardiovasc Revasc Med, 2018, 19: 35-40.

［3］GALASSI A R, WERNER G S, BOUKHRIS M, et al. Percutaneous recanalization of chronic total occlusions: 2019 consensus document from the EuroCTO Club［J］. EuroIntervention, 2019, 15（2）: 198-208.

［4］FABRIS E, KENNEDY M W, DI MARIO C, et al. Guide extension, unmissable tool in the armamentarium of modern interventional cardiology. A comprehensive review［J］. Int J Cardiol, 2016, 222: 141-147.

［5］GUELKER J E, BLOCKHAUS C, KROEGER K, et al. The guide liner catheter: a supportive tool in percutaneous coronary intervention of chronic total occlusion［J］. J Saudi Heart Assoc, 2018, 30（2）: 69-74.

［6］KOUTOUZIS M, AVDIKOS G, NIKITAS G, et al. "Ping-pong" technique for treating a balloon uncrossable chronic total occlusion［J］. Cardiovasc Revasc Med, 2018, 19（1 Pt B）: 117-119.

［7］KOUTOUZIS M, AVDIKOS G, NIKITAS G, et al. Emerging technologies: polymer-free phospholipid encapsulated sirolimus nanocarriers for the controlled release of drug from a stent-plus-balloon or a stand-alone balloon catheter［J］. EuroIntervention, 2013, 9（1）: 148-156.

［8］SUNITSUJI S, AWATA M, SALAH Y K, et al. Ideal guiding catheter position during bilaterally engaged percutaneous coronary intervention［J］. Am J Cardiol, 2017, 19（10）: 1518-1524.

［9］ LEMOS P A, FAROOQ FAROOQ V, TAKIMURA C K, et al. Treatment of coronary chronic total occlusion by transradial approach: Current trends and expert recommendations［J］. Cardiol J, 2017, 24（6）: 695-699.

［10］ IKARI Y, NAGAOKA M, KIM J Y, et al. The physics of guiding catheters for the left coronary artery intransfemoral and transradial interventions［J］. J Invasive Cardiol, 2005, 17（12）: 636-641.

第二节　CTO 病变介入治疗中常用导丝

导引钢丝作为 CTO 病变介入治疗的最基本器械,在整个 CTO 病变介入治疗过程中起着至关重要的作用。正确选用导丝是 CTO 病变介入治疗成功的关键。

一、CTO 介入治疗常用导丝的分类和特性

近年来,随着 CTO 介入治疗器械日新月异的发展,常用导丝也在不断更新中,目前根据导丝的结构设计、材料选取、导丝性能、技术原理和适用血管有以下几种分类。

1. 根据导丝尖端过渡段的造型不同,可分为短过渡段、长过渡段和流线型过渡段三种类型。

通常导丝中心的核心钢丝贯穿整个导丝全长,在远端呈阶梯式或锥形过渡段达到接近尖端处,核心钢丝的粗细和过渡段的长短及过渡方式决定了导丝的支持力、推送力和柔顺性。导丝的核心钢丝越粗,过渡段越短、粗,导丝的支持力、推送力越强,而柔顺性相应降低,将这种导丝称为"短过渡段导丝",此种导丝很易穿过血管走行较直的硬病变,但不易跨越扭曲成角的 CTO 病变;相反,核心钢丝越细,过渡段越细、长,导丝的支持力、推送力越差,但柔顺性相对提高,将这种导丝称为"长过渡段导丝",此种导丝多用于血管走行成角、扭曲的 CTO 病变,但不易穿过较硬的病变;流线型过渡段导丝的结构介于上述两种导丝之间,容易通过比较坚硬且有一定弯曲的 CTO 病变。

2. 根据导丝尖端的结构设计不同,可分为缠绕型导丝(coil guidewire)和亲水涂层导丝(hydrophilic guidewire)。缠绕型导丝包括尖端逐渐变细的锥形缠绕型导丝(tapered tip)以及尖端与体部直径一致的缠绕型导丝。锥形缠绕型导丝包括 Cross-IT 系列导丝、Conquest 系列导丝、Conquest Pro 系列导丝以及 Fielder X-Treme(简称 Fielder XT)系列导丝。上述导丝的体部均为 0.014in,其尖端直径为 0.008~0.012in,故称为锥形导丝。这种类型的锥形导丝主要适用于近端存在较厚的纤维帽、钙化、闭塞段邻近有边支以及断端呈齐头闭塞的病变,利用其尖端变细的特征和一定的硬度达到穿透病变的目的,即可利用该种导丝实施穿透技术。此外,Miracle 系列导丝属于普通缠绕型导丝,其尖端与体部直径粗细一致,术者可根据病变特征和自己的经验选择上述系列导丝中不同的尖端硬度。第二类是亲水涂层导丝(hydrophilic guidewire),如 Pilot 系列导丝、Choice PT 系列导丝、Cross wire NT 导丝和 Shinobi 系列导丝等。国内 CTO-PCI 常用指引导丝性能及头端硬度见表 6-2-1。

3. 根据导丝通过的不同技术原理,分为"钻通(drilling)"型、"穿刺(panatrating)"型和"滑进(sliding)"型导丝。

（1）"钻通"型导丝:尖端的弯曲应较短(大约 2mm),角度在 45°~60°;有时需要近端有第二个弯曲,在 15°~30°。操作导丝时应前向及反向旋转导丝,同时轻轻向前推送导丝,应时刻注意控制导丝操作的幅度。要从中等硬度的导丝开始使用,逐步增加导丝硬度,通常用 Miracle 系列等触觉反馈好的导丝。

表 6-2-1　国内 CTO-PCI 常用指引导丝性能及头端硬度

类别	名称	多聚物涂层	锥形头端直径 /in	头端硬度 /g	生产厂家
低穿透力	Fielder XT	是	0.009	0.8	Asahi Intecc
	Fielder XT-R	是	0.010	0.6	Asahi Intecc
	Fielder XT-A	是	0.010	1.0	Asahi Intecc
	Pilot 50	是	—	1.5	Abbott Vascular
	Gaia First	否	0.010	1.7	Asahi Intecc
	Cross-it 100 XT	否	0.010	2.0	Abbott Vascular
中等程度穿透力	Pilot 150	是	—	2.7	Abbott Vascular
	Pilot 200	是	—	4.1	Abbott Vascular
	Miracle 3	否		3.0	Asahi Intecc
	Ultimate Bros 3	否		3.0	Asahi Intecc
	Gaia Second	否	0.011	3.5	Asahi Intecc
	Cross-it 200	否	0.011	3.0	Abbott Vascular
高穿透力	Conquest Pro	否	0.009	9.0	Asahi Intecc
	Conquest Pro 12	否	0.009	12.0	Asahi Intecc
	Gaia Third	否	0.012	4.5	Asahi Intecc
	Progress 200T	否	0.009	13.0	Abbott Vascular
	Miracle 12	否	—	12.0	Asahi Intecc
	Conquest Pro 8~20	否	0.008	20.0	Asahi Intecc

注:CTO,慢性完全闭塞;PCI,经皮冠脉介入术。1in=2.54cm。

（2）"穿刺"型导丝:尖端的弯度要小而短,需要精确控制导丝尖端运动,仅轻微地旋转导丝,比"钻"更加用力地向前推送导丝。所选导丝的尖端硬度应可以通过高度钙化的病变,常用 6~12g Cross-IT 和 Conquest 系列的锥形导丝,但应注意这类导丝触觉反馈差。

（3）"滑进"型导丝:尖端的弯度要小而且长,无第二弯曲。操作导丝时应同时进行尖端旋转和推送动作,通常用 Pilot 等亲水涂层导丝,需要特别注意该类导丝几乎无任何触觉反馈,容易发生穿孔等并发症。

二、不同 CTO 病变特征的导丝选择

1. 根据 CTO 病变特征进行 PCI 导丝选择的基本原则

（1）通常较非闭塞病变所应用导丝的头端硬度高,但应遵循"从软到硬"和"递增硬度"的原则。

（2）根据病变特征和术者习惯选用"钻通"型、"穿刺"型和"滑进"型导丝。

（3）根据病变特征和术者习惯选用头端缠绕型或头端亲水涂层的导丝。

（4）病变个体化原则,常需根据不同的病变特征和手术过程中的不同步骤选用不同的导丝,因此在一台 CTO 病变行 PCI 过程中可能需要更换几种导丝,如高穿透力导丝通过近段纤维帽后,如果闭塞段较长或者行走路径不清时,往往需要导丝降级（step down）,部分病例当导丝在进入远端纤维帽时须使

用操控性能较佳的高穿透力导引钢丝（step up）。

2. 合并严重钙化 CTO 病变的导丝选择　CTO 病变钙化程度严重影响手术成功率，严重钙化使导丝通过闭塞段困难，有些情况即使导丝已经通过了病变，但后续器械仍无法通过，这是钙化病变导致 PCI 操作失败的主要原因。此外，严重钙化病变在 PCI 过程中易出现冠状动脉穿孔、夹层等并发症。对于此类病变，建议首选头端较硬且杆部支撑力较强的缠绕型导丝（如 Miracle、Conquest、Conquest Pro 及 Cross-IT 系列导丝，慎用 Gaia 系列导丝），对于合并扭曲的病变建议选用头端较硬的亲水性导丝（如 Pilot 150~200 系列导丝）以利于导丝和球囊通过钙化的 CTO 病变。头端缠绕型结构导丝头端硬度大，具有较好的操控性、扭转力和触觉反馈，适于穿透坚硬的纤维化钙化病变。

当球囊导管或微导管通过失败，拟使用"斑块挤压技术"帮助器械通过时，其首要前提是"挤压导丝"能够沿着第一条已经通过 CTO 病变真腔的导丝顺行至病变远端。"挤压导丝"通常选用跟踪能力强、头端较硬的亲水性导丝（如 Pilot 150~200）或缠绕性导丝（如 Miracle 系列、Conquest 和 Cross-IT 系列），其头端硬度与第一条已经通过 CTO 病变真腔的工作导丝相同或比其头端硬度增加 1~3g。

3. 支架内再闭塞 CTO 病变的导丝选择　支架内再闭塞是 CTO 病变中难度最高的亚组，其主要病理生理机制是新生内膜的逐层增生造成管腔的逐步闭塞，血栓形成所占的比重很少，因此病变处通常较致密坚硬，导丝头端易进入支架网眼，PCI 成功率较低。因此，术中往往需要选用头端较硬、操控性较好的导丝，以达到既有利于穿过坚硬的斑块，又不易进入支架网眼的目的。初学者建议使用 Miracle 4.5~12g 的导丝，其优点是操控性较好、不易进入支架网眼和内膜下血管。对病变处较迂曲的病变，建议首选 Miracle 3g 的导丝，因其头端仅为中等硬度，便于术者对导丝头端进行精细微小的方向调整，必要时用微导管或球囊辅助以便提高导丝的穿透能力。对有一定经验的术者，建议直接使用 Conquest 9g、Conquest Pro 9~12g 和 Cross-IT 200~400 等头端呈锥形的硬导丝。对于有明确的支架内血栓病史且闭塞时间短于 6 个月者，尤其是病变处较迂曲的病变，建议选用 PT2 MS、Pilot 50~150、PT Graphix Intermediate、Whisper MS 或 Crosswire NT 等亲水性中等硬度导丝。

4. CTO 长病变的导丝选择　CTO 长病变手术中风险和术后再狭窄发生率高，成为 CTO 手术中的难点。由于病变长度增加，伴有病变处血管迂曲走行的概率增高，导丝进入内膜下假腔造成血管夹层和穿孔的概率也明显增加。因此，对 CTO 长病变实施 PCI 治疗选择导丝的首要原则是操控性好、便于术者对导丝头端进行精细微小的方向调整，建议选用头端中等硬度的非亲水性导丝（如 Miracle 3g、4.5g、6g 和 Cross-IT 100~300 等）。如果 CTO 长病变段涉及多种不同的解剖特征，比如其近段、中段、远段病变具有不同的硬度、走行迂曲程度和钙化纤维化程度等，有时则需要根据不同的解剖特征换用不同结构及硬度的导丝和不同的导丝头端塑形，这种情况下常需要使用微导管或 OTW 球囊，以便更换导丝和改变导丝头端塑形。

5. CTO 近端合并桥侧支病变的导丝选择　CTO 近段桥侧支较为丰富、呈"水母头"样的闭塞病变手术成功率 <20%，被称为 PCI 治疗的"滑铁卢"特征，且由于这些血管网主要由扩张的小血管和新生的血管通道组成且非常脆弱，在试图通过导丝的过程中非常容易穿孔。因此，这类病变不宜首选过硬和亲水涂层的硬导丝，以免导致冠状动脉穿孔。非亲水涂层、头端可控性较好的中等硬度导丝比较适合此类病变，包括 Cross-IT 200、Miracle 3~4.5g 导丝。如果导丝走行在真腔，但因病变坚硬难以通过，可选用上述几类导丝中硬度更高的导丝，如 Cross-IT 300~400、Miracle 6~12g、Conquest 及 Conquest Pro 系列导丝。

6. 无锥形残端 CTO 病变的导丝选择　无锥形残端 CTO 病变 PCI 成功率明显降低,这是因为呈齐头断端的 CTO 病变往往比较坚硬,大多数导丝的头端接触到此种形态的斑块时因没有着力点而难以向斑块内行进,导丝头端易发生弯曲脱垂(尤其当导丝头端硬度不够高时),从而易进入内膜下假腔导致手术失败,因此,在进行此类病变的介入治疗时,应该选择头端硬的导丝。缠绕型硬导丝比较适用于血管残端呈齐头的病变,可作为首选导丝,这类导丝在处理呈齐头断端的 CTO 病变中具有下述优势:第一,这种导丝头端硬度高的特点,适于穿透坚硬的 CTO 病变纤维帽;第二,因为其核芯材料连到尖端(core-to-tip)的连体结构,具有 1∶1 的扭矩传递,易于精确操控,不易进入假腔;第三,这种导丝具有良好的触觉反馈,术者能够精确地体会到导丝尖端的摩擦感,这种感觉有助于术者及时判定导丝是否走行在真腔。建议首选导丝的硬度从中等偏硬开始,如 Miracle4.5~6g、Cross-IT 200~300 或 Conquest、Conquest Pro 9g,之后逐渐递增硬度。如果已经应用了头端最高硬度的导丝(如 Miracle 12g、Cross-IT 400 和 Conquest Pro 12g)仍未成功通过病变,可考虑试用亲水型非缠绕型硬导丝(如 Pilot 200、Shinobi 或 Shinobi Plus)。非常有经验的术者可应用 Conquest Pro 8~20g。但尖端比较坚硬的导丝(尤其是尖端呈锥形的缠绕型导丝如 Conquest 系列导丝,以及亲水型硬导丝如 Shinobi、Shinobi Plus 和 Pilot 200)是一把双刃剑,具有穿透病变能力强的优点,同时也容易穿透血管导致穿孔等并发症。因此,初学者应慎用头端硬度相对较大(超过 6.0g)的导丝。

7. 逆向 CTO-PCI 中通过侧支血管的导丝选择　通常选择头端较软、触觉反馈及扭矩传递较佳的导丝,代表性导丝为 Sion 或 Sion Blue(表 6-2-2)。当侧支血管严重迂曲、Sion 系列导丝无法通过时,如管腔较细,可尝试使用 Fielder XT-R 导丝(表 6-2-2),但术者须谨慎操作,以防进入不可视分支血管。如果侧支血管粗大,可试用 Sion Black 导丝(表 6-2-2)。对于极端迂曲的侧支血管(方便面样侧支),推荐选用 Suoh 03 导丝。进入侧支血管后,导丝头端塑形尽可能短,通常小于 1mm,角度以 70°~90° 为宜。操控导丝通过侧支血管时应以顺逆时针旋转导丝为主,切勿用力推送造成侧支血管损伤。部分间隔支侧支血管可通过冲浪技术使导丝通过,但不推荐用于心外膜侧支血管。为避免损伤侧支血管,术者应在高选择造影指引下操控指引导丝,进行超选择性造影前,要从微导管内轻柔抽出回血,以防损伤侧支血管。

表 6-2-2　常用通过侧支血管的导丝

解剖特征	间隔支	心外膜侧支血管
连续迂曲	Sion	Sion
	Suoh 03	Suoh 03
	Fielder XT-R	Fielder XT-R(小血管)
		Sion Black(小血管)
血管迂曲处存在分支血管	Sion	Suoh 03
	Suoh 03	Sion
	Fielder XT-R(小血管)	Fielder XT-R(小血管)
	Sion Black(小血管)	Sion Black(小血管)
锐角	Suoh 03	Suoh 03
	Sion	Sion
	Sion Black	Sion Black

续表

解剖特征	间隔支	心外膜侧支血管
不可视侧支通道	Sion	避免尝试
	Sion Black	
	Fielder XT-R	

8. 桥血管 CTO 病变的导丝选择　CABG 术后 1 年内大隐静脉桥血管出现病变和闭塞的发生率为 15%~30%，以后 6 年内每年桥血管闭塞发生率为 1%~2%，CABG 术后 6 年每年发生桥血管闭塞的发生率为 4%~5%，术后 10 年时，50% 的静脉旁路移植血管闭塞，剩下的 50% 也有一半发生病变。桥血管闭塞后通常主张对自身血管的闭塞或狭窄病变行 PCI 治疗，对桥血管 CTO 病变行 PCI 治疗非常少见，只有在自身血管无法开通、患者又不能接受 CABG 且桥血管闭塞的解剖特点合适时，才考虑行桥血管 CTO 的 PCI 治疗。由于桥血管的结构特点，CTO 介入治疗并发症的发生率明显高于自身血管。桥血管在胸腔内走行且静脉桥血管壁结构较薄，容易发生血管穿孔并发症且穿孔并发症发生后危险性会明显增加，因此这类病变在行 PCI 治疗时应选择头端中等偏软的导丝，且操作需要十分轻柔和缓慢。

三、几种特殊的 CTO 专用导丝

1. Ultimate Bros 3（UB3）　参数：显影部分 11cm，弹簧圈 11cm，直径 0.014in，长度 180cm 或 300cm。

特点：较长的亲水涂层段设计（40cm 亲水涂层，除外尖端）使得导丝更易操控，提高了导丝通过高度狭窄病变的性能；塑形段短，可以做到精确塑形，便于控制导丝方向，有效降低进入及扩大假腔的风险（头端硬度为 3.0g）。UB3 导丝顺滑度高，血管的跟踪能力及操控性强，减少与微导管的摩擦；40cm 长亲水涂层便于术者在逆向手术中对于导丝的操控；精确塑形便于选择小侧支，减少血管夹层。

2. RG3　参数：显影部分 3cm，弹簧圈 8cm，直径 0.010in，长度 330cm。

特点：为导丝体外化技术专用导丝，理想的导丝强度设计、亲水涂层和 0.26mm 的导丝直径保证了该导丝在导管内推送十分方便，在减少通过迂曲血管损伤血管内壁风险的同时，使并发症的发生风险降到最低（头端硬度为 3g）。一般沿建立好的逆向微导管（头端已进入正向指引导管内）送入 RG3 导丝直至正向指引导管与 Y 阀连接处，旋开"三通旋塞"，用 Introduce（导引针）迎接 RG3 导丝实现完成体外化。

3. Stingray 专用导丝　参数：长度 300cm 或 185cm 两种，杆部直径 0.014in，导丝头端 1.5mm（预塑形 28°），尖端有探针（长 0.18mm，宽 0.09mm）。

特点：导丝预塑形头端带有一个探针，以便重入真腔，有 2 个不透光的标记带用于精确定位（图 6-2-1）。

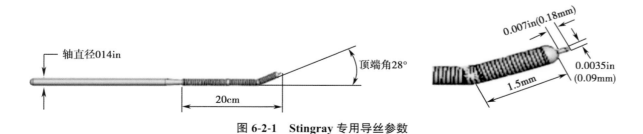

图 6-2-1　Stingray 专用导丝参数

（宋耀明）

参 考 文 献

[1] STONE G W, REIFART N J, MOUSSA I, et al. Percutaneous recanalization of chronically occluded coronary arteries: a consensus document: part Ⅱ [J]. Circulation, 2005, 112 (16): 2530-2537.

[2] 中国冠状动脉慢性闭塞病变介入治疗俱乐部. 中国冠状动脉慢性完全闭塞病变介入治疗推荐路径 [J]. 中国介入心脏病学杂志, 2018, 26 (3): 121-128.

[3] AZZALINI L, JOLICOEUR E M, PIGHI M, et al. Epidemiology, management strategies, and outcomes of patients with chronic total coronary occlusion [J]. Am J Cardiol, 2016, 118 (8): 1128-1135.

[4] WHITLOW P L, BURKE M N, LOMBARDI W L, et al. Use of a novel crossing and re-entry system in coronary chronic total occlusions that have failed standard crossing techniques: results of the FAST-CTOs (Facilitated Antegrade Steering Technique in Chronic Total Occlusions) trial [J]. JACC Cardiovasc Interv, 2012, 5 (4): 393-401.

[5] MAEREMANS J, WALSH S, KNAAPEN P, et al. The hybrid algorithm for treating chronic total occlusions in Europe: The RECHARGE Registry [J]. J Am Coll Cardiol, 2016, 68 (18): 1958-1970.

[6] COLOMBO A, MIKHAIL G W, MICHEV I, et al. Treating chronic total occlusions using subintimal tracking and reentry: the STAR technique [J]. Catheter Cardiovasc Interv, 2005, 64 (4): 407-411.

[7] GALASSI A R, TOMASELLO S D, COSTANZO L, et al. Mini-STAR as bail-out strategy for percutaneous coronary intervention of chronic total occlusion [J]. Catheter Cardiovasc Interv, 2012, 79 (1): 30-40.

[8] LOMBARDI W L. Retrograde PCI: what will they think of next? [J]. J Invasive Cardiol, 2009, 21 (10): 543.

[9] SUZUKI Y, TSUCHIKANE E, KATOH O, et al. Outcomes of percutaneous coronary interventions for chronic total occlusion performed by highly experienced Japanese specialists: the first report from the Japanese CTO-PCI Expert Registry [J]. JACC Cardiovasc Interv, 2017, 10 (21): 2144-2154.

[10] DAUTOV R, URENA M, NGUYEN C M, et al. Safety and effectiveness of the surfing technique to cross septal collateral channels during retrograde chronic total occlusion percutaneous coronary intervention [J]. EuroIntervention, 2017, 12 (15): e1859-e1867.

[11] 吕树铮, 陈韵岱. 冠脉介入治疗器械选择与技巧 [M]. 3 版. 北京: 人民卫生出版社, 2015.

[12] 陈纪言, 董豪坚, 孙硕. 冠状动脉慢性完全闭塞病变的不同介入途径选择及相关技术 [J]. 中国介入心脏病学杂志, 2014, 22 (12): 810-813.

[13] 韩雅玲. 冠心病介入治疗新进展 [J]. 临床军医杂志, 2017, 45 (6): 551-557.

[14] TAKEUCHI W, HABARA M, TSUCHIKANE E, et al. The antegrade dissection and re-entry technique as preparation of intravascular ultrasound guided re-wiring [J]. Cardiovasc Interv Ther, 2019, 34 (4): 335-339.

[15] CHAN C Y, WU E B, YAN B P, et al. Procedure failure of chronic total occlusion percutaneous coronary intervention in an algorithm driven contemporary Asia-Pacific Chronic Total Occlusion Club (APCTO Club) multicenter registry [J]. Catheter Cardiovasc Interv, 2019, 93 (6): 1033-1038.

[16] MEHTA A B, MEHTA N, CHHABRIA R, et al. Predictors of success in percutaneous coronary intervention for chronic total occlusion [J]. Indian Heart J, 2018, 70 Suppl 3 (Suppl 3): S269-

S274.

[17] NAKABAYASHI K, SUNAGA D, KANEKO N, et al. The wire rendezvous and chasing wire technique in the bidirectional approach for the percutaneous coronary intervention for chronic total occlusion with a single guiding catheter[J]. Case Rep Cardiol, 2018, 2018: 7162949.

[18] JABER W A, BRILAKIS E S. Antegrade fenestration and re-entry: the legacy continues[J]. Catheter Cardiovasc Interv, 2018, 92 (3): 505-506.

[19] TANABE G, OIKAWA Y, YAJIMA J, et al. Retrograde parallel wire technique using a dual lumen catheter can be useful for percutaneous coronary intervention with chronic total occlusion[J]. J Cardiol Cases, 2017 (1), 17: 25-28.

[20] SILVESTRO M, PALENA L M, MANZI M, et al. Anterolateral retrograde access to the distal popliteal artery and to the tibioperoneal trunk for recanalization of femoropopliteal chronic total occlusions[J]. J Vasc Surg, 2018, 68 (6): 1824-1832.

[21] TAJTI P, KARMPALIOTIS D, ALASWAD K, et al. The hybrid approach to chronic total occlusion percutaneous coronary intervention: update from the PROGRESS CTO Registry[J]. JACC Cardiovasc Interv, 2018, 11 (14): 1325-1335.

[22] DASH D. Interventional management of "Balloon-Uncrossable" coronary chronic total occlusion: Is there any way out ? [J]. Korean Circ J, 2018, 48 (4): 277-286.

[23] KHAN A A, DANGAS G D. Coronary chronic total occlusions: How to dilate the tough ones[J]. Catheter Cardiovasc Interv, 2018, 91 (4): 667-668.

[24] CARLINO M, AZZALINI L, MITOMO S, et al. Antegrade fenestration and re-entry: A new controlled subintimal technique for chronic total occlusion recanalization[J]. Catheter Cardiovasc Interv, 2018, 92 (3): 497-504.

[25] MAEREMANS J, KAYAERT P, BATAILLE Y, et al. Assessing the landscape of percutaneous coronary chronic total occlusion treatment in Belgium and Luxembourg: the Belgian Working Group on Chronic Total Occlusions (BWGCTO) registry[J]. Acta Cardiol, 2018, 73 (5): 427-436.

[26] HARDING S A, WU E B, LO S, et al. A new algorithm for crossing chronic total occlusions from the Asia Pacific Chronic Total Occlusion Club[J]. JACC Cardiovasc Interv, 2017, 10 (21): 2135-2143.

[27] CORRIGAN F E, KARMPALIOTIS D, SAMADY H, et al. Ostial right coronary chronic total occlusion: transesophageal echocardiographic guidance for retrograde aortic re-entry[J]. Catheter Cardiovasc Interv, 2018, 91 (6): 1070-10730.

[28] SUZUKI Y, TSUCHIKANE E, KATOH O, et al. Outcomes of percutaneous coronary interventions for chronic total occlusion performed by highly experienced Japanese specialists: the first report from the Japanese CTO-PCI Expert Registry[J]. JACC Cardiovasc Interv, 2017, 10 (21): 2144-2154.

[29] GASPARINI G L, OREGLIA J A, GARBO R. The trap and occlude technique for retrograde wire externalization during chronic total occlusion revascularization[J]. Catheter Cardiovasc Interv, 2018, 91 (1): 57-63.

第三节　CTO 病变介入治疗中微导管的应用

微导管是 CTO 介入治疗中常用的重要器械之一，CTO 病变多伴有较硬的钙化纤维帽或病灶，导丝穿刺纤维帽或通过纤维钙化病变时需要较强的支撑力以保证导丝头端不弯曲且保持适当的头端硬度。当病变位于血管口部或近端时，采用强支撑指引导管通常可保证充分的支撑力，但当病变位于血管中远段或病变近端血管迂曲时，常须应用微导管或 OTW 球囊以加强导丝的支撑力。与 OTW 球囊相比，微导管的外径更小，头端呈钝形且较柔软，易于通过直径较小和/或迂曲的血管或侧支，且不易引起穿孔。微导管的不透光标记位于头端，而 OTW 球囊的不透光标记多位于球囊中部，故微导管的示踪性优于 OTW 球囊，尤其适用于较为复杂的 CTO 病变介入治疗。

一、微导管在 CTO 病变介入治疗中的价值

1. 更换导丝　CTO 病变介入术中常须多次更换不同硬度或不同头端塑形的导丝，采用微导管可以方便地交换导丝，避免导丝对病变近端损伤，并迅速到达病变部位。由于微导管外径较小，可在 6F~7F 指引导管中顺利进行双微导管操作，用于平行导丝技术中可加快手术进程。

2. 调整导丝的头端塑形和硬度，增加导丝的操控性　在 CTO 病变介入治疗中，由于需要反复调整导丝的行走方向，导丝的塑形技巧较非 CTO 病变介入治疗更为复杂，也更为重要。有经验的术者常根据血管的解剖走行将导丝的头端塑形成弯曲度和半径不同的两个弯，术中通过调整导丝外露微导管的长度，可以方便地调整导丝头端塑形，控制导丝的行进方向。通常导丝在体外做成两个弯度，可以通过调整微导管和导丝尖端的距离改变导丝尖端的弯度。此外，与单用指引导管相比，微导管由于其内径更小、导丝露出部分更短，所以限制了导丝头端的移动幅度和范围，便于更精细地操控导丝的行进方向。导丝外露于微导管外的长度越短，则导丝头端的硬度越大，这一穿透力的改变在 CTO 专用缠绕型导丝（如 Miracle 系列和 Conquest 系列）中表现得尤为突出，如 Miracle 3g 指引长度（即导丝露出微导管的长度）为 10mm 和 5mm 时，其头端硬度分别增加至 4g 和 14g，术者可据此调整导丝的硬度，增加其穿过病变的能力。但需要重视的是，CTO 病变专用缠绕型导丝头端硬度越大，其触觉反馈和扭矩传输力越弱，术者切不可为追求更高的头端硬度而盲目操作导丝，以免发生血管穿孔的危险，尤其在应用微导管的情况下对头端高硬度导丝的操控应特别小心。

3. 帮助导丝通过迂曲血管或侧支循环，同时保护侧支循环，避免导丝的切割损伤　CTO 闭塞段前端血管走行迂曲是影响 CTO 病变介入治疗成功率的重要因素之一。CTO 专用导丝通常硬度较大，通过迂曲病变的能力不如头端柔软的普通导丝，即使通过迂曲段，也可能因扭矩传递力和支撑力大大下降而影响术者对导丝的操控，导致导丝不能穿透坚硬病变，甚至弯曲和打折。与微导管相比，球囊导管的头端硬度较大且柔顺性较差，故仅能用于轻度迂曲的血管，或在病变近端起到拉直血管的作用，不宜支持导丝穿过中到重度的迂曲病变。而微导管前端是较长的柔软部分，通过性和循迹性均较好，可帮助导丝通过迂曲的病变，尤其在应用逆向技术时，侧支循环多细长且迂曲，导丝一般须在微导管支持下通过病变，否则即使导丝顺利通过侧支，也很难进行反向的操作。

4. 向血管内注射诊断性试剂、栓塞物或治疗药物　通过微导管中心腔可以进行高选择性造影，有利于进一步明确 CTO 病变的形态学特征、确定导丝是否在真腔内，或在应用逆向技术前仔细观察侧支

循环的走行和大小,这也是微导管优于 OTW 球囊的地方。但术者应谨记,如果导丝已进入假腔,经微导管的高选择性造影反而会加重血管夹层。因此,如果不能确定导丝进入真腔,则不建议经微导管进行高选择性造影,有条件者应行对侧造影,后者是更为安全和直观的方法。对侧冠状动脉高选择性造影的方法为通过软头导丝将微导管送入供血冠状动脉发出侧支循环处,然后回撤导丝,向微导管中心腔推注对比剂,达到高选择性造影的目的。这种方法可更加清晰地显示侧支循环,同时可明显减少对比剂使用量,尤其适合于患者合并心力衰竭以及对侧导管与冠状动脉同轴性较差时。

在介入治疗过程中发生冠状动脉远端穿孔时,可以将微导管送至发生穿孔小动脉近端,通过微导管送入栓塞物,如弹簧圈、线栓、自体脂肪及吸收性明胶海绵等,从而起到止血的效果,有时直接用微导管于穿孔处近端单纯负压吸引也可起到相同效果。

二、目前在 CTO 病变介入治疗中较常用的微导管

1. Finecross 微导管　根据长度分为 130cm 和 150cm 两种,长度为 130cm 适合正向技术使用,长度为 150cm 适合逆向通过侧支循环时使用。Finecross 微导管的头端逐渐变细,头端外径仅 1.8F,管腔内衬聚四氟乙烯,外表面涂有亲水涂层,杆部为辫状结构,可有效抗扭结,远端柔软部分为 13cm,柔软度较小,遇到阻力不易变形(图 6-3-1)。

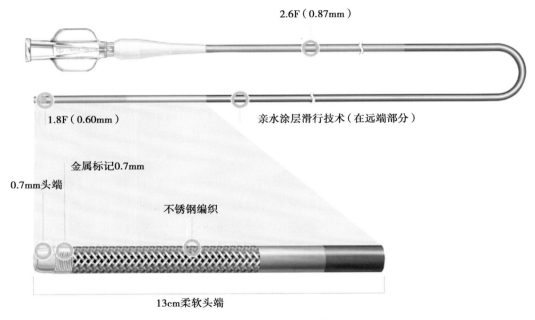

图 6-3-1　Finecross 微导管结构

2. Corsair 微导管　根据长度分为 135cm 和 150cm 两种,长度为 135cm 适合正向技术使用,长度为 150cm 适合逆向通过侧支循环时使用。尾端外径为 0.87mm(2.6F),尖端外径为 0.42~0.87mm,内径为 0.38mm,微导管亲水聚合物涂层长度为 0.6cm。Corsair 微导管头端采用 2 "粗" 8 "细" 共 10 根不锈钢丝编织,含有钨树脂粉。Corsair 微导管体部外径较大,在逆向治疗,特别是经间隔支通道时,可提供更稳定的支撑,对于细小、扭曲的心外膜侧支血管,Corsair 微导管具有更好的通过性,其头端能与导丝良好地贴合,有助于减少导管相关的小血管穿孔并发症。Corsair 微导管兼具微导管和扩张导管特点,与 Finecross 微导管相比,其在正向方式经皮冠脉介入术中通过 CTO 病变的能力要高,且可减少预扩张使

用的球囊数量（图 6-3-2）。但是，Corsair 微导管外径偏大，若要在同一指引导管内增加其他器械（如球囊、IVUS 等），则必须使用 7F 或 7F 以上内径的指引导管，另外，在极端扭曲、钙化的病变中应用 Corsair 微导管时，要警惕头端分离、断裂等。

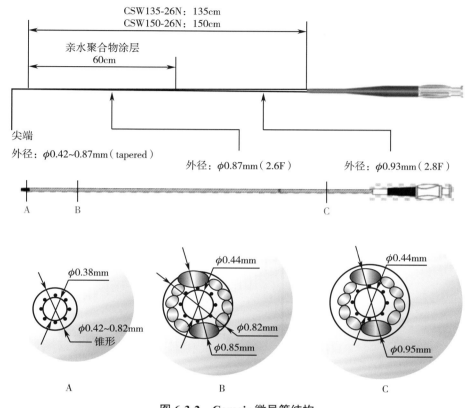

图 6-3-2　**Corsair** 微导管结构

近年在 Corsair 导管的基础上改进而成的 Corsair Pro（图 6-3-3），相对于原有的 Corsair 导管，其主要结构参数无明显改变，但是随着新材料的应用，Corsair Pro 微导管尖端较 Corsair 微导管具有更好的柔韧性，使其更容易通过迂曲的血管病变，并且减少对迂曲的侧支血管的损伤，同时其尾端结构也改为螺旋结构，降低了撤除微导管时从尾端将微导管拉断的风险（图 6-3-4）。

3. Caravel 微导管　Corsair 微导管的广泛使用简化了 CTO 介入治疗过程，但是由于其体部外径较粗（2.6F），有时难以通过较为迂曲、成角的侧支循环血管，且在 6F 指引导管内无法同时容纳两根 Corsair 导管。因此开发了 Caravel 微导管，同样根据长度分为 135cm 和 150cm 两种，长度为 135cm 适合正向技术使用，长度为 150cm 适合逆向通过侧支循环时使用（图 6-3-5）。

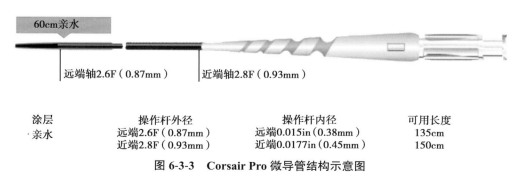

图 6-3-3　**Corsair Pro** 微导管结构示意图

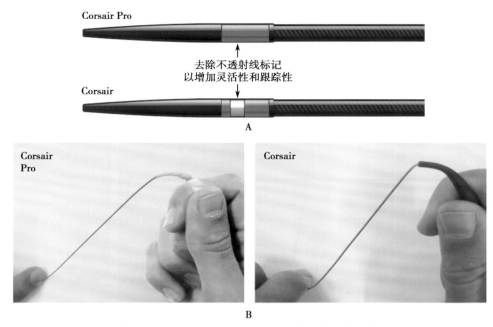

图 6-3-4　Corsair 与 Corsair Pro 微导管结构比较

A. Corsair Pro 微导管尖端较 Corsair 微导管具有更好的柔韧性；B. Corsair Pro 微导管尾端结构改为螺旋结构。

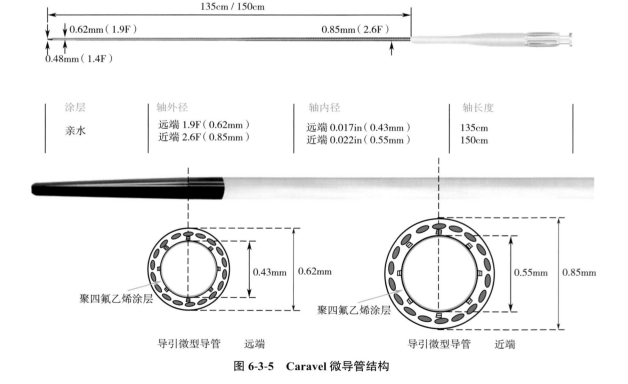

图 6-3-5　Caravel 微导管结构

　　Caravel 微导管的外形与 Corsair 导管相似，头端成锥形，头端外径仅为 1.4F，体部外径仅为 1.9F，头端内径为 0.40mm，高于 Corsair 导管（0.38mm），体部内径为 0.43mm 略低于 Corsair 微导管（0.45mm），正是由于 Caravel 微导管"杆细腔大"的设计，所以更容易通过迂曲、成角的心外膜侧支，可以在 6F 指引导管内同时容纳两根 Caravel 导管或一根 Caravel 导管加一根球囊，可以在 7F 的指引导管内同时容纳 Caravel 导管和超声导管，术者可较为轻松地完成高质量的高选择性造影，较为顺利地通过迂曲、成角的侧支血管。但是,由于 Caravel 微导管"杆细腔大",故其管壁比较薄,使用该导管时切忌旋转,否则有可能将其折断。

4. Tornus 微导管　Tornus 微导管由 8 根直径为 0.12mm 的不锈钢金属丝顺时针缠绕制成,外表呈螺旋状,头端 1mm 为铂金,亦可作为不透光标记。外表面和内腔均涂有硅树脂,头端内径为 0.41mm,适用 0.014in 导丝。操控时沿导丝逆时针旋转导管,利用不锈钢丝的穿透性如同拧螺丝一样穿透坚硬致密的病变,凭借其外螺纹结构及先进的推送驱动力,扩大血管通道,使其他 PCI 器械能够顺利通过,让高度狭窄病变介入治疗成为可能。

Tornus 导管的操作:为防止导丝随着 Tornus 导管的旋转而转动,Tornus 导管进入冠状动脉血管准备旋转前最好将导丝固定住(图 6-3-6),逆时针方向旋转 Tornus 导管可使其前进并通过病变,顺时针旋转则可退出。在旋转 Tornus 导管时一定要在 X 线下仔细观察其头端的运动,尾部旋转一圈,其头端也应旋转一圈,如 Tornus 导管的头端固定在病变中无法前进时,表明该导管已到达 CTO 病变的近端,此时开始旋转操作导管,但应注意 Tornus 导管逆时针旋转不应超过 20 圈,过度旋转有可能导致 Tornus 导管与导丝扭结或导致 Tornus 导管折断,这时应松开 Torquer 使扭矩积聚力消退,然后再继续旋转。

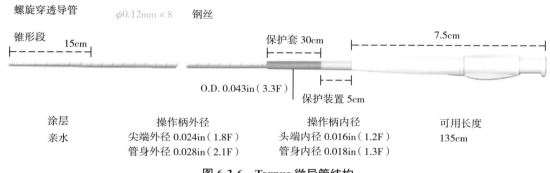

图 6-3-6　Tornus 微导管结构

5. Progreat 微导管　根据头端外径分为 Progreat 2.0F 和 2.4F 两种型号,远端柔软部分长 20cm,管腔有 3 层成分,内衬聚四氟乙烯涂层,外腔由聚氨酯和聚酯构成,内含螺旋钨线圈,钨线圈螺旋的密度由近至远逐渐增高,在保持管腔完整性的同时提供出色的弹性、柔顺性和抗扭结功能。Progreat 微导管的头端较软,且头端形状记忆能力优于其他微导管。Progreat 微导管由于外头端外径大,近年在冠状动脉领域已较少应用,但因其内腔更大,导丝在 Progreat 微导管内的滑动阻力较小,常用于弹簧圈的输送。

6. KDL 微导管(双腔微导管)　原名 Crusade 微导管,是一种特殊类型的微导管,适合于治疗伴有分叉病变的 CTO 病变。

KDL 微导管具有整体交换腔(over-the-wire,OTW)和头端长度为 210mm 的快速交换腔(rapid exchange,RX)2 个腔,两腔的内径均不小于 0.36mm,内附聚氟四乙烯亲水涂层,设计用来通过标准的 0.014in 导丝,导管头端的双腔部分为尼龙材料所包裹,标准型导管头端呈锥形,头端外径为 2.2F,远段外径为 3.1F,过渡段外径为 2.9F,加硬型导管外径无明显过渡,仅头端设计为 2.4F,导管整体材质柔软便于通过迂曲病变,推送杆部分为不锈钢所编织,支撑性良好,微导管全程强度平缓过渡(图 6-3-7)。

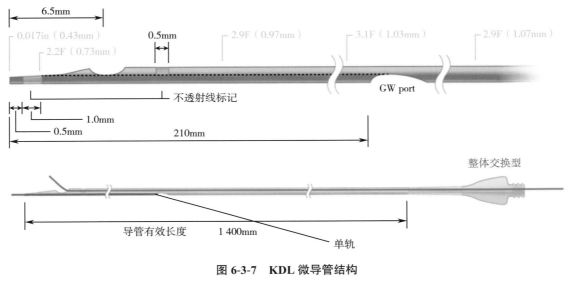

图 6-3-7　KDL 微导管结构

（郭　亮　张海山）

第四节　CTO 病变介入治疗中的特殊球囊导管

据统计,在 CTO 病变 PCI 失败病例中,约 20% 病例是球囊无法通过 CTO 病变。因此,球囊选择会直接影响 CTO 病变 PCI 成功率。

一、球囊导管的分类和结构

目前常用球囊导管按照结构,可分为整体交换型(over-the-wire,OTW)球囊和快速交换型(monorail)球囊两大类;按照顺应性,可分为半顺应性球囊(预扩张球囊)和非顺应性球囊(后扩张球囊);根据设计特点,分为普通球囊、切割球囊、双导丝球囊、棘突球囊、药物涂层球囊等。ADR 技术中使用的魔鬼鱼球囊也是一种特殊的球囊导管。

由于微导管的广泛应用,OTW 球囊的应用越来越少,故不作重点介绍。快速交换型球囊的结构包括导管尖端(球囊远端)、球囊和推送杆(导管近端)三大部分(图 6-4-1)。

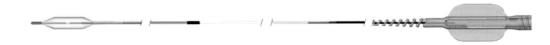

图 6-4-1　快速交换型球囊导管的整体结构

（一）球囊尖端

尖端通过外径越小,通过性越好。同时,尖端的材质和外形也对通过性有影响。长软头利于引导球囊通过扭曲血管,短硬头则利于通过严重狭窄病变。在通过 CTO 闭塞段时,选用短硬头球囊,如 Ryujin 球囊通过 CTO 闭塞段成功率较高;而当 CTO 病变严重扭曲时,选用长软头球囊,如 Sprinter 球囊则有利于球囊通过。最近出现的国产球形头端后扩张球囊更容易通过植入支架后难以通过的病变。

（二）球囊体部

1. 球囊材料　球囊材料决定了球囊的柔软性、回卷性及通过病变的能力。球囊由一种特殊的聚乙烯材料（尼龙）制成，具有厚度超薄、低顺应性和耐高压的特点。低顺应性可防止狗骨头效应造成血管撕裂，但低顺应性材料塑形较差，因此目前的预扩张球囊多为半顺应性球囊，以往的高顺应性球囊已基本淘汰。

2. 折叠方式　优化的折叠方式可降低球囊的通过外径，大部分球囊采用三翼折叠的方式，部分1.5mm以下的球囊采用双翼折叠的方式，1.25mm的Sprinter Legend球囊采用零折叠方式，通过外径更小，通过性更好。

3. 其他　球囊肩角度（shoulder angle）、球囊与中心杆的连接方式及球囊表面是否有亲水涂层等，均可影响球囊的通过能力。

（三）推送杆

分为外壳高分子材料中心导丝加强和钢管推送杆两大类型，前者具有推送力差、不易折断和摩擦力小（外带亲水涂层）的特点；而后者推送力强，但易折断且摩擦力大。

二、球囊导管的性能特点

评价球囊导管整体性能主要包括以下参数：球囊导管的顺应性（compliance）、通过外径（crossing profile）、灵活性（flexibility）、跟踪性（trackability）和推送性（pushability），各公司对球囊各部分设计结构的改进直接影响上述各参数。

1. 球囊的顺应性　球囊的顺应性是指在每改变一个单位压强时球囊体积的变化值。对绝大多数球囊来说，增加压强球囊长度并不发生变化，而体积的变化主要体现在球囊直径的变化上。球囊的顺应性取决于球囊的制作材料，根据材料的不同将球囊分为高顺应性、中度顺应性和低顺应性三大类球囊。

2. 球囊的通过外径　未扩张球囊外径是通过测量未扩张状态球囊和远段导管的外径获得的，一般以球囊标记部位的外径（crossing profile）来表示。随着球囊制作技术的改进，球囊外径越来越小，目前市场上通过外径最小的球囊为直径1.0mm的球囊（如Ryujin 1.0mm球囊）。球囊的通过外径是影响球囊通过性的一个重要参数，在CTO病变介入治疗中，一般先采用通过外径小的球囊进行初次预扩张。

3. 球囊的跟踪性和推送性　跟踪性是指球囊在导丝引导下到达靶病变的能力，推送性是指推送球囊通过病变的性能，两者是决定手术是否成功的关键性能，但都不能在体外检测。跟踪性与球囊制作材料、表面涂层、尖端性能及工艺和球囊的推送性能等多因素相关，而推送性主要与推送杆的材料、连接段的材料和制作工艺有关。

4. 扩张压　命名压指需要获得标签标识的充气球囊直径所需要的压力，一般为3~10atm，爆破压（RBP）定义为99%的球囊均不会破裂的压力，是产品标签上的一个重要内容，为术者提供一个安全的充气压力范围。RBP通常是6~16atm。术者应在使用前详细阅读球囊标签，以了解命名压和爆破压。

三、CTO病变球囊导管的选择

（一）CTO病变球囊的类型及特点

目前用于处理CTO病变的球囊主要分为OTW球囊和快速交换球囊两大类。OTW球囊可以方便地交换导丝，通过外径小，有较强的跟踪性能，早期常用于处理CTO病变。OTW球囊的使用类似于微导管,但 OTW 球囊的通过性低于微导管,且难以旋转,尤其在 CTO 病变近段血管极度迂曲时,选择微导管更优于 OTW 球囊,因此,OTW 球囊在 CTO 病变中的应用越来越少。目前常用的快速交换球囊有更小的外形,操作更方便,但缺点是跟踪性较差,不能更换导丝。

（二）CTO 病变中预扩张球囊选择的基本原则

1. 选择通过性好的球囊　①通过外径:一般选用通过外径最小的球囊;②表面涂层:最好能选用表面有超滑涂层的球囊以提高其通过性;③球囊尖端:在通过较硬的病变时,应采用尖端较短而硬的球囊,如为极度成角病变时,可采用尖端软而长的球囊;④球囊标记:一般选择单标记且为嵌入式标记的球囊。

2. 选择推送力强的球囊　如选用推送杆为金属杆、连接段有金属丝增强的球囊。

3. 选择跟踪性好的球囊　应选择尖端制作工艺良好的球囊,避免在推送过程中出现"鱼口现象",如预扩张须选择耐高压非顺应性球囊时,应尽量选择采用超薄特殊材料制备的短球囊以提高跟踪性。血管直径无法估测时,应选用直径为 1.25~1.5mm 的球囊进行预扩张,若通过侧支循环充盈远段血管可估测血管的参考直径时,应选用相应大小的球囊进行预扩张。对于重度钙化的病变,应选用非顺应性球囊进行扩张。对于导丝通过较困难且病变较硬,宜选用外形较小、尖端短而硬的单标记球囊,如 Ryujin 球囊。闭塞病变迂曲或闭塞血管近段迂曲者宜选用尖端软而外形较小、推送力强、跟踪性及灵活性均较好的球囊,如 Sprinter 球囊。

在导丝通过病变进行预扩张之前,必须证实导丝与球囊位于在真腔内,通常需要多体位造影,最好行对侧造影确认,必要时可行 IVUS 检查,以确保导丝全程位于血管真腔内,避免盲目扩张导致不可挽回的并发症。

近年来,有国外术者提出对于有些复杂的 CTO 开通失败导丝进入假腔的情况,如果能确认导丝位于血管结构内,可考虑行球囊扩张,目的是撕裂斑块,改变闭塞段内斑块结构,有时可使真假腔之间产生缝隙,3~6 个月后再次尝试开通可提高 CTO 病变的成功率。但此种方法须慎用,仅可在有经验的中心以及有经验的术者中尝试,盲目使用可能发生严重的不良后果。

四、特殊球囊导管介绍

1. 切割球囊　切割球囊有 3~4 片显微刀片（工作高度 0.005in 或 0.127mm）纵向安装在非顺应球囊表面的装置,在球囊未到达病变时,刀片被紧密包裹在经过特殊折叠的球囊皮中,不会损伤病变近端的正常血管,到达病变后,随着球囊加压,附着在球囊上的微型刀片纵向切开病变部位的内膜、中膜,均衡扩张,而普通球囊由于球囊扩张而导致斑块压缩、破裂及血管弹性扩张。与普通球囊的钝性、无序扩张相比,切割球囊能以较低的压力获得充分扩张,对血管的损伤小,有望减少反应性平滑肌细胞增生,降低再狭窄发生率（图 6-4-2）。

切割球囊的长度为 6mm、10mm、15mm,切割球囊直径选择标准为其与动脉直径之比不超过 1.1∶1,使用时应注意:①切割球囊释放时要缓慢,每 3~5 秒增加 1atm 至所需压力,最大压力维持 5~10 秒,撤压时每 3~5 秒减少 1atm,以保证球囊再次折叠;②不要在球囊充盈时旋转导管;③可以反复多次充盈。

2. 棘突球囊（Lacrosse NSE 球囊）　棘突球囊在球囊近端至远端增加 3 条特质尼龙棘突,棘突结构为 3 条间隔 120° 的特质尼龙棘突,棘突仅与球囊的头尾相连。棘突的连接处延伸到了比球囊本体更远的远端处,使其更好地形成有效的斑块嵌入,制造斑块裂缝,同时最大限度地避免了球囊滑脱,从而获得更优异的扩张效果（图 6-4-3）。

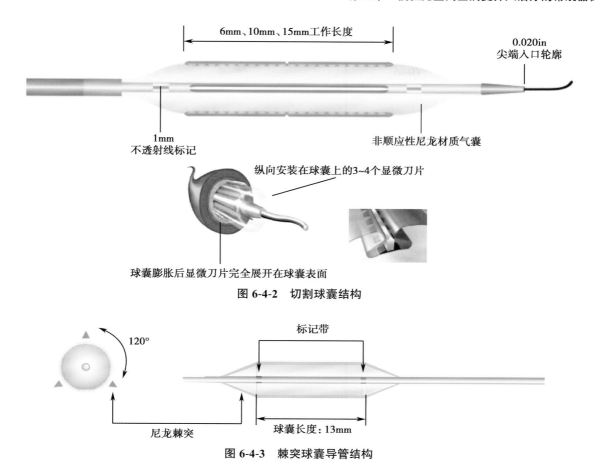

图 6-4-2　切割球囊结构

图 6-4-3　棘突球囊导管结构

　　2013 年 Ashida 等报道,针对钙化病变球囊不能通过时可使用棘突球囊的匍匐前进操作技术(leopard-crawl),棘突球囊末端部位较小的通过外径(0.020in),球囊末端肩部渐细的锥形设计,使其可以类似楔子的锥形结构嵌入病灶区域,而且棘突球囊具有良好的回抱性,反复扩张后球囊外径增大不明显,使得匍匐前进技术成为可能,而切割球囊的回抱性不如棘突球囊良好,一旦扩张球囊则外径也会扩大。

　　棘突球囊在使用过程中需要注意的是,由于棘突的存在,若在人体内旋转棘突球囊,可能会导致棘突缠结,且由于棘突固定在球囊的远、近两端处,与球囊之间存在大缝隙的导丝或其他器械经过球囊时有缠绕的风险。因此,当需要使用导丝或其他器械操作时,应先将棘突球囊撤出体外,撤出棘突球囊时也不能有任何导丝或器械尖端位于棘突球囊的近端,防止缠绕扭结而出现不良后果。当与其他球囊或器械组合使用时,应在移出其他设备后,再移出棘突球囊(最先入,最后出!)。在支架网眼内膨胀棘突球囊也有发生缠结的可能性,需要引起注意。

　　3. 双导丝球囊　双导丝球囊特有的专利结构(图 6-4-4)是指将一根直径为 0.011in 的镍钛合金切割导丝近端焊接在导管海波管内壁,远端与导管的尖端焊接,与球囊配合的工作区域由两个不透射线的铂或铱标记环表示,其距离与球囊肩部平齐。另外,与普通快速交换球囊不同,指引导丝快速交换口设计在球囊的远端,该贯通同轴结构使得导管在术中的操作力学传递稳定,提供了优异的推送力和通过性。双导丝球囊的尖端使用单层柔软的聚酰胺弹性体,获得极小的通过外径,配合超滑亲水涂层和特有的球囊折叠工艺,使导管的尖端柔顺性和导丝跟随性也得到了良好的保证,相较于切割球囊,双导丝球囊具有更小的通过直径和尖端柔顺性。

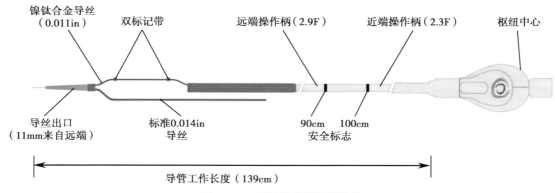

图 6-4-4　双导丝球囊导管结构

双导丝球囊在应用过程中,球囊撑开时指引导丝与固有镍钛合金导丝位于球囊的外部,可以集中释放球囊扩张应力,使得病变部位能够在较低压力下有效、可控地打开,减少血管及斑块无规撕裂所可能造成的术后不良反应。

体外试验中使用石蜡作为模拟血管斑块,在 6atm 的球囊充盈压力下对模拟斑块进行了切割,结果在血管内表面形成了清晰的双导丝切割痕迹(图 6-4-5)。

双导丝结构球囊在切割球囊领域具有最小的通过直径,能够抵达并通过其他类型切割球囊所不能达到的血管位置,特别是在面对钙化病变的情况时,由于血管闭塞且钙化,使得导管难以通过且存在球囊撑压破裂的可能,因此,当双导丝球囊处于撑压状态下,指引导丝及固有镍钛合金导丝分列于整个球囊外周,可以选择合适的双导丝球囊尺寸,利用球囊锥部的直径渐变部位对闭塞部位血管通过反复扩张来实现导丝及导管逐步通过病变部位的目的。双导丝球囊对 CTO 病变部位进行切割,使病变部位血管得到充分且可控的处理,减少了由于血管及斑块的无规撕裂所可能带来的临床风险,为后续药物涂层球囊或支架植入术的使用创造较好的临床条件(图 6-4-6)。

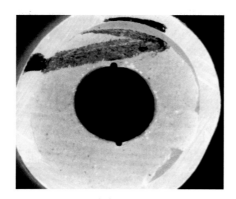

图 6-4-5　双导丝球囊体外模拟切割试验结果

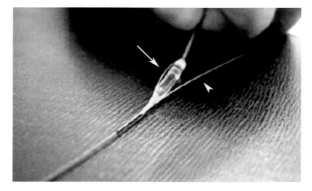

图 6-4-6　双导丝球囊撑压状态图

有尾箭头所示为球囊自带的镍钛合金导丝,无尾箭头所示为 PTCA 导丝。

4. 球形头端后扩球囊　后扩张 PTCA 球囊导管主要适用于自体冠状动脉狭窄部位支架(裸金属支架或药物洗脱支架)释放后的再次扩张,使支架更好的顺应血管,确保支架充分贴壁。

但对于较迂曲的病变血管,传统锥形头端型后扩张 PTCA 球囊导管在使用过程中可能出现尖端顶住支架梁的现象,使球囊无法通过,难以到位。当尖端顶住支架梁后,阻力沿球囊导管推送方向的反方向,球囊无法到达预期位置(图 6-4-7)。

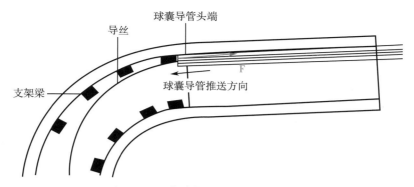

图 6-4-7 传统锥形头端球囊受力图

针对上述情况,可应用球形头端型后扩张 PTCA 球囊导管,通过优化球囊导管输送过程中的头端受力,避免与支架梁发生对顶现象,使其直接滑过支架梁,实现支架内良好的通过性。球形头端在与支架梁接触时相当于是一个平面跟一个球面接触,那么球囊导管尖端与支架梁接触的时候受力就会分解,所以球囊可以直接滑过支架梁,减少推送阻力,从而快速到位(图 6-4-8,图 6-4-9)。

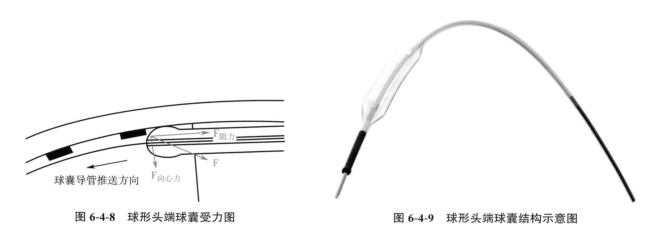

图 6-4-8 球形头端球囊受力图   图 6-4-9 球形头端球囊结构示意图

同时球形头端采用弹性显影材质,在 X 线机下清晰显影,配合球囊导管的显影示标,可帮助医生更加准确地判断球囊位置,实现精准定位。

5. 魔鬼鱼球囊(Stingray) 详见 ADR 技术相关章节。

(郭 亮)

第七章

慢性完全闭塞病变介入治疗的正向导丝技术

通常开通慢性完全闭塞（CTO）病变首选正向导丝技术，相对安全、高效；当正向导丝技术失败后，再选择应用逆向导丝技术，因为逆向手术操作时间相对较长，射线暴露量大，应用对比剂多。因此，正确应用正向导丝技术是快速、有效开通 CTO 病变成功的关键。

CTO 病变介入治疗中的四驱动力：强支撑指引导管、CTO 导丝、微导管及多体位投照。冠状动脉导丝技术在介入医师眼中含金量最高，非介入医生很难想象如何在比头发还细的导丝内融合了多少种复杂技术，而且随着介入理念的发展、手术技术的提高以及导丝工艺的进步，正向开通 CTO 病变就越要求导丝技术精细化、复杂化。因此，如何利用导丝技术正向开通 CTO 病变，本章将用 6 节进行阐述。

第一节　CTO 导丝头端塑形的方法与技巧

随着目前 CTO 导丝的设计的进步，可以让术者更加如意的根据病变进行导丝头端的多种精确塑形，这对于 CTO 病变非常有必要。因 CTO 病变段血管走行的不可视以及闭塞段斑块坚硬的结构和复杂的成分，其 PCI 导丝尖端塑形的重要性犹如在大雾和路况恶劣情况下驾驶车辆的方向盘，所谓的"万能弯"对于 CTO 病变的处理会有很大的局限。

一、CTO 导丝选择及操作要求

选择 CTO 导丝时要注意导丝的自身特点，如扭矩传导（在 CTO 导丝选择及操作过程中旋转力由近端传递到远端的能力，理想的扭矩传导为 1∶1）和触觉反馈（指 CTO 术者在操作过程中对导丝尖端活动状况的感知），还要求 CTO 术者实现导丝塑形在 CTO 闭塞不同段的个体化，故对导丝头端的塑形提出了如下的要求：

1. 易操控性（steerability） 适应冠状动脉血管走行，可进入目标靶血管段；导丝塑形适应冠状动脉血管直径，保持导丝在血管内的弯曲度，利于导丝在血管内的方向调控；适应冠状动脉病变塑形，顺利通过不同的狭窄或闭塞病变；适应冠状动脉导丝特点，持续维持导丝在冠状动脉血管内尤其在闭塞段的形态。

2. 保持头端负荷（tip load） 根据 CTO 病变，在塑形导丝头端过程中不应该破坏导丝头端的结构，不能构成硬折断而减少导丝头端穿透性和触感，比如现在已经预塑形的 Gaia 系列导丝，对于这类导丝原则上不应再次塑形来保持操控性和寻找能力，但是对于构成角度的病变也可以根据具体角度来塑形。

CTO 导丝塑形的一般原则：头端第一弯用于在闭塞血管内寻找疏松软组织通道或者微通道来穿刺，原则上塑形成角度低于 45°、长度低于 1mm 的精确小弯；第二弯用于通过血管转折角度来到达 CTO 病变段（包括主支到分支和闭塞前的血管角度），因而第二弯弧度参照具体血管直径和角度来确定。操作时根据导丝通过情况及阻力感随时重新改变弯度，越硬的导丝塑弯越小越利于精确操作，需要注意的是，第二弯度要做成弧形结构，不要做成硬折，可减少导丝操作中的跳跃现象，保持导丝操控流畅。

二、正向开通 CTO 导丝塑形的步骤

对于目前正向开通 CTO 建议采取"分步"式导丝塑形，分为 CTO 病变前、CTO 纤维帽、进入 CTO 内。

1. CTO 病变前 CTO 病变常伴有整支冠状动脉血管的钙化、迂曲、成角或者存在分支，故病变前导丝塑形的目的是通过不同钢丝塑形将微导管引入 CTO 病变前端，然后再重新塑形或者更换合适的 CTO 导丝来进入闭塞病变，因此需要根据 CTO 病变前血管的形态进行导丝塑形（图 7-1-1~ 图 7-1-3）。

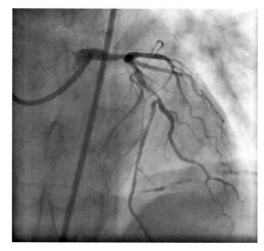

图 7-1-1 冠状动脉血管迂曲、钙化

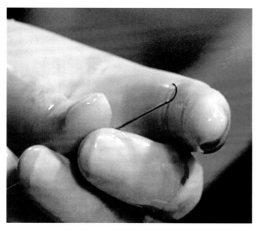

图 7-1-2 导丝塑形

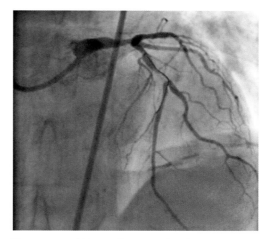

图 7-1-3 导丝塑形后顺利通过迂曲、钙化的病变

2. CTO 纤维帽 因 CTO 病变通常选择头端硬度较高的导丝，为提高导丝进入纤维帽能力以及进入闭塞后的精细导丝操控，与非闭塞病变相比，导丝头端塑形的最基本原则一般是塑成一个 45° 且小于 1mm 的较小弯度，可根据下述病变形态将导丝头端塑成不同的弯度。

（1）齐头或无残端的断端：导丝的头端一般很难进入此类病变或者进入病变真腔，对导丝塑形和导丝操控判断都比较高。常见的导丝塑形方法硬推导丝只能使导丝的头端在病变口处打圈，但无法进入病变，在这种情况下需要导丝头端塑形保证可有效地将推送力传递至导丝头端，通常需要导丝头端塑形为 1~2mm 小弯（图 7-1-4）。

（2）鼠尾状的断端：第一弯的角度减小（45° 以下），第二弯可以根据 CTO 前面血管角度做成较小的弧度弯或者不要第二弯，此种头端形态有利于通过 CTO 病变（图 7-1-5）。

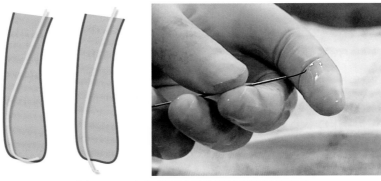

图 7-1-4　齐头或无残端的断端病变导丝塑形

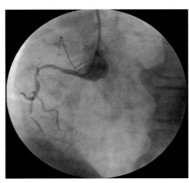
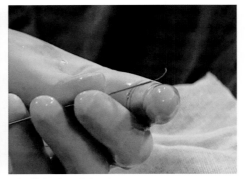

图 7-1-5　鼠尾状的断端导丝塑形

RCA 迂曲、成角病变,首次手术导丝塑形不当和错判病变走行,二次尝试导丝塑形增加第二弯度的长度和角度后,导丝达到病变,但病变质地较硬,因此升级为 Gaia Third 导丝,在已有第一个弯基础上增加了第二弯度后,成功进入病变并通过。

3. 进入 CTO 内　当以 Fielder XT 系列导丝为代表的 CTO 专用导丝进入 CTO 斑块内部后,可以使用原导丝继续前进尝试通过病变,如果经同侧或对侧造影证实导丝位于假腔内,需要对原导丝进行微导管辅助、导丝升级技术或更换较硬导丝行平行导丝技术。进入 CTO 后,斑块性质与纤维帽处不同,因此在微导管辅助下可方便更换不同 CTO 导丝或者导丝再次塑形(图 7-1-6)。

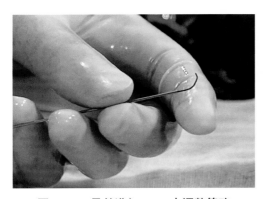

图 7-1-6　导丝进入 CTO 内调整策略

总之,导丝头端塑形技巧是正向开通 CTO 病变的第一步及关键环节。导丝头端塑形要综合考虑 CTO 闭塞开口形态及病变的解剖学特征、闭塞前血管的角度、导丝本身的设计结构、术者本身的喜好。导丝塑形需要把握关键点:①导丝第一个弯度精确塑形 1mm 以内;②第二个弯度为小的弧形弯。若正向导丝不能成功,应及时转换策略,减少手术并发症,最大限度地保证患者的安全性,改善其临床预后。

(荆全民　田　兵)

第二节　CTO 病变近端纤维帽闭塞的导丝进入技巧与方法

CTO 是指冠状动脉在动脉粥样硬化病变基础上管腔完全阻塞,且闭塞时间超过 3 个月,冠状动脉造影显示闭塞血管段的前向血流为 TIMI 0 级。冠状动脉造影发现有 20% 左右冠心病患者存在 CTO 病变,同时在合并糖尿病的患者中发生率高达 32%。CTO 病变行介入治疗成功率相对低,技术难度很大,术中并发症多,术后再狭窄发生率高,因此被认为是 PCI 领域最后的堡垒。其中,导丝无法通过闭塞病变是手术失败的主要原因(63%~92%),从个人实践经验来看,如果导丝在 CTO 病变近段入口就进入血管假腔,则会显著降低手术的成功率,延长手术的时间。因此,确保导丝在闭塞入口处就进入闭塞段内真腔,可明显提高正向导丝通过 CTO 病变的效率和手术的成功率。

一、冠状动脉 CTO 病变的病理学改变及特点

冠状动脉 CTO 病变存在时间上和空间上的病理形成过程,如早期血栓性闭塞、急性炎症反应、管腔负性重构、微孔道形成和胶原纤维组织替代等(图 7-2-1),血管腔内阻塞通常由动脉粥样硬化斑块和陈旧性血栓两种组织构成,通常闭塞段中间为相对疏松组织,两端受血流压力影响形成了坚硬的纤维帽。由于受到血流剪切力的不同,尤其存在大分支的闭塞近端纤维帽的密度明显大于远端纤维帽。超过

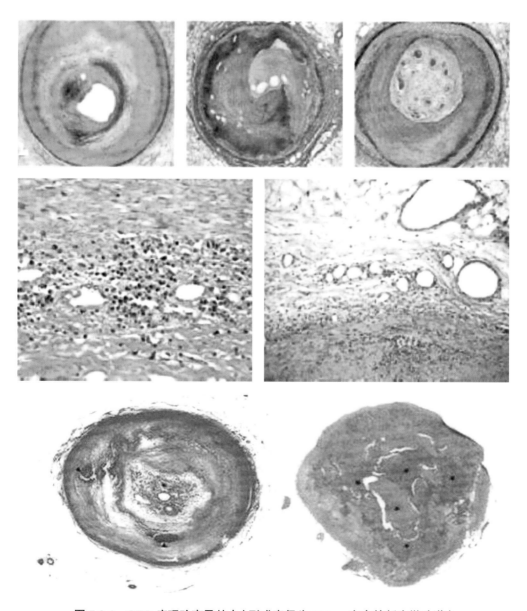

图 7-2-1　CTO 病理改变及特点（形成直径为 200μm 左右的新生微孔道）

3个月的CTO病变其动脉壁开始负性重构,早期重构常伴有阻塞中段的纤维化,随着闭塞时间的延长,尤其是超过12个月的CTO病变,血栓的机化构成了病变中段的松软部分,钙化构成了坚硬部分。这种硬组织与软组织交替的病变阻塞形式可诱发直径约200μm的新生微孔道或者微裂隙生成,这些微孔道可从近端纤维帽通向远端纤维帽,可起于近端纤维帽止于闭塞中段小分支或滋养血管,也可起于闭塞远端纤维帽止于闭塞中段小分支或滋养血管。

基于可能存在的微孔道,术者可操控导丝充分利用这种潜在的微通道或者间隙进入闭塞段真腔,甚至可经微通道穿过闭塞段直到闭塞远端血管真腔。有研究认为新生孔道贯通CTO两端有利于导丝通过闭塞段,提高手术的成功率,也有研究认为这些微孔道大多与血管外膜的滋养血管相连,导丝沿着这些微孔道易进入夹层。实际上,上述两种形式的微孔道在同一个病变中可能并存,术者要根据自己的经验判断微通道的种类,及时调整导丝的走向。

二、CTO闭塞近段导丝进入的技术和方法

通常情况下,术者根据CTO病变的特点选择正向或逆向技术,正向技术约占80%,因为其相对容易掌握,经济、简单、高效且相对安全;而逆向导丝技术多应用于正向导丝技术失败后的次要选择,因为它对术者的技术要求高、手术操作时间长、射线暴露量大、应用对比剂多且更易出现并发症。因此,正确选用正向导丝,操控导丝在闭塞近端纤维帽开始就进入CTO病变真腔内,是介入治疗成功的关键。目前国内常用的CTO导丝见表7-2-1,根据CTO病变特点和病理学特征,合理选择首条导丝进行正确的操作,确保导丝在闭塞近段的正确进入对手术的最终成功具有十分重要的意义。

表 7-2-1　目前国内常用的 CTO 导丝

类别	名称	多聚物涂层	锥形头端直径 /in	头端硬度 /g	生产厂家
低穿透力	Fielder XT	Y	0.009	0.8	Asahi Intecc
	Fielder XT-R	Y	0.010	0.6	Asahi Intecc
	Fielder XT-A	Y	0.010	1.0	Asahi Intecc
	Pilot 50	Y	N	1.5	Abbott Vascular
	Gaia First	N	0.010	1.7	Asahi Intecc
	Fighter	Y	0.008	1.4	Boston Scientific
中等穿透力	Pilot 150	Y	N	2.7	Abbott Vascular
	Pilot 200	Y	N	4.1	Abbott Vascular
	Ultimate Bros 3	Y	N	3.0	Asahi Intecc
	Gaia Second	N	0.011	3.5	Asahi Intecc
	Cross-it 200XT	N	0.011	3.0	Abbott Vascular
高穿透力	Conquest Pro	N	0.009	9.0	Asahi Intecc
	Conquest Pro 12	N	0.009	12.0	Asahi Intecc
	Conquest Pro 8~20	N	0.008	20.0	Asahi Intecc
	Gaia Third	N	0.012	4.5	Asahi Intecc
	Progress 200T	N	0.009	13.0	Abbott Vascular

注:CTO,慢性完全闭塞。1in=2.54cm。

（一）低中等程度穿透系列导丝直接进入

1. Fielder XT 系列导丝直接进入病变（图 7-2-2） 多数专家建议,在 CTO 病变正向或者逆向介入治疗中,把 Fielder XT 系列导丝作为首选导丝（图 7-2-3）。之所以推荐为首选导丝,就是基于 CTO 病变的存在微通道空隙的理论,依靠该导丝良好的操控性以及细、软、亲水涂层的尖端设计,利用其探查能力耐心寻找微孔道,并循序微孔道在多体位透照参考下缓慢向前推进导丝通过闭塞病变。近年来 Fielder XT 系列中的 Fielder XT-R 导丝逐渐成了多数术者开通 CTO 病变的首选导丝,该导丝是基于 Fielder XT 导丝设计的,较 Fielder XT 头端稍粗但更软,头端直径为 0.010in,头端硬度为 0.6g,且较 Fielder XT 0.8g 更容易操控。基于 Fielder XT-R 的特点和闭塞段存在微通道的机制,一旦操控该导丝沿微通道进入闭塞段,在真腔内的可信度高,然后围绕该导丝设计平行导丝技术可明显提高正向的手术成

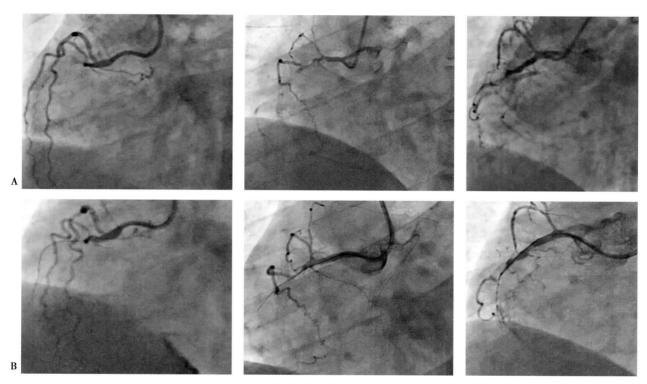

图 7-2-2 Fielder XT 系列导丝经微通道直接进入闭塞近段纤维帽
A. 右冠状动脉 CTO 病变影像;B. Fielder XT 系列导丝进入闭塞段。

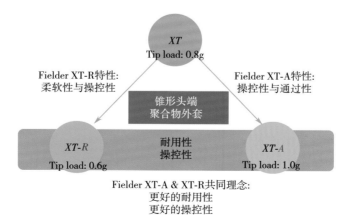

图 7-2-3 Fielder XT 系列导丝的设计理念和升降级流程

功率。如果该导丝不能直接进入近端纤维帽,可升级为 Fielder XT-A 或者 Gaia First 导丝,这种逐次升级后的进入纤维帽导丝也会在闭塞真腔或者靠近真腔。

在导丝塑形上,尖端先用导引针压出 0.5~1mm 的第一个弯,角度为 45° 左右,第二个弯的角度和距离第一弯的距离根据靶血管直径来定。在导丝的操控技巧上,操控 Fielder XT-R 导丝寻找闭塞入口微通道时,不要过近跟进微导管,建议微导管与闭塞纤维帽的距离在 10mm 以上,如过近跟进微导管至闭塞近端,一方面增加了导丝的穿透力,使导丝进入假腔的概率可能增加,另一方面导丝尖端方向操控性受到角度局限,寻找闭塞近段微通道的成功率降低。操控导丝时主要以柔性旋转和向前轻轻触探为主,避免推送力度过大引起导丝尖端弯折,同时要保持导丝尖端适当的张力,耐心寻找闭塞病变入口处的微通道,一旦导丝进入闭塞近端纤维帽,应多体位投照证实导丝进入闭塞病变位置,排除导丝进入闭塞附近小分支或桥侧支血管,导丝进入闭塞内的清晰标志是导丝弧形弯头变成了直线插入形态。确定导丝近段进入真腔后可以跟进微导管,在微导管支持下缓慢旋转导丝轻轻前推送,向前推进时应保持导丝头端平直,不要让导丝尖端受阻弯折,容易造成局部小夹层,从而影响导丝在真腔里的行进。当导丝通过闭塞段进入远段血管后,导丝头端应能自由摆动或无阻力进入不同的分支,可以推送自由前进而非旋转导丝才能前进,否则应该还在假腔内,需要多体位再观察确认。

2. Gaia 系列导丝直接进入病变　理想的 CTO 导丝应具有一定的穿透性并兼顾操控性,具有 1:1 的扭控性和指向性,Gaia 系列导丝做到了较好的平衡。Gaia 导丝的预塑尖端设计避免了手工塑形带来的感觉差异和穿透力的降低,其独特的复合结构能有效地反映导丝尖部所接触病变的质地。当遇到坚硬组织时,导丝局部能很敏感地发生弯曲,有日本专家将其形容为"可视的触觉",良好的触觉反馈增加了术者的手感。同时,除了传统的滑、钻、穿等 CTO 导丝通过技术外,Gaia 导丝引领了崭新的第四种通过技术——"探",尤其是 Gaia First(0.010in)导丝,头端硬度仅为 1.7g,利用其尖端锥形设计及较 Fielder XT-R 导丝稍硬的特点,在 Fielder XT-R 导丝不能进入闭塞病变近段纤维帽时,升级 Gaia First 继续寻找微通道,一旦进入闭塞病变开口,真腔的可信度高且血管损伤小。

3. Pilot 系列导丝直接进入病变　Pilot 系列的导丝既超滑,又能保持一定的穿透力,具备一定"扎"的能力,同时可采用"滑"的技术,目前国内部分有经验的学者把 Pilot 150 作为首选导丝,美国专家习惯首选 Pilot 200 导丝同样获得了较高的手术成功率。Pilot 系列导丝具备较好的跟踪性能,头端的亲水涂层使其不仅具有很好的顺滑性和扭控性,而又保留了较好的穿透力,对于穿过闭塞近段迂曲的、合并严重钙化的闭塞病变具有一定的优势。对于闭塞处或者分叉处留有锥形残端的病变,将 Pilot 系列导丝的尖端搭在残端处快速、小幅度转动,很容易穿透并通过闭塞段。但是 Pilot 系列属于亲水导丝,又属于中等硬度导丝,其手感反馈力较差,一旦进入假腔,经验较少的术者很可能一直在内膜下推送导丝,从而造成较大的损伤或假腔,甚至出现严重并发症。因此,仅推荐经验丰富的术者将该导丝作为首选导丝,而且最好是在对其他相对安全的导丝做到熟练地掌控后再去应用。

4. Ultimate Bros 3(UB3)　操作功能类似 Pilot 150 而操控性相对优于 Pilot 150,近年有应用增多趋势,但同样的成功率不高,适合具有丰富经验的术者使用。

(二)高穿透力系列导丝直接进入

对于低中等程度穿透力导丝如 Fielder XT、Fielder XT-R、Fielder XT-A 或 Gaia First 导丝(图 7-2-4),反复调整无法进入闭塞病变开口时,往往需要选择高穿透的导丝,比如 Gaia Third、Pilot 200 或 Conquest 系列导丝,但是高穿透力系列导丝一般不建议作为首选进入闭塞入口的导丝,选择这类导丝必须是基于闭塞段特别短或对于闭塞段走行清晰的前提下,因此双侧冠状动脉造影和术前的冠状动脉 CTA 检查明确闭塞段走行极为关键。这类导丝常用于穿透无残端的近端纤维帽和严重的钙化病变,对于明确入口的口部 CTO 病变,如须进入闭塞段,则须使用强穿透力的导丝如 Conquest 或 Miracle 系列,也可为逆向时使用 CART 技术做正向通路准备。这个过程往往在微导管支撑下操作,这时需要注意的是,随着导丝头端与微导管头端之间距离的缩短,其穿透力呈几何指数级增加,如头端硬度是 12g 的 Conquest（Pro12）在微导管支撑下试图穿透近端纤维帽时,如果导丝头端距离微导管头端在 5mm 之内,那么导丝头端的硬度理论上会增加到 30g 以上。

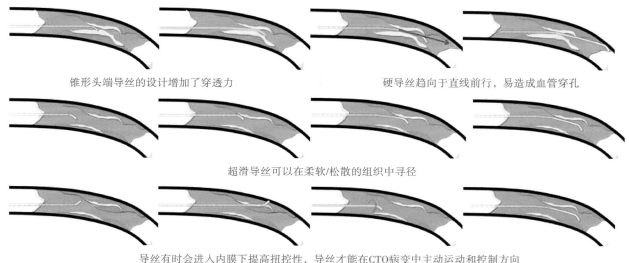

锥形头端导丝的设计增加了穿透力　　　　　　硬导丝趋向于直线前行,易造成血管穿孔

超滑导丝可以在柔软/松散的组织中寻径

导丝有时会进入内膜下提高扭控性,导丝才能在CTO病变中主动运动和控制方向

图 7-2-4　各类导丝在通过闭塞病变中的特性

另外,导丝头端的塑形应根据导丝头端特性,建议仅为顶端单个折弯,弯曲的半径参考靶血管参考直径,而角度建议小于 45°,角度过大时可塑 2 个弯曲,但不利于前向力的传导。在操控导丝时,推送微导管到合适位置,锁死 Y 阀,左手的中指、无名指、小指和大鱼际攥住微导管,大拇指和食指捏住导丝,轻轻旋转前送导丝,保持导丝有一定的张力,以导丝头端不"弓起"为原则,之后右手大拇指和食指借助或者不借助旋钮旋转导丝,使导丝尖端指向闭塞段的走行方向,导丝进入闭塞病变后,需要多直角以上体位透照确定导丝尖端的方向与血管结构之间的关系,以免导丝穿出血管外而致冠状动脉穿孔。当高穿透力导引钢丝通过近段纤维帽后,如果闭塞段较长或者行走路径不清时,可将其更换为低等或中等穿透力指引导丝继续在闭塞段内寻找微通道或疏松组织,因为高穿透力的导丝趋向于直线前进,但对于成角的闭塞病变,会增加血管穿孔的发生率。

（三）IVUS 或冠状动脉 CTA 指导导丝进入

CTO 手术失败的最常见原因是导丝不能通过闭塞病变真腔,术者对血管解剖和病变内部结构单纯依靠造影影像难以判别清晰,IVUS 在 CTO-PCI 中应用可提高导丝通过的成功率。目前 IVUS 指导的 CTO 正向导丝通过技术主要有 3 种:IVUS 指导的导丝通过无残端 CTO 病变的入口技术;IVUS 指导的假腔内的导丝定向穿刺重回真腔技术;验证或实时指导逆向导丝穿出开口处闭塞病变近端纤维帽位置。

一般情况下,IVUS 指导的导丝通过无残端 CTO 病变的入口技术可充分、清晰地显示侧支循环,有助于识别伴有分支的无残端 CTO 病变入口,但有时单纯依靠侧支循环显像不能识别 CTO 的入口,导丝不能正确进入闭塞近端纤维帽,在这种情况下,如果闭塞部位存在分支血管,IVUS 导管可以进入分支,在回撤 IVUS 导管的过程中很容易识别 CTO 起始部的血管轮廓,如果能看到闭塞血管的帧数越多,两者之间的血管角度就会越小,意味着导丝穿刺进入难度降低。最常见是左前降支口部的闭塞病变,IVUS

可以经中间支或左回旋支回撤精确定位左前降支开口无残端闭塞病变,并引导导丝的走向、操控导丝穿刺病变。其技术要点包括:①可以直接 IVUS 指导下导丝精确穿刺近段纤维帽中心;②如果出现大角度分叉、大血管闭塞,选择更贴近血管成像的分支角度可发现 CTO 闭塞点;③关注分叉嵴的准确位置和出现次序;④根据 IVUS 成像可大致判断分叉病变的成角角度,有助于导丝塑形;⑤穿刺 CTO 成功后,可应用 IVUS 再次验证导丝位置,提高导丝进入闭塞近段真腔的成功率,同时根据 IVUS 影像学特征还可判断 CTO 起始部斑块的硬度,为选择合适的指引导丝提供参考。

冠状动脉 CTA 作为一种三维成像技术,可以提供诸如血管迂曲、桥侧支形成以及闭塞段内的钙化程度等影像学信息,为术前制定介入策略提供重要参考,同时可指示闭塞段开口位置、发出方向和走行特点,了解闭塞开口病变性质以利于导丝的选择,还可以准确、清楚地判断闭塞段的血管走行。即使是复杂迂曲的病变,也能通过多层螺旋 CT 的指导使导丝到达真腔。此外,冠状动脉 CTA 对钙化斑块精确定位亦可以指导术者操控 PCI 导丝尽可能避开钙化病变,进一步提高 PCI 的成功率。

(四)双腔微导管辅助下导丝进入

CRUSADE 微导管是双腔结构微导管,孔内可使用直径≤0.36mm 的指引导丝。端孔的导丝可以稳定微导管,侧孔可以送入另一条指引导丝,相比传统的微导管,从侧孔出来的冠状动脉导丝可以指向不同的方向,有利于寻找分支或断端。近年来,CRUSADE 双腔微导管越来越多地被用于 CTO 病变的介入治疗,在辅助导丝进入闭塞入口方面十分重要,尤其对于闭塞近段存在较大的分支血管,当单导丝着力点不理想、无法切入闭塞病变内或者闭塞病变存在严重成角时,导丝难以作用于闭塞病变开口,双腔微导管可辅助导丝寻找闭塞开口,一方面可以控制导丝的方向寻找闭塞残端,另一方面对于近段硬的纤维帽,可在一定程度上增加导丝的穿透力。另外,双腔微导管用于平行导丝技术或多导丝技术时,可以保证病变近端平行导丝的同轴性,减少第二根导丝造成的额外血管损伤,也便于快速交换导丝,导丝在双管腔的支撑下操控性和支撑力均获得明显提高。

(五)准分子激光辅助下导丝进入

近年来,准分子激光作为一种新的辅助技术应用 PCI 治疗,主要用于直径小于 1.0mm 且小球囊难以通过的 CTO 病变、高压扩张球囊(通常压力大于球囊爆破压 30atm)后难以扩张的 CTO 病变、无法旋磨或者旋磨失败的病变以及支架难以通过的 CTO 病变。理论上激光应用于 CTO 病变的前提是导丝必须通过闭塞病变,但对于导丝难以的通过或无法突破近段硬纤维帽的 CTO 病变,部分学者认为可直接利用激光产生的能量使组织斑块松解,暴露闭塞病变内微通道,然后用头端比较尖软的超滑 CTO 导丝耐心寻找微通道,从而通过闭塞病变到达远端血管真腔,提高 CTO 病变的手术成功率。而另一部分学者认为激光导管直接应用于 CTO 病变很容易发生冠状动脉夹层和穿孔,容易形成壁内血肿或导致假腔进一步扩大,降低手术成功率,那么激光是否增加 CTO 病变导丝的通过率,目前不得而知,期待未来更多的临床实践加以证实。

三、总结

总之,首条导丝的选择及操作技巧是正向开通 CTO 病变的基本步骤,闭塞病变近段开口真腔进入是正向导丝技术的关键环节。根据 CTO 病理改变及病变的解剖学特征选择不同的导丝,采取不同的操作手法和技术策略将正向导丝送入近段纤维帽到达远端真腔。首选低中等穿透力的导丝寻找闭塞病变微通道,然后缓慢导丝升级,若软导丝不能成功,可采用高穿透力导丝定向穿刺闭塞病变纤维帽,必要时可在冠状动脉 CTA 或 IVUS 指导下明确开口部位或指导闭塞入口处导丝进入,从而提高手术成功率,减少手术并发症,最大限度地保证患者的安全性,改善临床预后。

(田　兵　李子琪)

第三节　微导管的操作技巧及注意事项

微导管是 CTO 介入治疗中不可或缺的器械,主要用途包括:①方便交换导丝和导丝升降级更替,这是微导管最主要的用途;②增加导丝穿透力和操控性,导丝头端伸出微导管的长度越短,其头端硬度增加越明显,可大大提高导丝穿透 CTO 病变的能力,同时与导丝并用时可减少导丝的头端活动范围,调整导丝的头端塑形,防止导丝尖端的弯曲和摆尾,以便于精确操控导丝尖端的方向和定向穿刺;③回吸血液或超选择造影证明是否进入 CTO 远端血管真腔;④对侧分支超选择造影显示侧支通道,以选择合适的逆向通路,同时辅助导丝通过迂曲血管或侧支循环;⑤其他用途包括血管远端注射活性药物,协助反转导丝技术进入严重成角的分支血管,逆向导丝汇合技术,还可以通过微导管输送弹簧圈或吸收性明胶海绵处理并发症等。

目前市面上微导管种类主要有 Finecross、Skipper、Transit 及 Prower 系列(Prower select Plus 和 Prower Plus)、Excelsior、Mamba、Stride、Caravel、SASUKE、Corsair、Corsairpro、Tornus、Mizuki,以及 Crusade、Crusade Pro(这种微导管具有 monorail 和 over-the-wire 两个腔),但是在 CTO 病变介入治疗中应用最普遍的微导管包括 Finecross、Corsair、Tornus、Crusade 和 Instantpass 微导管等。各种不同产品和型号的微导管在设计上有许多共同的特征:①通过性好:体外研究表明,微导管的跟踪能力与其外径成反比。在 CTO 病变介入治疗中,由于导丝要通过狭窄的病变、扭曲的血管甚至进入闭塞段,尤其近年来通过侧支循环开展逆向治疗日益普遍,故要求微导管的头端外径在不影响导丝操作的基础上要尽可能细小,以保证其通过性。微导管的外径根据产品及型号不同,从 1.8F 到 2.6F 不等,显著小于普通的 6F 指引导管。此外,所有微导管均在远端杆部和头端覆有亲水涂层,也有助于增加其通过性。②内表面光滑:一般微导管内腔均衬有聚四氟乙烯等多聚物涂层,以减少导丝和栓塞物通过内腔的阻力,有助于提高术者对导丝的操控性。③头端柔软:可使微导管随血管走行改变自身头端和杆部的形状,不至于过分拉伸血管或对血管造成损伤。关于各种微导管的详细资料详见本书其他章节。

目前市面上微导管种类繁多,大体操作原则基本相似,但不同的微导管又各具特点,总体上,微导管的操作技巧及注意事项包括:应先在体外将软导丝的近心端(软端)经微导管的尾端送入微导管腔内,从微导管头端拉出导丝软端至距离微导管的头端 1~2mm 处,最好在 Introduce 器械的辅助下将导丝插入微导管,以防导丝头端受损。在插入微导管的前、后均可进行导丝头端的塑形,在透视下送微导管入指引导管,导丝与微导管并行送入至指引导管远端,其后先将导丝插入靶血管的病变远段,后送入微导管,不能在没有导丝的指引下直接将微导管推送至血管腔内,在推送微导管时,最好全程透视下操作,以免将其直接推送至血管腔内而引起冠状动脉夹层或穿孔。在操作微导管时,动作应轻柔、耐心,旋转和推送动作有机结合,充分利用心脏的收缩或舒张缓慢跟进,同时也须时刻关注指引导管的位置、导丝远端情况、微导管的张力以及微导管头端的运动等,反复一个方向旋转或机械的持续推送微导管,很容易折断导管,使微导管头端受损或发生嵌顿而引起并发症。

有些时候我们将微导管成功推送至血管远端或穿过 CTO 闭塞病变,完成了导丝交换后需要退出微导管,目前主要有 3 种方法:①使用延长导丝(比如 Extension 145cm),基本适用于所有微导管,安全且保留导丝可靠。②球囊压迫导丝,将 2.0mm 或 2.5mm 球囊在指引导管内压迫固定导丝后顺利将微导管撤出,较延长导丝技术简便、快捷,但因需要同时容纳微导管和球囊,往往需要更大腔的指引导管,除了 Finecross 可在 6F 指引导管内完成外,其余微导管基本都需要在 7F 甚至 8F 内径的指引导管内完成。

笔者经验,Corsair 微导管也可在 6F 指引导管内完成,但需要选择外径更小的球囊比如 Ryujin 等或者锚定球囊顺行第二根导丝进入,选择新球囊为好。③Nanto 法,用抽好肝素水而不是对比剂的压力泵充分排除系统内气泡,调整远端导丝方向后,保持压力在 14~16atm,全程透视下将微导管自行撤出,在临床实践中经常遇到微导管和导丝一并撤出的情况,可适当增加压力或者检查是否微导管和压力泵连接处卡住导丝尾端,该方法成功率高且简洁方便,可作为首选策略。

微导管在 CTO 介入治疗中的重要作用毋庸置疑,了解不同微导管的性能特点是基础,根据具体病变灵活使用各种器械是取得成功的关键,由于篇幅有限,就目前临床常用的微导管主要性能和操作技巧及注意事项作一简单阐述。

一、Finecross 微导管

Finecross 微导管是目前比较常用的微导管,根据长度分为 135cm 和 150cm 两种,微导管尾端外径为 2.6F,头端外径仅为 1.8F(0.6mm),内径为 0.46mm,头端外表面有亲水涂层,距离头端 0.6mm 处镶有 0.7mm 宽的定位用金标,腔内有聚四氟乙烯涂层(图 7-3-1),Finecross 微导管杆部为不锈钢编织辫状结构,可有效地抗扭折,前端锥形结构、外表面的亲水涂层和最小的导管开口外径使其拥有通过侧支循环血管和闭塞病变的优异能力,内腔聚四氟乙烯涂层,逆行导丝在微导管内的滑动阻力很小,是比较理想的正向或逆向 CTO 介入治疗首选的微导管。

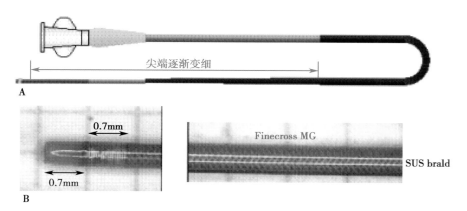

图 7-3-1 Finecross 微导管的结构和主要参数
A. 过度旋转 Corsair 微导管损坏头端涂层;B. 过度旋转 Corsair 微导管损坏金属编制结构。

在操作 Finecross 微导管时,由于其编制结构及细小的外径,通过病变或迂曲侧支有一定的优势,良好的柔顺性对血管牵拉作用小,尤其在迂曲的心外膜侧支可作为首选的微导管。理论上,直接推送该微导管时就可以取得满意的效果,加以适当的旋转可增加其通过能力,避免暴力或持续同一方向旋转,一般较少发生导管本身相关的并发症,如嵌顿、断裂等,然而由于 Finecros 微导管头端缺少渐细性结构,不具备扩张功能,其通过细小、扭曲的侧支血管的能力明显受限。

二、Corsair 微导管

Corsair 微导管是目前综合性能最好的微导管,根据长度分为 135cm 和 150cm 两种,其尾端外径同样为 2.6F,尖端外径为 0.42~0.87mm,内径为 0.38mm,微导管亲水聚合物涂层长度为 600mm。Corsair 微导管为钨材料编制,头端采用 2 "粗" 8 "细" 共 10 根不锈钢丝编织,含有钨树脂粉(图 7-3-2)。近年来 Corsair 导管经过改进,开发了 Corsair Pro,相对于原有的 Corsair 导管,其主要结构参数无明显改变,但是随着新材料的应用,较之 Corsair 微导管,Corsair Pro 微导管尖端具有更好的柔韧性,使其更容易通过迂曲的血管病变,并且减少对迂曲的侧支血管的损伤,其尾端结构也改为螺旋结构,降低了撤除微导管时从尾端将微导管拉断的风险。

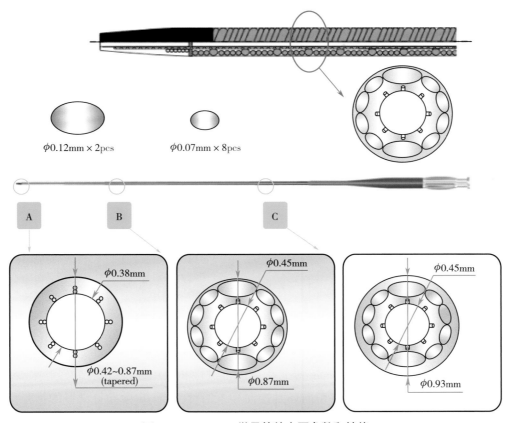

图 7-3-2　Corsair 微导管的主要参数和性能

Corsair 微导管体部外径较大,因此所提供的支撑力和稳定性要优于 Finecross 微导管,在逆向治疗特别是经间隔支通道时,可提供更稳定的支撑,能避免微导管本身及导丝的来回摆动。同时,Corsair微导管与导丝间的融合性及顺滑性良好,对于细小、扭曲的侧支血管具有更好的通过性,其头端能与导丝良好地贴合,有助于减少导管相关的小血管穿孔并发症。另外,与 Finecross 相比,Corsair 微导管兼具微导管和扩张导管特点,其在正向方式经皮冠脉介入术中通过 CTO 病变的能力更高,且可减少预扩张使用的球囊数量。但是,Corsair 微导管外径偏大,若要在同一指引导管内增加其他器械(如球囊、IVUS等),则必须使用 7F 或 7F 以上内径的指引导管,且其他器械的存在导致 Corsair 微导管推送性降低,由于其杆部良好的支撑性,对血管牵张力较大,一般不作为心外膜侧支介入操作的首选。

在极端扭曲、钙化的血管中应用 Corsair 微导管时,要警惕头端分离、断裂等(图 7-3-3)。

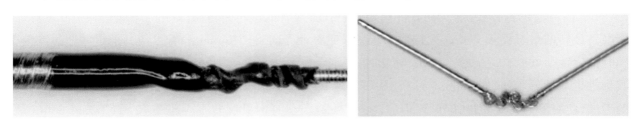

图 7-3-3　过度旋转 Corsair 微导管将损坏头端涂层或金属编制结构

在操作 Corsair 微导管时,需要充分利用微导管的螺纹结构将其"钻探"入病变,而不是机械的"挤撞"入病变,那就要求术者在操作微导管时配合适度的旋转前进,一般认为逆时针旋转前进、顺时针旋转后退,为防止过度旋转,朝同一个方向旋转不可超过 10 圈,过度旋转将损坏头端涂层或金属编制结构,旋转前进过程中须握紧扭控器防止导丝跟着 Corsair 一起旋转或前进,或者由另一位术者协助固定导丝尾端(图 7-3-4),微导管推进的过程中务必通过透视确认头端的扭矩积累程度和微导管体部张力情况。在通过迂曲、细小的间隔支侧支困难时,可正旋或反旋推进微导管交替进行,不宜暴力推送或反复一个方向旋转推送,保持微导管适度张力,随着心脏的收缩和舒张耐心操作微导管逐渐推进,有时可采用先后退微导管释放张力后再次旋转推进从而顺利通过。撤出导管时要小心反向旋转 Corsair,避免直接拉出体外导致血管损伤,当头端卡在病变中无法活动时,切勿推送或旋转,应该将导丝和微导管一并撤出体外。

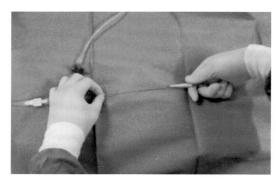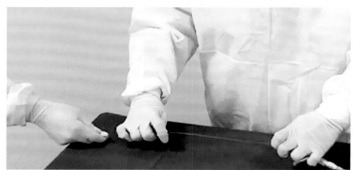

图 7-3-4　旋转前进过程中须握紧扭控器,或者由另一位术者协助固定导丝尾端

从这些结构和优点中可以看出 Corsair 导管优越的推进性和跟踪性,就笔者的经验来看,Corsair 微导管似乎部分取代 Finecross,无论是在正向还是逆向介入治疗,Corsair 微导管良好的扩张病变能力可以易化复杂 CTO 病变的治疗,改善导丝的操控性能和支持力,提高患者的安全性。

三、Tornus 微导管

这是一种新型的 OTW(over-the-wire)型金属微导管,分为 2.1F(0.70mm)、2.6F(0.87mm)两种。Tornus 2.1F 导管头端外径为 0.70mm,内径为 0.46mm,使用 0.36mm 的指引钢丝,其头端由 8 根 0.12mm 的不锈钢金属丝顺时针缠绕而成,外表呈螺旋状。Tornus 头端 150mm 逐渐变细,顶端具有不透 X 线的金标,具有良好的操控性和扭矩力,当微导管无法通过闭塞病变时,可沿指引钢丝逆时针旋转微导管,利用不锈钢丝的穿透性,如同拧螺丝一样穿透坚硬致密的病变。Tornus 微导管主要适用于慢性闭塞病变及严重钙化病变,Tornus 微导管可以在没有额外支撑力下仅靠逆时针旋转力前进,其辅助球囊通过的有效性在 85% 以上。Tornus 2.6F 导管具有更强的支撑力和推送力,适用于 Tornus 2.1F 导管通过后但球囊仍无法通过的病变。

Tornus 导管的操作要点:为防止导丝随着 Tornus 导管的旋转而转动,Tornus 导管进入冠状动脉血管准备旋转前最好使用 Torquer 把导丝固定住,逆时针方向旋转 Tornus 导管可使其前进并通过病变,顺时针旋转则可退出,在旋转 Tornus 导管时,一定要在 X 线下仔细观察其头端的运动,尾部旋转 1 圈,其头端也应旋转 1 圈,如 Tornus 导管的头端固定在病变中无法前进时,表明该导管已到达 CTO 病变的近端,此时可开始旋转操作导管,但应注意 Tornus 导管逆时针旋转不应超过 40 圈(Tornus 88flex 最好不要超过 20 圈),过度旋转有可能导致 Tornus 导管与导丝扭结或导致 Tornus 导管折断,这时应松开

Torquer,使扭矩积聚力消退,然后再继续旋转。Tornus 导管在设计时特意将近端杆部靠近护套的位置逐渐变细,从而成为整个导管中最为薄弱的部分,当过度旋转时,此部分最先折断,从而可防止 Tornus 导管远端部分在血管内折断造成严重后果。

一旦 Tornus 导管通过闭塞病变进入血管远端,则应将超硬头端的导丝更换为软头导丝,顺时针旋转 Tornus 导管的同时,在软导丝的尾部轻轻施加推送力量即可非常容易地退出 Tornus 导管。但在迂曲血管中,从 Tornus 导管内更换导丝有时会遇到非常大的阻力,这时应先顺时针旋转稍稍退出 Tornus 导管,在退 Tornus 导管时应非常缓慢,由于导管自身设计,顺时针旋转的扭矩积聚力消退比逆时针旋转慢,因此在顺时针旋转时仍应遵守旋转上限(Tornus 40 圈, Tornus 88flex 20 圈)的操作原则。

四、Crusade 微导管

Crusade 微导管是双腔微导管,有效长度为 1 400mm,根据头端硬度分为标准型和加硬型,导管具有整体交换腔(over-the-wire, OTW)和头端长度为 210mm 的快速交换腔(rapid exchange, RX),两腔的内径均不小于 0.36mm,内附聚乙烯亲水涂层,常规的 0.014in 的导丝,远段外径为 3.1F,过渡段外径为 2.9F,头端外径为 2.2F,导管整体材质柔软,便于通过迂曲病变,推送杆部分为不锈钢所编制,支撑性良好,微导管全程强度平缓过渡。

Crusade 双腔导管,最初用于分叉病变,随着我们对于 Crusade 的理解与体会,现在更多地用于闭塞病变治疗当中,它容易控制导引钢丝的角度,保证导引钢丝的同轴性,可用于交换导引钢丝,使导引钢丝的穿透力进一步加强。目前 Crusade 双腔微导管主要用于以下情况:①协助导丝进入解剖情况复杂的分支血管,包括采用反转导丝技术(reversed guidewire technique, RWT),技术步骤见图 7-3-5,即在距导丝 3cm 处塑反弯,把已塑形的导丝送入 Crusade 导管的 OTW 腔并使导丝的反折部分自导管头端侧孔探出,将 Crusade 微导管沿非靶血管内的导丝送入指引导管,期间注意保持 OTW 腔内导丝呈反折状态,整个系统推送至分叉病变以远后将 Crusade 导管退至病变近端,缓慢回撤并仔细操控反转导丝使其头端进入靶血管,待导丝的反折部退至病变处,在轻微旋转的同时将导丝小心前送至靶血管远端,完成反转导丝技术;②有助于应用双支架技术处理分叉病变时协助导丝通过理想的主支支架网眼(分支口部选择近中部的支架网眼)重新进入分支血管,可有效地避免导丝缠绕以及导丝误入近端支架外侧 - 血管壁间的间隙;③有效地增强导丝的支撑力以协助其通过 CTO 病变,提高平行导丝技术的操控性和成功率;④通过 OTW 微导管向血管远端局部给药。如果在 CTO 病变附近存在大的分支血管,双腔微导管

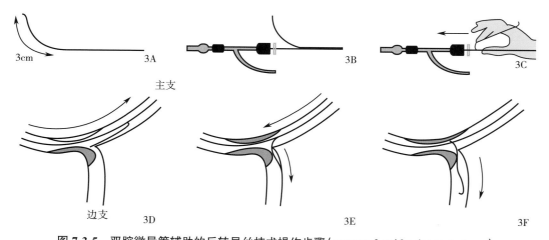

图 7-3-5　双腔微导管辅助的反转导丝技术操作步骤(reversed guidewire technique)

的应用可简化操作,端孔分支导丝可以固定双腔微导管,侧孔导丝可以寻找方向穿刺病变,并更换不同类型的导丝,成功开通闭塞处存在分支的 CTO 病变。

操作双腔微导管时,需要充分理解其设计理念和性能,端孔导丝选用常用工作导丝(BMW、Runthrough 等)可以增加双腔微导管的支撑力,又不易引起冠状动脉穿孔,而侧孔导丝选择一般是 CTO 病变专用导丝,当然不同的术者习惯和对 CTO 病变性质的理解,选择导丝也不一样,一般常见选择中等硬度的导丝(Pilot 150、Pilot 200、Gaia 系列、Conquest 系列等)起步,逐步增加导丝的硬度,穿刺闭塞近端纤维帽或定向穿刺返回血管真腔,侧孔导丝容易"顶"到断端,依靠双腔微导管提供的支撑力使侧孔导丝穿刺闭塞近端纤维帽的成功率提高。但是由于侧孔具有一定的方向性,在操控导丝时,需要适当调整侧孔的方位,理想的导丝穿出方向往往难以控制,因此,目前国内部分专家仍然较少使用双腔微导管辅助平行导丝技术。

双腔微导管在退出时与普通微导管撤出方法基本类似,但由于 Crusade 微导管推送杆部分外径为3.2F,因此使用目前的球囊导管无法在 6F 指引导管内完成球囊锚定技术,往往需要采用延长导丝技术,或者选择 7F 甚至 7F 以上内径指引导管,为此产生了一种专门用于锚定技术的球囊导管——Kusabi 导管,该导管长度为 1.07m,其杆部最细处外径仅为 1.7F,该导管头端附有长度为 10mm 的球囊,以 8atm充盈球囊时,其直径可达 2.75mm,故可以在 6~8F 指引导管内顺利完成锚定技术,从而安全退出 Crusade微导管。

五、Caravel 微导管

Corsair 微导管的问世在一定程度上简化 CTO 介入治疗过程,但是由于其体部外径较粗(2.6F),内径较细,故在 6F 指引导管内无法同时容纳两根 Corsair 微导管,通过小的注射器进行高选择性造影时较为费力,有时难以通过较为迂曲、成角的侧支血管。为了避免上述这些缺点,Caravel 微导管应运而生,微导管的外形与 Corsair 导管极其相似,头端成锥形,长度为 135cm(150cm 长度的 Caravel 微导管目前在临床测评中,尚未上市),头端外径为 1.4F,体部外径仅为 1.9F,头端内径为 0.40mm,高于 Corsair 导管(0.38mm),体部内径为 0.43mm,略低于 Corsair 微导管(0.45mm),正是由于 Caravel 微导管"杆细腔大"的设计,所以可以在 6F 指引导管内同时容纳两根 Caravel 导管,可以在 7F 的指引导管内同时容纳Caravel 导管和 IVUS 导管,术者可较为轻松地完成高质量的高选择性造影,较为顺利地通过迂曲、成角的侧支血管,可在 IVUS 实时指导下导丝定向穿刺。但由于 Caravel 微导管"杆细腔大",故其管壁比较薄,在操作该导管时切忌旋转,否则有可能将其折断。

另外,还需要注意在推送导丝和微导管进入靶血管的过程中,应轻柔旋转导丝近端,微导管应紧随其后,交替推进二者,直到微导管到达病变近端,如遇到阻力,必须及时造影查明原因,如原因不明须回撤微导管,否则会导致血管损伤。如果液体无法通过微导管内腔,切勿用力冲洗,否则可能导致血管损伤,此时应该回撤并更换导管。经微导管向冠状动脉内推注任何药物和液体之前,均应首先用注射器回抽直至有血液流出,以防止推入气体导致冠状动脉气栓。

(荆全民　韩　渊)

第四节　导丝经过 CTO 病变远端的判定

导丝穿过 CTO 病变全长之后,继而面临着判断导丝是否位于远端血管真腔的问题,这是开通 CTO 病变必不可少的步骤,一旦导丝位于血管假腔而术者进行了球囊扩张,结局可能是灾难性的,因此导丝经过 CTO 病变远端真腔的判定就显得尤为重要。

当 CTO 导丝突破并通过闭塞病变后,理想条件下应是术者的手感,即在不旋转导丝的前提下毫无阻力地推进且进入远端血管或分支血管内,但是往往闭塞病变合并钙化或导丝走行于坚硬的病变斑块内时,推送导丝也会遇到一些阻力,顺行度会明显降低,另外当导丝穿透血管壁至心包腔内时也可能出现这种征象,因此,仅仅依靠触觉反馈来判断导引钢丝是否位于血管真腔有时并不可靠,必须采用多种方法综合判断,提高判断的准确率,以确保导丝位于 CTO 远端血管的真腔。

1. 多体位投照检测导丝位置并确定导丝不在分支或内膜下假腔,这往往需要双侧冠状动脉造影,延长冠状动脉造影的时间观察侧支循环逆灌注闭塞血管的远端,选择两个垂直正交体位投照检测导丝是否和血管走行一致,一般情况下右冠状动脉选择 LAO 40°~60° 和 RAO 30° 体位,后三叉应用 AP+CRA 30° 体位,左前降支应用 AP+CRA 30° 和 Spider 体位,左回旋支应用 CAU 30° 和 Spider 体位。

2. 多体位投照或对侧造影如不能确定导丝是否在真腔、球囊不能通过病变而必须用旋磨术或应用加强型硬导丝(尤其是应用球囊支持)时,则必须应用微导管或 OTW 球囊行中心腔造影来检测远端导丝的位置,以确保导丝在真腔内,此时微导管造影要小心,造影前一定要回吸,只有回吸到持续不断的新鲜血液确认在血管真腔时,才能轻轻推注对比剂造影,应用 5ml 或 2ml 注射器缓慢低压推注对比剂来显示血管腔,确认血管真腔后,再加力推注对比剂。

3. 其他判断导丝位于真腔的方法还包括导丝走行的顺利程度(医生的手感)以及导丝穿过闭塞段时的突破感;突破闭塞远端纤维帽后导丝头端突然摆动自如;无论硬软导丝,都会直接推送顺畅、转向灵活且回撤后仍能按原路径前进(进入心包腔则走行无定路),导丝尖端塑形存在(不变直)且可顺利进入相应分支;在不旋转导丝前提下可毫无阻力地向前直接推送且导丝尖端不变形;球囊易通过病变;IVUS 验证导丝位置;可沿着导丝缓慢推送处于负压状态的未扩张过的细小外径球囊至病变远端,再将其回撤至病变近端(不扩张球囊)同时轻轻推注对比剂以判定导丝是否通过了 CTO 病变。

在 CTO 病变的介入治疗中,导丝和血管的关系贯穿治疗的始终,发现并及时识别导丝进入内膜下假腔,避免形成巨大夹层血肿而导致最终寻求真腔失败。术中多体位投照证实始终是判断导丝位于真假腔的关键,当出现下列表现应高度怀疑导丝位于血管假腔:①CTO 导丝尖端摆动幅度和血管跳动不一致或明显增大,导丝尖端出现"漂浮"现象,高度怀疑导丝远端位于心包腔或者心室腔内;②导丝突破 CTO 病变后,继续前进时尖端拱起,尖端塑形消失或回撤后不能按原路径前进;③与术前造影相比,CTO 远端血管血流较前减慢或者出现明显对比剂滞留;④操作导丝过程中患者心电监护频繁出现期前收缩;⑤微导管通过闭塞后,回吸血不顺利或者回吸不到血液。

对于复杂的 CTO 病变,各项技术要熟悉掌握,多种方法综合判断导丝和 CTO 远端血管的关系,当导丝进入内膜下假腔,此时应保留导丝在闭塞病变内,第二根导丝采用平行导丝技术、多体位投照确认导丝走向,然后尝试将导丝重新进入病变真腔,或者应用 IVUS 辨认真、假腔,并指导应用强穿透力的导丝穿刺进入真腔的技术方法,必要时我们可以采用逆向导丝技术,双向导丝左右互搏,实现最终的导丝返回真腔,开放 CTO 病变(图 7-4-1)。

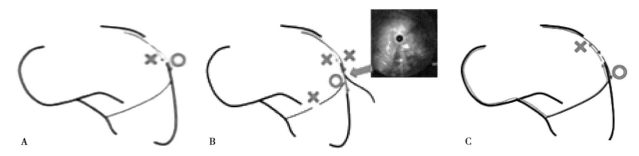

图 7-4-1　导丝进入假腔后重新寻找真腔方法
A. 平行导丝技术;B. IVUS 指导定向导丝穿刺;C. 逆向导丝技术找回血管真腔。

总之,判断导丝和 CTO 远端血管关系是 CTO 介入治疗不可或缺的一环,多体位投照是关键,微导管造影是核心,综合判断,合理应用,就会提高 CTO 病变开通的成功率。

（荆全民　韩　渊）

第五节　正向导丝升级技术

一、正向导丝升级技术的概述

随着近年来医疗技术的发展,介入器械的改进、经验的积累及对 CTO 病变理论的新认识,CTO 病变开通成功率有所提升,尤其是逆向介入技术的出现,许多大的心脏中心 CTO 成功率能达到 90% 以上,但对于无良好逆向介入侧支的 CTO 病变,应用正向导丝技术的成功率仍不理想,因此,如何提高 CTO 病变正向介入治疗的成功率是大家一直关注和探讨的热点问题。

正向导丝升级(anterograde wire escalation,AWE)技术是 CTO-PCI 过程中导丝通过闭塞病变最常用的技术,是正向介入治疗的主要手段。CTO-PCI 过程中 AWE 技术的使用率高达 66%~78%,尤其应用在闭塞段较长或缺乏良好逆向介入通道的病变中。Maeremans 等通过分析来自比利时、荷兰、卢森堡 5 家心脏中心的 100 例以 AWE 作为首选策略的 CTO 患者发现,75% 的患者使用 AWE 策略成功完成 PCI。在应用 AWE 技术时首先推荐使用 Fielder XT-R 或者 Fielder XT 导丝,如果无法通过闭塞病变,升级为 Fielder XT-A 导丝或者 Gaia First 导丝,仍然无法通过病变则升级为 Gaia Second、Gaia Third 或 Conquest 系列导丝。使用 AWE 技术开通 CTO 成功率随病变的难度增加而降低,按照 CTO 病变难易程度进行分层,发现在简单组、中度难度组、困难组和很困难组中使用 AWE 技术开通 CTO 的成功率分别为 83%、86%、71% 和 43%,可以看到 AWE 技术处理较简单的 CTO 病变时能获得较高的成功率。单纯使用软导丝可以通过 46% 的 CTO 病变,升级为中等硬度或硬导丝时,成功率分别可以再提高 34% 和 50%。

二、正向导丝升级技术相关导丝介绍

1. Fielder XT 系列导丝　是一类具有聚合物护套的软导丝,包括 Fielder XT、Fielder XT-R 和

Fielder XT-A 导丝（具体参数见相关章节）。一般来说，Fielder XT 系列导丝是正向导丝升级技术中最常采用的首选导丝，尤其是 Fielder XT-R 导丝，利用其寻找闭塞病变微孔道或疏松组织的特性，一旦导丝进入闭塞病变，真腔的可信度高。Fielder XT-A 是同时具有寻找闭塞病变微孔道和一定的穿刺能力的导丝，头端直径 0.010in 且头端硬度 1.0g，穿刺所造成的内膜下血肿或夹层明显小于其他较硬的 CTO 导丝，便于直接进入闭塞血管远端真腔或利于其他 CTO 导丝从内膜下重回真腔。Fielder XT 系列导丝在处理 CTO 迂曲病变时常首选用于 Knuckle 技术，其头端可形成较小弯曲，使血管内膜下形成夹层相对较小，降低血管内膜下夹层破裂的风险。

2. Gaia 系列导丝　包括 Gaia First、Gaia Second 和 Gaia Third 三种规格，头端直径分别为 0.010in、0.011in 和 0.012in，头端硬度分别为 1.7g、3.5g 和 4.5g，锥形头端，复合核芯，1mm 预塑形，具有较长的亲水涂层，具有接近 1 : 1 的扭矩传导能力和良好的操控性，容易进入闭塞病变，而且在闭塞病变内容易控制导丝的前进方向。Gaia 系列导丝目前已经成为 CTO 病变正向导丝升级技术过程中的常用导丝，尤其是 Gaia First 导丝，在闭塞病变开口具有一定的寻找微通道的能力，目前已经成为部分专家寻找闭塞病变入口的次选导丝。

3. Miracle 系列导丝　属于中等硬度的导丝，平头头端，全程疏水涂层，多种头端硬度（3~12g），穿透力强，头端硬度大，具有较强支撑力和良好的触觉反馈。近年来随着 Gaia 系列导丝的出现，Miracle 系列在正向导丝升级技术中应用逐渐减少，但是在正向夹层再进入真腔技术中，Miracle 6~12g 系列仍然是输送 Stingray 球囊至再入真腔区域的常用导丝。

4. Pilot 系列导丝　在 CTO 正向导丝升级中最常用的是 Pilot 150 和 Pilot 200 导丝，属于 core-to-tip 设计，带聚合物护套的硬导丝，适用于闭塞段血管走行不明确，合并严重的钙化、迂曲或 Fielder XT 系列或 Gaia 系列导丝不能通过的 CTO 病变，常首选 Pilot 150，不能通过则升级为 Pilot 200，同时也可用于正向或逆向 Knuckle 技术。

5. Conquest 系列导丝　锥形头端，多种头端硬度（9~20g），仅适合"穿行技术"，即"扎孔"操作。一般适用于低中等硬度的导丝无法穿过闭塞或者合并严重钙化的病变，Conquest 系列导丝常作为最后的备选升级导丝，当然也有部分专家在血管走行明确、闭塞段较短的情况下利用高穿透力的导丝趋向于直线前进的特性将其作为首选导丝，比如 Conquest Pro 8~20g 导丝可用于穿刺 CTO 病变近端钙化纤维帽，也可以用于导丝定向穿刺重回真腔的操作，但是不可用于血管走行不明确的 CTO 病变，以免引起血管穿孔或夹层。

三、正向导丝升级策略及导丝选择

（一）正向导丝次序化升级策略

正向导丝升级技术的基础是对闭塞段内病理组织学的深刻认识，CTO 介入治疗发展至今已经有了成熟的治疗策略，对 CTO 的理解也从之前的单一根据影像转变为主要根据影像结合 CTO 病理组织结构特点选择合适的治疗策略。在 CTO 血栓形成的过程中，内皮细胞侵入纤维网中形成管形结构，从而构成了血栓内微血管通道，因此，微通道 - 新生血管的形成是 CTO 的一个标志性特征，正向导丝技术依据这一特征来选择导丝和制定次序化导丝升级策略。一般首选头端细软且有超滑涂层的导丝，例如 Fielder XT、Fielder XT-R，充分利用尖软导丝寻找闭塞微通道或疏松组织，提高导丝由闭塞入口进入真腔的概率。导丝进入闭塞段后柔性旋转导丝缓慢向前推进，在闭塞段内向前推进过程中经多体位（特别是垂直体位）造影确认导丝位于血管结构内，向前推进受阻时应用平行导丝技术缓慢升级导丝通过闭塞段到达远端真腔。中国人民解放军北部战区总医院荆全民教授基于多年实战经验,总结了正向导丝次序化升级策略常见模式以及合理的正向导丝选择思路(图 7-5-1),对于提高正向介入治疗成功率具有重要指导作用。

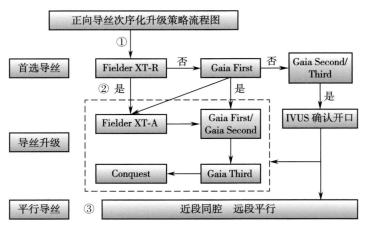

图 7-5-1　正向导丝次序化升级流程

(二)正向导丝升级模式

1. 模式一:Fielder XT 系列导丝直接寻找微通道并通过病变(图 7-5-2)　研究显示 90% 以上的 CTO 病变内存在丰富的新生血管通道,这些新生血管通道通常不连续或者迂曲走行,病理学发现其直径为 160~230μm,平均直径为 200μm,部分纵向延伸大概占 CTO 病变长度的 85%,部分微通道终止于

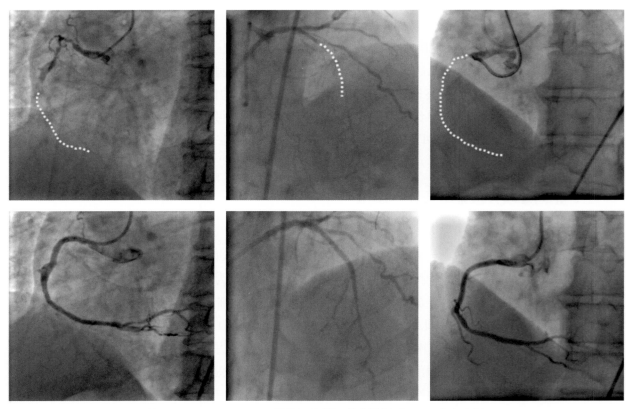

图 7-5-2　Fielder XT-R 导丝寻找微通道直接通过 CTO 病变病例

闭塞段血管壁,部分通向闭塞段内的分支血管,还有一些直接通向闭塞远端真腔内。正是 CTO 病变中微通道的存在,增加了应用较小外径的超滑软导丝进入和通过的机会,能够顺利在闭塞病变开口寻找微通道的导丝必须满足导丝外径小、头端硬度低、具有超滑涂层、导丝寻径过程中避免对微通道或疏松组织破坏的特点,因此,头端直径 229μm 的 Fielder XT 导丝与头端直径 254μm 的 Fielder XT-R 导丝成为 CTO-PCI 的首选。前些年正向首选第一代 Fielder XT 导丝已被大部分 CTO-PCI 术者认可,随着操控性更好的 Fielder XT-R(头端硬度 0.6g)导丝的出现,近几年 CTO-PCI 术者常将其作为首选导丝,充分利用其头端软的特性,减少对于闭塞病变内微通道的破坏,同时还利用其触觉反馈比 Fielder XT 导丝好的特点,减少导丝进入假腔的概率。在操控 Fielder XT-R 导丝时,建议不要急于跟进微导管,充分利用导丝本身的特性去探查微通道,较近的微导管支持虽增加了导丝的穿透力,同时也增加了导丝进入假腔的机会。只有在导丝进入闭塞病变后才可跟进微导管支持,减少导丝在闭塞段内推进的阻力,提高导丝的穿透力。操控该导丝在闭塞段内推进时须密切观察导丝尖端摆动情况和导丝形态走行,结合冠状动脉造影图像综合分析判断导丝的位置,当出现导丝尖端扭曲变形或者远离血管走行角度较大的转弯时,往往提示导丝进入血管假腔或者分支小血管内;导丝在闭塞段内向前推进时,如果连续出现心脏期前收缩也提示导丝进入血管假腔或者分支小血管内,须重新于近段再次调整导丝尖端方向,保持导丝头端具有一定张力,缓慢、耐心、轻柔地旋转进行前探操作,一旦出现导丝尖端张力消失或者形态相对平直改变,往往提示进入了微通道或者疏松组织,继续轻柔旋转缓慢推进导丝,部分病变可顺利通过至远端血管真腔。

2. 模式二:微导管辅助的导丝升级技术　　CTO 病变中微导管不仅用于交换导丝,还可增加导丝穿透力,对 CTO 病变有微扩张作用,当第一条导丝进入闭塞病变入口后,除了根据导丝尖端形态由具有可以转动的角度变为尖端呈直线形态外,还须多角度造影判断导丝是否进入分支或桥侧支血管以及导丝走行和闭塞血管走行是否一致,如证实导丝进入闭塞病变血管结构内时,可跟进微导管,进一步增强导丝的前行能力,并利用其对于病变的微扩张作用开放第一根导丝进入 CTO 病变入口腔隙,这对于后续平行导丝技术的实施具有很重要的意义。当导丝在闭塞病变体部或远端进入假腔时,合理使用微导管辅助,多角度造影预判导丝与血管的位置关系,导丝进入假腔的位置常见于闭塞血管成角部位、分支血管发出部位或者导丝出现大角度转弯处。若经判断提示第一条导丝在血管结构内,但由于病变太硬无法继续向前推进或导丝前进尖端出现折弯需要升级较硬的导丝时,建议在跟进微导管的情况下逐渐升级导丝的硬度,太硬的导丝顺行转弯能力较差,可能增加进入假腔的概率。一般升级导丝顺序为Fielder XT-R → Fielder XT-A → Gaia First → Gaia Second → Gaia Third → Conquest 系列导丝(图 7-5-3),通过次序化导丝升级,术者可耐心体会不同硬度导丝性能和增强对病变解剖结构的理解,可显著提高正向导丝通过病变的效率和成功率。

3. 模式三:Gaia First 导丝寻找微通道并通过病变　　部分 CTO 病变使用 Fielder XT-R 和 Fielder XT-A 均无法进入闭塞病变开口,这常见于 CTO 病变闭塞入口存在分支血管、钙化或解剖形态钝形等情况,由于 Fielder XT 系列导丝"软"的特性,一方面具备较强的"寻径"能力,但另一方面失去了一定穿透力和操控性,导致导丝无法切入闭塞病变入口,然而 Gaia First 导丝(头端硬度 1.7g,头端直径 0.010in)或 Fielder XT-R 导丝(头端硬度 0.6g,头端直径 0.010in)不仅具备循行微通道能力,而且头端硬度增大,操控性更好,在 Fielder XT-R 导丝不能进入病变时可作为第一升级导丝,利用其继续寻找微通道,一旦导丝进入闭塞病变入口,真腔的可信度高(图 7-5-4)。

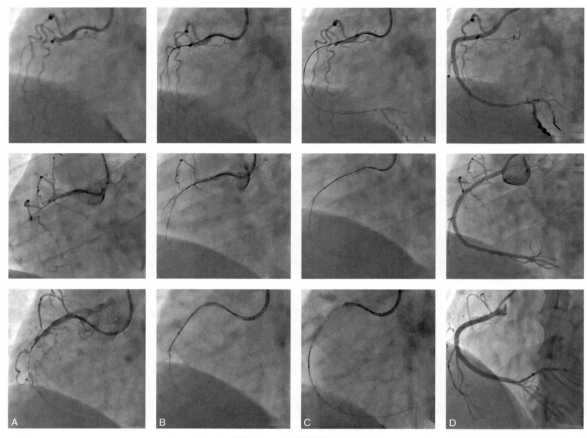

图 7-5-3   导丝升级顺序
A. Fielder XT 导丝进入闭塞段假腔；B. Fielder XT-A 或 Gaia First 导丝在 Fielder XT 导丝进入假腔位置的内侧进入真腔；C. Fielder XT-A 或 Gaia First 导丝通过闭塞段到达远段真腔内；D. 植入支架后的影像。

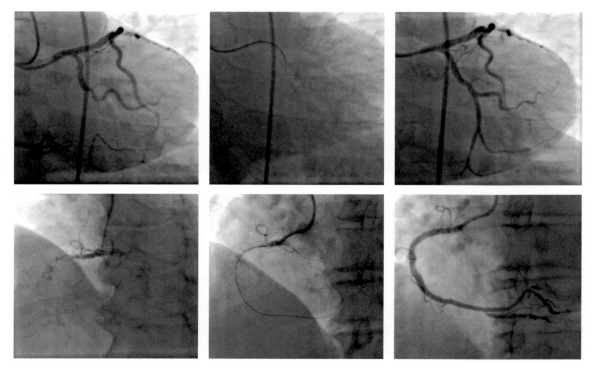

图 7-5-4   Fielder XT-R 导丝无法进入闭塞病变开口，升级 Gaia First 导丝继续寻找微通道成功后真腔通过的病例

4. 模式四：基于 Fielder XT-R 导丝真腔理念的单导丝升级和平行导丝技术　　平行导丝技术是指当首根导丝进入假腔后,保留该导丝于假腔中做路标,遵循荆全民教授提出的"近段同腔,远段平行"的理念送入第二根导丝,以假腔中的导丝为标志,不断调整两根导丝走行直至通过闭塞病变到达血管远端真腔的技术。如果第一根导丝在闭塞病变开口就进入假腔,再实施平行导丝技术难度将非常高,反复尝试导丝操作势必增加局部血肿的形成、假腔的扩大,正向成功率明显降低,然而导丝在闭塞入口进入真腔,在闭塞病变体部或远端出口进入假腔,则实施平行导丝技术成功率非常高。在这个过程中,对于平行时机的把握、平行部位的预判以及平行导丝的选择等环节是影响正向成功率的重要因素。在平行导丝技术成功的病例中,笔者认为需要从以下 3 个环节把握平行导丝技术的核心,即基于 Fielder XT-R 真腔理念的平行导丝技术:①软导丝开口正确进入血管结构内;②遵循导丝近段同腔远段平行的理念;③次序的导丝升级和平行导丝技术。其中,闭塞开口正确进入是前提,位于血管结构内是基础,近段同腔远段平行导丝的理念、次序的导丝升级和平行导丝技术是核心,三者相互联系,相互制约,合理且巧妙的运用可提高平行导丝技术的成功率。

（1）导丝开口的正确进入是成功实施平行导丝技术的前提。一旦导丝于开口进入假腔内膜下后,平行导丝技术难度将非常高,第二根导丝再进入将需要 IVUS 指导确认,因此,选择的第一根导丝尤为关键,软导丝（Fielder XT-R 或 Gaia First）进入病变的真腔可信度高于硬导丝进入。此外,并不是 CTO 病变首选导丝越硬越好,而要充分利用软导丝特性寻找缝隙或微通道。

（2）导丝位于血管结构内是成功实施平行导丝技术的基础。CTO 病变闭塞段影像缺如,且多存在坚硬的纤维帽和岛状的纤维钙化灶,即使是很小心的操作,导丝仍不免进入血管内膜下或血管结构外,一旦导丝进入血管结构外或者内膜下,企图通过平行导丝回到远端血管真腔几乎是不可能的,严重者还可能造成血管穿孔,因此,导丝只有完全走行在闭塞血管结构内才能成功实施平行导丝技术。由于心脏冠状动脉血管网是立体结构,冠状动脉造影仅从二维平面去评价导丝和血管的位置关系,往往操作导丝只能通过某个特定的体位,导丝与血管实际位置关系难以确认,容易失误,故多体位（特别是垂直体位）造影非常必要,理想的情况下在病变切线位上两个正交体位透照确定导丝是否位于血管结构内。根据个人实践经验,一般对于右冠状动脉近中段闭塞病变,常采用左前斜和右前斜体位确定;右冠状动脉后三叉部位则建议用左前斜位和正头位;左前降支闭塞病变采用蜘蛛位和正头位或右肩位确定;左回旋支闭塞病变采用足位和蜘蛛位确定。在操作导丝时,切忌仅在一个透照体位下进行操作情况,需要通过正交体位反复验证导丝与血管位置关系,及时调整导丝方向,以免反复操作导致假腔进一步扩大血肿形成。对于右冠状动脉长段闭塞病变,右前斜体位尤其重要,可以明确区别主支和分支的走行。

单导丝升级和平行导丝技术,这是正向导丝技术核心和难点,何时进行单导丝升级或平行导丝技术取决于术者对于病变的认识和导丝的理解,不同的术者有不同的习惯,尤其在 ADR 技术、逆向技术普及后,部分术者热衷于尝试新器械和新技术,使平行导丝技术使用的比例较前有所减少。平行导丝技术作为应用最广泛的正向导丝技术,是 CTO 介入治疗中必须掌握的重要技术之一,基于 Fielder XT-R 真腔理念的平行导丝技术,其精髓是保证第二条导丝与第一条导丝于相同的腔道进入闭塞近段,在闭塞远端实施平行导丝,概括起来为"近段同腔,远段平行"（本章第六节详细介绍）。对于合并严重钙化的闭塞病变微导管跟进困难时,可以采用小球囊（直径 1.0mm 或 1.2mm）低压力扩张近段闭塞病变后再操作第二根导丝,目的是保证第二根导丝和第一根导丝在 CTO 闭塞近段位于同一个孔道内。第二根导丝的选择可由术者根据病变特点决定,导丝的硬度通常应比第一条导丝大或至少与第一根导丝头端硬度一致,导丝的尖端塑形角度通常应略大于第一条导丝。

第二条导丝进入闭塞病变后,需要判断第一条导丝进入假腔的位置,以便第二条导丝有目的进行穿刺操作。在应用平行导丝技术成功的病例中,血管转角处、分支血管发出部位、钙化部位、导丝尖端出现折弯处以及闭塞远端分叉部位等往往是导丝进入假腔的位置。当然,除了上述多体位造影的形态学判断外,也可采用 IVUS 直观的评估导丝进入假腔的位置,第二条导丝穿刺点可选择第一根导丝假腔进入点近段 2mm 左右且穿刺方向指向假腔的对侧的位置,推进 1~2mm 后在操控导丝指向闭塞段走行的方向缓慢向前推进,以减少再次进入假腔的风险。出现以下现象常提示导丝位于血管闭塞段真腔内:①第二条导丝在 CTO 闭塞段中跨过第一根导丝进入假腔的位置后,可以比较容易地向 CTO 闭塞段远端推进;②第二根导丝通过 CTO 病变的路径常比第一根导丝更加顺应血管的自然弯曲走行;③第二根导丝在第一根导丝进入假腔的位置处走行角度通常大于血管本身的弯曲度,然后导丝走行与血管走行相一致;④最重要的是,在多角度投照下,第二根导丝的行进方向与同侧或对侧侧支循环提供的真腔血管走行一致或更加接近,因此,操作第二条导丝的过程中应反复根据侧支循环显影指导其走向。理解以上现象后,可提高平行导丝技术应用的成功率,以达到手术提高成功率、缩短手术时间的目的。

典型病例:基于 Fielder XT-R 真腔理念行平行导丝技术开通左前降支(LAD)闭塞病变,患者男性,60 岁,因"不稳定型心绞痛"入院。冠状动脉造影见左主干末端 90% 狭窄(图 7-5-5A~C),左前降支近段完全闭塞,右冠状动脉轻度狭窄,右冠状动脉向左前降支远端发出侧支,第一次外院介入尝试开通LAD 闭塞病变未成功(图 7-5-5D、E),于左主干 - 钝缘支植入 3.0/18mm 支架 1 枚。1 个月后转入我院,穿刺右侧桡动脉(6F EBU3.5)和股动脉(7F AL1.0),双侧冠状动脉造影见图 7-5-5E~G。本次策略首先尝试正向介入治疗,首选 Corsair 微导管和 Fielder XT-R 导丝,导丝进入闭塞病变,造影确认导丝位置(图 7-5-5H1~H4),继续调整 Fielder XT-R 进入假腔,升级 Gaia First 导丝接近远端闭塞段(图 7-5-5I、J),两个正交体位造影确认导丝位于血管结构内(图 7-5-5J、K),跟进微导管困难,1.5mm 球囊充分扩张闭塞近段孔道,近段同腔,远段平行,顺利至远端血管真腔(图 7-5-5K、L),预扩张后于左前降支近中段植入 2.75/29mm、2.5/33mm 2 枚支架(图 7-5-5M~P)。

(三)正向导丝软硬更替策略

由于 CTO 病变本身解剖和病理结构不同,通常使用单一的导丝难以完成手术。最常见是通过导丝升级完成,有时也需要导丝降级,以减少导丝进入假腔的机会。对于近端有较硬纤维帽的平头 CTO,可以先使用较硬的导丝(Conquest Pro 或 Miracle 12)穿刺,进入纤维帽之后,通过微导管进行导丝降级(如 Fielder XT-R 或 Pilot 150 等),但是也强调一点,再硬或者解剖不利的病变也不要放弃软导丝寻找进入的机会。应依据 CTO 体段病理特征和远端的解剖结构选择导丝,正向导丝交替使用,在手术中尽量根据患者血管病变情况的变化转变策略,计划精准操作每一步,要做到有的放矢,尽量不要破坏原血管的结构。

(四)特殊病变导丝升级策略

CTO 病变中最为棘手的就是合并钙化,一方面导丝难以进入病变,另一方面导丝穿透病变困难,是否病变越"硬"就需要快速升级穿透力强的导丝呢? 如果能从坚硬组织间的薄弱区域耐心寻找突破口,往往能起到事半功倍的效果。对于结构复杂、钙化等高密度成分多的 CTO,首先还是建议使用 Fielder XT-R、Fielder XT-A 和 Fielder XT 导丝,在遇到阻力时推荐升级为 Ultimate Bros 3 导丝和 Pilot 系列导丝。然而,在钙化病变中应用 Gaia 系列导丝须谨慎,防止导丝头端发生嵌顿导致导丝断裂,对于既往介入失败的 CTO 病变,闭塞病变结构内破坏严重,应结合上次手术影像分析失败原因。往往多体位投照会有意外收获,充分利用软导丝特性在内膜下重新寻找微通道,在多体位造影指导下缓慢推进、缓慢升级,术中尽量寻找微通道以减少对于血管结构的损伤,减少夹层和血肿的形成,导丝通过后应用 IVUS 确认导丝在真腔后再植入支架。

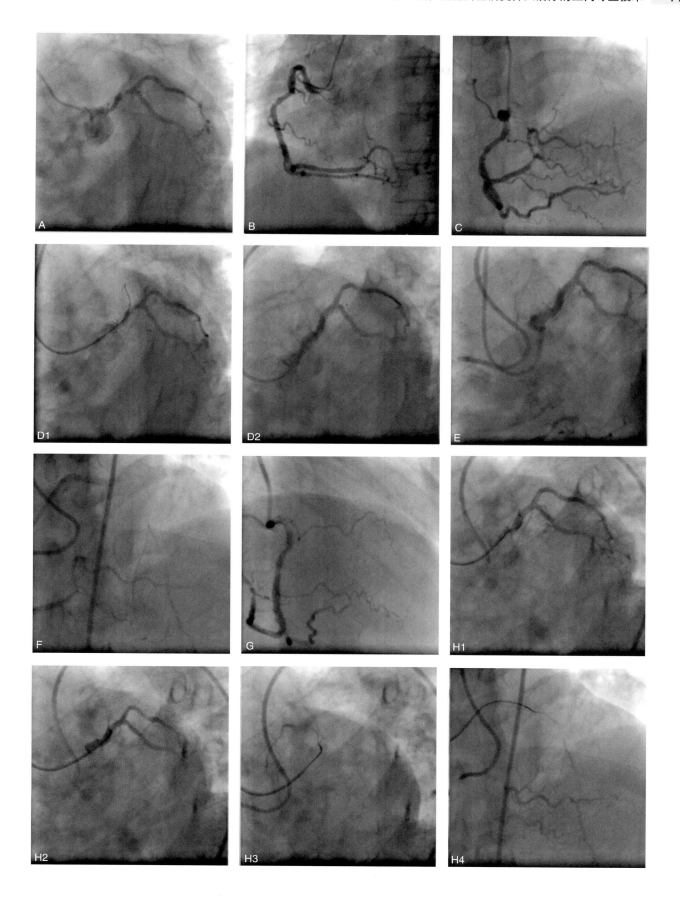

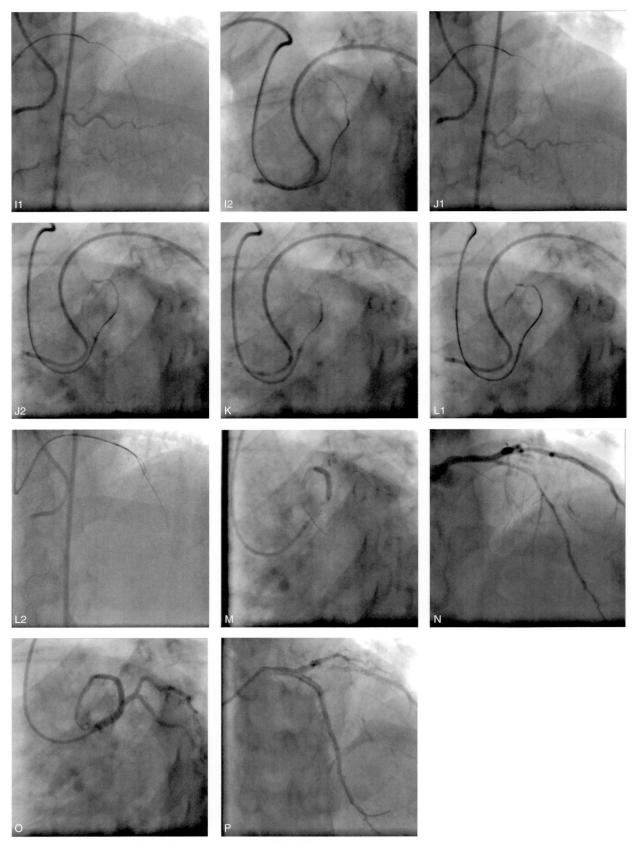

图 7-5-5 基于 Fielder XT-R 真腔理念行平行导丝技术开通左前降支闭塞病变

四、小结

正确运用正向导丝技术是 CTO 病变介入治疗成功的关键,正向导丝升级技术是正向介入治疗的难点和核心,正向介入治疗相比逆向安全、高效,并发症发生率低。在实践中不断总结对于 CTO 病理组织的理解和对不同导丝性能的体会,建立合理的正向导丝升级思路,深刻领会平行导丝技术的精髓,可不断提高正向介入治疗的成功率。

（荆全民　王前程）

第六节　平行导丝技术及演变

平行导丝技术(parallel wire)是 CTO 介入治疗中必须掌握的重要技术之一。由于 CTO 病变闭塞段影像缺如,且多存在坚硬的纤维帽和岛状的纤维钙化灶,即使是很小心的操作,导丝仍不免进入血管内膜下(即假腔)。过去通常的方法是将导丝退出,再次推送原导丝或头端更硬的导丝尝试寻找真腔,此方法缺点是导丝很容易再次进入同一假腔,造成假腔进一步扩大,严重者甚至造成局部大夹层甚至血管穿孔,此外这种操作过程常须推注对比剂,一方面加重患者的对比剂负荷,另一方面前向推注对比剂的压力亦可能造成假腔扩大。平行导丝技术可以克服上述缺点,由于原导丝在假腔中作为标志,术者可以在透视下操控第二根导丝在病变内探索真腔,既减少了再次进入假腔的危险,又减少了对比剂用量。

目前由于 CTO 手术器械的发展,比如 ADR 技术中 CrossBoss 系统,西方医生基于 ADR 系统的导丝 Knuckle 技术和 Stingray 球囊的应用,在美国 CTO 杂交介入流程中没有明确提及平行导丝技术,但是平行导丝技术在临床工作中依然有巨大价值,因此,亚太 CTO 俱乐部流程将平行导丝技术明确标志出来,其地位及作用不言而喻。

平行导丝技术是指当导丝进入假腔后,保留导丝于原位,其作用有:①可以标识出假腔作为路标;②封住第一条导丝进入假腔的入口;③对于成角、迂曲的血管,可以拉直血管起到增强支撑作用,再推送另一根导丝进行操作。

随着器械的发展和进步,平行导丝技术也进行了演变和发展,根据是否使用微导管可分为三类:①经典的平行导丝技术:应用一个微导管进行支撑;②双微导管平行导丝技术:应用 2 个微导管或者 OTW 球囊进行操作,这种技术的优势是当第二个导丝也进入假腔时,第一个导丝可再次以第二个导丝为参照,但因为指引导管内含有 2 个微导管,需要一个大腔且强支撑的指引导管;③现代平行导丝技术:应用了双腔微导管,其优势是保持第一个导丝位置的稳定性,增加了第二个导丝的头端穿透力。

因此,平行导丝技术操作过程中应注意指引导管直径的大小,无论是原导丝还是后来推送的导丝,多数需要微导管或 OTW 球囊支持以方便穿刺远端纤维帽或通过迂曲病变。为避免在术中频繁交换器械,在术前应充分考虑到此种复杂情况,尽可能选用直径 7F 以上的指引导管。

平行导丝技术的启动时机:若 CTO 段存在成角、迂曲,当第一个导丝进入内膜下或假腔时,及时启动平行导丝可以拉直血管,减少血管的迂曲程度,增加正向成功率,CTO 靶血管远端血管床较好,也适合平行导丝技术。

平行导丝技术第二根导丝的选择：第二根导丝的选择可由术者根据病变特点决定，如闭塞段较直或远端存在坚硬的纤维帽，则宜选择尖端锥形的缠绕型导丝，如 Conquest 或 Conquest Pro；如造成假腔的原因是病变段血管严重迂曲，则宜选择尖端圆形的缠绕型导丝，如 Miracle 系列导丝。目前常选择新一代导丝 Gaia 系列及 Pilot 200 系列导丝，第二根导丝的硬度通常应比原导丝更高或至少与第一根导丝头端硬度一致，因为导丝头端硬度不足以穿透钙化病灶时，导丝头端极易偏离真腔而进入内膜下，故多体位投照及逆向造影可以明确第二个导丝的穿刺方向。

笔者所在中心均采用荆全民教授提出的 Fielder XT-R 为中心的近段同腔 / 远段平行的平行导丝技术，并以此为操作流程，取得了较高的 CTO 手术成功率及安全性。现归纳如下：

1. 有序化操作   首先确认导丝在闭塞开口进入的可能是真腔或者靠近真腔，使用软导丝 Fielder XT-R、Fielder XT-A 和升级 Gaia First 增加进入真腔的概率。软细导丝进入 CTO 起始处纤维帽，预示近端真腔可能性较大，故须注重进入闭塞开口的导丝选择和升级。另外，IVUS 进行指导和确认对于闭塞开口十分重要。

2. 判断导丝位置   确保导丝走在 CTO 血管结构内是成功开通血管的关键。心脏冠状动脉血管网是个立体结构图，单一体位投照或者不正确多体位的投照难以确认导丝位置，只有正确的多体位投照并精细操控导丝前进，离成功才能越近。例如，正向导丝进入左回旋支 CTO 病变需要蜘蛛位和足位两个体位判断导丝走行是否和冠状动脉血管走行一致；对于左前降支的 CTO 病变，导丝进入后就需要蜘蛛位和右前斜头位确认导丝在血管结构内；导丝进入右冠状动脉 CTO 病变的近中段，要在左前斜和右前斜确认导丝位置；对于 CTO 长病变，更需要反复多次确认并证实导丝在闭塞血管结构内。

3. 导丝进入假腔的位置判断   包括正向导丝突然改变方向的位置点、正向导丝走行不顺畅或成"S"弯的位置点、进入闭塞之初的部位以及对侧造影和多体位投照可能发现走行脱离部位点。

4. 近段同腔 / 远段平行   这是荆全民教授根据自己有效的成功经验总结的平行导丝技术的精髓。首先确认第一根导丝在闭塞病变血管结构内，保留第一根导丝于原位（避免第一根导丝过多穿刺操作）；第二根导丝在闭塞入口严格进入第一根导丝孔道，或者微导管循着第一根导丝进入病变内扩开纤维帽和扩大第一根导丝孔道；退出微导管，并保持第一根导丝于原位，第二根导丝循着第一根导丝前进。在导丝可能进入假腔的位置转换方向，需要定向穿刺并"咬肉"进入真腔，完成平行导丝技术。

典型病例：基于 Fielder XT-R 为中心理念的平行导丝技术开通左前降支 CTO。冠状动脉造影见左前降支近段完全闭塞，左回旋支及右冠状动脉均向左前降支发出侧支（图 7-6-1A~E），穿侧右侧桡动脉（6F EBU3.5），尝试正向介入治疗。首选 Corsair 微导管和 Fielder XT-R 导丝，Fielder XT-R 导丝虽进入病变，但反复调整后无法继续前行，双体位造影判断导丝走行不理想，考虑入口进入不理想（图 7-6-1F、G），升级为 Gaia First 导丝再次进入病变内，多体位造影走行尚可，但前行困难（图 7-6-1H、I），跟进微导管后升级 Gaia Third 导丝继续前行，多体位造影虽然可见导丝位于血管结构内，但蜘蛛位可见导丝在接近血管真腔处成"S"弯（图 7-6-1J、K），循着第一根导丝跟进微导管进入病变内扩开近端纤维帽后退出微导管，保持第一根导丝于原位，本着"近段同腔，远段平行"的原则，在微导管支撑下循着第一根导丝送入第二根 Gaia Third 导丝，在蜘蛛位导丝呈"S"弯的位置转换方向，定向穿刺"咬肉"再次进入病变后，再次多体位投照判断导丝走行理想（图 7-6-1L、M），继续前行突破闭塞段且可轻松推送导丝，多体位造影再次证实导丝已达合适的位置后置入 2 枚支架（图 7-6-1N~Q）。

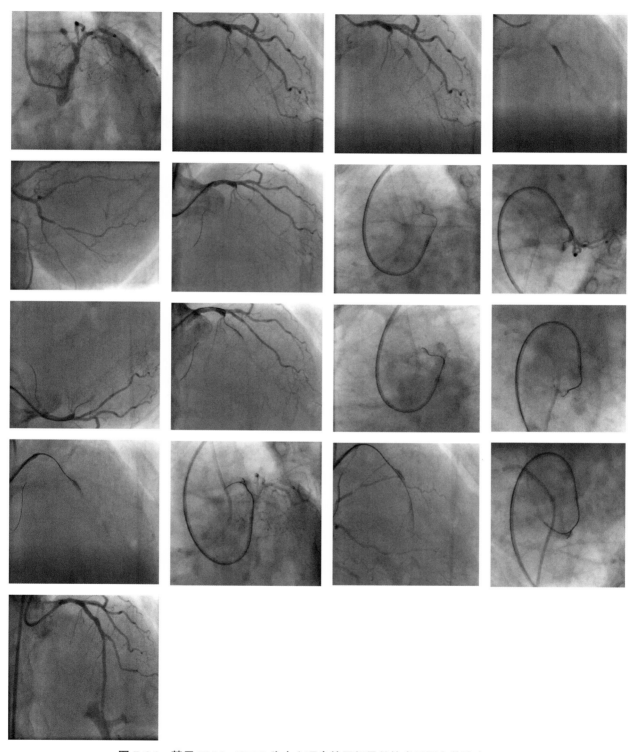

图 7-6-1 基于 Fielder XT-R 为中心理念的平行导丝技术开通左前降支 CTO

（荆全民 田 兵）

参 考 文 献

［1］HARDING S A, WU E B, LO S, et al. A new algorithm for crossing chronic total occlusions from the Asia Pacific Chronic Total Occlusion Club［J］. JACC Cardiovasc Interv, 2017, 10（21）: 2135-2143.

［2］OREGLIA A, GARBO R, GAGNOR A, et al. Dual lumen microcatheters for complex percutaneous coronary interventions［J］. Cardiovasc Revasc Med, 2018, 19（3 Pt A）: 298-305.

［3］KANDZARI D E, GRANTHAM J A, KARMPALIOTIS D, et al. Safety and efficacy of dedicated guidewire and microcatheter technology for chronic total coronary occlusion revascularization: principal results of the Asahi Intecc Chronic Total Occlusion Study［J］. Coron Artery Dis, 2018, 29（8）: 618-623.

［4］DANGAS G D, MEHRAN R, MOSES J W. Handbook of Chronic Total Occlusions［M］. London: Informa UK Ltd, 2007.

［5］韩雅玲, 吕树铮, 土金悦夫. 攻克 CTO——慢性完全闭塞冠状动脉病变介入治疗［M］. 北京: 人民卫生出版社, 2009.

第八章

慢性完全闭塞病变介入治疗的逆向导丝技术

第一节　逆向导丝技术及其分类

逆向技术是指逆向导丝经对侧或同侧血管的侧支循环或经桥血管进入闭塞病变远端,逆向通过CTO病变进行介入治疗的方式。逆向介入技术明显提高了CTO病变介入治疗的成功率,文献报道成功率从以往的70%左右升至90%以上,已成为目前CTO病变介入治疗的重要技术之一。

逆向PCI历经10余年的发展,技术已日渐成熟,目前一些经验丰富的中心及术者逆向介入治疗成功率已超90%,对于正向介入失败者或解剖结构不适合正向介入治疗的CTO病变,应考虑行逆向PCI。目前日本、欧美和中国等很多国家和地区都成立了CTO俱乐部,倡导综合治疗策略,推荐术前双侧冠状动脉造影用于评估CTO病变特征及首选策略,强调正逆向策略的快速转换,进一步提高了逆向PCI作为一线选择的应用率。目前,逆向PCI通常已简化分为三步:导丝通过侧支循环;导丝通过CTO病变;导丝体外化和正向轨道建立,最终完成介入治疗。本节主要介绍逆向PCI操作三步相关导丝技术及其适用情况。

一、导丝通过侧支循环

在逆向微导管通过侧支之前,首先要选好合适的侧支,室间隔侧支是逆向开通CTO使用最多的侧支(约70%的逆向病例),室间隔侧支应优选显影清晰、走行平直、无分支、行程短且与供血和受血血管的成角大于90°的侧支(图8-1-1),而不必过于在意侧支血管的粗细。与选择间隔支侧支策略相反的是,选择心外膜侧支更加注重侧支的直径,而非侧支的迂曲程度,但如果心外膜侧支过于迂曲,当侧支迂曲环的宽度与两个相邻侧支迂曲环距离的比值大于2时,逆向导丝通过侧支的可能性很小。确定合适侧支后,须先用工作导丝将微导管引导至预先确定的侧支起始段,BMW、Runthrough NS、Rinato等导丝都可用于此步骤,根据侧支近段血管走行和进入侧支开口角度对导丝头端进行塑形。当侧支开口成角小于90°且导丝进入困难时,可更换用头端更光滑柔韧的亲水涂层导丝(如Fielder FC),配合Crusade等双腔微导管采用反转导丝技术将导丝送入侧支。

当微导管顺利进入侧支起始段后,为了顺利操作导丝通过侧支,须将普通工作导丝更换为头端较软、触觉反馈和扭控性俱佳的亲水涂层导丝,如Sion系列和Fielder系列导丝,对迂曲的侧支可选用Suoh 03导丝。由于侧支血管非常细,导丝头端塑形应尽可能短,最好短于1mm,角度在30°~45°(图8-1-2),小心轻柔操作,在侧支血管走行不明的情况下,可通过微导管回吸见血液后行选择性造影明确侧支走行,避免暴力操作导致侧支血管损伤。

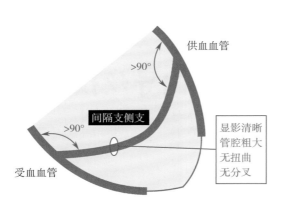

图 8-1-1   理想的间隔支侧支循环

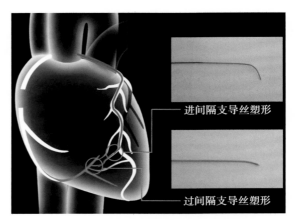

图 8-1-2   导丝进间隔支和通过间隔支头端塑形

通过看不到的间隔支侧支需要用到冲浪技术和试错技术,即让导丝跟随血流的方向前行,仅通过术者对导丝头端的触觉反馈和反复探试,最终通过侧支。在通过心外膜侧支时,最大的困难是心外膜侧支走行非常迂曲,操控导丝通过一系列弯曲很不容易,此时可更换为头端更柔软光滑的非锥形亲水涂层导丝,如 Sion Blue、Suoh 03 导丝,可将导丝头端塑成较大的弯,缓慢旋转随着心脏搏动逐渐前行。

二、导丝通过 CTO 病变相关技术

逆向导丝通过 CTO 病变技术主要包括逆向导丝通过技术(retrograde wire cross, RWC)、导丝对吻技术(kissing wire technique, KWT)、控制性正向 - 逆向内膜下寻径(controlled antegrade and retrograde subintimal tracking, CART)技术、反向 CART 技术等(图 8-1-3)。

1. 逆向导丝通过技术   导丝通过侧支循环后,在微导管支撑下操作导丝顺利通过闭塞段,在从"真腔到真腔"是该技术核心所在。在逆向技术开通的 CTO 病变中,有 20%~40% 的是通过 RWC 来完成的。

逆向导丝通过技术在临床实战中涉及逆向导丝升级策略。首先,我们可以尝试应用 Fielder XT 系列导丝,采用"滑"的操作方法,如果失败且 CTO 远端纤维帽清晰,可选择具有多聚物涂层的 Pilot 150、Pilot 200 或 Ultimate Bro3 导丝;如果 CTO 远端纤维帽不清晰,可选择头端预成型的 Gaia 系列导丝;如果 CTO 远端纤维帽比较硬,则需要 Conquest Pro 或 Progress 140T 等锥形导丝采用"穿"的办法通过闭塞段。

2. 导丝对吻技术   一类是逆行指引导丝未通过闭塞病变,即路标导丝技术(land-marker wire technique,图 8-1-4)。操控导引钢丝逆行通过侧支血管,到达闭塞病变远端,该指引导丝并不通过闭塞病变,仅作为正向指引钢丝行进方向的标记,正向指引钢丝在逆行指引导丝的指引下可通过闭塞病变到达血管远端或使到达远端血管的概率大大增加。

另一类是逆行指引导丝通过闭塞病变后,正向指引导丝以逆行指引导丝作为标记物,并沿着逆行指引导丝形成的通道进入远段血管,即当逆向导丝穿过远端纤维帽在闭塞段行走进入假腔时,可以正向操作另一导丝,两根导丝互为参照,调整各自的方向。

3. 逆向内膜下重回真腔技术   在有些情况下由于闭塞段较长或存在扭曲、成角、钙化等情况,逆向导丝经反复尝试仍无法保持在血管真腔内行走,会有一段走行于内膜下后再回到闭塞段近端的血管真腔,抑或通过正向器械(球囊、导丝 Knuckle、Guidezilla 或微导管)有意造成一个较大的内膜下腔隙,让逆向导丝通过这一腔隙重回近端血管真腔。

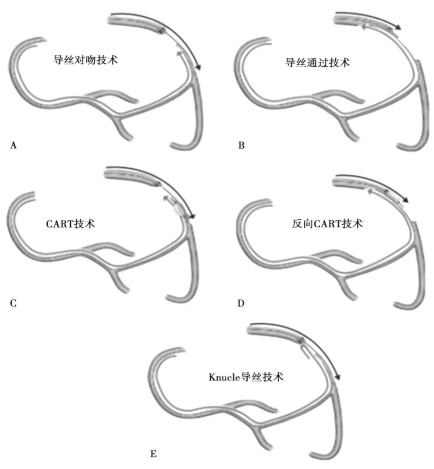

图 8-1-3　逆向导丝通过 CTO 病变技术

A. 对吻导丝技术，正向导丝通过 CTO 病变；B. 逆向导丝通过技术；C. CART 技术，逆向球囊扩张 CTO 后，正向导丝通过闭塞病变；D. 反向 CART 技术，正向球囊扩张 CTO 病变后，逆向导丝通过闭塞病变；E. Knuckle 导丝技术，逆向导丝 Knuckle 上行扩张内膜下，正向导丝通过闭塞病变。图中正向导丝为蓝色箭头，逆向导丝为红色箭头。

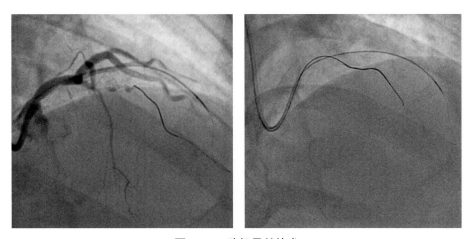

图 8-1-4　路标导丝技术

4. 反向 CART 和当代反向 CART 技术　因为有专门章节讨论,本节只作简要介绍,供参考。

逆向导丝通过侧支循环后,尝试逆向导丝通过技术或导丝对吻技术失败,应考虑使用反向 CART 技术。为保证反向 CART 技术的成功,建议术者尽可能将逆向导丝在血管短轴方向靠近正向导丝,使正逆向导丝重叠 10~20mm。左冠状动脉 CTO 病变进行反向 CART 技术时,通常使用 2.0~2.5mm 球囊,右冠状动脉 CTO 病变通常需要 2.5~3.0mm 球囊,当进行反向 CART 技术后逆向指引导丝仍无法进入近段血管真腔时,术者应借助 IVUS 进行反向 CART 技术。进行反向 CART 技术时,正向球囊扩张造成的夹层有双向延展的可能,因此,正向球囊扩张 CTO 病变后禁止经正向指引导管推注对比剂。在日本,逆行开通 CTO 患者中有超过 40% 的患者使用了反向 CART 技术,反向 CART 技术显著提高了逆向开通 CTO 的成功率。

当代反向 CART 技术与经典反向 CART 技术最大的区别在于两种技术的使用时机不同,经典反向 CART 技术在逆向导丝通过技术或对吻技术失败后进行,而当代反向 CART 技术则是在正向准备完成后直接进行,较经典反向 CART 技术效率更高。

5. Knuckle 技术在逆向技术中的应用　逆向介入治疗长段闭塞伴有迂曲、钙化病变时,常会出现逆向导丝无法通过闭塞段病变、正逆向导丝无法靠近以及无法完成导丝对吻技术或反向 CART 技术等困境。对一些解剖结构不明的病变及特殊解剖结构病变,如闭塞远端终止于分叉处且无残端者,采用传统导丝通过技术,往往事倍功半,容易发生并发症,此时 Knuckle 技术在一定程度上有助于克服上述困难。

Knuckle 导丝技术的目的是在靶血管治疗节段内钝性分离,从而利于导丝通过迂曲或解剖结构不明确的血管段,通常选用轻水涂层导丝如 Fielder XT 系列、Pilot 150 导丝等,将导丝头端塑形成较大的弯(类似伞柄状),配合使用微导管直接推送,导丝每前进一段距离,微导管及时跟进,为避免导丝扭结和折断,切忌旋转导丝(图 8-1-5)。

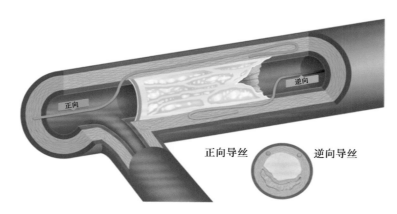

图 8-1-5　Knuckle 技术

将导丝头端塑形成较大的弯,配合使用微导管直接推送导丝至内膜下,达到钝性分离血管目的。正向导丝为绿色,逆向导丝为蓝色。

三、导丝体外化和正向轨道建立

(一)Back-end 技术

导丝在微导管辅助下经侧支血管逆行通过闭塞病变进入正向指引导管后,微导管沿逆向导丝送至正向指引导管内,经微导管更换为 330cm 的逆向导丝,完成导丝体外化,经正向导丝头端按照冠状动脉常规介入方法完成闭塞病变的治疗。

其主要技术要点如下:①操控逆行导丝在微导管的辅助下经侧支血管逆行通过闭塞病变,并把导丝送入正向指引导管内;②沿逆行导丝把微导管或通道扩张导管送入闭塞病变并尝试通过该病变,多数情况下采用球囊在正向指引导管内锚定逆向导丝,帮助微导管通过闭塞段进入正向指引导管;③当微导管通过闭塞病变后,退出逆行导丝,更换为 330cm 的导丝,该导丝经微导管逆行至正向指引导管内并继续前送至指引导管末端的 Y 型阀,用导丝指引针引出至体外;④将逆向微导管退至闭塞血管以远,经 330cm 导丝的头端送入球囊扩张闭塞病变,并完成进一步处理;⑤确认完成病变处理后,将逆向指引导丝正向送入微导管或球囊与逆向微导管对接,从逆向撤出 330cm 导丝,保留导丝于侧支血管内,并分别通过正向和逆向指引导管造影,评估侧支血管通路是否有损伤,是否需要进一步处理。不推荐使用常规 PTCA 导丝加上 Extension 延长导丝来替代 330cm 导丝,因为在微导管中推送的阻力很大,容易在推送的过程中发生导丝连接部脱节且后续的并发症难以处理。

(二)Rendezvous 技术和改良 Rendezvous 技术

2009 年日本光藤和明医师(Kazuaki Mitsudo)首创 Rendezvous 技术,即当逆向导丝通过 CTO 病变后,使正向、逆向微导管在正向指引导管内汇合,操作正向导丝穿入逆向微导管中并沿微导管通过 CTO 病变,后撤逆向微导管,保留正向导丝,实现 PCI 正向轨道的建立。逆向 Rendezvous 技术即当逆向导丝通过 CTO 病变后,逆向微导管无法到达正向指引导管,可于正向指引导管送入另一微导管到达最佳穿入部位(optimal rendezvous segment, ORS),该部位通常位于指引导管的最弯处,操作逆向导丝进入正向微导管,以逆向导丝为轨道前送微导管通过 CTO 病变。

一些特殊情况下无法将逆向导丝、微导管送入正向指引导管内,改良的 Rendezvous 技术应运而生,与经典的 Rendezvous 技术主要区别在于逆向微导管无须进入正向指引导管内。目前改良的 Rendezvous 技术包括:①导丝在 CTO 病变开口部穿入逆向微导管:逆向导丝和逆向微导管均能顺利通过 CTO 病变,但逆向导丝无法进入正向指引导管,此时回撤逆向微导管至 CTO 开口部,操控正向导丝进入逆向微导管从而建立正向轨道。②导丝在 CTO 病变段穿入逆向微导管:少数情况下,逆向导丝可通过 CTO 病变段,但由于逆向指引导管支持不足、侧支迂曲以及 CTO 病变钙化等导致逆向微导管无法通过 CTO 病变。此时可在逆向导丝指引下,操控正向导丝沿逆向导丝的微孔道通过部分 CTO 闭塞段至逆向微导管,从而建立正向轨道。③逆向改良 Rendezvous 技术:当逆向导丝通过闭塞段后无法进入正向指引导管而逆向微导管亦无法完全通过闭塞短段且前述改良 Rendezvous 技术失败时,可正向将微导管送至 CTO 病变前,操作逆向导丝进入正向微导管,以逆向导丝为轨道,前送正向微导管通过 CTO 病变,进而通过正向微导管交换工作导丝至闭塞段远端,建立正向轨道。

(三)逆向导丝抓捕技术

逆向导丝抓捕技术即当逆向导丝进入近端真腔后利用 Snare 等抓捕器或自制的抓捕器将逆向导丝头端"捕获"后,再拖拽逆向导丝进入正向指引导管,然后沿逆向导丝推送微导管通过闭塞病变,最终通过微导管完成导丝体外化和正向轨道建立。

在部分齐头闭塞的 CTO 病变中,尤其是右冠或者左主干闭塞的病变经常出现指引导管无法良好进入冠状动脉口导致逆向导丝无法顺利进入正向指引导管内,同时正向方法也因为正向指引导管支撑力等问题无法实施的情况,此时,可掌控逆向导丝穿出冠状动脉口,进入主动脉内,利用抓捕器抓捕逆向导丝,完成体外化(图 8-1-6)。

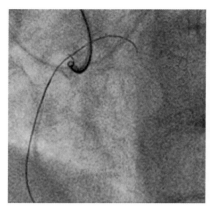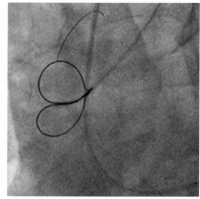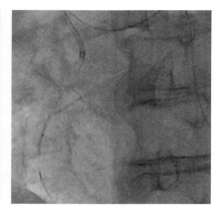

图 8-1-6　抓捕器抓捕逆向导丝,完成体外化

　　有时逆向导丝已经通过闭塞段病变,尖端已有部分到达正向冠状动脉管腔内或逆向导丝虽仍在 CTO 病变内,但已经明确与正向导丝汇合、对吻(kissing wire),此情况下可以使用特制的 Soutenir 微型抓捕器(图 8-1-7),利用其导丝中间的设计形成 3.5~7mm 花篮形圈套,完成对逆向导丝的抓捕,当然因为可操作空间小、手术难度大,成功率容易受影响。

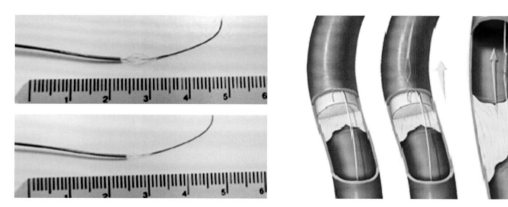

图 8-1-7　Soutenir 微型抓捕器冠状动脉内抓捕逆向导丝,完成体外化

四、小结

　　总而言之,CTO 逆向开通的成功率由患者临床特点、闭塞病变特征、手术策略、现有器械和手术医师的操作经验等多种因素决定。在经验丰富的中心,应在术前和术中全面、科学地评估 CTO 逆向开通的难度和风险,根据临床情况和病变特征,结合手术医师操作经验,合理地制定手术策略,选择更加合适的逆向导丝技术和手术器械,有助于提高 CTO 逆向开通的成功率。

(傅国胜　赵炎波)

参 考 文 献

[1] GALASSI A R, SIANOS G, WERNER G S, et al. Retrograde recanalization of chronic total occlusions in Europe: procedural, in-hospital, and long-term outcomes from the Multicenter ERCTO Registry[J]. J Am Coll Cardiol, 2015, 65(22): 2388-2400.

［2］KUKREJA N, SERRUYS P W, SIANOS G. Retrograde recanalization of chronically occluded coronary arteries：illustration and description of the technique［J］. Catheter Cardiovasc Interv, 2007, 69（6）：833-841.

［3］YAMANE M, MUTO M, MATSUBARA T, et al. Contemporary retrograde approach for the recanalisation of coronary chronic total occlusion：on behalf of the Japanese Retrograde Summit Group［J］. EuroIntervention, 2013, 9（1）：102-109.

［4］JOYAL D, THOMPSON C A, GRANTHAM J A, et al. The retrograde technique for recanalization of chronic total occlusions：a step-by-step approach［J］. JACC Cardiovasc Interv, 2012, 5（1）：1-11.

［5］MATSUNO S, TSUCHIKANE E, HARDING S A, et al. Overview and proposed terminology for the reverse controlled antegrade and retrograde tracking（reverse CART）techniques［J］. EuroIntervention, 2018, 14（1）：94-101.

［6］FUNATSU A, KOBAYASHI T, NAKAMURA S. Use of the kissing microcatheter technique to exchange a retrograde wire for an antegrade wire in the retrograde approach to intervention in chronic total occlusion［J］. J Invasive Cardiol, 2010, 22（5）：E74-77.

［7］YOKOI K, SUMITSUJI S, KANEDA H, et al. A novel homemade snare, safe, economical and size-adjustable［J］. EuroIntervention, 2015, 10（11）：1307-1310.

第二节　器械选择和技术要点

一、指引导管的选择和技术要点

应用逆向导丝技术时,逆向导丝及微导管需要通过迂曲的侧支循环血管及闭塞病变,故应选择强支撑和同轴性的指引导管。不同介入路径主要取决于术者的习惯、拟采用的技术、患者的基础状态及血管条件。股动脉较桡动脉途径指引导管更能提供强大的支撑力、更大的管腔,推荐单侧股动脉 - 桡动脉及双侧股动脉途径,目前国内术者最常用单侧股动脉 - 桡动脉途径。左侧桡动脉入路不利于手术操作,增加术者不适感,延长手术时间,双侧桡动脉不予以常规推荐。

推荐尽量选用主动支撑力强的指引导管,左冠状动脉建议选用 EBU、XB、BL 等指引导管,左回旋支病变有时选择 Amplatz,对于右冠状动脉建议选用 Amplatz、XB RCA、SAL 等指引导管。国内常用逆向入路及逆向指引导管选择方面经验主要是：经右侧桡动脉 6~7F 右侧导管,如 AL0.75~1.5、SAL1.0,放置于右冠状动脉口；右侧股动脉入路 6~7F 左侧导管,如 EBU3.5、XB3.0、AL1.5~2.0,放置于左冠状动脉口；使用同侧侧支血管通路时,建议使用 7F 指引导管。如冠状动脉开口存在严重狭窄,带侧孔的指引导管有利于减少冠状动脉缺血推注对比剂所致冠状动脉损伤的发生。

逆向导丝技术中正向指引导管选择同样推荐上述支撑力强指引导管,如准备实施 IVUS 实时指导或 1.75mm 以上旋磨头旋磨时,建议至少使用 7F 指引导管；如准备联合使用 KDLC 双腔微导管及 IVUS 导管,建议使用 8F 指引导管；如无法使用 8F 指引导管,但又必须使用双腔微导管进行 IVUS 指导下介入治疗,可以选用 SASUKE 双腔微导管,或使用乒乓技术。

经典的 CART 技术或者逆向球囊通过技术须经侧支血管逆向送入球囊导管,因此需要用较短的指引导管（80~90cm）。这种技术复杂、存在引起侧支血管损伤甚至破裂风险，同时随着反向CART技术发展及微导管的应用，现在在临床应用较少，因此，一般情况下，逆向指引导管用普通长度即可。心外膜侧支血管行走路径通常比间隔支侧支血管长，可能需要应用短指引导管，术前应充分评估。

二、导丝的选择细节和技术要点

导丝逆向通过侧支血管到达闭塞病变远端纤维帽是逆向导丝技术的关键，通过侧支循环需要选择亲水涂层导丝，常用的导丝为包括Sion系列、Fielder系列以及Suoh 03导丝（表8-2-1）。鉴于Sion系列头端柔软、触觉反馈及扭矩传导良好的特性，是目前通过侧支血管的主力导丝，其中Sion导丝病变通过性、血管追踪性更高；Sion Blue导丝头端更软、支撑力较好；Sion Black在硅涂层和亲水涂层的双涂层基础上，还覆有一层塑性涂层（20cm），这一改进融合了Fielder FC和Sion导丝的优点，利于通过连续扭曲或严重成角的侧支血管，但易于进入分支。当Sion导丝无法通过严重弯曲的侧支，可换用Sion Black导丝进行尝试，后者具有更高的成功率。当侧支血管严重迂曲、Sion系列指引导丝无法通过时，如管腔较细，可尝试使用Fielder XT-R指引导丝，但术者须谨慎操作，以防进入不可视分支血管。Suoh 03头端极其柔软，推荐选用于极端迂曲的侧支血管（方便面样侧支），特别是心外膜侧支血管，但其支撑力差而且易损坏。导丝头端"折损样"塑形用于严重成角，双折弯或反向弯用于严重扭曲，通过微导管交换不同塑形的或其他导丝。路径错误时，工作导丝头端会出现弯曲；逆向工作导丝前行时出现室性期前收缩，往往提示导丝触及心肌组织，应重新调整路径或者把导丝更换成不同的弯度再重试。当间隔支无连续侧支血管时，可尝试冲浪导丝技术通过肉眼不可见的通路，导丝建议使用Sion和Fielder XT-R，但禁忌用于心外膜侧支血管。心外膜侧支随心脏收缩舒张动度极大，越接近心尖部位动度越大，通常舒张期推送阻力更小，应舒张期操纵导丝前进，导丝及微导管通过严重扭曲间隔支同样采用此方式。

表 8-2-1　通过侧支导丝的选择方法

侧支类型	首先尝试导丝	第二选择（细小侧支）	第二选择（扭曲侧支）	第三选择（扭曲侧支）
左向右，间隔支	Sion	FielderXT-R	Suoh 03	Sion Black
右向左，间隔支	Sion	Fielder XT-R	Suoh 03	Sion Black
心外膜	Suoh 03	Fielder XT-R 或 Sion	Sion 或 Fielder XT-R	Suoh 03，如果粗大心外膜侧支，可选 Sion Black

当导丝到达CTO病变远端血管真腔时，大多情况由于此类导丝头端较软而无法通过闭塞段纤维帽。大部分逆向病例远端纤维帽穿刺不是问题，因为远端常比近端纤维帽软，经过微导管交换为头端较硬的CTO导丝，逆向导丝以逐渐升级策略为好，常用CTO导丝如Fielder XT、Pilot系列、Miracle系列、Gaia系列、Ultimate Bros 3及Conquest系列导丝。对于闭塞病变远端呈锥形或者疏松组织时，可选择Fielder XT-R、Pilot 50、Pilot 150等轻中等硬度亲水导丝。当远端纤维帽伴随一个比较明显的边支时，导丝很容易滑入边支，不易穿刺纤维帽进入CTO体部，可选用非聚合物涂层导丝，比如Gaia系列，有边支存在而且进攻角度比较大，可使用能通过侧支的双腔微导管辅助下对远端纤维帽进行穿刺。病变较硬且闭塞段血管走行相对较直的情况可升级导丝硬度，如Pilot 150或Pilot 200、Ultimate Bros 3、Miracle 3~6和Gaia Second等；病变太硬，钙化重，则需要尖端更硬的导丝如Conquest系列。反向CART可选择操控方向性好、中等以上硬度的导丝，比如Pilot 150、Pilot 200或Gaia Second、Gaia Third导丝，当反向

CART 反复尝试失败,特别是正向导丝在内膜下时,此时用大号的球囊扩张效果不佳,因为内膜弹性特征被扩张的空间常会重新塌陷,这种情况下逆向需要选用尖端更硬的导丝如 Conquest Pro 12g 导丝穿刺病变正向球囊形成的内膜下空隙。另外,穿刺能否成功也与导丝的塑形、是否存在微孔道、残端及导丝的功能有关,在肉眼可见或可疑微孔道存在的情况下,通常会将头端 1mm 处塑形为角度 <45°,以用于"探寻",而穿刺时常将头端 1~3mm 处塑形为约 90°,方便调整导丝头端前进的方向。

完成逆向导丝体外化的工作导丝(长度 >300cm)用于建立从逆向到正向的轨道,例如 RG3、BMW 导丝(300cm)、旋磨导丝(325cm)。由于导丝要通过多处迂曲的血管,阻力较大,应选择亲水涂层导丝,建议首选使用 330cm 的 RG3 导丝,逆向推送及回撤更为容易,不建议使用延长指引导丝。而笔者所在的中心更多的是使用改良后"Rendezvous"技术完成正向化,即在正向指引导管内送入工作导丝,然后穿入此时已推送至正向指引导管内的逆向微导管。

三、微导管的选择和技术要点

在使用逆向导丝技术中,微导管起下述重要作用:①增加支撑:由于侧支循环血管多较迂曲,微导管增加导丝操控性、调整导丝的头端塑形、增加导丝的穿透力、帮助导丝通过迂曲侧支循环,减少过度操控导丝导致血管痉挛、夹层甚至穿孔的可能性;②导丝交换:微导管通过侧支循环血管后,可根据需要方便地进行导丝更换;③正向轨道建立:当导丝成功逆行通过闭塞段病变并进入正向的指引导管后,可推送微导管进入正向的指引导管,更换长导丝或者 Rendezvous 技术建立正向轨道;④利用微导管进行超选择性造影,了解侧支循环情况。

鉴于微导管的上述作用,当导丝通过迂曲的侧支循环血管时,微导管应随时跟进,一般选用 150cm 微导管,部分病例因心外膜侧支血管走行距离较长,须使用短指引导管或 170cm 微导管,如 Corsair、Finecross、Instantpass、Caravel、Corsair Pro 等。目前 Corsair 微导管在逆向操作中已常规使用,该种微导管兼具微导管和扩张导管特点,简化了逆向指引导丝的手术过程,提高了手术成功率,同时该导管的出现也进一步提高了心外膜侧支血管的使用率。Corsair 微导管头端呈锥形结构,导管杆部呈辫状,具有极强的抗扭结功能并能保证扭力的传导,导管外表面覆盖有多聚物亲水涂层,无须较大的推送力即可通过拧转推送,穿透力强,可随导丝旋转而穿越迂曲的侧支血管。当 Corsair 微导管在侧支血管内前进缓慢时,术者应耐心、缓慢地旋转导管使其扭力传递到导管头端,需要注意的是在操作时不要一个方向过度旋转。Finecross 虽然没有 Corsair 的主动扩张能力,但是其外径略小,适合于细小迂曲的血管,对于绝大部分病变 Finecross 都可以顺利通过。

间隔支侧支可选 Corsair 导管,如果不能通过可换用外径相对更小的 Finecross 导管,在 Corsair 侧支血管扩张后换用 Finecross 往往可顺利通过,如果仍然不能通过,用小球囊低压力扩张侧支后常能够通过。反之亦然,如 Finecross 无法通过,换用 Corsair 微导管也可增加成功机会。心外膜侧支微导管选择须兼顾桥侧支的大小及 CTO 病变段性质,如果侧支血管管腔足够大,同时 CTO 病变预计比较硬,可选用 Corsair 导管,而小的心外膜侧支且 CTO 病变较为软,优选 Finecross。国产 Instantpass 微导管头端直径为 1.7F,在笔者临床实践中无论心外膜及间隔支侧支通过方面均表现优异,通过侧支过程中可能需要配合其他操作,如主动深插指引导管、球囊锚定等。

退出微导管时技术要点:①指引导管内球囊锚定技术(Trapping 法)即通过正向指引导管送直径为 2.0~2.5mm 的球囊至正向指引导管的远端,此球囊没有导丝的引导,用 8~12atm 充盈气囊,将导丝锚定在正向指引导管内,此时可将微导管拉出体外而逆向导丝保留在原位;②使用专用的 Extension 延长导丝,固定导丝,退出微导管;③Nanto 法即使用抽好肝素水而不是对比剂的压力泵,保持压力在 14atm 以上,微导管自行回撤退出。

交换微导管技术要点:经上述方法退出微导管后,在指引导管内球囊锚定原有导丝,跟进新的微导管,直至导丝露出微导管尾部,固定导丝,继续跟进微导管。

四、球囊导管选择和技术要点

逆向球囊主要发挥以下作用:①低压扩张间隔支(2~8atm,一般≤6atm)以便微导管更容易通过侧支血管,选择的球囊直径最大可达 1.5mm,一般选择 1.0~1.25mm;②逆行通过并扩张病变,易于正向导丝通过或者行 CART 技术,鉴于 CART 技术的局限性,目前国内 CTO 介入治疗路径已不常规推荐,因此该操作在术中已少用。

输送球囊通过间隔支时,常感觉到阻力,此时应缓慢推进球囊,必要时辅助深插指引导管、球囊锚定技术提供主动支持,如仍未能通过间隔支,则须把侧支循环交界处进行低压扩张,逐步推进。球囊导管撤出时,应特别注意逆向指引导管的运动,避免压力嵌顿或冠状动脉开口损伤。

五、正向轨道建立器械和技术要点

当逆向工作导丝通过闭塞段进入靶血管近段真腔后,术者应操控逆向导丝进入正向指引导管。在正向指引导管内,通过球囊锚定技术固定逆向导丝,然后操控微导管沿逆向导丝进入正向指引导管。术者通过交换成 300cm 以上的长导丝(建议选择 RG3),无须头端塑形,直接将导丝送出正向指引导管 Y阀之外,从而建立正向轨道。然而,正向轨道建立过程常存在很多困难,比如逆向导丝无法进入正向指引导管中时,常需要以下器械及技术:

抓捕器:常是由于指引导管与冠状动脉起始段不同轴,当导丝无法进入正向指引管时,导丝只能漂浮于升主动脉内,此时因导丝的支持力不够,球囊不能逆向通过病变。解决方法首先考虑调整指引导管角度或者更换正向指引导管,以减少指引导管与冠状动脉起始段的夹角,如仍不奏效,则考虑使用抓捕器将逆向导丝抓捕到正向指引导管腔内。

延长导管:常用延长导管 Guidezilla、Guideliner 及子母导管(5F in 6F),应用延长导管结合采用抓捕技术缩短逆向导丝体外化时间,其中抓捕技术即利用 Guidezilla 延长导管正向送至 CTO 近端纤维帽附近,建立逆向导丝进入正向指引导管的桥梁。

术中常碰到逆向导丝通过闭塞段进入到正向指引导管内,逆向微导管无法通过闭塞段的情况,可采用以下方法:①锚定:正向指引导管内球囊锚定逆向导丝;②支撑:使用强支撑的逆向指引导管,或逆向使用 Guidezilla 延长导管加强支撑;③更换不同类型微导管;④小球囊扩张侧支(心外膜血管慎用);⑤正逆向微导管对吻技术;⑥正向球囊挤压、斑块松解;⑦正向导丝病变内进入逆向微导管。国内洪浪教授提出主动拖拽逆向微导管通过技术(active pulling retrograde microcatheter passing technique, APT),即正向指引导管内球囊锚定逆向导丝后,同时逆向导管离开冠状动脉口,主动拖拽正向系统将逆向微导管拖拽通过闭塞段的技术。主动拖拽逆向微导管通过技术采用"拖拽"的方法,能将"拖拽力"直接作用于逆向导丝及微导管且拖的路径较短,弯曲较少,因而比"推力"更高效。

（洪 浪）

参 考 文 献

［1］中国冠状动脉慢性闭塞病变介入治疗俱乐部 . 中国冠状动脉慢性完全闭塞病变介入治疗推荐路径［J］. 中国介入心脏病学杂志，2018，152（3）：121-128.

［2］WU E B，TSUCHIKANE E，LO S，et al. Retrograde algorithm for chronic total occlusion from the Asia Pacific Chronic Total Occlusion club［J］. Asian Interv，2018，4：98-107.

第三节　逆向导丝通过侧支操作要点及技巧

逆向导丝通过侧支循环到达闭塞病变远端血管真腔是 CTO 病变逆向 PCI 成功的关键步骤。逆向导丝不能通过侧支循环是导致 CTO 病变逆向 PCI 失败的最常见原因。

CTO 病变逆向 PCI 术中常用的侧支血管包括间隔支侧支、心外膜侧支和桥血管。逆向 PCI 术中首选管腔直径较大、行经距离较短、迂曲程度小、分叉少且与供血和受血血管呈钝角连接的连续侧支血管（图 8-3-1）。PCI 术前多体位投照下行双侧造影有助于侧支血管的初步评估和选择，经微导管超选择造影能显示侧支血管更精细的特征。

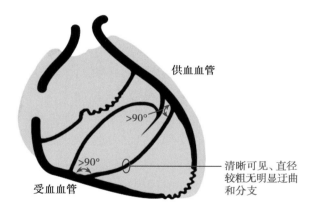

图 8-3-1　理想侧支：清晰可见、直径较粗、迂曲程度小、分支少，侧支与供血和受血血管呈钝角连接

一、逆向导丝和微导管进入侧支血管

通常选择普通工作导丝，将头端塑形为较大的双弯，在微导管辅助下经逆向指引导管送至侧支血管内，再经微导管交换为更适于侧支血管通过的导丝。如侧支血管自供血血管发出处与主支血管呈锐角，导丝难以送入侧支血管，可采用双腔微导管辅助，亦可采用反转导丝技术，还可在主支血管发出侧支后用与血管直径 1∶1 球囊低压力扩张，辅助导丝进入侧支血管。尖端预塑形微导管（如 Prowler、SuperCross 微导管）或 Venture 微导管也可用于辅助导丝进入侧支。

导丝进入侧支血管后因开口处被支架小梁覆盖导致微导管难以通过时，推荐先使用小直径球囊扩张后，再送入微导管进行导丝交换。在供血血管主支内留置一根导丝不仅有助于增加指引导管支撑力、同轴性和稳定性，还便于术中发生供血血管夹层或急性血栓形成等并发症时的快速处理。

二、逆向导丝通过侧支血管

通常选用头端较软、触觉反馈和扭控性俱佳的亲水涂层导丝如 Sion、Sion Blue、Fielder XT-R 和 Suoh 03 导丝等通过侧支血管。Sion 导丝因操控性好、头端硬度低，具有出色的侧支血管通过能力，是目前最常用于通过侧支血管的导丝。通过侧支血管的导丝头端塑形应尽可能短，推荐使用导引针将导丝尖端塑成一长度约 1mm、30°~45° 的小弯，如侧支血管严重迂曲，可塑成 90° 弯，导丝操作过程中不宜单方向过度旋转。

（一）间隔支侧支通过技术

间隔支侧支通常走行较直、弹性相对好，可耐受 1.25~1.5mm 球囊低压力扩张，即使发生侧支损伤或穿孔，也不易导致心肌血肿和心脏压塞，是目前 CTO 病变逆向 PCI 最常用的侧支血管。导丝经间隔支侧支由左前降支至右冠状动脉较由右冠状动脉至左前降支推送更容易，因此，间隔支侧支更常用于逆向开通右冠状动脉的 CTO 病变。在左前降支与右冠状动脉之间的间隔支侧支中，自左前降支近段发出的间隔支侧支常与右冠状动脉远端后侧支分支连续，左前降支中远段发出的间隔支侧支与右冠状动脉远端后降支分支连续，而自左前降支远端发出的间隔支侧支有时可能与右室支连续，首选途经距离短的间隔支侧支。需要注意的是，因第一间隔支一旦损伤引起血肿，可导致左室流出道梗阻和 / 或影响心脏传导系统，引起严重不良后果。

微导管进入间隔支侧支后，逆向导丝可采用对比剂指导的导丝通过技术或导丝冲浪技术通过间隔支侧支。对比剂指导的导丝通过技术即在微导管进入侧支血管后，通过微导管注射对比剂行超选择造影，以获得更高质量的侧支血管影像，如证实侧支血管与闭塞段远端血管连续，再尝试推送导丝通过并进入闭塞段远端血管真腔。超选择造影时推荐使用 3ml 螺口注射器抽取纯对比剂进行注射，注射前应充分回吸直至见到持续血液回流，避免发生气栓或微导管贴壁时盲目用力推注对比剂引起侧支血管损伤甚至破裂。微导管内再次送入导丝前推荐使用生理盐水充分冲洗，避免对比剂残留"黏滞"导丝。前进路径一旦选定，在导丝进入闭塞段远端血管真腔前尽量不要再移动导管床。由于间隔支侧支自左前降支发出后通常先垂直向下走行，然后转向心尖部，继而转向后降支或后侧支，故经间隔支侧支逆向开通右冠状动脉 CTO 病变时，导丝由左前降支进入间隔支侧支时推荐在右前斜 + 头位投照下进行，而进入后降支或后侧支时采用右前斜 + 足位，如导丝前行困难，可能侧支呈 "Z" 型或有分支存在，此时推荐在与原造影体位垂直投照角度重新行超选择造影或旋转造影以明确原因。

导丝冲浪技术即在不注射对比剂情况下在间隔支内直接操控导丝（通常选择 Sion 导丝）试探性通过侧支血管，如导丝头端受阻发生弯曲、变形，则回撤调整方向后重新推送，直至导丝通过侧支血管，这是导丝通过"不可见"（Werner CC 0 级）间隔支侧支血管的一种有效方法。有报道称，采用导丝冲浪技术侧支血管通过成功率达 81%，在超选择造影未发现明确可视的连续间隔支侧支时，也可尝试使用导丝冲浪技术。用该技术时宜轻柔旋转推送导丝，切勿暴力，否则不仅不能提高导丝通过成功率，还会增加侧支血管损伤风险，如导丝反复进入同一路径且通过受阻，应大幅回撤后选择另一路径再尝试推送。需要注意的是，由于采用导丝冲浪技术通过的间隔支侧支有时直径过于细小，后续微导管可能不易通过。

未发现良好可视间隔支侧支时，除使用导丝冲浪技术外，对于较粗大的心外膜侧支，可送入小直径球囊低压力扩张阻塞处，再行双侧造影，此时原先不可见的间隔支侧支可能得以显露。当闭塞血管存在同向侧支供血时，可于发出侧支近端主支血管处用与血管直径 1∶1 球囊低压力扩张阻塞处，同向侧支血流再行对侧造影发现可用于逆向 PCI 的潜在间隔支侧支。

（二）心外膜侧支导丝通过技术

心外膜侧支通常走行迂曲且弹性差，严重迂曲不仅会增加导丝和微导管通过侧支失败的概率，而且使侧支破裂出血风险显著增加。心外膜侧支一旦破裂，可导致危及生命的心脏压塞，因此通常不作为逆向导丝通过的首选侧支血管。近年来，随着手术经验的积累和器械的不断改进，心外膜侧支使用率呈增长趋势。

导丝通过心外膜侧支需在超选择造影指引下进行，首先采用相互垂直投照角度行超选择造影明确侧支血管走行，然后边前送导丝，边跟进微导管。前送过程中注意务必导丝先行，切勿让微导管走行于导丝之前，因心外膜侧支一旦发生穿孔则后果严重，故导丝冲浪技术原则上禁用于心外膜侧支，也禁行球囊扩张。

心外膜侧支通过导丝可选用 Sion 系列、Suoh 03 和 Fielder XT-R 等导丝，在心脏舒张期侧支血管迂曲度变小时，轻柔旋转推送有助于使导丝通过迂曲心外膜侧支。Suoh 03 导丝（图 8-3-2）头端为双重绞股螺旋结构，远端 52cm 有亲水涂层，硬度仅为 0.3g，是目前头端最软的导丝，具有出色的扭矩传递能力，通过迂曲侧支能力强，可作为通过连续迂曲心外膜侧支的首选。

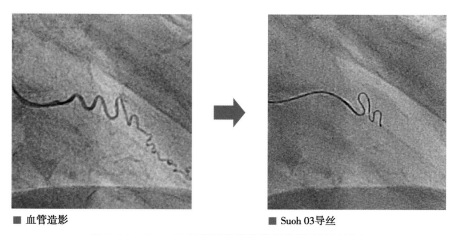

■ 血管造影　　　　　　　　■ Suoh 03导丝

图 8-3-2　Suoh 03 导丝具有出色的迂曲侧支通过能力

微导管通过迂曲侧支可将该血管段"拉直"，有利于导丝后续推送前进，但当只有一支直径较粗大且迂曲的心外膜侧支血管时，导丝和微导管通过时造成的"手风琴效应"可诱发严重急性心肌缺血症状，甚至导致血流动力学障碍，须慎重选择。

心外膜侧支随心脏收缩舒张动度增大，越接近心尖部位运动幅度越大。术者要有足够的耐心，仔细观察侧支血管迂曲程度与心动周期关系，在心脏舒张期侧支迂曲程度明显减轻时轻柔旋转导丝，使其通过侧支。

Caravel 或 Corsair Pro 微导管具有更好的侧支通过能力。Caravel 微导管的外形与 Corsair 微导管相似，头端呈锥形，头端外径为 1.4F，体部外径仅为 1.9F，头端内径为 0.40mm，体部内径为 0.43mm，具有"杆细腔大"的优点，更易于通过迂曲、成角的侧支血管。但由于 Caravel 微导管管壁较薄，故操作时应以直接推送前进为主，不宜过度旋转，否则导致微导管打折。Corsair Pro 微导管在 Corsair 微导管基础上材料有所改进并去除了头端和体部之间的钨合金标记段，尖端柔韧性更好，更易通过迂曲侧支，且可减少对迂曲侧支的损伤，尾端改为螺旋形设计能够降低导丝打折嵌顿风险，改善了耐用性。

（三）桥血管侧支导丝通过技术

动脉桥和大隐静脉桥血管均可作为原位 CTO 病变逆向 PCI 的侧支通道使用，经静脉桥血管开通原位冠状动脉 CTO 病变具有以下优点：桥血管通常管腔较大，易于导丝通过，操作相对安全。已经发生严重病变或新近闭塞的大隐静脉桥血管也可用作开通原位 CTO 病变的侧支通道。左乳内动脉（left internal-mammary artery, LIMA）桥血管在送入器械时，尤其当旋转微导管时易引发血管痉挛，导致前向血流受限甚至中断，可能引发灾难性后果，故一般仅作为桥血管侧支的最后选择。新近一项经 LIMA 桥血管完成 CTO 病变逆向 PCI 的多中心研究显示，由有丰富经验的 CTO 术者经 LIMA 桥血管完成逆向 PCI 是可行的，与使用其他侧支血管完成逆向 PCI 相比，技术成功率和手术成功率无区别，但循环辅助装置使用率和周围血管并发症发生率有增加趋势。

选择桥血管作为逆向导丝通过侧支时，因路径较长，往往需要强支撑力的短指引导管。桥血管逆向导丝通过的主要挑战之一是远端吻合口处血管严重成角，导丝不易通过，此时可换用头端更光滑柔韧的亲水涂层导丝，如 Fielder 系列导丝，将其头端塑成较大的弯曲，如配合使用双腔微导管，导丝会更容易送入，也可在双腔微导管辅助下采用反转导丝技术。此外还可采用以下方法：使用尖端预塑形微导管（如 Prowler、SuperCross 微导管）或 Venture 微导管辅助，如备有磁导航系统，可采用相应的磁导航导丝如 Titan 或 Pegasus 导丝等。采用 LIMA 桥血管行逆向 PCI 应由经验丰富的术者实施，首选 Caravel 微导管，推荐在循环辅助支持下进行。LIMA 桥血管发出处发生开口夹层风险较高，应引起关注。

CTO 病变 PCI 成功后，退行性变严重但仍通畅的静脉桥血管是否需要弹簧圈栓堵仍存在争议，有学者认为栓堵静脉桥有助于降低竞争血流引起的原位血管支架闭塞和血栓形成风险。

（四）同侧侧支通过技术

同侧侧支（如由左前降支近端至远端的间隔支侧支、对角支或钝缘支构成的左冠状动脉 - 左冠状动脉侧支、右冠状动脉近段锐缘支至远端后侧支或后降支的侧支等）在 CTO 病变中并不少见，但当同时存在良好的非同侧侧支情况下，通常不将同侧侧支作为逆向 PCI 的首选，这主要是由于导丝通过同侧侧支时常须经过相当大的转角再返回到靶血管内，较大的成角可能导致逆向导丝扭结和器械推送困难，甚至引起侧支血管破裂。Mashayekhi 等将右冠状动脉同侧侧支分为 A、B、C、D、E 五种类型（图 8-3-3），认为除 B 型外，A、C、D、E 型均可用于逆向 PCI。

经同侧侧支行逆向 PCI 时，可能不需要双侧冠状动脉造影。逆向导丝成功通过 CTO 病变送至近端血管真腔时，使用单指引导管会增加再送入器械时的操作难度，推荐送入第二根指引导管来捕获或体外化逆向导丝，即采用乒乓技术。

三、逆向导丝进入 CTO 病变远端血管

逆向导丝通过侧支血管送至闭塞段远端血管后，务必在两个相互垂直体位逆向造影确认逆向导丝位于闭塞段远端血管真腔，方可推送微导管通过，推送微导管前宜尽量前送逆向导丝至远端纤维帽或其他分支血管以增强支撑力，便于送入逆向微导管，如逆向导丝不在远端血管真腔，须重新调整导丝，否则盲目送入微导管可能导致血管损伤甚至破裂。需要注意的是，逆向导丝经侧支血管进入 CTO 病变远端血管位置不宜过于靠近闭塞段远端纤维帽，一定的"助跑"距离便于操控导丝和微导管进入闭塞段，提高器械通过成功率。

四、逆向导丝通过侧支血管过程中侧支穿孔的处理对策

侧支血管破损是逆向导丝通过侧支血管过程中最常见并发症。间隔支穿孔常呈自限性，一般很少引起严重后果，但应避免进一步球囊扩张或送入其他器械使穿孔扩大。心外膜侧支血管走行迂曲且易

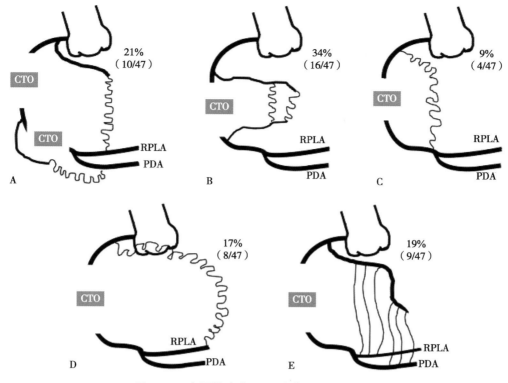

图 8-3-3　右冠状动脉 CTO 病变同侧侧支分型

痉挛,更易发生穿孔,常会导致心脏压塞。CABG 术后患者心包粘连,一旦发生穿孔,可引起局部心腔受压,常难以通过常规心包穿刺引流缓解,应高度警惕。

　　侧支血管破损后,可尝试经微导管负压吸引使血管回缩封闭破口,无效时可考虑应用弹簧圈、吸收性明胶海绵颗粒、自体脂肪等栓塞材料行栓塞治疗。笔者发明的经微导管缝线栓堵技术是处理冠状动脉侧支血管穿孔的新方法,该技术主要操作步骤如下:将 3-0 可吸收手术缝线(其直径与 Finecross 微导管内径匹配)剪成长度约 1cm 的线段;如 CTO 病变已开通,应分别沿正逆向导丝或体外化导丝将 Finecross 微导管送至穿孔部位两端,撤出导丝,保留微导管,如开通 CTO 病变前发生侧支血管穿孔,仅逆向送入微导管即可;将微导管尾端竖起,充盈肝素盐水,将可吸收线段垂直置入微导管尾端,用导引针或注射器针头等将线段推送至微导管尾端内腔,然后送入普通工作导丝推送线段;当导丝尖端接近微导管头端时,透视下确定微导管位置恰当,继续缓慢推送导丝,直至导丝不透光尖端到达微导管头端,此时操作者会体会到落空感,提示线段已被成功推送至穿孔部位进行栓堵,CTO 病变已开通患者需经双侧微导管送入线段进行栓堵,如造影显示仍有渗漏,可略回撤微导管后再次送入线段栓堵,直至成功阻闭破口。该技术还可用于冠状动脉远端小血管穿孔处理,相比其他方法,该操作简便、易于掌握、安全、有效、花费低,适合于各级医院推广使用。

　　总之,导丝通过侧支血管进入闭塞段远端血管真腔是 CTO 病变逆向 PCI 成功的关键步骤。术前多体位双侧造影全面评估侧支循环状况,选择合适的侧支血管和侧支通过器械,熟练掌握导丝通过侧支要点和技巧并谨慎轻柔操作是提高逆向导丝通过侧支血管成功率的必由之路。

（李　悦）

参 考 文 献

［1］马努伊尔·S. 布瑞拉基斯. 循序渐进学习冠状动脉慢性完全闭塞病变介入治疗［M］. 李悦, 徐波,
译. 北京: 人民卫生出版社, 2017.

［2］DAUTOV R, URENA M, NGUYEN C M, et al. Safety and effectiveness of the surfing technique to cross
septal collateral channels during retrograde chronic total occlusion percutaneous coronary intervention［J］.
EuroIntervention, 2017, 12（15）: e1859-e1867.

［3］TAJTI P, KARATASAKIS A, KARMPALIOTIS D, et al. Retrograde CTO-PCI of native coronary arteries
via left internal mammary artery grafts: insights from a Multicenter U. S. Registry［J］. J Invasive Cardiol,
2018, 30（3）: 89-96.

［4］MASHAYEKHI K, BEHNES M, AKIN I, et al. Novel retrograde approach for percutaneous treatment of
chronic total occlusions of the right coronary artery using ipsilateral collateral connections: a European
centre experience［J］. EuroIntervention, 2016, 11（11）: e1231-e1236.

［5］SHENG L, GONG Y T, SUN D H, et al. Successful occluding by absorbable sutures for epicardial
collateral branch perforation［J］. J Geriatr Cardiol, 2018, 15（10）: 653-656.

［6］LI Y, WANG G, SHENG L, et al. Silk suture embolization for sealing distal coronary artery perforation:
report of two cases［J］. Rev Cardiovasc Med, 2015, 16（2）: 165-169.

第四节　CTO 病变逆向介入治疗的常用技术

逆向介入治疗主要包括 3 个步骤, 即侧支循环通过技术、闭塞段通过技术以及导丝体外化技术。

一、侧支循环通过技术

侧支循环血管通常直径小而扭曲, 逆向导丝通过侧支循环血管阻力较大, 通常需要良好的支撑, 通常需要穿刺股动脉, 使用较大直径的支撑力强的指引导管。操作过程中, 需要用到两条导丝和一条长 150cm 以上的微导管（目前中国市面上, 通常选用 Corsair 或 Finecross 微导管）。首先操控第一条导丝（通常工作导丝）经供体血管并进入所选中的侧支循环血管近端, 然后推送微导管并安全放置于侧支循环近端, 再通过微导管更换第二条侧支循环通过导丝, 比如 Sion 导丝。通过弯曲的侧支循环时, 需要对导丝进行一定的塑形, 导丝头端通常于 1mm 处弯成 30°~45° 的角度, 有时则须塑形为双弯曲形状, 第一弯曲距离导丝头端尽可能短, 多在 0.5~1.0mm, 角度为 30°~45°, 第二弯曲距离第一弯曲 3.0~5.0mm, 并根据侧支循环开口角度的不同, 调整弯曲角度为 15°~90°。导丝通过侧支的方法主要有两种:

1. 微导管超选择造影　前进导丝之前需要通过微导管选择性造影, 选取最佳的侧支循环, 根据造影结果推送导丝。

2. 导丝冲浪技术　主要应用于室间隔支, 在微导管的支持下逆向推送导丝轻柔前进, 通过导丝头端的触觉反馈判断有无遇到阻力, 注意要从阻力最小的路径前进, 导丝遇到阻力出现弯曲、变形时, 应回撤并改变角度后继续前进, 当导丝通过侧支循环进入 CTO 病变远端血管时, 通常会出现随着心脏跳动的

"前后往返"运动,经确定导丝的合适位置后,尽可能推送逆向导丝至 CTO 病变远端,然后耐心、缓慢地顺时针旋转微导管使之送至病变远端,操作过程避免暴力通过导丝,心外膜侧支循环尽量不使用冲浪技术。

在通过侧支循环过程中,常需要结合上述两种方法,特别是对于导丝冲浪技术导丝多次尝试无法通过侧支循环时,可通过超选择造影明确侧支循环走行后,再次进行尝试。

二、逆向导丝选择

目前常用的逆向导丝多为 Sion 导丝,Sion 和 Sion Blue 导丝内芯为双层螺旋缠绕设计,有良好的触觉反馈,操控性强,有一定的保持塑形能力,其头端硬度仅为 0.7g 和 0.5g,对血管损伤小,亲水涂层部分长度达 28cm,能够极大降低导丝通过侧支时的阻力,Sion Blue 导丝的通过性较前者稍差,容易进入分支。Sion 导丝较为普遍使用,能通过大多数侧支循环,而另一款导丝 Fielder XT-R,导丝内芯有 W-Coil 结构,外表有 17cm 的亲水涂层,头端直径只有 0.010in,头端为 0.6g,操控性和柔顺性都比较好,适合通过迂曲的、直径较小的侧支循环。最近新出的 Suoh 03 有高强度的不锈钢内芯和预制复合内芯,头端为 19cm 缠绕型,52cm 的亲水涂层,头端只有 0.3g,头端分直型、预塑型和 J 型,对于非常迂曲的伸缩弹性的侧支循环,追踪性和通过性都非常好,操作性和保持形状能力都有所提高,可以减少换导丝的频率。

三、导丝和微导管通过侧支循环血管时多数是安全的,但是存在潜在的风险

1. 常见侧支循环血管撕裂及破裂　多与所选的侧支血管过于迂曲有关,也与导丝操作以及粗暴通过微导管和球囊等有关,当出现侧支循环的撕裂时,可终止手术,暂时观察处理。侧支循环血管破裂最严重的后果是危及生命的心包压塞,必须尽快处理,即刻行心包穿刺。心脏压塞通常发生在心外膜侧支血管,弹簧圈封堵是最有效的方法。室间隔支小范围的破裂而又无血流动力学障碍者,通常不须处理;如果破裂至心室形成心室瘘,血流动力学稳定,心脏 B 超显示无心包积液,通常不须积极处理,笔者经验此种情况多数能自行愈合,但是室间隔支破裂可在室间隔心肌里形成血肿,偶有报道称,血肿甚至可压迫心腔,造成血压下降等心包压塞症状,危及生命,因心包腔内无渗出液又可称干性心包压塞,必须高度重视。个别情况下室间隔支破裂造成的血肿而后破裂可导致室间隔破裂,形成医源性室间隔缺损。

2. 导丝、微导管或球囊导管嵌顿　多与侧支血管冗长成角迂曲有关,因此送入微导管等切忌暴力。有时微导管 Corsair 尖端受损,或与某些品牌的导丝不兼容,导致微导管嵌顿。行 CART 技术时,应考虑侧支循环血管直径大小,使用的球囊不应过大,直径不宜超过 2.0mm,同时回抱能力好,以免嵌顿。

3. 心律失常　导丝经过室间隔支侧支循环的连接部时通常会有室性期前收缩,无须特别处理,但是导丝经过心外膜侧支循环时偶尔会发生室性期前收缩,因其刺激可发生 R-on-T 而出现心室颤动。

4. 心肌缺血　若供体血管存在 50% 以上的狭窄,导丝通过侧支循环时容易造成供体血管侧的心肌缺血,应先处理供体血管的狭窄。心外膜侧支循环血管通常迂曲角度大,当其为供应 CTO 远端血流的主要血管时,一旦拉直,造成供血障碍,患者通常发生心肌缺血,出现心绞痛发生,如果时间过长,甚至导致心肌梗死。

5. 供体冠状动脉撕裂　通常由操作过程中指引导管深插造成,特别是指引导管操作时将对侧的指引导管插进血管内造成撕裂。

6. 急性血栓　由于逆向 PCI 时间过长,特别是应用反向 CART 技术后,不主张正向注射对比剂,容易在指引导管中形成血栓。没有监测 ACT 和没有及时补充肝素也容易出现指引导管血栓,一旦压力监测显示一侧的血压波形不好,压力下降时,结合上述情况,应考虑有血栓形成,不应做前向注射动作,应

尽快回抽血栓。

四、通过闭塞段

CTO 病变的通过根据导丝所在的解剖位置可分为逆向内膜斑块内寻径技术与逆向内膜下寻径技术,现代 CTO-PCI 技术中又称血管外膜下通过技术。

(一)逆向内膜斑块内寻径技术

在逆向介入治疗中,内膜斑块内寻径是通过闭塞段的主要方式之一,基于 IVUS 研究显示,60% 逆向 CTO-PCI 病例实际上通过是内膜斑块的。逆向内膜斑块内寻径主要的 CTO 组织病理学基础是 CTO 病变远端纤维帽较近端纤维帽柔软,逆向导丝穿刺纤维帽时进入内膜下风险较低,当考虑导丝穿过远端纤维帽未进入内膜下时(图 8-4-1A),可以尝试小心操作导丝直接进入近端真腔,即逆向真腔穿刺技术(retrograde true lumen puncture,图 8-4-1B)。此外,导丝进入内膜下之前,还可以尝试逆向导引技术(just-marker technique,图 8-4-1C)或导丝对吻技术(kissing wire technique,图 8-4-1D)。

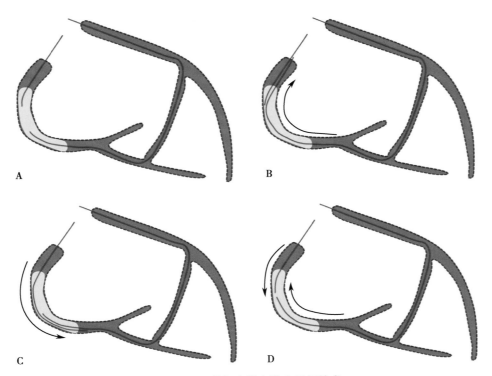

图 8-4-1　逆向内膜斑块内寻径技术
A. 正向与逆向导丝到达闭塞病变;B. 逆向真腔穿刺技术;C. 逆向导引技术;D. 导丝对吻技术。

1. 逆向真腔穿刺技术　这是逆向技术最原始基本的策略,20%~40% 逆向 CTO-PCI 中,逆向导丝可以直接通过闭塞段,操作时需要将逆向导丝送至闭塞段远端纤维帽,随后推进微导管至 CTO 远端提供额外的支撑,然后操作导丝通过 CTO 病变。一般而言,此技术需要使用硬头 CTO 导丝,得益于远端 CTO 帽可能比近端帽更柔软,而且常为锥形结构,通过病变成功率会比正向高。

2. 逆向导引技术　逆向导引技术是相对简单的逆向技术,对于 CTO 比较直、微导管难以通过侧支循环、逆向导丝无法通过 CTO 或操作逆向导丝特别困难者适合本方法。逆向导丝通过侧支到达病变远端后不尝试通过闭塞段,而保留在病变血管远端真腔内作为正向导丝前进的标记,之后以逆向导丝为指引正向调整导丝。该方法是逆行技术中最简单,但最成功率最低的方式,主要是将逆行导丝送至远端纤维帽作为远端真腔的标记,这样无须注射对比剂就能可视化识别远端真腔的位置。此外,该方法可以同时操作逆向与正向导丝,直到两者对接,最后将正向导丝送入远端血管的真腔中。

3. 导丝对吻技术　与逆向导引技术类似,效率偏低,临床比较少应用。在操作过程中同时调整逆向导丝与正向导丝,最终使导丝对接,然后正向导丝跟随逆向导丝路径进入远端血管真腔内。

（二）逆向内膜下寻径技术

逆向内膜下寻径技术是目前非常常用的通过CTO病变技术,主要是反向CART(reverse controlled antegrade and retrograde tracking, reverse CART)技术。在使用正向或逆向技术时,如果导丝均进入内膜下,此时应采用内膜下寻径技术,在正向与逆向导丝均进入内膜下时仍可先尝试逆向导引技术或导丝对吻技术,但成功率低,通常需要对内膜下空间进行扩张后行内膜下寻径技术。常用的技术主要有控制性正向-逆向内膜下寻径技术(图8-4-2A)、反向CART技术(图8-4-2B)以及其他基于CART的改良技术。

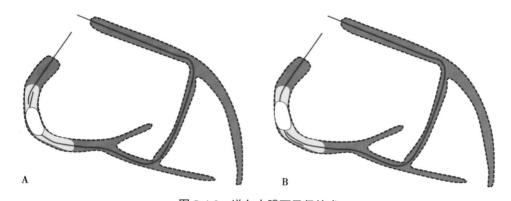

图 8-4-2　逆向内膜下寻径技术
A. 控制正向逆向内膜下寻径技术(CART);B. 反向CART技术。

1. CART技术　首先由学者Katoh等在2006年提出。CART技术主要方式是同时送正向导丝与逆向导丝到达内膜下,通过逆向导丝将球囊送入CTO段内扩张病变处以扩大连接逆向血管真腔的内膜下假腔,随后正向导丝通过CTO病变近端真腔,进入球囊扩张的内膜下假腔,最后到达CTO病变远端真腔以建立正向轨道(图8-4-3),之后进行常规血管成形术和支架植入术。CART技术的主要限制在于侧支循环限制球囊的通过性,常需要预先使用1.25mm球囊扩张室间隔侧支后,送入合适大小的球囊。目前,由于反向CART技术的引入,CART技术应用已逐步减少,仅用于逆行设备无法到达正向指引导管时使用,比如使用长心外膜侧支或心脏扩大的患者。

2. 反向CART技术　与CART技术类似,不同之处在于通过正向导丝送入球囊扩张内膜下假腔,逆向导丝通过CTO病变远端真腔、内膜下假腔及CTO病变近端真腔,随后通过导丝体外化建立正向轨道。反向CART技术可通过正向IVUS指引逆向导丝通过病变处进入真腔,此外还能避免逆向球囊通过逆向侧支循环时导致侧支循环损伤。需要特别注意的是,一旦正向球囊扩张后,植入支架前不应正向注射对比剂,以免造成内膜下撕裂,血肿扩大。根据球囊扩张部位以及球囊大小,可分为传统反向CART技术(图8-4-4A)和"扩展"反向CART技术(图8-4-4B)。

（1）传统反向CART技术:该技术特点在于选择大尺寸的正向球囊在闭塞段中以最大限度地创造正向和逆向空间之间的连接机会,通常采用低到中等穿刺力的导丝作为逆向导丝进行内膜下寻径,由于使用大球囊扩张内膜下空间,应警惕引起血肿扩张以及出现血管穿孔的风险。

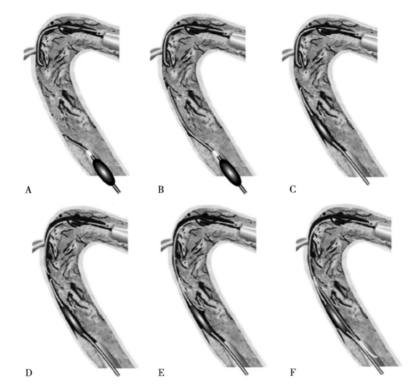

图 8-4-3　正向 - 逆向内膜下寻径技术图解

A. 正向导丝进入闭塞病变近端内膜下,逆向导丝送入闭塞病变远端内膜下;B. 将逆向导丝尝试尽量送入接近正向导丝处;C. 送入 1.5~2.0mm 小球囊于闭塞段扩张内膜下假腔;D. 维持原位释放球囊;E. 建立正向真腔—内膜下—逆向内膜下—真腔通路;F. 正向导丝沿通路进入远端真腔。

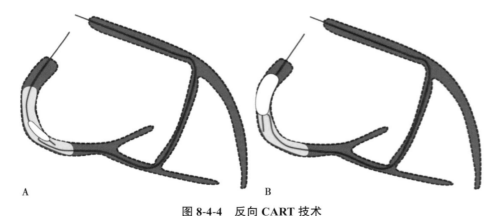

图 8-4-4　反向 CART 技术

A.“定向”反向 CART 技术;B.“扩展”反向 CART 技术。

（2）“定向”反向 CART 技术:该技术的关键特征为使用小的正向球囊进行正向准备,同时使用具有良好高扭矩控制的逆向导丝进行逆行血管内寻径。主要步骤为:①正向准备,正向和逆向指引导管进行双侧同时造影后,正向导丝在微导管的支撑下进入闭塞段,前行至距远端纤维帽 5~10mm 处,正向导丝不应超出 CTO 段,以减少远端血肿形成的风险,随后更换微导管为小球囊（2.0mm 左右）并送至正向导丝头端。对于近段开口明确的 CTO 病变,正向准备有利于减少逆向操作过程中侧支循环阻断的缺血,而且能为逆向导丝提供前进的指引,增加逆向真腔穿刺的成功率。②逆向准备,导丝和微导管进入通过侧支循环后,更换为高扭矩、头端硬度强的导丝,如 Gaia 系列等,调整正逆向导丝至尽量同轴。逆向导丝首先尝试于正向球囊末端进行穿刺,如果失败则尝试于正向球囊的侧面进行穿刺,在送入逆行导丝后释放正向球囊,使逆行导丝穿刺进入球囊产生的空间。"直接"反向 CART 技术可作为当代反向 CART 技术的首选。

（3）"扩展"反向 CART 技术:在 CTO 近端或远端进行扩张,使内膜下空间向 CTO 病变外扩张,随后逆向导丝通过所建立的连接点向近端真腔前进。导丝在远端纤维帽穿刺建议用头端硬度高的导丝,如果在近端穿刺,则选用中度或轻硬度导丝,通常需要正向送入延长导管指引并扩张逆向导丝穿刺的内膜下空间。"扩展"反向 CART 技术建议应用在 CTO 近端纤维帽模糊不清无法正向准备或逆向纤维帽导丝穿刺失败的病例,对于拟扩张内膜下空间部位存在大的分支时,不建议使用该技术,以免造成分支丢失。

3. 改良反向 CART 技术　逆向技术是一种仍在不断改良发展的技术。随着微导管、CTO 导丝等设备改良与发展,逆向侧支循环通过的成功率大大提高,因此,在反向 CART 技术基础上,出现各种的改良。

（1）IVUS 引导的反向 CART 技术:该术式由学者 Kato 提出,主要改进为当逆向导丝送入至 CTO 近端帽附近时,正向送入 IVUS 评估参考血管直径大小,明确逆向导丝位置与内膜下扩张的球囊大小。IVUS 引导的反向 CART 技术可以更精确地确定球囊的尺寸,保障在最大化扩张内膜下假腔的同时避免血管破裂的风险,并明确球囊扩张后假腔是否塌陷。如果内膜下假腔无法维持,可以进一步选择较大的球囊或在内膜下抓捕器维持假腔的开放,最后还能通过 IVUS 可视化指引逆行导丝进入扩大的内膜下与真腔相连（图 8-4-5）。

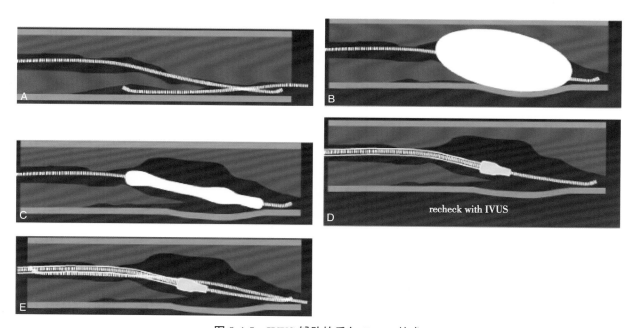

图 8-4-5　IVUS 辅助的反向 CART 技术

A. 正向和逆向导丝位于内膜下;B. 沿正向导丝送入球囊扩张内膜下空间;C. 球囊扩张后内膜下假腔扩大;D. 正向送入 IVUS 评估内膜下空间;E. 在 IVUS 指导下,操作逆向导丝通过进入正向指引之中。

（2）Knuckle 导丝技术:对于长闭塞病变,常通过推送亲水导丝形成环状头端,反复在进退扩张逆向或正向内膜下假腔,提高逆向寻径成功率,最终完成导丝体外化。Knuckle 技术可在逆向与正向导丝同时进行,以进一步扩大闭塞段内膜下空间并最终使之贯通,然后操控正向导丝进入该假腔并到达病变远端血管真腔（图 8-4-6）,此技术可以有效提高严重钙化、迂曲的复杂 CTO 病变的开通率。

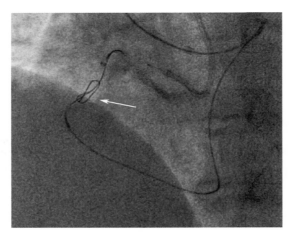

图 8-4-6　正向与逆向导丝双向 Knuckle 技术

（3）延长导管辅助下逆向技术：对于严重钙化、迂曲或长闭塞段等复杂病变，逆向导丝与微导管在通过侧支血管后往往无法顺利通过闭塞病变到达正向指引导管，此时，可以沿正向指引送入延长导管如Guideliner，国内通常应用 Guidezilla 延长导管。深入的延长导管能有效地扩张内膜下假腔，为逆向导丝提供前进指引，并减少血肿的产生，减少逆向导丝行走路程以及进入分支的可能。逆向 CTO 导丝进入Guidezilla 延长导管，随后微导管进入正向指引导管建立的轨道，最后沿正向通道并完成 CTO 病变的常规 PCI。延长导管能增加正向支撑力与同轴性，为 CTO 病变建立有效轨道，有利于快速交换器械并提高输送球囊和支架的效率（图 8-4-7）。

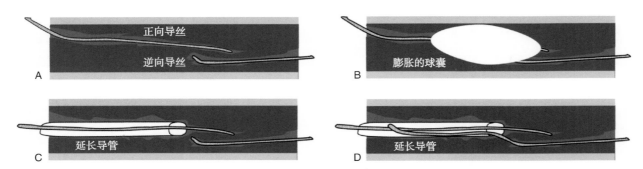

图 8-4-7　延长导管辅助下逆向技术

A. 正向逆向导丝位于闭塞段内；B. 使用反向 CART 技术，逆向导丝通过失败；C. 沿正向指引导管送入 Guidezilla 延长导管；D. 逆向 CTO 导丝进入 Guidezilla 延长导管。

　　尝试通过 CTO 病变时，常需要转换或同时使用多种方案，根据术者的经验与病变的情况及时调整。随着术者经验的积累、手术专用器械的更新，逆向 CTO 技术的成功率和效率有很大的提高，相对于正向CTO 技术，逆向 CTO 技术能更有效地保护 CTO 分支血管。侧支导丝冲浪技术、反向 CART 技术需要一定的经验和技巧，这些技巧都是可以复制的。逆向 PCI 已经可以做到使用较少对比剂，如果应用电生理模式的 X 线可以使用低辐射剂量，通常一台逆向 PCI 只需一台冠状动脉造影的 X 线剂量。

五、体外化技术

　　逆向导丝通过 CTO 病变到达近端血管真腔后，继续进入正向指引导管，随后将微导管也通过 CTO病变送进正向指引导管内，最后通过以下两种方法完成导丝轨道建立技术。

1. RG3体外化专用导丝　通过逆向指引导管—微导管—正向指引导管途径送入 RG3 导丝至正向指引出口,最后退出微导管后,建立正向轨道。

2. 穿微导管技术　当逆向微导管到达正向指引导管时,送至正向指引导管转弯部位。而正向导丝前端塑形为半圆形,此时对准逆向微导管顶端旋转正向导丝即可穿入逆向微导管。正向导丝进入微导管后,尽量送远导丝,甚至到达对侧的指引导管内以增加支撑力,撤走逆向微导管至侧支循环内并沿正向导丝常规完成 PCI（图 8-4-8）。

此外,有些情况下例如当逆向微导管无法到达正向指引导管时,也可采用反穿微导管技术,即在正向指引导管内送入正向微导管（通常使用 Finecross 微导管）,并在正向指引导管转弯部位操作逆向导丝穿入正向微导管。

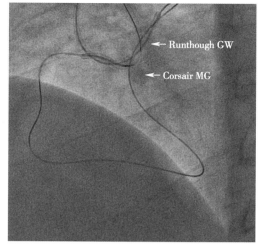

图 8-4-8　穿微导管技术

（张　斌）

参 考 文 献

［1］KAHN J K, HARTZLER G O. Retrograde coronary angioplasty of isolated arterial segments through saphenous vein bypass grafts［J］. Cathet Cardiovasc Diagn, 1990, 20（2）: 88-93.

［2］CHAI W L, AGYEKUM F, ZHANG B, et al. Clinical prediction score for successful retrograde procedure in chronic total occlusion percutaneous coronary intervention［J］. Cardiology, 2016, 134（3）: 331-339.

［3］SURMELY J F, TSUCHIKANE E, KATOH O, et al. New concept for CTO recanalization using controlled antegrade and retrograde subintimal tracking: the CART technique［J］. J Invasive Cardiol, 2006, 18（7）: 334-338.

［4］TSUJITA K, MAEHARA A, MINTZ G S, et al. Intravascular ultrasound comparison of the retrograde versus antegrade approach to percutaneous intervention for chronic total coronary occlusions［J］. JACC Cardiovasc Interv, 2009, 2（9）: 846-854.

［5］GODINO C, CARLINO M, AL-LAMEE R, et al. Coronary chronic total occlusion［J］. Minerva Cardioangiol, 2010, 58（1）: 41-60.

［6］SAITO S. Different strategies of retrograde approach in coronary angioplasty for chronic total occlusion［J］. Catheter Cardiovasc Interv, 2008, 71（1）: 8-19.

［7］GALASSI A R, BOUKHRIS M, AZZARELLI S, et al. Percutaneous coronary revascularization for chronic total occlusions: a novel predictive score of technical failure using advanced technologies［J］. JACC Cardiovasc Interv, 2016, 9（9）: 911-922.

［8］MATSUNO S, TSUCHIKANE E, HARDING S A, et al. Overview and proposed terminology for the reverse controlled antegrade and retrograde tracking（reverse CART）techniques［J］. EuroIntervention, 2018, 14（1）: 94-101.

［9］WU E B, CHAN W W, YU C M. The confluent balloon technique—two cases illustrating a novel method to achieve rapid wire crossing of chronic total occlusion during retrograde approach percutaneous coronary intervention[J]. J Invasive Cardiol, 2009, 21（10）: 539-542.

［10］ZHANG B, WONG A. The confluent balloon technique for retrograde therapy of chronic total occlusion [J]. Catheter Cardiovasc Interv, 2011, 78（1）: 60-64.

［11］BRILAKIS E S, GRANTHAM J A, THOMPSON C A, et al. The retrograde approach to coronary artery chronic total occlusions: a practical approach[J]. Catheter Cardiovasc Interv, 2012, 79（1）: 3-19.

［12］TASIC M, SRECKOVIC M J, JAGIC N, et al. Knuckle technique guided by intravascular ultrasound for in-stent restenosis occlusion treatment[J]. Postepy Kardiol Interwencyjnej, 2015, 11（1）: 58-61.

［13］HUANG Z, ZHANG B, CHAI W, et al. Usefulness and safety of a novel modification of the retrograde approach for the long tortuous chronic total occlusion of coronary arteries[J]. Int Heart J, 2017, 58（3）: 351-356.

［14］VO M N, RAVANDI A, BRILAKIS E S. "Tip-in" technique for retrograde chronic total occlusion revascularization[J]. J Invasive Cardiol, 2015, 27（5）: E62-E64.

第九章

慢性完全闭塞病变介入治疗的
球囊通过技巧

第一节　小剖面球囊通过 CTO 病变的
基本原则和方法

一、开通 CTO 病变应用小剖面球囊的基本原则

导丝未能通过 CTO 闭塞段是 CTO 介入治疗失败的主要原因，导丝成功通过闭塞段后，球囊不能通过是导致 CTO 介入治疗失败的第二原因，目前报道的发生率最高可达 10%。球囊未通过（balloon-uncrossable，BU）通常源于 CTO 闭塞段内严重钙化、增生性平滑肌、基质纤维沉积及血管负性重构等（图 9-1-1），或存在血管严重迂曲，对于很多复杂的 CTO 病变这些因素可同时存在。球囊的选择及有效的操作是球囊通过闭塞段并对其进行有效预扩张成功的关键，因此在导丝通过 CTO 病变后，通常先采用小剖面半顺应性球囊进行初次预扩张。

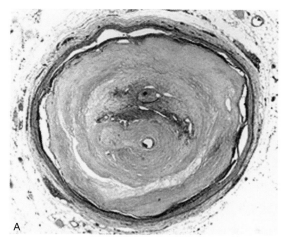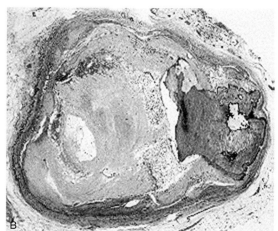

图 9-1-1　CTO 高阻力病变成分
A. 纤维组织增生及负性重构；B. 钙化病变。

二、开通 CTO 病变应用小剖面球囊的方法

（一）小剖面球囊的选择

1. 剖面（profile）   未扩张球囊外径是通过测量未扩张状态的球囊和远端导管的外径获得的，一般以球囊标记部位的外径（crossing profile）来表示。球囊的剖面是影响球囊通过性的重要参数，随着球囊工艺的改进，球囊外径越来越小。目前主流应用的小剖面球囊直径为 1.2mm、1.25mm 及 1.5mm，也有个别公司生产 1.0mm 的小剖面球囊（如 Sapphire Ⅱ、Firefighter）。在 CTO 病变介入治疗中，当导丝通过闭塞病变后，球囊的选择主要包括 3 个部分：微导管可以通过闭塞段，目前的专家经验表明如果微导管可以通过闭塞段，通常可以选择 1.5mm 甚至 2.0mm 的球囊进行直接预扩张；微导管无法通过闭塞病变，如 Finecross 微导管不能通过，可换用具有锥形头端的 Caravel 及可以旋转具有更强穿透力的 Corsair 微导管，当然在一些特殊病变中也可应用 Tornus 微导管；但并不是所有病变都可通过更换微导管来解决，这时一般采用小球囊掘进技术，即小剖面球囊依次扩张（1.0~1.5mm），从而拓宽道路为微导管通过创造条件（微导管通过的优势在于可以换用更安全的工作导丝并尽量送到血管远端增加支撑力，而且利于下一步小剖面球囊的输送）。小剖面球囊硬度不宜过硬，否则顺应性差，不易通过迂曲病变，球囊推送杆不宜太软，否则推送性较差。

2. 球囊工作段剖面（working segment profile）   即从球囊头端至可扩张部分的外径，此节段通过病变即可进行有效扩张，最有参考意义的为 3 个部位剖面（图 9-1-2）。

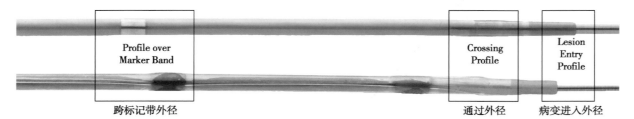

图 9-1-2   小剖面球囊工作段剖面的 3 个部位外径

最前端为进入剖面（entry profile），也称为球囊的头端外径（lesion entry profile），球囊尖端是最先接触病变的部位，其外径很大程度决定了球囊的通过性。目前常用球囊导管的病变头端外径在 0.40~0.43mm，差别并不明显。导入段的通过外径（crossing profile）以及跨标记物处的外径（profile over marker band）也是小剖面球囊的重要参数，通过外径一般在 0.47~0.61mm。标记物对于小剖面球囊同样至关重要，一般 1.5mm 以下的小剖面球囊为增加其通过严重狭窄病变的能力，通常采用位于球囊中心的单标记技术（内嵌式，减小工作段外径）。

除了一系列外径参数外，球囊导管头端的导丝跟踪能力也是通过严重狭窄以及弯曲病变的重要参数。当同时拥有较小的内径和外径而头端又设计得很薄时，无疑可以使其柔顺性增加，不仅降低通过外径，还可以减少"鱼嘴"现象，显著提高导丝跟踪特性；另外，增加球囊尖端长度及柔软度也可以提高导丝跟踪能力，但会降低头端强度，使其通过局部钙化及突破纤维帽的能力下降且容易损伤。另外，球囊表面超滑涂层的设计可以通过降低与病变的摩擦力提高其通过性，如球囊应用了亲水涂层设计，可以使通过时的摩擦阻力降低，但如果球囊均涂有亲水涂层，可能会导致扩张坚硬病变时出现滑动，故有些球囊进行了选择性涂层设计，增加了球囊没有涂层部位在球囊扩张时的摩擦力，从而减少滑脱现象。因此，应该根据预通过靶病变的特性以及初始扩张靶点位置进行小剖面球囊的选择。

3. 球囊长度   对于球囊长度的选择，目前专家间有些许争议，理论上越小越短的球囊可能通过性

更好,但在实际应用中,还是应该根据病变特点来选择,如纤维帽坚硬、闭塞部位钙化严重的病变,宜选用较短的、具有穿透力及冲击力的球囊,目前经验认为 Tazuna 球囊更容易通过钙化病变,如果病变较长且迂曲,可能长一点的球囊更易通过,可使用长度为 15mm 甚至 20mm 的球囊。

4. 球囊推送杆　球囊推送杆直接影响了球囊的推送力量,目前主要应用的快速交换球囊推送杆为海波管。首先推送杆与球囊导管连接处设计具有其独特性,关系到其抗折能力及推送性能,如 TREK 球囊的 Skive 设计能防止打折并在海波管和推送杆之间形成光滑的过渡,并加强连接杆强度;Cordis EMPIRA 1.5mm 球囊应用了石墨材质的远端推送杆,将传统双层导丝腔改为单层结构,增加柔韧性同时保证硬度,增强了在迂曲病变中的通过性及跟踪性;Ikazuchi 球囊应用新型 P.T.M(能量传递机制)推送杆,在内外层推送杆间增加了锚定点,使近端推送力能够直接传递到头端,减少相对压缩的"手风琴"现象。

小剖面球囊的性能应该对其整体设计进行考量。在实际应用中,目前现有的球囊导管基本可以胜任绝大部分病变,每种产品均有其独特的设计,可能更适合某些特殊情况,每位术者也均有其特殊的操作习惯及技巧,因此只有更多地了解产品特性并进行合理、有效的操作,才能克服临床中的特殊问题。

(二)小剖面球囊的操作方法

当导丝通过 CTO 病变后,首先调整指引导管的稳定性及支撑力,应用单标记快速交换的小剖面球囊(直径 1.0~1.5mm)以前后交替的动作推动进入病灶,这个过程利用了动摩擦力比静摩擦力小的物理原理,当接触病变近端后,如遇阻力,也可使用聚力推送的方式保持推送力不减等待几秒钟,有时球囊可以缓慢挤入病变,而有时应用短行程快速冲击(dotter)的方法也可能有效,但在未交换工作导丝前应谨慎使用此操作方法,以避免较硬的 CTO 导丝致远端血管穿孔。球囊的通过有时还需要配合患者深吸气,使导管和球囊轴拉伸拉直,一旦球囊阻力较大停止前进时,也可以先进行扩张,同时保持前向推送力向前掘进,这可能会扩开近端纤维帽使球囊通过病变,也可换用直径较大的球囊(2.5~3.0mm)或双导丝球囊顶住难以通过的病变部位进行扩张,从而改变 CTO 近端纤维帽及斑块的结构使球囊通过。如果扩张后仍难以推进,术者可尝试使用一个新的小剖面球囊或换另一种球囊,因为不同的通过剖面和尖端可能有助于球囊通过 CTO 病变,一旦小剖面球囊通过 CTO 闭塞段,可遵循骑跨起始、由远及近、充分回抱、缓慢移动、叠瓦回扩及远低近高的原则进行预扩张。

(三)应用小剖面球囊的技巧

1. 主动球囊爆破法(intentional balloon rupture)　当小剖面球囊无法完全通过 CTO 闭塞段时,可应用 1.0~1.25mm 的小球囊尽可能进入病变,利用高压力膨胀扩张直至球囊破裂,这种球囊辅助的微夹层法又称"手雷成形术"(grenadoplasty),可以对闭塞段内的斑块进行修饰,进而使另一个小剖面球囊通过。此技术应避免使用直径较大的球囊,会造成较大夹层出现及血管穿孔,偶尔也会发生破裂球囊难以回撤的现象。

2. 注意调整导丝张力偏移(wire tension bias)　有时导丝通过 CTO 病变后远段会有多条分支血管可以放置,可考虑放在与闭塞段走行较直的分支,减少由于导丝张力过度偏移导致球囊头端出现"鱼嘴"现象或受力方向更多地指向侧壁及斑块,导致小剖面球囊无法通过的情况(图 9-1-3),若左回旋支近中段闭塞,如果导丝放置远端钝缘支内球囊不能通过,可以尝试将导丝放置主支或心房支方向,改变导丝张力方向;同样,若左前降支闭塞段后有明显成角,也可先将导丝调整到闭塞远段对角支,进行预扩张。此方法同样适用于推送微导管通过闭塞段。

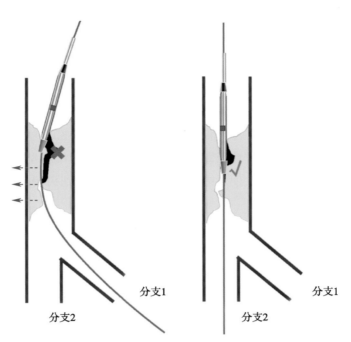

分支1

分支2

分支1

分支2

图 9-1-3　导丝张力偏移对小剖面球囊通过病变的影响

　　对于球囊不能通过 CTO 病变的解决办法及技巧还有很多，将在本章最后一节进行详细介绍。目前国际上也在研发一些新的器械和方法，如 Lev-OR 快速交换病变扩张导管以及探索斑块内（intralesional treatments）治疗的方案，如病变内注射胶原酶（gollagenase）破坏纤维斑块和胶原基质，使闭塞段内产生更多更大的微通道，相关临床试验（如 CTO-1 Trial）正在进行。

（刘炳辰）

参 考 文 献

［1］STONE G W, REIFART N J, MOUSSA I, et al. Percutaneous recanalization of chronically occluded coronary arteries: a consensus document: part Ⅱ［J］. Circulation, 2005, 112（16）: 2530-2537.

［2］STONE G W, COLOMBO A, TEIRSTEIN P S, et al. Percutaneous recanalization of chronically occluded coronary arteries: procedural techniques, devices, and results［J］. Catheter Cardiovasc Interv, 2005, 66（2）: 217-236.

［3］DEBABRATA D. Interventional management of "balloon-uncrossable" coronary chronic total occlusion: Is there any way out？［J］. Korean Circulation Journal, 2018, 48（4）: 277-286.

第二节　多导丝斑块挤压技术辅助球囊通过

　　CTO 病变的纤维帽形成以及钙盐沉积是影响导丝和球囊通过 CTO 病变最主要的原因。目前在 CTO-PCI 治疗中，导丝未能通过 CTO 闭塞段是 CTO 介入治疗失败的主要原因，球囊未能通过闭塞段占全部病例约 10%，是导致 CTO 介入治疗失败的第二原因。因此，在导丝通过 CTO 病变后，球囊或微导管通过闭塞段并对闭塞段进行预扩张是 CTO-PCI 治疗成功的关键。

当球囊不能通过 CTO 病变时,可有以下处理办法:换用大腔或强支撑力的指引导管;使用 5F in 6F 指引导管或 Guidezilla 导管;指引导管深插技术;多导丝技术;多导丝斑块挤压技术(multi-wire plaque crushing);球囊锚定技术;斑块震裂技术;Tornus 导管或 Corsair 微导管技术;旋磨术;准分子激光技术。多导丝斑块挤压技术是目前既安全又省时、省力、省费用的好方法。

多导丝斑块挤压技术的概念是由中国人民解放军北部战区总医院心血管内科韩雅玲院士首先提出,主要适用于开通 CTO 病变过程中导丝成功通过闭塞段而球囊不能通过的病变。研究表明,多导丝斑块挤压技术对于扩大闭塞病变处内腔的效果与冠状动脉内旋磨术相当,主要操作为保留原导丝在血管真腔内,沿原导丝路径再推送 1~2 根导丝以用于斑块挤压,然后撤出送入的导丝,使闭塞病变处缝隙变大,有利于球囊的通过。因此,多导丝斑块挤压技术不仅对血管本身限制条件少,而且安全、可靠、效果好(成功率可达 75% 以上),为患者节约费用。

一、操作要点

首先选择非亲水涂层的较硬导丝穿刺 CTO 病变近端纤维帽和通过病变,确定导丝走行于血管真腔后,球囊或微导管不能通过病变时,再选择第二条亲水涂层超滑较硬导丝,沿着第一条导丝的踪迹通过病变到达远段,之后撤出一条导丝,推送小球囊以通过病变,如仍不能通过病变时,则选择一条较软的导丝沿着第一条导丝的踪迹通过病变到达远段,再送入第三条较硬的导丝以同样的方法通过病变到达远段,然后撤出两条较硬的导丝保留较软的导丝,通过这种形式挤压斑块,使通道变大,之后推送球囊多能通过病变,从而完成预扩张(图 9-2-1,图 9-2-2)。

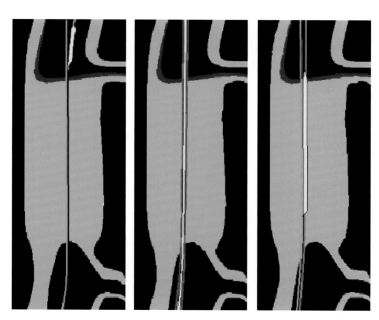

图 9-2-1　多导丝斑块挤压示意图

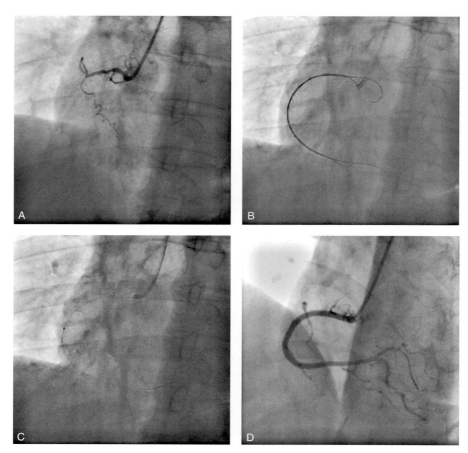

图 9-2-2　多导丝斑块挤压典型病例

A. 右冠状动脉 CTO 病变；B. 较硬导丝穿刺 CTO 病变近端纤维帽和通过病变，选择第二条亲水涂层超滑较硬导丝，沿着第一条导丝的踪迹通过病变到达远端；C. 推送球囊通过病变；D. 开通右冠状动脉 CTO 病变。

二、使用时机

以下是对导丝通过 CTO 闭塞病变且导丝位于血管真腔，而微导管或球囊不能通过闭塞段病变这种情况解决办法的叙述。

（一）可能出现的问题和解决方法

1. 如果第二根导丝与第一根导丝并非走行于同一通道，一定要确认第二根导丝确实进入远段血管真腔，此时两条导丝和球囊能够为彼此前行提供良好的同轴支撑力，有些情况下球囊沿第二根导丝能够顺利通过 CTO 病变，完成手术。

2. 如果第二根导丝不能进入远段血管真腔，在多体位投照确认两根导丝紧邻。

3. 第二根导丝首选头端更硬的缠绕型导丝，并在操作时在第一根导丝周围反复通过，这能更好地松解闭塞段病变，并且因为此类导丝的强支撑力能够更有利于微导管、球囊或 Tornus 通过。

4. 如果缠绕型导丝不能通过闭塞段，可选用头端较硬的亲水涂层导丝如 Pilot 150 或 Pilot 200 等，如还不能通过 CTO 病变，可更换为锥形头端更硬的导丝（如 Gaia 系列、Conquest Pro 和 Progress 200T 等）。Conquest Pro 导丝头端直径为 0.009in，头端 1mm 无涂层，有良好的触觉反馈，其余部分为亲水涂层，顺滑性好，有利于导丝通过闭塞病变；Progress 200T 导丝头端 5mm 为无涂层无护套裸露弹簧圈，头端直径为 0.009in，能提供更强的穿透力和更小的头部阻力，中段 29.5mm 的带亲水涂层聚合物护套和呈流线型过渡的锥体核心为导丝提供良好的扭控能力和顺滑性。

（二）与其他技术相比的优越性

更换支撑力更强的指引导管须导丝重新通过闭塞病变；5F in 6F 或 Guidezilla 导管技术要求 CTO 病变近段管腔直径足够大，且有损伤冠状动脉的风险；边支球囊锚定技术要求 CTO 病变近段有直径≥2mm 的分支血管；Tornus 导管能提供更强的推送力和通过能力，但费用较高；斑块旋磨技术需要旋磨导丝系统的支撑，如微导管无法通过便无法交换旋磨导丝，而旋磨导丝操控性差，直接操作又很难通过闭塞病变。

三、技术进展

Hu 等报道的 Wire-Cutting 技术主要应用于导丝能够通过而球囊不能通过的 CTO 病变，即在两根导丝通过病变后，沿其中一根导丝送入球囊至闭塞病变近段斑块纤维帽处，高压扩张压迫并行导丝，然后短促而快速回撤被压迫的并行导丝切割斑块，该方法操作过程中存在指引导管深插损伤冠状动脉开口和导丝断裂风险。

李悦等提出双球囊 - 导丝交错切割技术具体操作步骤为：第一根导丝成功通过闭塞病变后，经微导管送入第二根导丝至病变远段血管真腔，第二根导丝首选头端较硬的亲水涂层导丝；沿两根导丝分别送入两个小直径、短球囊导管至闭塞病变近段，尽可能推送其中一个球囊导管使其头端紧紧顶住 CTO 病变近段纤维帽，在保持适当推力的情况下高压力扩张（≥18atm）；负压回吸该球囊，略微回撤至病变近段，再尽量推送另一球囊导管进行高压力扩张；上述两个球囊导管交错反复扩张，压迫并行导丝在 CTO 病变近段纤维帽的同部位进行切割，最终通过 CTO 病变。

（王　耿　齐　斌）

参 考 文 献

［1］SRIVATSA S S, EDWARDS W D, BOOS C M, et al. Histologic correlates of angiographic chronic total coronary artery occlusions：influence of occlusion duration on neovascular channel patterns and intimal plaque composition［J］. J Am Coll Cardiol, 1997, 29（5）：955-963.

［2］BRILAKIS E S, GRANTHAM J A, RINFRET S, et al. A percutaneous treatment algorithm for crossing coronary chronic total occlusions［J］. JACC Cardiovasc Interv, 2012, 5（4）：367-379.

［3］DE LABRIOLLE A, BONELLO L, ROY P, et al. Comparison of safety, efficacy, and outcome of successful versus unsuccessful percutaneous coronary intervention in "true" chronic total occlusions［J］. Am J Cardiol, 2008, 102（9）：1175-1181.

［4］HAN Y L, LI Y, WANG S L, et al. Multi-wire plaque crushing as a novel technique in treating chronic total occlusions［J］. Chin Med J, 2008, 121（6）：518-52l.

［5］李悦, 盛力, 李俭强, 等. 克服球囊不能通过慢性闭塞病变的新方法：双球囊 - 导丝交错切割技术——附二例报告［J］. 中国介入心脏病学杂志, 2014, 22（6）：406-408.

［6］KOVACIC J C, SHARMA A B, ROY S, et al. Guideliner mother-and-child guide catheter extension：a simple adjunctive tool in PCI for balloon uncrossable chronic total occlusions［J］. J Interv Cardiol, 2013,

26（4）：343-350.

［7］REIFART N，ENAYAT D，GIOKOGLU K. A novel penetration catheter（Tornus）as bail-out device after balloon failure to recanalise long，old calcified chronic occlusions［J］. EuroIntervention，2008，3（5）：617-621.

［8］HU X Q，TANG L，ZHOU S H，et al. A novel approach to facilitating balloon crossing chronic total occlusions：the "Wire-Cutting" technique［J］. J Interven Cardiol，2012，25（3）：297-303.

第三节　球囊不能通过 CTO 病变的其他处理方法

研究显示 15%~20% 的冠状动脉疾病患者造影后显示 CTO 病变，在 CTO 病变介入治疗中，常因 CTO 病变斑块负荷重、严重钙化或血管迂曲而出现导丝通过闭塞病变，但球囊不能通过病变的情况，发生率约为 10%。此时常采用如下的技术和方法（图 9-3-1）促使球囊通过 CTO 病变，提高 CTO 介入治疗的成功率。

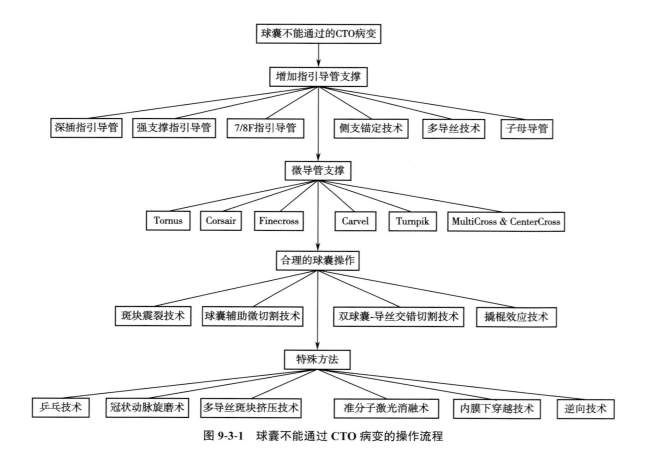

图 9-3-1　球囊不能通过 CTO 病变的操作流程

一、增加指引导管支撑

选择强支撑指引导管是球囊能够成功通过 CTO 病变的基础，导管的管腔大小、接触面积和主动脉角度对指引导管的支撑起着重要作用，增加指引导管支撑力可以通过选择大管腔指引导管、主动支撑、被动支撑、多导丝技术、子母导管技术及侧支锚定技术等获得。

1. 指引导管管腔大小　如果球囊不能通过CTO病变,往往需要选择较强支撑力的指引导管(如Amplatz、EBU及XB系列指引导管等)以提供较强的后座支撑力。目前,6F指引导管已有足够大的管腔,如果选用前述指引导管仍不能满足需要,常需要更换为管腔更大的指引导管(7F或8F)以求尽可能地增加支撑力。指引导管的管腔直径是决定支持撑力的主要因素,随着指引导管管腔直径增加,其支撑力明显增强,然而较强的指引导管支撑增加了冠状动脉开口夹层的风险,此时应谨慎操作以免出现严重并发症。

2. 主动支撑　主动支撑可以通过术者相关操作获得,如指引导管深插或指引导管成形。右冠状动脉可通过旋转获得主动支撑,左主干可通过向前推进获得主动支撑。指引导管深插技术可以获得主动支撑,但同时也增加冠状动脉开口夹层等风险,此时应谨慎操作以免出现严重并发症。

3. 被动支撑　被动支撑可以通过更大管腔直径指引导管(7F或8F)或更多支撑形状(如Amplatz、EBU及XB系列指引导管等)获得。指引导管的形状提供的被动支撑依赖于指引导管与冠状动脉口同轴性及主动脉壁对侧反作用力。

4. 多导丝技术(buddy wire)　多导丝技术是PCI过程中通过向主支或分支送入2根或2根以上的导丝,进而增加指引导管稳定性及支撑力。

5. 子母导管　子母导管是通过子导管改变母导管的形状(图9-3-2A)使母导管获得对侧主动脉壁的支撑,或者在不引起并发症的情况下可深插冠状动脉以获得更强支撑(图9-3-2B)。例如Guideliner、Guidezilla、Guidion或Heartrail等。

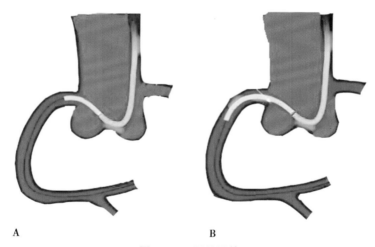

A   B

图9-3-2　子母导管
A. 改变母导管形状获得支撑；B. 深插子导管获得支撑。蓝色为母导管,黄色为子导管。

6. 侧支锚定技术(side-branch anchor technique)　选择工作导丝送至一个分支远段,然后用一个小球囊(1.5~2.0mm)以6~8atm扩张分支锚定指引导管提供支撑,注意避免损伤分支血管(图9-3-3)。

二、微导管支撑

微导管是CTO病变成功的关键,它能通过CTO病变或者帮助导丝或球囊通过CTO病变,还可以用来交换导丝,常见的有Tornus、Corsair、Caravel、Finecross、Turnpike、MultiCross及CenterCross等。

Tornus微导管(图9-3-4)尖端1mm为钝形设计,主要成分为金属铂,主体为8束不锈钢导丝,导管外径略大于1.5mm的单轨球囊。Tornus导管包括两种类型,即2.1F和2.6F,前者在通过迂曲血管方面有一定优势,而后者的扭控力更佳,更易通过病变。

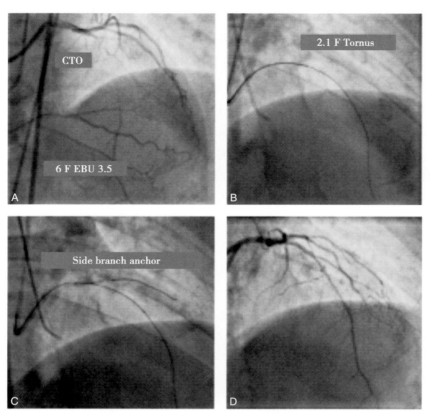

图 9-3-3　侧支球囊锚定技术

A. 左前降支 CTO 病变；B. 导丝通过闭塞病变后，Tornus 微导管无法通过病变；
C. 对角支放置导丝后小球囊（1.5~2.0mm）以 6~8atm 扩张分支锚定指引导管提供
支撑；D. Tornus 微导管通过闭塞病变。

图 9-3-4　Tornus 微导管（2.6F）

Corsair 微导管（图 9-3-5）可以在任何方向旋转前进，尤其在逆时针旋转时具有更好的穿透力，亲水涂层锥形软尖端为 Corsair 提供了优越的柔韧性及可操作性，编织网状卡轴为其提供了独特的支撑、可推进性及追溯性。

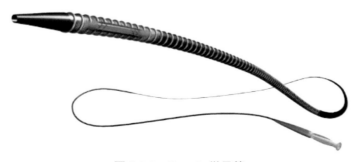

图 9-3-5　Corsair 微导管

Finecross 微导管（图 9-3-6）具有较小的头端（1.8F），高强与柔韧的管体结构、M 型亲水涂层及聚四氟乙烯内涂层使其具有良好的通过性及可操作性，在一些迂曲病变中具有独特优势，常用的有 130cm（正向途径）和 150cm（逆向途径）两种。Finecross 微导管的基本动作是直接推送，所以要求指引导管有充分的支撑力。

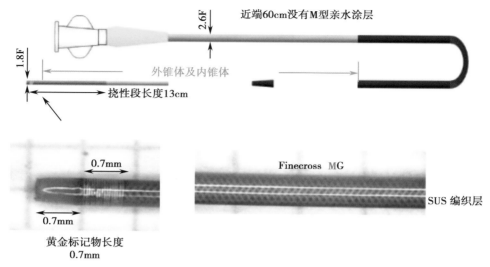

图 9-3-6　Finecross 微导管

Caravel 微导管（图 9-3-7）最大特点是"杆细腔大"，但由于管壁较薄，使用时切忌旋转，否则有可能折断。

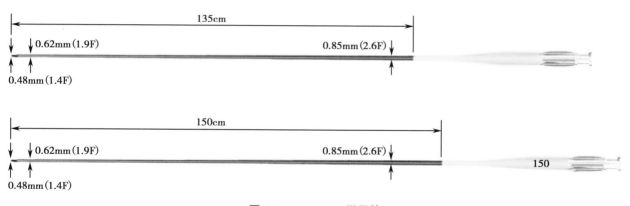

图 9-3-7　Caravel 微导管

Turnpike 微导管包含能够实现"螺旋状"方法的螺纹，专为球囊不能通过的 CTO 病变而设计，能够扩大通过 CTO 的通道。MultiCross 及 CenterCross 微导管是采用非创伤性镍钛合金锚定机制通过球囊不能通过的 CTO 病变。

三、合理的球囊操作

1. 斑块震裂技术（plaque shattering technique）　当指引导管稳固地插入冠状动脉内可选择小球囊（直径 1.0~1.25mm，长 8~10mm）前后交替推挤病变，当持续深插球囊仍不能通过 CTO 病变时，则采用斑块震裂技术，即确认导丝在血管真腔的前提下在闭塞段的近端以 12~18atm 扩张球囊，震裂斑块，逐渐接近闭塞段病变时连续低压力扩张,最终使球囊得以通过闭塞段病变,如果仍不能通过 CTO 病变时,术者应该尝试用一个新的球囊。

2. 球囊辅助微切割技术(balloon-assisted microdissection technique)　当指引导管稳固地插入冠状动脉内,确认导丝在血管真腔的前提下,可选择小球囊(直径 1.0~1.5mm,长 8~15mm)贴近闭塞段的近端,然后给球囊加压直至球囊破裂(图 9-3-8),切割斑块,最终使球囊得以通过闭塞段病变。但有血管穿孔及破裂球囊无法回撤的风险,须谨慎操作。

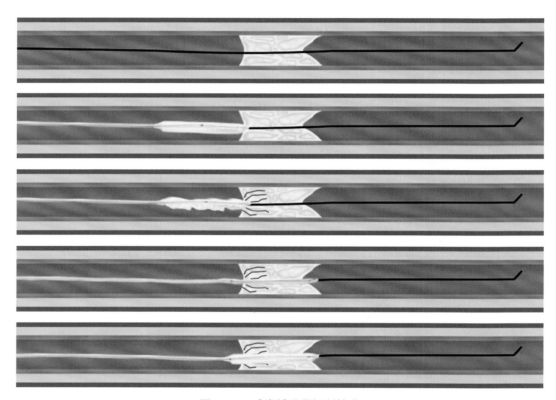

图 9-3-8　球囊辅助微切割技术

3. 双球囊 - 导丝交错切割技术(seesaw balloon-wire cutting technique)　将两根 PCI 导丝(导丝 A 和导丝 B)送至远段血管真腔,然后分别沿导丝送入小球囊(直径 1.25~1.5mm,长 10~15mm),首先把球囊 A 尽可能向前推进,然后以 18atm 压力扩张挤压导丝 B 切割近端纤维帽,其次把球囊 B 尽可能向前推进,然后以 18atm 压力扩张挤压导丝 A 切割对侧近端纤维帽,反复交替进行直至其中一个球囊通过 CTO 病变(图 9-3-9)。该技术原理为球囊压迫并行导丝在不同部位交错切割更容易破坏斑块纤维帽,且两个球囊导管相互为彼此在前行过程中增强指引导管支撑力。

4. 撬棍效应技术(crowbar effect technique)　首先选择一个软导丝(如 Fielder XT、Fielder XT-A、Gaia First)通过 CTO 病变,然后选择第二根(如 Miracle 3 或 Miracle 6、Gaia Second)和第三根(如 Miracle 12g、Conquest Pro 12g、Gaia

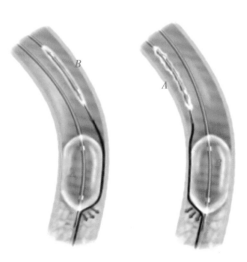

图 9-3-9　双球囊 - 导丝交错切割技术

Second、Gaia Third）硬导丝沿着第一根导丝轨迹送入远段血管真腔,之后以 14~16atm 扩张和推送一个小球囊（1.25~1.5mm,长 10~15mm）直至其通过 CTO 病变。

四、冠状动脉旋磨术（rotational atherectomy）

一些特殊的 CTO 病变如严重钙化病变（主要是内膜钙化）是球囊不能通过的主要原因,同时严重的内膜钙化也可影响支架的通过,增加支架脱载的风险,导致支架不能充分扩张。冠状动脉旋磨术（图 9-3-10）几乎是 PCI 顺利完成不可缺少的一种技术,国内研究发现冠状动脉旋磨术治疗 CTO 病变的成功率为 92.6%。旋磨导丝能成功通过 CTO 病变到达血管远段后,旋磨操作与普通旋磨相同,但是旋磨头要采用最小的直径（1.25mm）以利于旋磨头通过病变,必要时再使用更大的旋磨头,但如果闭塞病变较长,常规 PCI 导丝通过病变时在闭塞段造成多处假腔,因旋磨导丝操控性差、通过病变极为困难,无法进入真腔和到达闭塞段远端,是导致冠状动脉旋磨术在球囊不能通过的 CTO 病变中不能常规开展的重要原因。此操作要点是尽量采用低速旋磨,此时每次旋磨下的斑块量小,产热少,引起血小板聚集的可能性小,可减少慢血流甚至无复流等并发症发生。

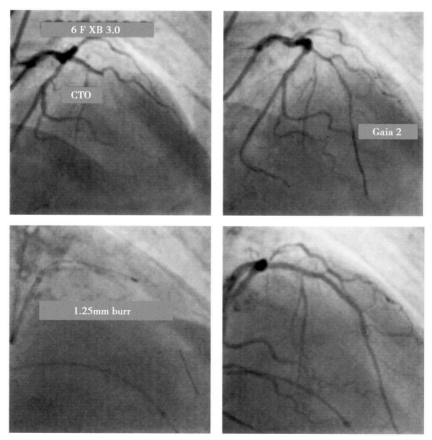

图 9-3-10　冠状动脉旋磨术

五、内膜下穿越技术（subintimal crossing technique）

内膜下穿越技术即如果球囊不能通过 CTO 病变,可通过另一根 PCI 导丝经内膜下送入远段血管真腔,继而通过内膜下远端锚定技术（subintimal distal anchor technique）或内膜下外挤压技术（subintimal external crush technique）完成血管成形术或支架植入术。但是这项技术不能实施的主要原因是内膜下导丝不能顺利送至远段血管真腔。

1. 内膜下远端锚定技术　该技术是通过内膜下穿越技术将另一根 PCI 导丝经内膜下送入远段血管真腔，然后沿内膜下导丝送入一个小球囊（1.5~2.0mm，长 15~20mm）锚定在远段血管真腔促使球囊通过 CTO 病变的方法。但是，这项技术存在一定局限性，容易导致穿孔或内膜下血肿。

2. 内膜下外挤压技术　内膜下外挤压技术（图 9-3-11）是通过内膜下穿越技术将另一根 PCI 导丝经内膜下送入远段血管真腔，然后沿内膜下导丝送入一个小球囊（1.25~1.5mm，长 10~15mm）在 CTO 病变部位以 8~10atm 扩张病变，促使球囊通过 CTO 病变的方法。但是，这项技术存在一定局限性，容易导致穿孔或内膜下血肿。

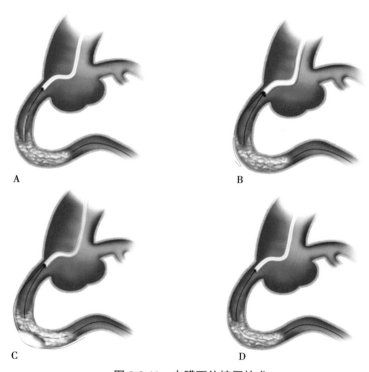

图 9-3-11　内膜下外挤压技术
A. 导丝通过 CTO 病变后球囊无法通过 CTO 病变；B. 通过内膜下穿越技术将另一根 PCI 导丝经内膜下送入远段血管真腔；C. 沿内膜下导丝送入一个小球囊（1.25~1.5mm，长 10~15mm）在 CTO 病变部位以 8~10atm 扩张病变；D. 球囊沿原导丝顺利通过 CTO 病变。

六、逆向技术

许多球囊不能通过的 CTO 病变可以通过逆向技术开通，主要包括 Kissing Wire、反向 CART、CTO 逆向导丝主动迎接技术（AGT）等。逆向技术使复杂 CTO 病变开通率提高到 90%~95%。

七、其他

乒乓技术（ping-pong technique，图 9-3-12）是在不撤回导丝的情况下将第一根指引导管轻轻脱出冠状动脉开口几毫米，然后将第二根指引导管（强支撑）插入冠状动脉开口促使球囊通过 CTO 病变的方法。

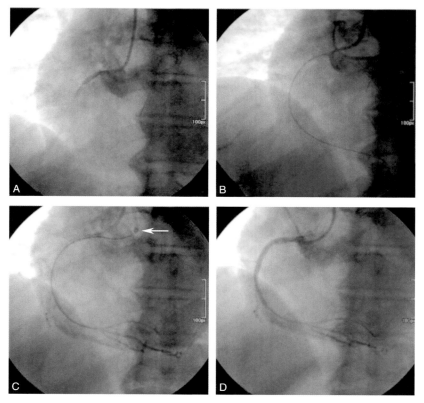

图 9-3-12　乒乓技术

A. 出现不撤回导丝的情况；B. 送入第二根指引导管（强支撑）；C. 将第一根指引导管轻轻脱出冠状动脉开口几毫米，然后将第二根指引导管插入冠状动脉开口；D. 在强支撑指引导管的作用下促使球囊通过 CTO 病变。

（张　波）

参 考 文 献

［1］DASH D. Interventional management of "Balloon-Uncrossable" coronary chronic total occlusion：Is there any way out？［J］. Korean Circ J, 2018, 48（4）：277-286.

［2］TAJTI P, XENOGIANNIS I, KARMPALIOTIS D, et al. Chronic total occlusion interventions：update on current tips and tricks［J］. Curr Cardiol Rep, 2018, 20（12）：141.

［3］GUELKER J E, BLOCKHAUS C, KROEGER K, et al. The GuideLiner catheter：a supportive tool in percutaneous coronary intervention of chronic total occlusion［J］. J Saudi Heart Assoc, 2018, 30（2）：69-74.

［4］HEUSER R R. Support with a twist：new approaches in CTOs and complex lesions［J］. J Cardiol Cases, 2017, 17（1）：12-15.

［5］CHRISTOPOULOS G, KOTSIA A P, RANGAN B V, et al. "Subintimal external crush" technique for a "balloon uncrossable" chronic total occlusion［J］. Cardiovasc Revasc Med, 2017, 18（1）：63-65.

［6］KOUTOUZIS M, AVDIKOS G, NIKITAS G, et al. "Ping-pong" technique for treating a balloon uncrossable chronic total occlusion［J］. Cardiovasc Revasc Med, 2018, 19（1 Pt B）：117-119.

［7］TOPAZ O. CTO revascularization: obstacles and options in balloon nonpenetrable lesions［J］. Catheter Cardiovasc Interv, 2017, 90（1）: 21-22.

［8］TAJTI P, KARMPALIOTIS D, ALASWAD K, et al. Prevalence, presentation and treatment of 'Balloon Undilatable' chronic total occlusions: insights from a multicenter US registry［J］. Catheter Cardiovasc Interv, 2018, 91（4）: 657-666.

［9］KARACSONYI J, KARMPALIOTIS D, ALASWAD K, et al. Prevalence, indications and management of balloon uncrossable chronic total occlusions: Insights from a contemporary multicenter US registry［J］. Catheter Cardiovasc Interv, 2017, 90（1）: 12-20.

［10］VO M N, CHRISTOPOULOS G, KARMPALIOTIS D, et al. Balloon-assisted microdissection "BAM" technique for balloon-uncrossable chronic total occlusions［J］. J Invasive Cardiol, 2016, 28: E37-E41.

［11］XUE J, LI J, WANG H, et al. "Seesaw balloon-wire cutting" technique is superior to Tornus catheter in balloon uncrossable chronic total occlusions［J］. Int J Cardiol, 2017, 228: 523-527.

［12］温尚煜, 于宏颖, 王柏颖, 等. 冠状动脉斑块旋磨术治疗球囊无法通过的慢性完全闭塞病变［J］. 中华心血管病杂志, 2013, 41（6）: 466-469.

第十章
正向内膜下重回真腔技术操作

第一节 ADR 技术在 CTO 介入治疗中运用概述

目前 CTO 的开通技术可分为四大类：正向导丝开通、正向内膜下重回真腔（antegrade dissection re-entry，ADR）、逆向导丝开通、逆向内膜下重回真腔。本章着重介绍 ADR 的相关应用基础、策略及操作。

一、ADR 解剖及理论基础

从 CTO 介入伊始，术者的导丝操作都尽量保证导丝不进入内膜下（subintimal），而始终在 CTO 段内的斑块内（intra-plaque）前行。为了避免进入内膜下，诞生了如平行导丝技术、see-saw 技术、IVUS 指导的内膜下重入真腔技术等。这些技术对于闭塞残端清晰，闭塞段较短（小于 20mm）的 CTO 病变常是可以实现的。

然而，对于闭塞段钙化、迂曲，长度过长的 CTO 病变，要想保证导丝始终在斑块内，所带来的结果往往是手术时间长、对比剂用量大，效率低下。根据 Decision-CTO 的注册研究结果提示，正向导丝 AWE 及 PWT 后，仍有 25% 的病例无法做到斑块内通过，需要在远端纤维帽后，经内膜下重入真腔。应用 IVUS 评估的研究显示，在其所观察的 CTO 介入病例中，有近一半的病例会有导丝在内膜下穿行的情况发生。

由此可见，导丝进入内膜下是很难避免的。因此产生了两个关键性的问题：

1. 如何使导丝最终重新进入真腔？

为了解决这个问题，各种 ADR 技术应运而生。究其本质，其原理就是在导丝进入内膜下后，利用这一松软的空间特性，继续行进导丝或者 ADR 器械，通过制造的内膜下空间绕过富含斑块的 CTO 体部，直至闭塞段远端正常段。然后再调整导丝，重入血管管腔。最终保证支架的近远端在真腔，而在 CTO 段内，部分支架位于内膜下空间。

2. 支架放在内膜下是否安全，疗效是否相当于全程在斑块内放置？

首先，研究显示外膜的张力超过内膜及中膜的 3 倍，这就使得即使在内膜下植入支架，也不易引起血管破裂穿孔。其次，临床结果虽仍有争议，但包括 Azzalini 等部分研究者报道提示，导丝全程真腔内并植入支架的 TLF 明显低于使用传统 ADR 技术（STAR、miniSTAR、LAST 技术）导丝通过 CTO 病变后支架植入组，但并不优于当代内膜下重入技术（基于 BridgePoint 系统的 ADR 或 RDR）。目前仍无大规模的临床研究结果回答这个问题，我们需要进一步在临床进行研究探索。

二、导丝依赖的 ADR

1. 内膜下寻径重回真腔（subintimal tracking and re-entry，STAR）技术　ADR 的雏形要追溯到 10 年前，最初是 Colombo 等将其应用于冠状动脉介入治疗，并称之为 STAR 技术。技术方法是将内膜下 Knuckle（弯曲）的导丝（通常为多聚物涂层导丝）强行向前推送，造成钝性撕裂，直至远端撕裂回真腔，Knuckle 导丝一般很难进入分支，因此通常是在分叉处撕裂回真腔。

这种方法对于不同病变撕裂回真腔的难易程度是不同的，主要取决于远端的分支及血管迂曲程度，不易控制，有时夹层长度过长，导致分支过多丢失，发生穿孔、支架内血栓及再狭窄率高，因此只作为一种 bail-out 的方法，而且尽量避免在左前降支 CTO 病变中使用，有可能会造成间隔支和对角支的丢失，造成灾难性后果。在随后的研究中证实，该技术有较高的再狭窄率和再闭塞率。Colombo 等报道，采用 STAR 技术后靶血管再次血运重建率高达 52%。总之，因易导致边支丢失、具有较高的再狭窄率和再闭塞率，STAR 技术仅用于 CTO 病变 PCI 最后的尝试。

2. Mini-STAR 技术　另一种对传统 STAR 技术的改良称为 Mini-STAR 技术，它是利用较软的亲水涂层导丝，例如 Fielder FC 或 XT，在尖端 1~2mm 处塑一个 45° ~50° 的第一弯，在 3~5mm 处再塑一个 15° ~20° 的第二弯，在微导管的辅助下，先用导丝尝试能否进入微通道，如果不成功，稍用力向前推送使导丝形成一个 J 型弯，继续沿闭塞段的内膜下推送，在通过闭塞段后重新扎回真腔。Galassi 等进行了一项对照研究，入选 225 例 CTO 病变患者，42 例利用 Mini-STAR 技术，41 例成功开通，成功率为 98%；其余 181 例 CTO 患者利用平行导丝、STAR、微通道或 IVUS 引导等技术开通，成功率仅为 52%。然而 Mini-STAR 组仍有 4 例出现冠状动脉穿孔，其中 1 例发生心脏压塞，行心包穿刺引流。另外，对于其他术者使用 Mini-STAR 技术的成功率以及开通后的长期预后均需进一步研究。

3. 对比剂指导的 STAR 技术（Carlino 技术）　Carlino 等改良了 STAR 技术，将微导管沿进入内膜下的导丝送入夹层内，注射对比剂，利用对比剂所勾勒出的夹层形态，小心地操作导丝重新进入真腔，又称为对比剂引导的 STAR 技术，相比于传统 STAR 技术，操作相对温和。

4. LAST 技术　LAST 技术与 Mini-STAR 技术类似，只是 Knuckle 导丝向前推送但并不通过远端纤维帽，另外也不是用软的、锥形头端缠绕型导丝（例如 Fielder XT）再入真腔，而是用较硬的导丝（Pilot 200 或 Confianza Pro 12），将头端做一直角折弯，在微导管的帮助下刺入 CTO 远端血管真腔。

三、小结

总体而言，使用上述技术进行内膜下寻径，效率低，成功率低，并发症多，重回真腔难度大，同时操作重复性差，更多依靠个人技术和经验水平，难以广泛推行。目前上述技术常被归类为传统 ADR 技术。

第二节　器械依赖的 ADR 技术介绍

为了使正向内膜下重回真腔技术标准化和程序化，开发了 BridgePoint 系统，其中包括 CrossBoss 导管、Stingray 球囊及穿刺导丝。

CrossBoss 导管是一种较硬的 6F 金属 over-the-wire 导管，具有一个钝性抛光的 3F（1mm）头端（图 10-2-1）。CrossBoss 导管的钝性头端可以起到 Micro-Knuckle 的作用，而且比 Knuckle 导丝产生的夹层更小,使其在内膜下的位置时,可以起到钝性分离内膜下空间的作用。同时,其扩张出的内膜下空间可使 Stingray 球囊进入,通过内膜下空间,到达 CTO 远端纤维帽以远的理想穿刺位点处(landing zone),最终完成手术。

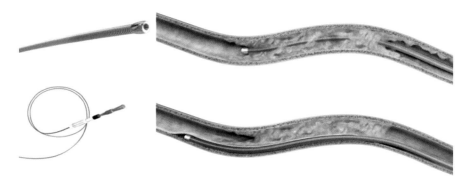

图 10-2-1　CrossBoss 导管

Stingray 球囊是整个器械 ADR 系统的核心器械,它巧妙的设计可以使再入血管真腔的过程更加可控。Stingray 球囊是一个 1mm 的扁平球囊,可以用 6F 指引导管输送,有一个 0.014in 导丝管腔连接三个出口(图 10-2-2)。远端出口用于沿普通导丝输送该球囊(类似于 OTW 球囊)进入内膜下区域并放置在准备刺回血管真腔的位置,以 4atm 充气,扁球囊的两翼在内膜下自动环抱血管,形成一个类似于魔鬼鱼样的扁平结构,在血管内膜下展开,为定向穿刺提供稳定的支持力。这时其他两个出口彼此成 180°,这两个出口附近均有不透光标记,选择合适的造影投照体位,使球囊的扁平面与管壁平行。此时如果球囊与管壁贴合良好,就可以使其中一个扁平面上的出口朝向血管真腔。这时使用 Stingray 穿刺导丝或者其他高硬度穿刺导丝,向血管管腔方向穿刺,常可重回血管管腔。

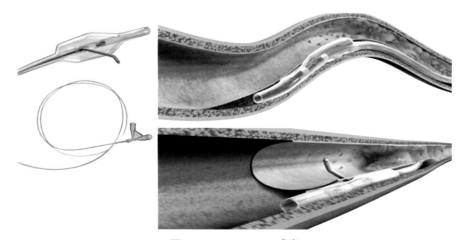

图 10-2-2　Stingray 球囊

Stingray 专用导丝是一根 0.014in 高硬度导丝(12g),头端有预塑形,尖端 1mm 极细(0.04mm),能够刺穿内膜片进入远端真腔。Stingray 导丝通过 Stingray 球囊输送,术者调整导丝使其从朝向血管腔的出口穿出,进入血管真腔时会有一个明显的落空感,与导丝穿出血管壁的感觉类似,此时如果 CTO 远端血管直径足够大,没有严重的迂曲,就可以将 Stingray 导丝一直向前推送。但更为安全的方法是,利用 Stingray 导丝在内膜片上多刺一些贯通真腔的孔道,然后再交换为多聚物涂层导丝(Pilot 50 或 Pilot

200），使其穿过这些孔道中的任意一个，就可完成再入真腔的操作，而多聚物涂层导丝在远端真腔的前行更安全、更容易。

第三节　器械 ADR 技术的操作要点

一、指引导管选择要求

对于拟进行器械 ADR（后均简称 ADR）的病变中，常需大腔，强支撑指引导管。其原因在于，虽然 ADR 在内膜下空间中操作，器械推进的阻力较在斑块内小，但仍常因血管结构迂曲、内膜 - 中膜钙化、较长的闭塞段，导致 CrossBoss 或 Stingray 球囊输送不顺利。尽管在进行 AWE、PWT 等正向策略失败后，拟行补救性 ADR 时，6F 指引导管可以完成手术，但也常因支撑力不够而导致手术难度升高。如在 PCI 开始时就已判定可能需要进行 ADR，7~8F 指引导管准备更为充分。

另外需要强调的是，6F 指引导管无法使用 Trapping 技术退出 CrossBoss 微导管或 Stingray 球囊，需要使用延长导丝退出。7F 指引导管可以使用 Trapping 技术退出 CrossBoss 微导管或 Stingray 球囊。但在使用球囊进行边支锚定提高支持力时，仍会在推进 CrossBoss 或 Stingray 球囊时（即使是 Stingray LP 球囊）感受较大的摩擦力。选择 8F 指引导管无上述问题。

二、Stingray 球囊的通道准备

ADR 技术的完成，需要将 Stingray 球囊送至合适的内膜下穿刺位点。所以，在确定穿刺位点、决定启动 ADR 时，首要的核心是需要制造内膜下腔隙将 Stingray 送达。

通常，制造内膜下腔隙时的情况分为两种：①在进行 AWE/PWT 技术过程中，导丝可以到达 CTO 远端纤维膜之后的内膜下腔隙，但无法进入远端真腔。②导丝无法到达 CTO 远端纤维膜之后的内膜下腔隙，如无残端 CTO、入口不清；正向纤维膜过硬，导丝无法突破；血管结构不清，导致导丝不在血管结构内。对于第一种情况，可以直接跟进微导管（如 Corsair）扩张内膜下腔隙，亦可直接更换 CrossBoss 扩张内膜下空间；对于坚硬，钙化，迂曲，CTO 段长，推荐直接使用 CrossBoss 准备扩张空间；对于松软的内膜下结构，可以只使用微导管扩张；这就需要根据术中对内膜下腔隙是否疏松的感受酌情处理。对于第二种情况，如 CTO 入口属于无残端 CTO，可考虑使用 IVUS 确认血管开口位置；如属纤维膜过硬无法突破，或血管结构不清，这时就需要使用内膜下进入技术（subintimal entry），在入口处就进入内膜下，进而使用 Knuckle 导丝技术、CrossBoss 或 Knuckle-Boss 技术，到达远端纤维帽之后的内膜下空间。这些进入内膜下的技术包括 Base 技术、Side-BASE 技术、Scratch-and-Go 技术、Power-Knuckle 技术等，具体操作步骤详见后述。

在进入内膜下后，使用 CrossBoss 推进时，应通过 CrossBoss 后面的旋控器高速旋转 CrossBoss，切不可直接旋转 CrossBoss 尾端。旋控器的作用是为了防止 CrossBoss 在头端被卡死时继续被旋转。如不使用旋控器旋转 CrossBoss，一旦头端被卡死而旋转力量被蓄积，CrossBoss 极易突然突进，造成血管穿孔。CrossBoss 造成的穿孔是严重的手术并发症，单纯使用长时间球囊封堵或注射凝血酶往往是无效的，多需要带膜支架进行封堵。

在推进 CrossBoss 时，通过多体位的造影判断 CrossBoss 的走行十分重要。如 CrossBoss 进入分支，

再继续前送可能造成血管穿孔。这时可以使用硬导丝,或 Knuckle 导丝导引 CrossBoss 进入主支。但在进行这项技术时,到达最终的 landing zone 时不宜再使用 Knuckle 导丝导引。原因是 Knuckle 导丝往往造成比 CrossBoss 造成更大的内膜下腔隙,造成 Stingray 穿刺困难。

如 CrossBoss 无法前送,通常原因及解决方法:①增加指引导管支撑力,如更换指引导管、边支锚定或应用子母导管等;②如是因为导丝穿刺通过近端纤维帽后方进入的内膜下,有时因坚硬的近端纤维帽阻止了 CrossBoss 的通过,可以使用小球囊进行扩张近端纤维帽后再进入。

三、理想穿刺位点

理想的穿刺位点常具有以下特征:

1. 穿刺位点处无明显迂曲　在迂曲的血管处使用 Stingray 穿刺,多会因球囊的长轴角度无法和血管远端角度平行,导致穿刺角度大于或小于理想穿刺角度而失败。

2. 穿刺处无明显钙化　钙化、高阻力病变会阻碍穿刺导丝穿刺。如确实无法避免,多需要使用 Conquest Pro 12g 或 Conquest 8~20g 等导丝进行穿刺。

3. 落点近端无明显大分支　因是内膜下重入技术,如越过大分支进行穿刺,可以预见到的是大分支的丢失。

4. 落点血管管腔较大　尽管较小的管腔可以进行 ADR 操作,但更大的血管管腔 ADR 成功率更高(图 10-3-1)。

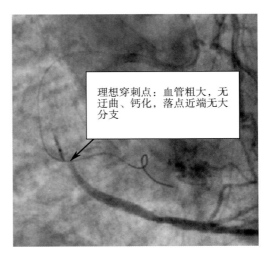

理想穿刺点:血管粗大,无迂曲、钙化,落点近端无大分支

图 10-3-1　理想穿刺点

四、Stingray 球囊准备

CrossBoss 到达 landing zone 后,应先准备 Stingray 球囊,再退出 CrossBoss,这样可以尽量减少血肿的扩大蔓延。

Stingray 球囊的准备步骤及穿刺前准备:

1. 在 Stingray 球囊尾端连接一个新的、完全干燥的三通阀(图 10-3-2A)。

2. 用全新且完全干燥的 20ml 或 50ml 螺口注射器,负压回吸,旋转阀排气。重复上述动作至少 2~3 次,以保持 Stingray 球囊内负压真空状态(图 10-3-2B、C)。

3. 取下 20ml 注射器,使用 5ml 螺纹注射器抽取 3ml 纯对比剂(图 10-3-2D)。

4. 用对比剂冲洗三通阀,确保没有气泡(图 10-3-2E)。

5. 打开三通使 Stingray 球囊与注射器相通,注射器因球囊的负压,将对比剂吸入,在 5ml 注射器上 1~3mm(图 10-3-2F、G)。

6. Stingray 准备完成。这时依次将 CrossBoss 内原有导丝撤出,更换 M12 导丝,退出 CrossBoss,送入 Stingray 球囊(图 10-3-2H)。如是 6F 指引导管,退出 CrossBoss 时需要延长导丝,7~8F 指引导管可以使用 Trapping 球囊退出。如 Stingray 无法到位,可使用小球囊(1.25~2.0mm)进行内膜下腔隙扩张。

7. 使用 2~4atm 扩张 Stingray 球囊,调整投射角度,确定单轨征。之后对侧造影确认穿刺方向。

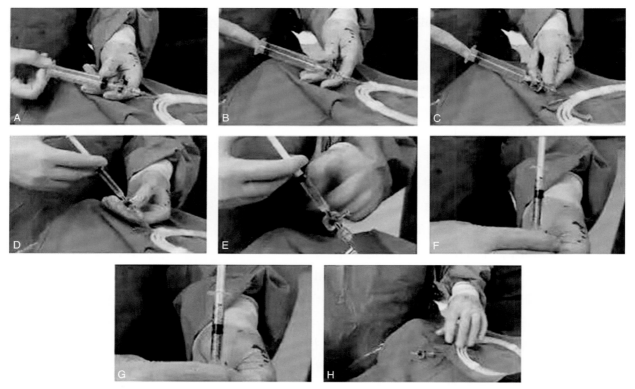

图 10-3-2　Stingray 球囊准备

五、血肿回抽

　　血肿出现后会压迫远端血管真腔,导致穿刺重回真腔失败,故防止出现内膜下血肿对于 ADR 的成功至关重要。因此,对于血肿的回抽可常规进行。与 Knuckle 导丝技术相比,采用 CrossBoss 导管可降低血肿发生风险。如果血肿形成,可尝试通过 Stingray 球囊抽吸血肿。此时将 Stingray 球囊沿导丝直接送到穿刺靶点,抽吸血肿的同时进行 Stingray 球囊的准备步骤 1~ 步骤 6,这样可以节省手术时间。另外,也可同时送入微导管或 OTW 球囊抽吸血肿,称为内膜下经导管回吸(subintimal transcatheter withdrawal,STRAW)技术(图 10-3-3)。该技术只能采用 8F 指引导管完成。送入球囊并扩张封闭近端血管后进行回抽效果更好。但总而言之,相比回抽,预防血肿更为重要。

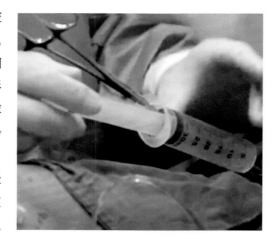

图 10-3-3　血肿回抽

六、穿刺重回真腔

　　使用导丝穿刺真腔时,应在 Stingray 呈现单轨征的投影角度进行。此时正向造影是相对禁忌的,因可造成血肿的扩大,进而导致穿刺失败。如无法通过造影确认穿刺方向,可以根据 CrossBoss 到达后内膜下腔隙与血管真腔的相对位置,进行经验性穿刺。

在理想投照角度,Stingray 球囊应该位于血管腔一侧且其侧面与血管长轴平行,该角度对于确定导丝由 Stingray 球囊穿出方向及调控导丝穿入血管真腔至关重要。此时单轨征的球囊应与血管长轴相互平行,否则因为 Stingray 球囊穿刺角度,极有可能穿刺失败。

如果 Stingray 导丝在正确的出口穿出,直接推送(不要旋转)导丝穿刺血管内膜进入远端血管真腔,此时常会产生落空感。对侧造影有助于判断导丝是否已成功进入远端血管真腔。如果确认导丝已进入血管真腔且远端血管无严重病变、管腔足够大时,可旋转穿刺导丝,然后将其推送至远端血管,即 Stick and Drive 技术。

如进入真腔后有小分支反复汇入,或血管管腔较小(使用穿刺导丝穿刺后常容易穿透至对侧壁),Stick and Drive 技术常不容易成功。这时可使用 Stick and Swap 技术。采用较硬的穿刺导丝做初始穿刺以制造与远端真腔的通道,撤出穿刺导丝,送入 Pilot 200 导丝(或类似的聚合物护套导丝)沿同一导丝出口进入 Stingray 导丝制造的通道。聚合物护套导丝较容易经该通道进入远端血管真腔。

目前可以进行的穿刺导丝包括 Stingray 自配的穿刺导丝,以及 Gaia、Conquest Pro 导丝。使用 Gaia 或 Conquest Pro 导丝的原因在于这些导丝相比 Stingray 自带导丝,有更强的穿刺性能。对于"贴皮"的内膜下位置,Stingray 导丝及 Gaia 均可成功。但对于远端血管有钙化或高阻力斑块的情况,使用更为坚硬的 Conquest Pro、Pro 12g 或 Pro 8~20g 成功率更高。

特别需要注意的是,在使用 ADR 后,正向冒烟或者造影会导致血肿扩大、蔓延,使得不必要的支架植入增多。因此,在导丝贯通植入支架时,应使用 IVUS 或逆向造影定位。正向冒烟或造影是极危险的操作。

第四节 内膜下进入技术

一、Scratch-and-Go 技术、BASE 技术和 Side-Base 技术

Scratch-and-Go 技术、BASE(balloon assisted subintimal entry)技术和 Side-Base 技术均属于 CTO 正向技术的技术范畴。Scratch-and-Go 技术与 BASE 技术的主要区别在于,前者进入内膜下依赖硬导丝穿刺后,更换超滑导丝前行;而后者是硬导丝无法穿刺进入内膜下结构,需要依赖球囊辅助,从而进入内膜下。Side-BASE 则由 BASE 技术衍生而来,需要另使用与分支匹配的球囊在分支进行扩张、锚定,当主支球囊进行扩张后,推送导丝进入内膜下。

这些操作技术主要使用目的在于,在近端纤维帽处就争取不从斑块内穿刺进入,而从 CTO 头部就进入内膜下。适用时机常包括闭塞病变近端纤维帽斑块富含钙化成分和近端纤维帽位置模糊。对于这些技术的定位:入口不清及难以通过的 CTO,并非首选,但却是一种可以尝试的方法。ADR/RDR 技术是选择应用 BASE 的必要技术储备。

需要格外注意的是,硬导丝进入内膜下后,跟进微导管之前,一定要确认导丝位于主支血管结构内,否则盲目跟进微导管并进行 Knuckle 导丝推进,可能造成血管穿孔或分支小血管破裂。

BASE 技术操作步骤(图 10-4-1):①正向导丝到达闭塞段近端;②应用与血管管径匹配的球囊高压扩张病变近端,撕裂内膜,常需选择大 0.25~0.5mm 的球囊;③增加导丝头端血管的半径和角度,在微导管支撑下将导丝送入内膜下;④适度跟进微导管,正向导丝在内膜下 Knuckle 向前推送,此时

需选用超滑导丝,Fielder XT-A 导丝 Knuckle 造成的内膜下较小腔隙,此时若选择 Pilot 200 等导丝往往造成更大的内膜下腔隙,易导致血肿不可控蔓延;⑤利用正向重回真腔技术(ADR)或 RDR 完成手术。

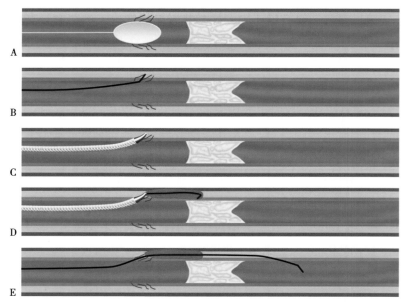

图 10-4-1　BASE 技术示意图

Side-BASE 技术操作步骤基本同上。其与 BASE 技术不同在于,使用球囊在边支进行锚定。一方面减少了导丝进入边支的干扰,另一方面增加了系统支撑力。由于存在边支处进入内膜下的操作概率,所以常可能从血管嵴处操作导丝进入内膜下,使用这种技术,则可进一步提高导丝从血管嵴进入内膜下所需的支撑力(图 10-4-2)。

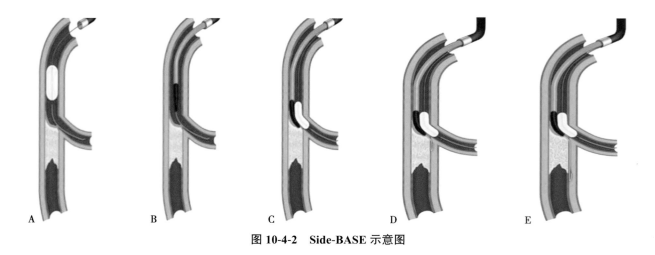

图 10-4-2　Side-BASE 示意图

二、Power-Puncture & Power Knuckle 技术

Power-Puncture & Power Knuckle 技术同样属于进入正向技术。所谓 Power,是指使用球囊在血管主支对微导管进行低 - 中等压力进行锚定,增加指引导管及整个系统的支撑力。Power-Puncture 是指使用

硬导丝进行穿刺,而 Power Knuckle 则是在正向纤维帽处直接进行 Knuckle 导丝操作,争取进入内膜下（图 10-4-3）。

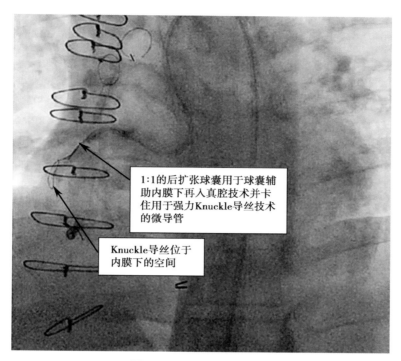

图 10-4-3　Power Knuckle

（李成祥）

参 考 文 献

[1] SIANOS G, WERNER G S, GALASSI A R, et al. Recanalisation of chronic total coronary occlusions: 2012 consensus document from the EuroCTO club [J]. EuroIntervention, 2012, 8(1): 139-145.

[2] 中国冠状动脉慢性闭塞病变介入治疗俱乐部. 中国冠状动脉慢性完全闭塞病变介入治疗推荐路径 [J]. 中国介入心脏病学杂志, 2018, 26(3): 121-128.

[3] BRILAKIS E S, BANERJEE S, KARMPALIOTIS D, et al. Procedural outcomes of chronic total occlusion percutaneous coronary intervention: a report from the NCDR(National Cardiovascular Data Registry)[J]. JACC Cardiovasc Interv, 2015, 8(2): 245-253.

[4] TAJTI P, BURKE M N, KARMPALIOTIS D, et al. Update in the Percutaneous Management of Coronary Chronic Total Occlusions [J]. JACC Cardiovasc Interv, 2018, 11(7): 615-625.

[5] ZHANG X, LIU C, NEPAL S, et al. A hybrid approach for scalable sub-tree anonymization over big data using MapReduce on cloud [J]. J Comput Syst Sci, 2014, 80(5): 1008-1020.

[6] GODINO C, LATIB A, ECONOMOU F I, et al. Coronary chronic total occlusions: mid-term comparison of clinical outcome following the use of the guided-STAR technique and conventional anterograde approaches [J]. Catheter Cardiovasc Interv, 2012, 79(1): 20-27.

[7] BEHNES M, AKIN I, KUCHE P, et al. Coronary chronic total occlusions and mortality in patients with

ventricular tachyarrhythmias［J］. EuroIntervention, 2020, 15（14）: 1278-1285.

［8］AZZALINI L, POLETTI E, AYOUB M, et al. Coronary artery perforation during chronic total occlusion percutaneous coronary intervention: epidemiology, mechanisms, management, and outcomes［J］. EuroIntervention, 2019, 15（9）: e804-e811.

［9］VO M N, KARMPALIOTIS D, BRILAKIS E S. "Move the cap" technique for ambiguous or impenetrable proximal cap of coronary total occlusion［J］. Catheter Cardiovasc Interv, 2016, 87（4）: 742-748.

［10］ROY J, HILL J, SPRATT J C. The "side-BASE technique": Combined side branch anchor balloon and balloon assisted sub-intimal entry to resolve ambiguous proximal cap chronic total occlusions［J］. Catheter Cardiovasc Interv, 2018, 92（1）: E15-E19.

第十一章

慢性闭塞病变介入治疗新方法的临床应用

第一节　CTO 病变新型支架植入治疗

一、新一代药物洗脱支架概述

1977 年,第一例普通球囊成形术的应用开创了冠状动脉介入治疗的先河。然而,单纯球囊扩张存在血管急性弹性回缩引起血栓形成及血管急性闭塞的风险,以及极高的再狭窄发生率。为了克服血管弹性回缩带来的风险,裸金属支架(BMS)被美国 FDA 批准应用于冠状动脉介入治疗。虽然 BMS 的引入降低了急性弹性回缩的风险,但 BMS 植入后支架内再狭窄的发生率仍高达 20%~30%。为解决支架内再狭窄的问题,由金属支架平台、聚合物涂层及抗增殖药物组成的药物洗脱支架(DES)应运而生。虽然相比于 BMS,第一代 DES 降低了支架内再狭窄的发生率,但由于永久聚合物涂层植入血管后存在持续性炎症反应,显著增加了晚期支架内血栓的发生率。新一代 DES 对支架平台、聚合物涂层、抗增殖药物进行改良,以期望改善支架内血栓及支架内再狭窄风险的问题,下文将主要对新一代 DES 的支架结构及其代表支架进行简要介绍(表 11-1-1)。

表 11-1-1　新一代 DES 的支架结构及其代表支架

支架名称	合金材料	支架丝厚度 /μm	聚合物涂层	聚合物降解时间 / 月	抗增殖药物	剂量
Cypher	SS	140	PEVA、PMA	永久	西罗莫司	$1.4\mu g/mm^2$
Taxus Express	SS	132	P(SIBS)	永久	紫杉醇	$1\mu g/mm^2$
Endeavor	Co-Cr	91	磷酰胆碱	永久	佐他莫司	$1\mu g/mm^2$
Resolute	Co-Cr	91	BioLinx	永久	佐他莫司	$1\mu g/mm^2$
Xience V	Co-Cr	81	P(VDF-HFP)	永久	依维莫司	$1\mu g/mm^2$
PROMUS Element	Pt-Cr	81	P(VDF-HFP)	永久	依维莫司	$1\mu g/mm^2$
BioMatrix	SS	112	PLA	6~9	拜尔莫司 A9	$15.6\mu g/mm$
Nobori	SS	112	PLA	6~9	拜尔莫司 A9	$15.6\mu g/mm$
Orsiro	Co-Cr	60	PLLA 伴碳化硅涂层	未说明	西罗莫司	$1.4\mu g/mm^2$
MiStent	Co-Cr	64	PLGA	3	晶体西罗莫司	NA

支架名称	合金材料	支架丝厚度/μm	聚合物涂层	聚合物降解时间/月	抗增殖药物	剂量
FIREHAWK	Co-Cr	NA	PDLLA 凹槽	9	西罗莫司	3μg/mm
EXCEL	SS	119	PLLA	6~9	西罗莫司	195~376μg/支架
SYNERGY	Pt-Cr	71	PLGA rollcoat	3	依维莫司	113μg/20mm
Ultimaster	Co-Cr	80	PDLACL	3~4	西罗莫司	3.9μg/mm
BuMA	SS	100	PLGA	未说明	西罗莫司	1.4μg/mm²
Tivoli	Co-Cr	80	PLGA	3~6	西罗莫司	8μg/mm
Yukon	SS	87	表面微孔	无涂层	西罗莫司	11.7~21.9μg
Nano+	SS	100	近腔纳米微孔	无涂层	西罗莫司	2.2μg/mm²
Cre8	Co-Cr	NA	表面微孔	无涂层	安非莫司	NA
BioFreedom	SS	112	表面微孔	无涂层	拜尔莫司 A9	15.6μg/mm

注：Co-Cr，钴铬合金（cobalt chromium）；PDLLA，外消旋聚乳酸［poly（DL-lactide）］；PDLACL，聚（DL-丙交酯-co-己内酯）［poly（DL-lactide-co-caprolactone）］；PEVA，聚醋酸乙烯共聚物［poly（ethylene-co-vinyl acetate）］；PLA，聚乳酸（poly lactide）；PLGA，聚乳酸-羟基乙酸共聚物［poly（lactic-co-glycolic acid）］；PLLA，聚左旋乳酸［poly（L-lactic acid）］；PMA，聚丙烯酸甲酯［poly（methyl acrylate）］；P（SIBS），聚（苯乙烯-b-异丁烯-b-苯乙烯）［poly（styrene-b-isobutylene-b-styrene）］；P（VDF-HFP），聚（偏氟乙烯-六氟丙烯）［poly（vinylidene fluoride-hexafluoropropylene）］；SS，不锈钢金属（stainless steel）。

二、新型药物洗脱支架的特点

1. 支架平台　第一代 DES 的支架平台为不锈钢，厚度达 140μm。新一代 DES 平台主要为钴铬合金或铂铬合金，能够获得更薄的支架钢梁，更优的径向支撑力、放射不透性、抗腐蚀能力及生物兼容性。研究表明，支架钢梁越薄，支架的内皮化时间越短，进而降低支架内血栓风险，同时可降低支架内再狭窄的发生率。在支架植入过程中，支架钢梁越薄，其柔韧性、通过性及跟踪性越佳。

2. 抗增殖药物　第一代 DES 的抗增殖药物为紫杉醇和西罗莫司。紫杉醇通过与微管的 β 微管蛋白亚基结合，干扰有丝分裂过程中的微管运动。紫杉醇具有很强的脂溶性，支架上表面低剂量的紫杉醇就能起到抑制细胞生长的作用。西罗莫司具有很强的免疫抑制活性，通过抑制哺乳动物雷帕霉素的靶点来阻断蛋白合成、细胞周期进程和迁移。西罗莫司具有更好的动力学及更广的治疗指数，使其比紫杉醇具有更强的抗细胞增殖作用。因此，新一代 DES 主要采用西罗莫司及其衍生物，如依维莫司、佐他莫司、拜尔莫司 A9、诺沃莫司和安非莫司作为抗增殖药物。相比于西罗莫司，佐他莫司有高脂溶性及更短的半衰期，同时具有相同的抑制 T 细胞增殖能力。依维莫司与雷帕霉素复合物 2 的机制靶点的相互作用比西罗莫司强，生物利用度高，半衰期短，能够降低血管的炎症反应，达到快速内皮化的目的。拜尔莫司 A9 的脂溶性是西罗莫司衍生物中最强的，其脂溶性约为西罗莫司的 10 倍，主要应用于无聚合物涂层支架。

3. 聚合物涂层　聚合物涂层主要用于携带药物，其特征及结构影响抗增殖药物的释放及有效性。然而，第一代 DES 的涂层为永久聚合物，植入血管后存在持续的炎症反应，导致晚期支架内血栓形成及支架内再狭窄。新一代 DES 采用生物相容性永久聚合物、生物可吸收聚合物或无聚合物涂层。

生物相容性永久聚合物主要采用偏二氟乙烯-六氟丙烯或 C10-C19-聚乙烯吡咯烷酮聚合物。氟化的聚合物能够降低蛋白吸附、血小板黏附及血栓形成。C10、C19 和聚乙烯吡咯烷酮聚合物形成两性分子,亲水性的支架面与细胞接触,因此不会诱导单核细胞吸附,提高了生物相容性。

生物可吸收聚合物主要由乳酸或乙醇酸组成,能够促进药物进入血管壁,并在药物释放结束后被水解吸收,进而可避免因聚合物长期存在带来的不良后果。目前,聚乳酸、聚乙醇酸和聚乳酸 - 羟基乙酸共聚物广泛应用携带药物,各种聚合物之间存在药物释放及聚合物水解吸收时间的不同。

无聚合物涂层支架可避免涂层带来的炎症反应,然而抗增殖药物直接从支架表面释放,药物洗脱速率增快,可能影响药物的抗增殖作用。为解决洗脱速度快的问题,目前主要采用光滑表面、大孔隙、微米孔、纳米孔及药物填充支架。光滑表面支架中,药物的释放速率由药物的溶解度、药物在介质中扩散系数及药物涂层的厚度决定。在大孔隙、微米孔、纳米孔支架中,支架表面经喷砂或微打磨形成粗糙表面,支架表面的孔隙能够容纳较大量的药物。药物充填支架借助激光在支架管腔面打孔。

三、新一代药物洗脱支架治疗 CTO 病变的临床疗效

CTO 病变多合并有钙化、弥漫病变、小血管病变、多支病变等特点,支架植入后的再狭窄发生率及支架内血栓发生率高。多项研究表明,相比于 BMS,第一代 DES 可降低 CTO 病变支架植入后的短期及长期再次血运重建率及主要不良心血管事件发生率。随着支架平台、聚合物涂层及药物的改良,相比于第一代 DES,新一代 DES 在冠状动脉原发病变植入后支架内血栓及支架内再狭窄的发生率显著降低。然而,由于 CTO 亚组病变本身的特殊性,以及新一代 DES 问世后第一代 DES 随即退出市场,比较第一代与新一代 DES 安全性及有效性的研究较少,新一代 DES 是否优于第一代 DES 仍存在争议。以下我们将对已发表的新一代 DES 治疗 CTO 病变的具有代表性的文章进行介绍。

(一)第一代 DES 与新一代 DES 疗效比较

CATOS 研究是第一项比较第一代 DES 及新一代 DES 治疗 CTO 人群的前瞻性随机对照研究。该研究共纳入 160 例已开通的 CTO 病变患者,病变参考血管直径小于 2.5mm、血栓病变、桥血管病变和支架内再狭窄病变的患者被排除,患者随机接受 ZES(Endeavor)治疗或 SES(Cypher)治疗。ZES 组有更大的平均支架直径[(3.18 ± 0.41)mm $vs.$(3.05 ± 0.33)mm,P=0.026]及更低的非顺应性球囊使用率(24% $vs.$ 49%,P=0.001),两者间的其他基线资料无显著差异。术后 9 个月造影随访,ZES 组及 SES 组间的最小管腔直径[(1.97 ± 0.86)mm $vs.$(2.10 ± 0.79)mm,P=0.387]、直径狭窄率[(30.6 ± 26.6)% $vs.$(24.9 ± 26.8)%,P=0.219]及病变段管腔丢失[(0.67 ± 0.73)mm $vs.$(0.50 ± 0.70)mm,P=0.174]无显著差异。术后 12 个月临床随访中,ZES 组及 SES 组间的心源性死亡(1.3% $vs.$ 2.5%,P=0.56)、心肌梗死(1.3% $vs.$ 1.3%,P=1.00)、靶血管血运重建(7.5% $vs.$ 13.8%,P=0.20)、支架内血栓(0 $vs.$ 1.3%,P=0.31)及靶病变失败(10.0% $vs.$ 17.5%,P=0.16)发生率均无显著差异,表明 ZES 并不劣于 SES,但限于本研究纳入人群较少,未能发现 ZES 是否优于 SES。

CIBELES 研究是一项前瞻性多中心随机对照研究,该研究共纳入了 207 例完全闭塞病变患者,其中 80% 是慢性完全闭塞病变,其中 101 例接受 SES 治疗,106 例接受 EES(Xience-V)治疗。SES 组的既往 PCI 比例(42.6% $vs.$ 25.5%,P=0.11)显著高于 EES 组,而糖尿病比例(31.7% $vs.$ 40.6%,P=0.18)有更低的趋势,其余基线资料无显著差异。术后 12 个月临床随访发现,SES 组及 EES 组间的心肌梗死(3.0% $vs.$ 0,P=0.08)、靶血管血运重建(11.6% $vs.$ 7.9%,P=0.53)、支架内血栓(3.0% $vs.$ 0,P=0.08)及心血管事件(15.8% $vs.$ 11.3%,P=0.34)发生率均无显著差异,研究表明 EES 在完全闭塞病变中的应用并不劣于 SES。K-CTO 注册研究回顾了韩国 26 个中心的连续入组的 1 754 例开通的 CTO 患者,其中 311 例接受 EES 治疗,642 例接受 SES 治疗,556 例接受 PES(Taxus)治疗。术后 1 年随访,相比于 PES 组

及 SES 组，EES 组未能显著改善患者临床预后。

Ahn 等进行的一项多中心注册研究，纳入 1 006 例成功开通的 CTO 患者，其中 557 例接受第一代 DES 治疗（PES 为 226 例，SES 为 331 例），449 例接受新一代 DES 治疗（EES 为 280 例，ZES 为 168 例）。术后 2 年随访，第一代 DES 及新一代 DES 两组间临床事件均无显著差异，进行倾向性积分匹配后，两组间的差异仍无统计学意义。

综上所述，研究表明，第一代 DES 及新一代 DES 治疗 CTO 病变人群均是安全、有效的。但是目前比较第一代 DES 与新一代 DES 治疗 CTO 病变人群的研究数量少，入选人数均较少，随访时间短，新一代 DES 是否能够进一步降低 CTO 病变人群的长期再狭窄发生率及支架内血栓发生率仍有待验证。

（二）新一代 DES

1. ZES Kelbaek 等对 RESOLUTE All Comers 研究及 RESOLUTE International 研究中 256 例植入 R-ZES 的 CTO 患者进行分析。CTO 组人群的糖尿病发生率为 25.4%，平均直径长度为（48.7 ± 30.1）mm。术后 2 年随访，心肌梗死率为 2.8%，靶血管血运重建率为 6.0%，支架内血栓发生率为 1.2%，主要不良心血管事件发生率为 10.7%。

2. EES EXOERT CTO 研究是一项前瞻性多中心注册研究，该研究共纳入来自美国的 20 个中心的原发性 CTO 病变患者。病变合并有支架内再狭窄或极度成角者被排除。最终 250 例患者入选，其中 222 例成功开通并植入 EES（XIENCE V 和 XIENCE Prime）。这 222 例患者的糖尿病发生率为 40.1%，既往心肌梗死患者为 29%，既往支架植入或搭桥治疗的患者超过 50%，病变平均长度为（36.1 ± 18.5）mm，平均植入支架长度为（51.72 ± 27.16）mm，支架直径为（2.85 ± 0.36）mm。术后 12 个月随访，心肌梗死率为 3.4%，死亡率为 1.9%，靶病变血运重建率为 6.3%，确定支架内血栓发生率为 0.9%，主要不良心血管事件发生率为 10.0%。ACE-CTO 研究是前瞻性单中心注册研究，本研究共纳入 100 例成功植入 EES 的 CTO 病变患者。术后 8 个月造影随访，病变段管腔丢失（0.88 ± 0.81）mm，支架内双边狭窄率为 46%。术后 12 个月随访，心肌梗死率为 2.0%，死亡率为 2.0%，靶病变血运重建率为 37.0%，确定支架内血栓发生率为 0。与既往 CTO 病变研究相比，该研究术后 1 年内的再次血运重建率显著增高，尽管本研究纳入患者病变长度长，糖尿病比例高，既往血运重建比例高，但术后 1 年高达 37.0% 再次血运重建率实在难以解释。Lee 等回顾分析了 Asan Medical 中心的 539 例成功植入 EES 或 ZES 的 CTO 病变患者。术后 3.3 年随访，EES 组与 ZES 组的死亡或心肌梗死（7.2% $vs.$ 7.2%，P=0.72）、死亡（5.9% $vs.$ 6.8%，P=0.94）、靶病变血运重建（4.7% $vs.$ 5.1%，P=0.69）、主要不良心血管事件（12.2% $vs.$ 12.2%，P=0.89）发生率均无显著差异（图 11-1-1）。

3. Cre8 支架 Cre8 支架是安非莫司无聚合物涂层钴铬合金支架，支架平台厚度仅 80μm，在支架外表面有 0.3μm 厚的 i- 晶碳烤瓷膜。Maeremans 等在欧洲 3 个 CTO 中心连续纳入 235 例成功植入 Cre8 支架或新一代 DES 的原发性 CTO 病变患者。其中 102 例接受 Cre8 支架治疗，另外 133 例接受非无聚合物涂层新一代 DES 治疗（包括 Xience 支架、Resolute 支架、BioMatrix 支架、Orsiro 支架、Synergy 支架、Ultimaster 支架）。与非 Cre8 支架组相比，Cre8 支架组的糖尿病比例更高（38% $vs.$ 25%，P=0.27），钙化（31% $vs.$ 50%，P=0.05）及病变成角大于 45°（11% $vs.$ 20%，P=0.67）的比例更低，植入支架长度更短［（49 ± 29）mm $vs.$（62 ± 27）mm，P=0.001］，其余基线资料无显著差异。术后 1 年随访，Cre8 支架组及非 Cre8 支架组的心肌梗死（0 $vs.$ 0.8%，P=0.37）、靶血管血运重建（4.9% $vs.$ 8.3%，P=0.28）、靶血管失败（6.9% $vs.$ 9.8%，P=0.37）发生率均无显著差异。但非 Cre8 支架组有 5 人死亡，其死亡率更高（3.0% $vs.$ 0，P=0.049），其中 4 人死于明确的心血管事件，1 人死于脑卒中。

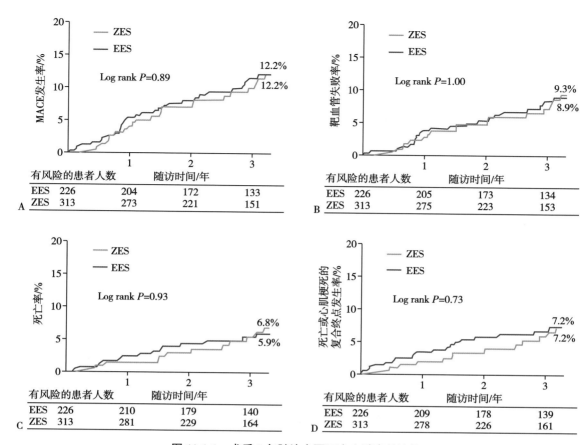

图 11-1-1　术后 3 年随访主要不良心脏事件比较
A. 主要不良心血管事件发生率；B. 靶血管失败率；C. 死亡率；D. 死亡或心肌梗死的复合终点发生率。

4. O-SES（Orsiro） O-SES 是西罗莫司洗脱聚合物可吸收钴铬合金支架，其支架平台厚度为 60μm，平台表面包裹碳化硅涂层，最外层为 7.4μm 的携带西罗莫司的可吸收聚乳酸涂层。在可吸收涂层及金属平台之间的碳化硅涂层的作用是降低金属与血管的相互作用。Markovic 等对 131 例成功植入 O-SES 或 R-ZES 的 CTO 病变患者进行分析。其中 O-SES 组 74 例，R-ZES 组 57 例。O-SES 组与 R-ZES 组植入支架长度分别为（81.9 ± 30.6）mm 和（70.8 ± 31.5）mm（P=0.03），参考血管直径分别为（3.04 ± 0.49）mm 和（3.19 ± 0.56）mm（P=0.07）。术后 9 个月造影随访，O-SES 组的支架段晚期管腔丢失更低［（0.24 ± 0.53）mm *vs.*（0.59 ± 0.72）mm，P=0.01］，而支架段直径狭窄率（24.7% *vs.* 27.7%，P=0.58）及双边狭窄率（9.8% *vs.* 18.6%，P=0.22）无显著差异。术后 24 个月临床随访，O-SES 组与 R-ZES 组的心肌梗死（1.4% *vs.* 0，P=0.38）、支架内血栓（0 *vs.* 0）、心源性死亡（1.4% *vs.* 7.4%，P=0.08）、靶病变血运重建（10.0% *vs.* 11.11%，P=0.84）、主要不良心血管事件（11.3% *vs.* 18.5%，P=0.35）发生率均无显著差异。PRISON Ⅳ 研究是一项多中心随机对照研究，该研究共纳入了 330 例已开通的 CTO 病变的患者。入选患者随机分配到 O-SES 治疗组或 EES 治疗组。术后 9 个月造影随访，O-SES 组与 EES 组的支架段晚期管腔丢失相似［（0.12 ± 0.59）mm *vs.*（0.07 ± 0.46）mm，P=0.52］，但 O-SES 组双边狭窄率（8.0% *vs.* 2.1%，P=0.03）显著升高。术后 1 年临床随访，O-SES 组与 EES 组的心肌梗死（0.6% *vs.* 0.6%）、支架内血栓（0.6% *vs.* 1.2%）、心源性死亡（0.6% *vs.* 1.2%）、主要不良心血管事件（9.9% *vs.* 5.3%，P=0.16）发生率均无显著差异。但 O-SES 组有更高的靶病变血运重建（9.2% *vs.* 4.0%，P=0.08）趋势。

5. U-SES（Ultimaster） 是西罗莫司洗脱聚合物可吸收钴铬合金支架。在 Azzalini 等进行的多中心注册研究中,共纳入了413例成功植入U-SES(242例)或EES(171例)的CTO病变患者。进行倾向性积分匹配后,共配对131对,配对后两组间的基线资料基本相似。经过1年随访,U-SES组与EES组的心肌梗死(0.9% *vs.* 1.9%,*P*=0.57)、支架内血栓(0.9% *vs.* 1.9%,*P*=0.57)、心源性死亡(0.9% *vs.* 2.8%,*P*=0.32)、靶病变血运重建(3.7% *vs.* 3.7%,*P*=0.99)、靶病变失败(5.7% *vs.* 8.3%,*P*=0.44)发生率均无显著差异。

6. BES(BioMatrix Flex) 在LEADERS CTO亚组分析中,45例CTO患者接受BES治疗,36例接受SES治疗。术后5年随访,BES组有更低的主要不良心血管事件发生率趋势(22.2% *vs.* 38.9%,*P*=0.15),主要来源于更低的靶血管血运重建率(11.1% *vs.* 33.3%,*P*=0.02)。然而,两组均有较高的确定支架内血栓发生率(4.4% *vs.* 8.3%,*P*=0.48)。

四、腔内影像学指导新一代DES治疗CTO病变

由于血管闭塞时间长,CTO病变闭塞段及远端长期缺血,发生负性重构,进而导致血管缩小。Park等对58例血管闭塞时间超过1个月的患者进行PCI术后即刻及术后6个月IVUS随访。研究发现,术后6个月的平均血管直径增加0.21mm,外弹力膜直径增加0.13mm,其中69%的患者管腔直径增加0.4mm。支架丝贴壁不良率也由术后即刻的20.7%增加到43.1%。另一项纳入91例CTO病变的研究,术后12~18个月进行造影随访发现,最小管腔直径增加23.9%〔从(0.88±0.32)mm到(1.09±0.35)mm,*P*=0.01,图11-1-2〕。研究表明,与正常血管相比,CTO病变开通即刻血管缩小,如基于术后即刻造影结果选择支架尺寸,随着闭塞血管开通后血供增加,血管发生正性重构,存在获得性支架丝贴壁不良,进而增加支架内血栓的风险。而支架尺寸过大,或使用大于血管直径的球囊进行后扩张,则存在血管远端夹层甚至穿孔的风险。由此可见,运用腔内影像学技术进行支架尺寸的选择、球囊的充分扩张对于CTO病变尤其重要。

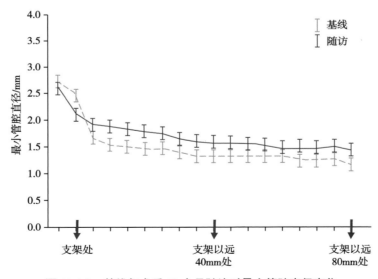

图11-1-2 基线与术后18个月随访时最小管腔直径变化

在Korean-CTO注册研究中,回顾性纳入536例成功植入新一代DES的CTO患者,进行倾向性积分匹配后,201例在IVUS指导下植入支架,201例在造影指导下植入支架。术后2年临床随访发现,与造影指导组相比,IVUS指导组显著降低了支架内血栓(0 *vs.* 3.0%,*P*=0.014)的风险,并有更低的心肌

梗死（1.0% *vs.* 4.0%，*P*=0.058）倾向，但两组间靶病变血运重建（8.5% *vs.* 8.5%，*P*=0.896）及主要不良心血管事件（9.0% *vs.* 10.9%，*P*=0.61）发生率相似。研究表明，IVUS 指导 CTO 病变的支架植入能够降低患者的支架内血栓发生率，研究者认为其原因可能主要来源于 IVUS 指导组能够及时发现 PCI 相关的并发症、优化支架贴壁。

在 CTO-IVUS 多中心随机对照研究中，研究者纳入了 402 例成功开通的 CTO 病变患者，随机分配到造影指导或 IVUS 指导植入新一代 DES。术后 12 个月临床随访，IVUS 组有更低主要不良心血管事件发生率（2.6% *vs.* 7.1%，*P*=0.035）及心源性死亡或心肌梗死发生率（0 *vs.* 2.0%，*P*=0.045），但两组间靶病变血运重建率（2.6% *vs.* 4.1%，*P*=0.40）相似。究其原因，研究者认为 IVUS 组高压球囊进行后扩张的使用率更高（51.2% *vs.* 41.3%，*P*=0.045），获得了更大的术后即刻最小管腔直径［（2.64 ± 0.35）mm *vs.*（2.56 ± 0.41）mm，*P*=0.025］，进而降低了再狭窄及支架内血栓发生率（图 11-1-3）。在该研究中，IVUS 组支架植入需达到以下标准：①最小支架面积≥远端参考血管面积；②CTO 病变段支架面积尽量达到 5mm^2；③支架丝完全贴壁。虽然该研究指出了 CTO 病变的支架植入需要达到的标准，但并未指出如何选择支架的尺寸。在 AIR-CTO 多中心随机对照研究中，共纳入了 230 例成功植入 DES 的 CTO 病变患者（76.1% 为第一代 DES）。术后 1 年随访，与造影指导组相比，IVUS 指导组的晚期管腔丢失［（0.28 ± 0.48）mm *vs.*（0.46 ± 0.68）mm，*P*=0.025］更少，但术后 2 年随访两组间心肌梗死（17.4% *vs.* 13.0%，*P*=0.463）、支架内血栓（2.6% *vs.* 6.9%，*P*=0.162）、心源性死亡（2.6% *vs.* 4.3%，*P*=0.557）、靶病变血运重建（7.6% *vs.* 10.4%，*P*=0.484）、主要不良心血管事件（21.7% *vs.* 25.2%，*P*=0.641）发生率无显著差异。该研究中 IVUS 组需符合：①支架需覆盖所有病变段；②支架 / 血管直径为 0.8∶1；③所有病变应用非顺应性球囊进行后扩张，压力达 18atm；④IVUS 检查达到支架丝贴壁良好，最小支架面积大约参考血管面积的 80%，对称指数大于 70%，没有 B 型以上夹层。

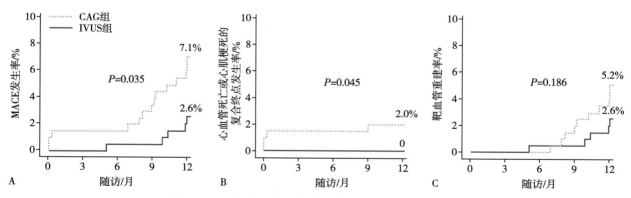

图 11-1-3　术后 12 个月临床随访主要不良心脏事件比较
A. 主要不良心血管事件发生率；B. 心血管死亡或心肌梗死的复合终点发生率；C. 靶血管重建率。

综上可见，IVUS 能够评估 CTO 病变长度及形态，判断支架落点，指导支架植入后的优化，进而降低即刻支架丝贴壁不良、支架膨胀不全，提高支架最小管腔直径，最终改善患者的预后。然而，由于 CTO 病变血管缩小，病变开通后血管存在正性重构而出现获得性支架丝贴壁不良，在 IVUS 下如何选择支架直径大小、如何进行球囊后扩张的问题仍无统一标准。

光学相干断层成像的分辨力约为 IVUS 的 10 倍。然而，由于 CTO 病变开通过程多合并有血管夹层、壁内血肿或血管斑块负荷重等，限制了光学相干断层成像在 CTO 病变中应用。

五、新一代 DES 治疗 CTO 病变的未来展望

由于 CTO 病变多合并复杂病变、开通过程血管损伤大、植入支架数量多、术后内皮化延迟、获得性支架丝贴壁不良等，即使在 IVUS 指导下植入新一代 DES，CTO 病变术后 1 年的支架内血栓发生率仍在 0.6%~1.2%，靶血管或靶病变血运重建率在 3.7%~9.2%，主要不良心血管事件率仍较高。因此，CTO 病变中理想的 DES 应进一步减少支架平台厚度，提高支架的生物相容性，促进血管再内皮化，抗血栓形成支架丝表面，增加药物的抗细胞增殖作用。生物可吸收支架可解决 CTO 病变支架术后血管正性重构而出现的获得性支架丝贴壁不良问题，并可恢复血管的正常收缩和舒张功能。近期一项纳入 13 项回顾性对比 DES 与生物可吸收支架治疗 CTO 病变的荟萃研究，经过中长期的临床随访，两组间的主要不良心血管事件发生率并无显著差别。然而，第一代生物可吸收支架因其较高的支架内血栓风险已退出市场。为克服生物可吸收支架存在的不足，研究者对其支架丝材料、支架厚度等参数进行改良，新一代生物可吸收支架有望成为 CTO 病变治疗的优选策略。

（张瑶俊　蔡金赞）

参 考 文 献

[1] GRUNTZIG A. Transluminal dilatation of coronary-artery stenosis[J]. Lancet, 1978, 1 (8058): 263.

[2] ELLIS S G, ROUBIN G S, KING S B, et al. Angiographic and clinical predictors of acute closure after native vessel coronary angioplasty[J]. Circulation, 1988, 77 (2): 372-379.

[3] FISCHMAN D L, LEON M B, BAIM D S, et al. A randomized comparison of coronary-stent placement and balloon angioplasty in the treatment of coronary artery disease. Stent Restenosis Study Investigators[J]. N Engl J Med, 1994, 331 (8): 496-501.

[4] PALMERINI T, BIONDI-ZOCCAI G, DELLA R D, et al. Stent thrombosis with drug-eluting and bare-metal stents: evidence from a comprehensive network meta-analysis[J]. Lancet, 2012, 379 (9824): 1393-1402.

[5] KASTRATI A, MEHILLI J, DIRSCHINGER J, et al. Intracoronary stenting and angiographic results: strut thickness effect on restenosis outcome (ISAR-STEREO) trial[J]. Circulation, 2001, 103 (23): 2816-2821.

[6] SIMON C, PALMAZ J C, SPRAGUE E A. Influence of topography on endothelialization of stents: clues for new designs[J]. J Long Term Eff Med Implants, 2000, 10 (1-2): 143-151.

[7] MARX S O, MARKS A R. Bench to bedside: the development of rapamycin and its application to stent restenosis[J]. Circulation, 2001, 104 (8): 852-855.

[8] KLAWITTER J, NASHAN B, CHRISTIANS U. Everolimus and sirolimus in transplantation-related but different[J]. Expert Opin Drug Saf, 2015, 14 (7): 1055-1070.

[9] COSTA R A, LANSKY A J, ABIZAID A, et al. Angiographic results of the first human experience with the Biolimus A9 drug-eluting stent for de novo coronary lesions[J]. Am J Cardiol, 2006, 98 (4): 443-446.

[10] SZOTT L M, IRVIN C A, TROLLSAS M, et al. Blood compatibility assessment of polymers used in drug eluting stent coatings[J]. Biointerphases, 2016, 11 (2): 029806.

［11］BORHANI S, HASSANAJILI S, AHMADI T S H, et al. Cardiovascular stents: overview, evolution, and next generation［J］. Prog Biomater, 2018, 7（3）: 175-205.

［12］CHEN W, HABRAKEN T C, HENNINK W E, et al. Polymer-Free Drug-Eluting Stents: An Overview of Coating Strategies and Comparison with Polymer-Coated Drug-Eluting Stents［J］. Bioconjug Chem, 2015, 26（7）: 1277-1288.

［13］DE FELICE F, FIORILLI R, PARMA A, et al. 3-year clinical outcome of patients with chronic total occlusion treated with drug-eluting stents［J］. JACC Cardiovasc Interv, 2009, 2（12）: 1260-1265.

［14］COLMENAREZ H J, ESCANED J, FERNÁNDEZ C, et al. Efficacy and safety of drug-eluting stents in chronic total coronary occlusion recanalization: a systematic review and meta-analysis［J］. J Am Coll Cardiol, 2010, 55（17）: 1854-1866.

［15］MEHRAN R, CLAESSEN B E, GODINO C, et al. Long-term outcome of percutaneous coronary intervention for chronic total occlusions［J］. JACC Cardiovasc Interv, 2011, 4（9）: 952-961.

［16］TEEUWEN K, ADRIAENSSENS T, VAN DEN BRANDEN B J, et al. A randomized multicenter comparison of hybrid sirolimus-eluting stents with bioresorbable polymer versus everolimus-eluting stents with durable polymer in total coronary occlusion: rationale and design of the Primary Stenting of Occluded Native Coronary Arteries IV study［J］. Trials, 2012, 13: 240.

［17］MORENO R, GARCÍA E, TELES R, et al. Randomized comparison of sirolimus-eluting and everolimus-eluting coronary stents in the treatment of total coronary occlusions: results from the chronic coronary occlusion treated by everolimus-eluting stent randomized trial［J］. Circ Cardiovasc Interv, 2013, 6（1）: 21-28.

［18］LEE M H, LEE J M, KANG S H, et al. Comparison of outcomes after percutaneous coronary intervention for chronic total occlusion using everolimus- versus sirolimus- versus paclitaxel-eluting stents（from the Korean National Registry of Chronic Total Occlusion Intervention）［J］. Am J Cardiol, 2015, 116（2）: 195-203.

［19］AHN J H, YANG J H, YU C W, et al. First-Generation Versus Second-Generation Drug-Eluting Stents in Coronary Chronic Total Occlusions: Two-Year Results of a Multicenter Registry［J］. PLoS One, 2016, 11（6）: e0157549.

［20］KELBÆK H, HOLMVANG L, RICHARDT G, et al. Clinical results with the Resolute zotarolimus-eluting stent in total coronary occlusions［J］. EuroIntervention, 2015, 11（6）: 650-657.

［21］KANDZARI D E, KINI A S, KARMPALIOTIS D, et al. Safety and Effectiveness of Everolimus-Eluting Stents in Chronic Total Coronary Occlusion Revascularization: Results From the EXPERT CTO Multicenter Trial（Evaluation of the XIENCE Coronary Stent, Performance, and Technique in Chronic Total Occlusions）［J］. JACC Cardiovasc Interv, 2015, 8（6）: 761-769.

［22］KOTSIA A, NAVARA R, MICHAEL T T, et al. The AngiographiC Evaluation of the Everolimus-Eluting Stent in Chronic Total Occlusion（ACE-CTO）Study［J］. J Invasive Cardiol, 2015, 27（9）: 393-400.

［23］LEE P H, CHO M S, LEE S W, et al. Everolimus- versus zotarolimus-eluting stent following percutaneous coronary chronic total occlusion intervention［J］. Int J Cardiol, 2017, 241: 128-132.

［24］MAEREMANS J, COTTENS D, AZZALINI L, et al. Outcomes of the amphilimus-eluting polymer-free stent for chronic total occlusion treatment：a multicentre experience［J］. J Cardiovasc Med（Hagerstown），2018，19（10）：564-570.

［25］MARKOVIC S，LÜTZNER M，DRAGOMIR S，et al. Angiographic and clinical outcomes after recanalization of coronary chronic total occlusions with the Orsiro sirolimus-eluting stent compared with the resolute zotarolimus-eluting stent［J］. Coron Artery Dis，2017，28（5）：376-380.

［26］TEEUWEN K，VAN DER SCHAAF R J，ADRIAENSSENS T，et al. Randomized Multicenter Trial Investigating Angiographic Outcomes of Hybrid Sirolimus-Eluting Stents With Biodegradable Polymer Compared With Everolimus-Eluting Stents With Durable Polymer in Chronic Total Occlusions：The PRISON Ⅳ Trial［J］. JACC Cardiovasc Interv，2017，10（2）：133-143.

［27］AZZALINI L，DEMIR O M，GASPARINI G L，et al. Outcomes of a novel thin-strut bioresorbable-polymer sirolimus-eluting stent in patients with chronic total occlusions：A multicenter registry［J］. Int J Cardiol，2018，258：36-41.

［28］GHIONE M，WYKRZYKOWSKA J J，WINDECKER S，et al. Five-year outcomes of chronic total occlusion treatment with a biolimus A9-eluting biodegradable polymer stent versus a sirolimus-eluting permanent polymer stent in the LEADERS all-comers trial［J］. Cardiol J，2016，23（6）：626-636.

［29］LANGILLE B L. Arterial remodeling：relation to hemodynamics［J］. Can J Physiol Pharmacol，1996，74（7）：834-841.

［30］WARD M R，PASTERKAMP G，YEUNG A C，et al. Arterial remodeling. Mechanisms and clinical implications［J］. Circulation，2000，102（10）：1186-1191.

［31］PARK J J，CHAE I H，CHO Y S，et al. The recanalization of chronic total occlusion leads to lumen area increase in distal reference segments in selected patients：an intravascular ultrasound study［J］. JACC Cardiovasc Interv，2012，5（8）：827-836.

［32］GOMEZ-LARA J，TERUEL L，HOMS S，et al. Lumen enlargement of the coronary segments located distal to chronic total occlusions successfully treated with drug-eluting stents at follow-up［J］. EuroIntervention，2014，9（10）：1181-1188.

［33］HONG S J，KIM B K，SHIN D H，et al. Usefulness of intravascular ultrasound guidance in percutaneous coronary intervention with second-generation drug-eluting stents for chronic total occlusions（from the Multicenter Korean-Chronic Total Occlusion Registry）［J］. Am J Cardiol，2014，114（4）：534-540.

［34］KIM B K，SHIN D H，HONG M K，et al. Clinical Impact of Intravascular Ultrasound-Guided Chronic Total Occlusion Intervention With Zotarolimus-Eluting Versus Biolimus-Eluting Stent Implantation：Randomized Study［J］. Circ Cardiovasc Interv，2015，8（7）：e002592.

［35］TIAN N L，GAMI S K，YE F，et al. Angiographic and clinical comparisons of intravascular ultrasound-versus angiography-guided drug-eluting stent implantation for patients with chronic total occlusion lesions：two-year results from a randomised AIR-CTO study［J］. EuroIntervention，2015，10（12）：1409-1417.

［36］MARCHENKO R，NAZIR S，MALLA S，et al. Clinical Outcomes of Successful Revascularization of Chronic Total Coronary Occlusions with Bioresorbable Vascular Scaffolds：A Systematic Review［J］. Cureus，2018，10（11）：e3647.

第二节　药物涂层球囊在 CTO 介入治疗中的临床应用

一、概述

经皮冠脉介入术(percutaneous coronary intervention, PCI)的开展为冠心病患者带来了福祉。目前,药物洗脱支架(drug eluting stent, DES)植入是冠状动脉原发病变介入治疗的标准治疗策略。然而,DES 植入支架部位长期存在的支架丝导致内膜炎症反应,增加内皮化延迟、内膜过度增生及支架内血栓的发生风险。因此,"介入无植入、无残留"理念成为介入治疗领域的重要变革方向。另外,鉴于生物可吸收支架的支架丝较厚、降解时间长等原因,导致其植入术后支架内血栓事件发生率较高,目前的临床应用前景尚不明朗。

药物涂层球囊(drug-coated balloon, DCB)主要由半顺应性球囊及抗增殖药物组成,其在血管内释放后,抗增殖药物快速释放黏附在血管壁,并渗透进入血管内膜,然后抗增殖药物在血管内膜缓慢释放,起到抑制内膜增生作用,治疗术后不在血管内残留涂层聚合物及支架丝,目前获得欧洲 CE 认证或在中国上市的 DCB 见表 11-2-1。理论上 DCB 可降低支架内血栓的发生风险,缩短双联抗血小板治疗时间。然而,DCB 缺乏支架丝对血管内膜的支撑作用,术后存在血管弹性回缩、内膜脱垂、夹层甚至急性闭塞的风险;另外,DCB 缺乏长期、持续的抗增殖药物释放,抗增殖时间相对较短,存在较高的再狭窄风险。基于多项随机对照研究及荟萃分析显示,在治疗支架内再狭窄方面 DCB 并不劣于新一代 DES,2018 年欧洲心脏病学会指南推荐 DCB 与 DES 作为支架内再狭窄介入治疗的首要选择(Ⅰ类推荐,A 级证据)。而对于在原位原发病变,虽然目前有多项研究比较 DES 与 DCB 的疗效,但结论争议较大,指南并未作出相应推荐。这些随机对照研究主要集中在小血管病变及分支病变,而比较 DCB 与 DES 治疗慢性闭塞病变的研究目前尚缺失,主要为观察性研究。因此,DCB 在慢性闭塞病变中的应用仅仅是探索阶段,本文旨在基于已有研究作一简述,提供一种治疗理念,未来有待进一步探索验证。

表 11-2-1　目前获得欧洲 CE 认证或在中国上市的 DCB

DCB 名称	附药载体	抗增殖药物	CE 认证	中国上市	原发病变相关研究
Agent	ATBC	紫杉醇	是	否	否
Angiosculpt	NDGA	紫杉醇	是	否	否
Danubio	BTHC	紫杉醇	是	否	分叉病变
Dior Ⅱ	Shellac	紫杉醇	是	否	分叉 / 小血管病变
Elutax	无	紫杉醇	是	否	小血管病变
IN. PACT Falcon	Urea	紫杉醇	是	否	小血管病变
MagicTouch	Phospholipid-based	雷帕霉素	是	否	否
Moxy	Polysorbate	紫杉醇	是	否	小血管病变
Pantera Lux	BTHC	紫杉醇	是	否	分叉 / 小血管病变
Protégé NC	BTHC	紫杉醇	是	否	否
SeQuent Please	Iopromide	紫杉醇	是	是	分叉 / 小血管病变
Bingo	–	紫杉醇	否	是	分叉病变
Resote	SafePAX	紫杉醇	否	否	小血管病变

注:ATBC, acetyl tributyl citrate;BTHC, butyryl-tri-hexyl citrate;NDGA, nordihydroguaiaretic acid。

二、药物涂层球囊在原发病变中的应用

PEPCAD I 研究是首个探索药物涂层球囊在原发病变中应用的前瞻性非随机研究,入选 114 例病变血管直径狭窄大于 70%、直径介于 2.25~2.80mm、病变长度小于 22mm 的患者。其中,32 例因药物涂层球囊扩张后出现严重夹层或明显弹性回缩而进行了补救性金属裸支架植入。术后 6 个月行冠状动脉造影检查显示,药物涂层球囊组的晚期管腔丢失[(0.16 ± 0.38)mm $vs.$(0.63 ± 0.73)mm)]、再狭窄发生率(6.1% $vs.$ 44.8%)均低于补救性支架植入组。术后 12~36 个月的随访中,药物涂层球囊组主要不良心血管事件发生率(6.1% $vs.$ 37.5%,$P<0.05$)、靶血管再次血运重建率(4.9% $vs.$ 28.1%,$P<0.05$)均明显低于补救性支架植入组。结果表明,药物涂层球囊在治疗小血管原发病变中安全、有效,但其球囊扩张后出现严重夹层或明显弹性回缩的发生率较高。

随后,研究者们开展了多项研究比较 DCB、DCB 联合 BMS 或第一代 DES 治疗小血管或分支病变的研究。研究显示,DCB 扩张后需要补救性支架植入的发生率为 3%~26.3%,术后 9~12 个月随访时的主要不良心血管事件发生率为 4.7%~35.7%,DCB 治疗小血管原发病变的疗效是否不劣于 DES 尚无统一定论。

2018 年发表在 $Lancet$ 杂志上的 BASKET-SMALL 2 研究是首个大型、多中心、随机比较 DCB 与新一代 DES 治疗原发小血管病变的研究。该研究纳入 883 例直径为 2~3mm 的原发病变,经球囊预扩张后 125 例(14%)出现残余狭窄大于 30% 或 C 型及以上夹层而进入注册组,758 例符合入选标准,随机接受新一代 DES 或 SeQuent Please DCB 治疗。在 DCB 组有 19 例(5.1%)患者接受了 DCB 联合 DES 治疗,无急性闭塞发生。术后接受 1 个月双联抗血小板治疗。术后 12 个月随访,DCB 组 MACE(7.3% $vs.$ 7.5%,$P=0.97$)、心源性死亡(3.1% $vs.$ 1.3%,$P=0.11$)、非致死性心肌梗死(1.6% $vs.$ 3.5%,$P=0.11$)、靶血管血运重建(3.4% $vs.$ 4.5%,$P=0.44$)、支架内血栓(0.79% $vs.$ 1.60%,$P=0.73$)、大出血(1.1% $vs.$ 2.4%,$P=0.45$)发生率与新一代 DES 组无显著差异。由此可见,对于原发小血管病变,根据 DCB 共识要求进行充分的病变预处理及术后规范的抗血小板治疗,DCB 扩张后需要补救性植入支架且急性血管闭塞的风险低,DCB 治疗原发小血管病变是安全、有效的。相比于 DES,DCB 具有潜在的降低支架内血栓及长期双联抗血小板带来的出血风险。

在国内,唐熠达教授开展了首个比较新一代 DES(Resolute)与 DCB(RESTORE)治疗原发小血管病变的多中心随机对照研究(RESTORE SVD)。该研究纳入小血管病变患者 260 例(参考血管直径为 2.00~2.75mm)。术后 12 个月临床随访,DCB 组与 DES 组的靶病变失败(4.4% $vs.$ 2.6%,$P=0.72$)、全因死亡(0 $vs.$ 0,$P=1$)、心肌梗死(0.9% $vs.$ 0,$P=1$)、靶病变血运重建(4.4% $vs.$ 2.6%,$P=0.72$)、血栓形成(0 $vs.$ 0,$P=1$)发生率均无显著差异。该研究进一步表明,DCB 在中国原发小血管病变人群的应用同样是安全、有效的。

三、药物涂层球囊在 CTO 病变中的应用证据

2013 年,Jochen 等首次报道了应用 DCB 联合 BMS 治疗 CTO 病变的 PEPEAD-CTO 研究。该研究纳入了 48 例成功开通的原位 CTO 患者,于病变段植入 BMS,然后用高压球囊进行后扩张以达到残余狭窄小于 30% 的目标。最后用 DCB 在支架段扩张。DCB 长度覆盖支架边缘 2~3mm,在 10atm 下释放,时间持续 60 秒。术后接受 6 个月双联抗血小板治疗。在病例入选结束随访完成前,研究者与 PACTO 研究(接受紫杉醇洗脱支架治疗)中的人群进行匹配对照,两组的基线资料未见明显差异。术后 6 个月造影随访发现,BMS 联合 DCB 组与紫杉醇洗脱支架组的晚期管腔丢失[(0.33 ± 0.69)mm $vs.$(0.26 ± 0.70)mm,$P=0.65$]、最小管腔直径[(2.47 ± 0.64)mm $vs.$(2.52 ± 0.77)mm,$P=0.67$]、直径狭

窄率[（13.8±19.5）% *vs.*（13.6±23.5）%，*P*=0.97]及再狭窄发生率（27.7% *vs.* 20.8%，*P*=0.44）均无显著差异。术后12个月临床随访，两组间的靶血管血运重建（16.7% *vs.* 14.7%，*P*=0.78）、心肌梗死（0 *vs.* 4.2%，*P*=0.15）、支架内血栓（0 *vs.* 2.1%，*P*=0.31）发生率均无显著差异。该研究显示，BMS联合DCB治疗CTO病变并不劣于第一代DES。然而，已有研究显示，相比于新一代DES，第一代DES显著增加了支架内血栓及支架内再狭窄的发生率，第一代DES已经不推荐应用于介入治疗。但是该研究也给了我们一个新的治疗思路，对于高危出血风险且不能耐受长期双联抗血小板治疗的慢性闭塞患者，DCB联合BMS也许是个可替代的选择。同时，我们也注意到，该研究是在BMS植入后再进行DCB治疗，而DCB的抗增殖原理是球囊与血管壁充分接触，抗增殖药物快速释放黏附在血管壁，并渗透进入血管内膜，起到抑制内膜增生的作用。先植入BMS可能影响DCB与血管的充分接触，降低抗增殖药物的利用率，导致较高的再狭窄发生率。因此，当考虑运用BMS联合DCB治疗CTO病变时，我们推荐先进行DCB释放，再植入BMS。

随后，Bernardo等首次报道了单独应用DCB治疗CTO病变的病例。这是一位80岁男性，因"劳力性心绞痛恶化"入院，既往于LAD植入支架及OM2的球囊扩张术（2008年，图11-2-1A、B），之后造影提示OM2完全闭塞（图11-2-1C）。由于患者有丙型肝炎引起的消化道及上呼吸道出血，故该CTO病变开通后，依次用1.5mm、2.0mm、2.5mm球囊进行充分预扩张，然后采用了2.5mm×30mm的DCB治疗。术后造影TIMI血流3级，未见可视夹层（图11-2-1D）。术后接受阿司匹林联合氯吡格雷治疗1个月。术后6个月造影随访，OM2通畅，且血管直径进一步增大（图11-2-1E、F）。术后1年随访无出血事件及心绞痛发生。其后，Bernardo团队再次报道了应用DCB治疗左前降支中段CTO的病例，术后12个月造影随访结果良好，OCT随访可见病变段弥漫粥样硬化，但无明显狭窄及夹层，最小管腔面积为5.5mm^2。因此，研究者提出，对于不能耐受长期双联抗血小板治疗的CTO患者，DCB也许可以作为治疗选择。

Philine等纳入了欧洲和亚洲国家8个心脏中心的44例接受DCB治疗的CTO患者，其中1例患者因合并再狭窄而排除，4例进行了补救性支架植入，另1例患者同时在靶血管接受支架植入，4例患者拒绝造影随访。因此，该研究最终纳入34例患者。所有病变开通后进行充分预扩张，达到目测残余狭窄小于30%，TIMI血流3级，无C型及以上夹层。然后按照DCB直径/血管直径为0.8~1.0选择DCB（Sequent Please或In. Pact Falcon）。患者的基线材料及DCB使用信息见表11-2-2和表11-2-3。术后QCA测量35.3%（12例）的患者残余狭窄大于30%，11.8%（4例）的患者残余狭窄大于40%。在术后造影随访中，67.6%的患者管腔直径增加，29.4%的患者管腔直径减小。17.6%（6例）的患者出现了双边狭窄，其中5.9%（2例）出现闭塞。术后血管闭塞的2例患者中，其中1例术后即刻的残余狭窄大于50%，而另1例的残余狭窄大于30%且存在B型夹层。4例出现双边狭窄的患者中，2例术后即刻残余狭窄大于50%，1例残余狭窄为32.2%，另1例存在C型夹层。对入选患者进行亚组分析发现，当患者符合残余狭窄小于40%且无C型及以上夹层时，其再狭窄发生率仅为7.4%（2/27），而不符合该标准人群的再狭窄发生率为42.9%（3/7），闭塞率为14.3%（1/7）。该研究的再狭窄发生率或再闭塞率与同期接受DES治疗CTO的研究相近。因此，研究者认为，当CTO病变预处理后符合残余狭窄小于40%且无C型及以上夹层，DCB治疗是可行的。然而，从该研究我们也发现，CTO病变斑块负荷重，充分预扩张后残余狭窄负荷相对较重，当残余狭窄大于40%时，接受DCB治疗的再狭窄风险高。因此，当DCB考虑应用于CTO病变时，可运用QCA或IVUS进行充分评估以降低再狭窄风险。此外，该研究中所有CTO开通技术均为正向技术，随着内膜下寻径重入真腔技术及其衍生技术的广泛发展，CTO开通后C型及以上夹层比例增高，对于该类情况，DCB并不推荐使用。

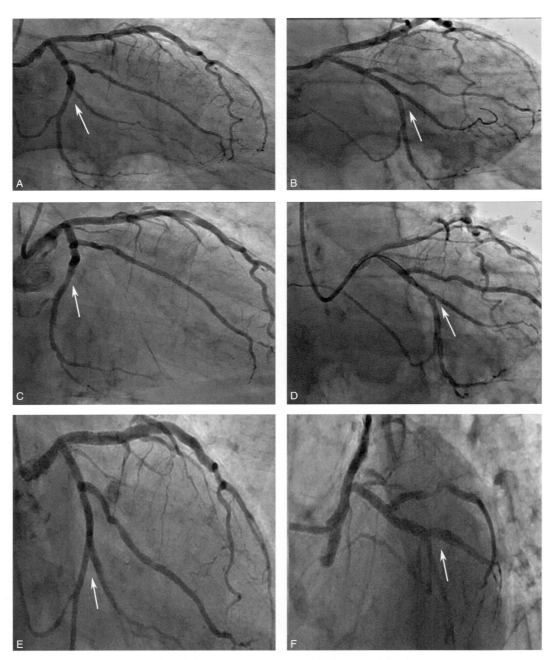

图 11-2-1 DCB 治疗 CTO 病变的造影手术过程

表 11-2-2 临床数据

临床数据	患者（*n*=34）	临床数据	患者（*n*=34）
年龄 / 岁	59.2 ± 12.8	1	44.10%
男性	76.50%	2	41.20%
糖尿病	23.50%	3	14.70%
高脂血症	55.90%	处理病变位置	
吸烟史	14.70%	LAD	47.10%
高血压	73.50%	LCX	14.70%
病变血管数量		RCA	38.20%

注：LAD，左前降支（left anterior descending coronary artery）；LCX，左回旋支（left circumflex coronary artery）；RCA，右冠状动脉（right coronary artery）。

表 11-2-3　药物涂层球囊使用信息

药物球囊信息	球囊总数（ $n=66$ ）	药物球囊信息	球囊总数（ $n=66$ ）
每处病变使用 DCB 数量	1.94 ± 0.78	最小直径	2.0
DCB 扩张时间 /s	64.0 ± 22.4	最大直径	3.5
最大扩张压力 /bar	8.8 ± 2.5	平均直径	2.55 ± 0.42
药物球囊类型		球囊长度 /mm	
SeQuent Please	87.90%	最小长度	15
In. Pact Falcon	12.10%	最大长度	40
球囊尺寸 /mm		平均长度	25.6 ± 6.2

　　虽然以上研究显示 DCB 在 CTO 病变的应用是安全、可行的，但我们要知道以上证据仅仅是个案或是小样本的观察研究，仍不足以推广，还需更多研究证据加以验证。笔者所在中心也有一定的 DCB 治疗 CTO 的临床经验，但造影和临床随访显示其疗效存在较大差异。不过，对于经正向开通的且参考血管直径≤2.75mm 的 CTO 病变，DCB 不失为一种介入治疗选择。

四、冠状动脉药物涂层球囊临床使用专家共识

　　1. 病变准备　在经皮冠状动脉腔内成形术（PTCA）时代，研究显示，球囊扩张后狭窄、内膜撕裂或夹层、PTCA 后血流梯度大于 20mmHg 是 PTCA 术后急性闭塞的危险因素。根据 NHLBI 分型，球囊扩张后出现 A 型及 B 型并不增加患者的发病率及死亡率，而 C 型及以上夹层增加短期及长期并发症发生率。因此，欧洲及中国药物涂层球囊专家共识推荐，病变充分准备是 DCB 使用的首要步骤。推荐使用半顺应性球囊，球囊 / 血管直径比率为 0.8~1.0，使用大于或等于球囊命名压的压力进行预扩张。对于复杂病变或扩张不理想的病变，可以考虑选择非顺应性球囊、切割球囊或棘突球囊进行充分预扩张，也可以考虑使用血管内超声、光学相干断层成像或测量血流储备分数进行指导。

　　2. 预处理结果判断　病变准备中应达到残余狭窄小于 30%，无 C 型及以上夹层存在，同时远端 TIMI 血流 3 级。如果充分预扩张后，以上三项中任何一项不被满足，则采用其他治疗术式进行治疗。此外，我们建议病变充分预处理后，通过输送预扩张球囊来判断球囊通过的阻力情况，如病变近端存在中重度迂曲、钙化等情况，DCB 输送过程与病变存在摩擦而将抗增殖涂层刮掉。对于预扩张后，球囊通过存在阻力的病变，我们也不推荐应用 DCB。

　　3. DCB 治疗　药物涂层球囊 / 血管直径比率为 0.8~1.0，球囊长度至少超过病变两端边缘 2~3mm，以命名压释放，球囊扩张事件持续至少 30 秒。注意：①在取出及输送 DCB 过程中，手尽量不触碰球囊涂药部分；②球囊取出后无须浸泡肝素水；③进入人体后，应于 2 分钟内送达病变部位；④球囊扩张后 15 分钟左右再次造影排除 C 型及以上夹层、严重残余狭窄，如存在，须进行补救性支架植入。

　　4. 双联抗血小板治疗　单纯使用药物涂层球囊时，术后双联抗血小板治疗时间为 1~3 个月。如果联合支架治疗，按照所用支架的双联抗血小板治疗要求给予药物。

五、药物涂层球囊处理 CTO 病变的策略探索及展望

　　相比于非 CTO 病变，CTO 病变斑块负荷重、病变长，常累及小血管病变，支架植入后内膜修复延迟，支架内再狭窄及支架内血栓风险高。大量研究表明 DCB 在小血管原发病变中的应用并不劣于新一代 DES，但其在 CTO 病变中的应用仅仅是不适合长期抗血小板的个案或小样本观察研究，以下我们提出

几种 DCB 治疗 CTO 病变的尝试策略,其是否能够给 CTO 患者带来获益仍有待进一步探索。

1. 单纯 DCB 治疗　当 CTO 开通后,经球囊充分预处理后达到共识要求,可考虑单纯使用 DCB 治疗。

2. DCB 联合 DES 治疗　当 CTO 开通后,病变长度长,存在 C 型及以上夹层或残余狭窄大于 40%,需要植入多枚支架时,可以考虑在 DES 植入覆盖残余狭窄重或夹层段,而符合共识标准段植入 DCB。然而,BASKET-SMALL 2 研究显示,DCB 联合补救性植入 DES 组的 12 个月主要不良心血管事件显著高于单独 DCB 组或新一代 DES 组。

3. DCB+BMS　当患者出血风险高,不适合长期双联抗血小板治疗(DAPT);当 CTO 开通后存在 C 型及以上夹层或残余狭窄大于 40%,可以考虑先进行 DCB 治疗、再植入 BMS。

另外,当 CTO 开通后进行球囊预扩张前联合激光或旋磨等斑块消蚀技术以降低病变斑块负荷,再进行球囊扩张也许可以降低再狭窄风险。

（张瑶俊　蔡金赞）

参 考 文 献

［1］NEUMANN F J, SOUSA-UVA M, AHLSSON A, et al. 2018 ESC/EACTS Guidelines on myocardial revascularization［J］. Eur Heart J, 2019, 40（2）: 87-165.

［2］LEVINE G N, BATES E R, BLANKENSHIP J C, et al. 2015 ACC/AHA/SCAI Focused Update on Primary Percutaneous Coronary Intervention for Patients With ST-Elevation Myocardial Infarction: An Update of the 2011 ACCF/AHA/SCAI Guideline for Percutaneous Coronary Intervention and the 2013 ACCF/AHA Guideline for the Management of ST-Elevation Myocardial Infarction［J］. J Am Coll Cardiol, 2016, 67（10）: 1235-1250.

［3］中华医学会心血管病学分会介入心脏病学组,中国医师协会心血管内科医师分会血栓防治专业委员会,中华心血管病杂志编辑委员会. 中国经皮冠状动脉介入治疗指南（2016）［J］. 中华心血管病杂志, 2016, 44（5）: 382-400.

［4］PALMERINI T, BENEDETTO U, BIONDI-ZOCCAI G, et al. Long-Term Safety of Drug-Eluting and Bare-Metal Stents: Evidence From a Comprehensive Network Meta-Analysis［J］. J Am Coll Cardiol, 2015, 65（23）: 2496-2507.

［5］NAKAZAWA G, FINN A V, JONER M, et al. Delayed arterial healing and increased late stent thrombosis at culprit sites after drug-eluting stent placement for acute myocardial infarction patients: an autopsy study［J］. Circulation, 2008, 118（11）: 1138-1145.

［6］ZHANG X L, ZHU Q Q, KANG L N, et al. Mid- and Long-Term Outcome Comparisons of Everolimus-Eluting Bioresorbable Scaffolds Versus Everolimus-Eluting Metallic Stents: A Systematic Review and Meta-analysis［J］. Ann Intern Med, 2017, 167（9）: 642-654.

［7］WAKSMAN R, PAKALA R. Drug-eluting balloon: the comeback kid［J］. Circ Cardiovasc Interv, 2009, 2（4）: 352-358.

［8］DE LABRIOLLE A, PAKALA R, BONELLO L, et al. Paclitaxel-eluting balloon: from bench to bed［J］. Catheter Cardiovasc Interv, 2009, 73（5）: 643-652.

［9］ELLIS S G, ROUBIN G S, KING S B, et al. Angiographic and clinical predictors of acute closure after native vessel coronary angioplasty［J］. Circulation, 1988, 77（2）: 372-379.

［10］GIACOPPO D, GARGIULO G, ARUTA P, et al. Treatment strategies for coronary in-stent restenosis: systematic review and hierarchical Bayesian network meta-analysis of 24 randomised trials and 4880 patients［J］. BMJ, 2015, 351: h5392.

［11］CAI J Z, ZHU Y X, WANG X Y, et al. Comparison of new-generation drug-eluting stents versus drug-coated balloon for in-stent restenosis: a meta-analysis of randomised controlled trials［J］. BMJ Open, 2018, 8（2）: e017231.

［12］SIONTIS G C, STEFANINI G G, MAVRIDIS D, et al. Percutaneous coronary interventional strategies for treatment of in-stent restenosis: a network meta-analysis［J］. Lancet, 2015, 386（9994）: 655-664.

［13］UNVERDORBEN M, KLEBER F X, HEUER H, et al. Treatment of small coronary arteries with a paclitaxel-coated balloon catheter［J］. Clin Res Cardiol, 2010, 99（3）: 165-174.

［14］UNVERDORBEN M, KLEBER F X, HEUER H, et al. Treatment of small coronary arteries with a paclitaxel-coated balloon catheter in the PEPCAD I study: are lesions clinically stable from 12 to 36 months［J］. EuroIntervention, 2013, 9（5）: 620-628.

［15］JEGER R V, FARAH A, OHLOW M A, et al. Drug-coated balloons for small coronary artery disease（BASKET-SMALL 2）: an open-label randomised non-inferiority trial［J］. Lancet, 2018, 392（10150）: 849-856.

［16］KLEBER F X, RITTGER H, BONAVENTURA K, et al. Drug-coated balloons for treatment of coronary artery disease: updated recommendations from a consensus group［J］. Clin Res Cardiol, 2013, 102（11）: 785-797.

［17］WÖHRLE J, WERNER G S. Paclitaxel-coated balloon with bare-metal stenting in patients with chronic total occlusions in native coronary arteries［J］. Catheter Cardiovasc Interv, 2013, 81（5）: 793-799.

［18］CORTESE B, BUCCHERI D, PIRAINO D, et al. Drug-coated balloon angioplasty: An intriguing alternative for the treatment of coronary chronic total occlusions［J］. Int J Cardiol, 2015, 187: 238-239.

［19］CORTESE B, BUCCHERI D, PIRAINO D, et al. Drug-coated balloon angioplasty for coronary chronic total occlusions. An OCT analysis for a "new" intriguing strategy［J］. Int J Cardiol, 2015, 189: 257-258.

［20］KÖLN P J, SCHELLER B, LIEW H B, et al. Treatment of chronic total occlusions in native coronary arteries by drug-coated balloons without stenting-A feasibility and safety study［J］. Int J Cardiol, 2016, 225: 262-267.

［21］HUBER M S, MOONEY J F, MADISON J, et al. Use of a morphologic classification to predict clinical outcome after dissection from coronary angioplasty［J］. Am J Cardiol, 1991, 68（5）: 467-471.

［22］《药物涂层球囊临床应用中国专家共识》专家组. 药物涂层球囊临床应用中国专家共识［J］. 中国介入心脏病学杂志, 2016, 24（2）: 61-67.

第十二章

慢性完全闭塞病变介入治疗并发症及防治

第一节 CTO 介入治疗中血栓形成的预防与应对策略

由于 CTO 病变的特殊性,使其进行介入治疗的并发症发生率较非 CTO 病变有所上升。CTO 病变介入术中血栓形成原因复杂,包括药物源性(术前抗血小板药物抵抗或漏服、术中肝素抵抗或缺乏肝素化)和医源性(术中器械反复刺激血管内皮、新发夹层和血肿)两个方面。尤其存在类风湿疾病、血液疾病、应用激素等情况时,术中发生血栓风险显著升高。血栓形成不仅导致心肌缺血、坏死,而且由于介入治疗干预产生的脱落血栓常导致微循环栓塞,可能造成冠状动脉无复流或慢血流。因此,CTO 病变介入治疗术中一旦发生急性血栓,需快速识别、紧急处理,进而改善预后。

一、CTO 病变介入治疗血栓形成原因

CTO 病变与非 CTO 病变介入治疗中急性血栓形成存在相同的病理基础。血管内皮细胞的破坏是血栓形成的启动子,刺激黏附其上的血小板活化,血小板之间相互黏附、逐渐黏集成块,而血液的高凝状态、血流动力学的改变,血小板依赖的凝血酶大量聚集,扩大了凝血级联反应,纤维素的增加促使纤维网状结构形成、红细胞滞留,最终形成稳固的血栓。由于冠状动脉血液流速快,血小板在冠状动脉血栓形成中有着重大意义。具体而言,内皮细胞结构破坏,暴露出的胶原蛋白通过血浆中血管性血友病因子与血小板糖蛋白相互连接,黏附于血管损伤处;活化的血小板伸出伪足,血小板致密颗粒释放大量二磷酸腺苷(ADP)、内质网释放 Ca^{2+} 等促使第二波血小板之间的相互盘绕、黏集。与此同时,损伤的内皮释放组织因子等,活化的血小板激活血小板依赖的凝血酶,启动并放大凝血级联效应,凝血酶催化纤维蛋白原分解为纤维蛋白,后者通过纤连蛋白与血小板 GP IIb/IIIa 受体交联,形成稳固的血小板血栓头部骨架。凝血酶与血小板互为正反馈,加速血栓发展。纤维蛋白大量生成,并交联成多聚体,红细胞不断聚集在网格中,形成稳定的红色血栓。血栓的动态演变过程,形成血栓的片层结构。血栓不断发展壮大,占满整个管腔,冠状动脉血流变慢、停滞,引起血管闭塞。

基于以上急性血栓形成的病理基础,结合 CTO 介入操作本身特点,因此,术中侵入性器械操作为急性血栓形成的最主要因素:①CTO 病变多应用超滑导丝(Pilot 系列或 Progress 系列)缠绕性导丝(Miracle 及 Conquest 系列),由于该系列导丝头端较硬,触及不稳定斑块后会导致斑块破裂,未及时发现及处理,存在诱发急性血栓风险。②微导管是 CTO 成功重要保障,为导丝通过闭塞病变提供强大支撑力,但部分 CTO 病变近端或远端存在严重狭窄或伴不稳定斑块,强行通过会导致斑块破裂,增加形成血

栓风险。此外,对于合并迂曲病变的 CTO,其介入复杂程度高,操作难度大,强行推送微导管会导致夹层甚至血栓形成。③逆向导丝技术中逆行导丝通过侧支循环通道过程,通常采用软导丝联合微导管,由于反复激惹微血管壁容易导致血管痉挛或血栓形成。④指引导管深插技术作为加强支撑力常用方法,如左冠状动脉应用 EBU 指引导管;右冠状动脉常用指引导管,羊角样起源异常者应用 JL3.5、Amplatz left 等指引导管。操作中需术者熟悉深插动作技术要点,尤其冠状动脉口部或近端存在严重斑块时,易触及斑块破裂,诱发血栓形成。此外,心源性栓子脱落导致冠状动脉栓塞在临床上也有报道,主要见于心房纤颤患者。

二、冠状动脉介入血栓形成处理及预防

CTO 介入操作中一旦发生急性血栓,需结合血栓大小,行对症处理,否则会发生心肌缺血坏死及微循环障碍。因此,需把握整体原则:强化抗血小板/抗凝方案、规范手术操作、细化预制流程。

所谓强化抗血小板/抗凝方案,国内应用的抗血小板药物包括:①阿司匹林,通过不可逆地抑制血小板内环氧合酶 1 防止血栓烷 A_2 形成,从而阻断血小板聚集,为首选抗血小板药物。所有 CTO 患者如无禁忌证,均应立即口服水溶性阿司匹林或嚼服肠溶阿司匹林 200~300mg,继以 100mg,每天 1 次。②氯吡格雷,为第二代抗血小板聚集药物,主要通过选择性地与血小板表面的 ADP 受体结合而不可逆地抑制血小板聚集。如无禁忌证,应给予氯吡格雷 600mg 负荷剂量,后继每次 75mg,每天 1 次,结合冠状动脉病变严重程度及介入治疗策略决定治疗时限。③替格瑞洛,是一种新型的环戊基三唑嘧啶类口服抗血小板药物,替格瑞洛为非前体药,无须经肝脏代谢激活即可直接起效,与 $P2Y_{12}$ ADP 受体可逆性结合。该药起始剂量为单次负荷剂量 180mg,此后每次 90mg,每天 2 次。除非有明确禁忌,该药应与阿司匹林联用。④GP IIb/IIIa 受体拮抗剂,为强效抗血小板聚集药物,主要通过阻断血小板表面的 GP IIb/IIIa 受体,抑制其与纤维蛋白原的交联,从而抑制血小板聚集。⑤西洛他唑,西洛他唑是选择性磷酸二酯酶 III 抑制剂,具有抗血小板、扩张血管、抑制平滑肌增殖等多种生物学活性。

抗凝药物包括:①普通肝素(UFH):为常用抗凝药物,主要通过激活抗凝血酶而发挥抗凝作用,使用中需要监测 APTT。②低分子量肝素(LMWH):是从 UFH 中衍生出的小分子复合物,可以皮下注射,无须监测 APTT,使用方便,其疗效等于或优于 UFH。临床常用制剂包括达肝素、依诺肝素和那屈肝素。③直接凝血酶抑制剂:不依赖于抗凝血酶 III,直接抑制溶解状态或与血栓结合的凝血酶发挥抗凝作用。临床常用制剂包括水蛭素衍生物(比伐芦定)和合成的凝血酶抑制剂(阿加曲班)。CTO 患者抗血小板方案需全面衡量围手术期的缺血与出血风险,还需要考虑术后远期效益,其治疗方案同非 CTO 介入治疗患者。对于围手术期抗凝,术中推荐使用普通肝素,100U/kg 静脉推注,常规检测 ACT,每半小时一次,保持 ACT 大于 250~300 秒,不建议使用低分子量肝素、GP IIb/IIIa 受体拮抗剂和比伐芦定。一旦术中发生急性血栓,可经指引导管弹丸式推注 IIb/IIIa 受体拮抗剂,并结合冠状动脉血流恢复程度、血栓溶解程度决定术后静脉续用时程。

所谓规范手术操作,针对 CTO 患者规范手术操作为减少手术并发症最有效、最可控的方式。尽管目前 CTO 治疗技术方面多样化,无论是正向导丝开通(AWE)、逆向导丝开通(RWE)、正向内膜下回真腔(ADR)、逆向内膜下回真腔(RDR),还是采用 Hybrid 策略,术者均需结合 CTO 病变特征采取最为安全、有效的操作方式。基于最新发布的《中国冠状动脉慢性完全闭塞病变介入治疗推荐路径》,为规范 CTO 操作提出了参考依据。

所谓细化预制流程,即一旦发生冠状动脉急性血栓,快速识别,即刻处理,尽可能降低血栓导致的

不良心血管事件风险。对于术者来讲,仔细的造影观察可以帮助我们发现细小的夹层和冠状动脉内血栓形成的征象,而减少手术操作时间,简化手术流程,细化术前策略为减少术中血栓形成的关键。一旦发现血栓形成,应立即用血栓抽吸装置去除大的血栓(注意抽吸血栓过程中应避免将血栓带入边支血管)。必要时应用 IVUS 或 OCT 以帮助鉴别血栓。需强调的是,目前由于管内腔内影像学临床应用逐渐增加,尤其特殊闭塞病变,如无残端闭塞病变时,行 IVUS 指导下开通闭塞支,对于术中发生急性血栓性鉴别诊断快速、有效。对小的血栓可用球囊扩张的方法使其压碎,同时静脉或冠状动脉内给予血小板 GP Ⅱb/Ⅲa 受体拮抗剂治疗。有学者提出经冠状动脉推注溶栓剂,其临床实践证实效果良好。如果经上述措施仍不能完全血栓清除,应及时终止手术,同时静脉给予 GP Ⅱb/Ⅲa 受体拮抗剂治疗。

对于合并心房颤动的 CTO 患者,存在心腔内血栓脱落入冠状动脉的可能,评估冠心病合并心房颤动患者的血栓风险和出血风险是治疗的前提。突发血栓的心房颤动患者接受常规阿司匹林、氯吡格雷和 UFH 外,紧急情况下可使用 GP Ⅱb/Ⅲa 受体拮抗剂。对于存在血栓形成既定事件的 CTO 患者,需平衡出血和血栓风险而定术后抗栓方案,并择期复查造影评估:对于低出血风险(HAS-BLED 评分为 0~2 分)的患者,初始抗栓三联治疗应考虑持续 6 个月;随后口服抗凝药物联合氯吡格雷 75mg、1 次/d(或阿司匹林 100mg 替代)长期治疗。对于高出血风险(HAS-BLED 评分≥3 分)的患者,起始三联抗栓治疗时间在不考虑支架类型的情况下为 PCI 术后 4 周,随后口服抗凝药物联合单独抗血小板药物长期治疗 12 个月。

此外,血压灌注也是血栓形成不容忽视的原因。术中严密观察心电监护中心率、血压及患者症状。一旦血压下降,排除其他原因后,需考虑冠状动脉急性血栓形成的可能,可通过开通 Y 阀等手段进行快速、有效的验证、处理。

总之,在 CTO 的介入治疗中,除提高血管开通的成功率外,还应密切注意并尽量减少并发症的发生,尤其血栓的发生。严格筛选患者和分析病变血管特征、术中选择恰当的介入器械、提高操作者手术的技能均有助于降低血栓等并发症的发生率。

(王效增   梁振洋   韩雅玲)

第二节   冠状动脉穿孔早期识别与处理方法

冠状动脉穿孔(coronary artery perforation, CAP)是冠状动脉介入治疗过程中少见但非常严重的并发症之一。据研究报道,冠状动脉穿孔的发生率为 0.1%~3.0%,但出现冠状动脉穿孔后,急性心脏压塞的发生率 40%,死亡率可高达 21.2%。因此,如何预防、早期识别和处理冠状动脉穿孔对患者生存至关重要。

一、诊断和分型

目前临床最常用的 CAP 分型是 Ellis 提出的三型法:①Ⅰ型:对比剂局限于血管外膜下,局部可见溃疡状或蘑菇状对比剂显影或滞留。②Ⅱ型:心肌内或心包内局限性片状对比剂滞留或渗出。③Ⅲ型:对比剂呈喷射状持续外流,是最凶险的类型。其中,Ⅲ型又分两个亚型,Ⅲa 型即对比剂漏入心包,常短时间内出现心脏压塞;Ⅲb 型即对比剂漏入心室腔或冠状窦等解剖腔(图 12-2-1)。CAP 的其他分类如 Fukutomi 等提出通过有无外渗的心外膜染色来区分Ⅰ型和Ⅱ型,当然也有其他术者提出的分类,但均较少被认可(表 12-2-1)。

图 12-2-1　冠状动脉穿孔的 Ellis 分型

表 12-2-1　冠状动脉穿孔分型

提出者	分型
Ellis	Ⅰ型：局限于外膜下，局部可见溃疡状或蘑菇状对比剂显影或滞留
	Ⅱ型：心肌内或心包内局限性片状对比剂渗漏
	Ⅲ型：对比剂呈喷射状持续外流、心包腔迅速显影
	Ⅲa 型：对比剂漏入心包
	Ⅲb 型：对比剂漏入心室腔、冠状窦
Fukutomi 等	Ⅰ型：心包染色，但无对比剂外渗
	Ⅱ型：心包染色，对比剂喷射状外渗
Kini	Ⅰ型：心包染色，但无对比剂外渗
	Ⅱ型：对比剂外渗，进入心包、冠状窦或心腔

Ellis 分型有助于判断冠状动脉穿孔的预后及指导治疗策略选择，Ⅰ型穿孔多是良性，大多系导丝操作损伤所致，通常不会导致心脏压塞或死亡，但有迟发心脏压塞的可能，死亡率约为 0.3%。Ⅱ型穿孔通常也是良性的，但较Ⅰ型重，其死亡率约为 0.4%。Ⅲa 型穿孔进展迅速并出现心包压塞，死亡率高达 21.2%，常需要急诊心包穿刺和急诊外科手术；Ⅲb 型穿孔相对稳定，但可导致冠状动脉 - 心室瘘或冠状动脉 - 静脉瘘。幸运的是，Ⅲ型 CAP 很少见，发生率为 0.23%。

二、危险因素

冠状动脉慢性完全闭塞（CTO）病变、严重钙化病变、成角病变、迂曲病变、小血管病变以及心肌桥病变都会增加冠状动脉穿孔的风险。值得注意的是，高龄女性出现 CAP 风险会大大增加，可能是由于较细小的冠状动脉在 PCI 期间更容易发生损伤。其他风险因素包括氯吡格雷的使用、肌酐清除率降低、高血压、既往冠状动脉旁路移植术（CABG）、既往充血性心力衰竭病史和多支冠状动脉病变。

除去患者自身的疾病和冠状动脉病变因素外，许多器械操作也提高了冠状动脉穿孔的风险。在冠状动脉慢性闭塞性病变操作中，冠状动脉穿孔的风险贯穿 PCI 全程，如导丝损伤、球囊选择过大、使用动脉旋磨器械和支架释放等。有文献报道，多达 88.9% 的冠状动脉穿孔归因于导丝，特别是使用亲水导丝和用于慢性闭塞病变的硬导丝，于远端分支或在靶病变部位穿孔。其次，球囊选择过大、球囊过度扩张或破裂可导致冠状动脉撕裂，引起冠状动脉穿孔。此外，支架选择过大或后扩张压力过大均可能引起冠状动脉破裂。但支架引起的 CAP，大多为 Ellis Ⅱ型，如导致 Ellis Ⅲ型，通常需要紧急心包穿刺、覆膜支架或心脏手术。最后，如果介入医生操作粗暴或不规范，冠状动脉穿孔风险也会增加。

三、识别和处理

早期识别和治疗对 CAP 后的生存至关重要。当患者出现低血压、胸痛、呼吸急促、头晕、心动过缓或颈静脉充血时，应高度怀疑心包积液或心脏压塞。诊断和评估的关键是紧急床旁超声心动图检查。

当然,慢性闭塞性病变患者 PCI 术后患者也可能存在延迟填塞的风险,其定义为患者离开心导管室后但在出院前需要干预的心包积液。因为延迟填塞发生在导管室外,缺乏血管造影和早期血流动力学征兆,对诊断提出挑战。这提示我们 PCI 后至少 48 小时的血流动力学监测是必要的,尤其是涉及复杂病变情况下。

CAP 治疗目标是封堵外渗部位并治疗心包积液或填塞,维持血流动力学稳定。尽管很多文献提出了 CAP 的治疗方法,但是对于 CAP 最佳治疗并未达成共识。影响 CAP 治疗的几个因素包括 CAP 分型、心包积液或填塞的持续时间以及血流动力学状态。当发生冠状动脉穿孔时,要密切观察患者的血压、心率等血流动力学指标,如心包内有明显积血和血流动力学不稳定,应立即行心包穿刺术并进行持续引流。穿刺部位可选用剑突下或经心尖部位,最好在超声引导或透视下进行穿刺。静脉输液、输血和应用血管活性药物升压可能有助于防治心脏压塞和低血压,但疗效有限。其他的有效治疗方法包括以下几种。

1. 球囊封堵　长时间低压球囊扩张是处理冠状动脉穿孔的首要方法。一旦确认冠状动脉穿孔,应该立即行低压扩张球囊。球囊扩张的目的是阻断血流,诱发血栓形成封闭穿孔部位;但压力过大可损伤血管内膜,甚至加重血管破裂。术者可根据血管和球囊直径灵活选择,如直径相当,一般 6~10atm 即可,但禁忌在短时间内反复减压球囊复查造影。球囊封堵的成功与否还取决于穿孔类型、破口大小、抗凝剂和抗栓剂使用等因素。一般支架穿孔耗时最长,球囊穿孔其次,导丝穿孔最短。如渗液量未减少甚至增加,应尽早考虑进一步手段,如覆膜支架或栓塞治疗。

2. 覆膜支架或栓塞治疗　覆膜支架是严重冠状动脉穿孔的重要处理手段。对球囊封堵后对比剂持续渗出或不能耐受球囊封堵治疗的患者,若穿孔位于冠状动脉近中段或血管直径≥2.75mm,可行双指引导管覆膜支架植入治疗。覆膜支架的主要目的是用不可渗透血液的膜密封穿孔,其中用生物相容性聚合物 PTFE(聚四氟乙烯)覆盖的支架是最常用的。若穿孔位于血管远端或穿孔为小血管,可行栓塞治疗,如弹簧圈、吸收性明胶海绵、脂肪颗粒、胶原、纤维蛋白胶、氰基丙烯酸酯胶等。覆膜支架和栓塞治疗极大地降低了心脏压塞发生率和紧急冠状动脉搭桥手术比例,已成为严重冠状动脉穿孔的关键性处理手段。

3. 外科手术　紧急外科手术是冠状动脉穿孔最后的治疗手段。一旦球囊封堵出现严重心肌缺血,或者带膜支架植入失败,立即转外科手术。对于较大穿孔,也可直接紧急外科手术治疗。

4. 逆转抗栓药物作用　鱼精蛋白可逆转肝素的作用,一般用量为 1mg 鱼精蛋白:100U 肝素,但糖蛋白(GP)Ⅱb/Ⅲa 受体拮抗剂和比伐芦定缺乏特异性药物来抵消其作用,但其半衰期短,如果肝肾功能正常,可很快代谢消除。去肝素化可导致冠状动脉内血栓特别是支架内血栓的风险增加,是否值得使用,一直处于争议之中。

总之,冠状动脉穿孔是少见而严重的冠状动脉介入并发症之一,术前识别高危人群,术中仔细轻柔操作,预防为主。一旦出现急性心脏压塞,应立即行心包穿刺。长时间应用球囊低压力封堵基础上植入覆膜支架或远端栓塞治疗是封堵穿孔的主要手段,必要时外科急诊手术治疗。

(赵　杰)

参 考 文 献

[1] MIRZA A J, TAHA A Y, ALDOORI J S, et al. Coronary artery perforation complicating percutaneous coronary intervention[J]. Asian Cardiovasc Thorac Ann, 2018, 26(2): 101-106.

[2] SHIMONY A, JOSEPH L, MOTTILLO S, et al. Coronary artery perforation during percutaneous coronary

intervention：a systematic review and meta-analysis［J］. Can J Cardiol, 2011, 27（6）：843-850.

［3］LEE M S, SHAMOUELIAN A, DAHODWALA M Q. Coronary Artery Perforation Following Percutaneous Coronary Intervention［J］. J Invasive Cardiol, 2016, 28（3）：122-131.

［4］ELLIS S G, AJLUNI S, ARNOLD A Z, et al. Increased coronary perforation in the new device era. Incidence, classification, management, and outcome［J］. Circulation, 1994, 90（6）：2725-2730.

［5］FUKUTOMI T, SUZUKI T, POPMA J J, et al. Early and late clinical outcomes following coronary perforation in patients undergoing percutaneous coronary intervention［J］. Circ J, 2002, 66（4）：349-356.

［6］KINI A S, RAFAEL O C, SARKAR K, et al. Changing outcomes and treatment strategies for wire induced coronary perforations in the era of bivalirudin use［J］. Catheter Cardiovasc Interv, 2009, 74（5）：700-707.

［7］AL-LAMEE R, IELASI A, LATIB A, et al. Incidence, predictors, management, immediate and long-term outcomes following grade Ⅲ coronary perforation［J］. JACC Cardiovasc Interv, 2011, 4（1）：87-95.

［8］STANKOVIC G, ORLIC D, CORVAJA N, et al. Incidence, predictors, in-hospital, and late outcomes of coronary artery perforations［J］. Am J Cardiol, 2004, 93（2）：213-216.

［9］SHIMONY A, ZAHGER D, VAN STRATEN M, et al. Incidence, risk factors, managemen and outcomes of coronary artery perforation during percutaneous coronary intervention［J］. Am J Cardiol, 2009, 104（12）：1674-1677.

［10］KIERNAN T J, YAN B P, RUGGIERO N, et al. Coronary artery perforations in the contemporary interventional era［J］. J Interv Cardiol, 2009, 22（4）：350-353.

［11］FASSEAS P, ORFORD J L, PANETTA C J, et al. Incidence, correlates, management, and clinical outcome of coronary perforation：analysis of 16, 298 procedures［J］. Am Heart J, 2004, 147（1）：140-145.

［12］DIPPEL E J, KEREIAKES D J, TRAMUTA D A, et al. Coronary perforation during percutaneous coronary intervention in the era of abciximab platelet glycoprotein Ⅱb/Ⅲa blockade：an algorithm for percutaneous management［J］. Catheter Cardiovasc Interv, 2001, 52（3）：279-286.

［13］STATHOPOULOS I, PANAGOPOULOS G, KOSSIDAS K, et al. Guidewire-induced coronary artery perforation and tamponade during PCI：in-hospital outcomes and impact on long-term survival［J］. J Invasive Cardiol, 2014, 26（8）：371-376.

［14］AJLUNI S C, GLAZIER S, BLANKENSHIP L, et al. Perforations after percutaneous coronary interventions：clinical, angiographic, and therapeutic observations［J］. Cathet Cardiovasc Diagn, 1994, 32（3）：206-212.

［15］MEGURO K, OHIRA H, NISHIKIDO T, et al. Outcome of prolonged balloon inflation for the management of coronary perforation［J］. J Cardiol, 2013, 61（3）：206-209.

［16］GALASSI A R, WERNER G S, BOUKHRIS M, et al. Percutaneous Recanalization of Chronic Total Occlusions：2019 Consensus Document from the EuroCTO Club［J］. EuroIntervention, 2019, 15（2）：198-208.

［17］COPELAND K A, HOPKINS J T, WEINTRAUB W S, et al. Long-term follow-up of polytetrafluoroethylene-covered stents implanted during percutaneous coronary intervention for management of acute coronary perforation［J］. Catheter Cardiovasc Interv, 2012, 80（1）：53-57.

［18］BRIGUORI C, NISHIDA T, ANZUINI A, et al. Emergency polytetrafluoroethylene-covered stent implantation to treat coronary ruptures[J]. Circulation, 2000, 102(25): 3028-3031.

[19] GOEL P K. Delayed and repeated cardiac tamponade following microleak in RCA successfully treated with intra arterial sterile glue injection[J]. Catheter Cardiovasc Interv, 2009, 73(6): 797-800.

[20] STORGER H, RUEF J. Closure of guide wire-induced coronary artery perforation with a two-component fibrin glue[J]. Catheter Cardiovasc Interv, 2007, 70(2): 237-240.

[21] ALEONG G, JIMENEZ-QUEVEDO P, ALFONSO F. Collagen embolization for the successful treatment of a distal coronary artery perforation[J]. Catheter Cardiovasc Interv, 2009, 73(3): 332-335.

[22] CANTON T, PAJIN F, LANCIEGO C, et al. An alternative treatment for iatrogenic coronary perforation [J]. Rev Esp Cardiol, 2009, 62(3): 328-329.

[23] TANAKA S, NISHIGAKI K, OJIO S, et al. Transcatheter embolization by autologous blood clot is useful management for small side branch perforation due to percutaneous coronary intervention guide wire[J]. J Cardiol, 2008, 52(3): 285-289.

[24] JAMALI A H, LEE M S, MAKKAR R R. Coronary perforation after percutaneous coronary intervention successfully treated with local thrombin injection[J]. J Invasive Cardiol, 2006, 18(4): E143-E145.

[25] SALLAM T, LEVI D, TOBIS J. Coil embolization of left coronary artery pseudoaneurysms arising as a complication of percutaneous coronary intervention[J]. Catheter Cardiovasc Interv, 2012, 80(7): 1228-1231.

[26] FEJKA M, DIXON S R, SAFIAN R D, et al. Diagnosis, management, and clinical outcome of cardiac tamponade complicating percutaneous coronary intervention[J]. Am J Cardiol, 2002, 90(11): 1183-1186.

第三节　CTO 侧支血管损伤的治疗方法

CTO 病变是 PCI 技术在冠状动脉介入治疗上的一大挑战。近年来,CTO 血运重建成功率有明显提高,得益于逆向技术以及相应器械的迅速发展和创新。逆向技术的关键步骤之一是导丝和微导管通过间隔支或心外膜侧支及桥血管侧支所形成的交通血管,进入闭塞血管病变远端,到达近端血管真腔。因此,相伴随的侧支循环并发症增多。如何处理侧支血管损伤并发症,对患者预后至关重要。

侧支循环最常见并发症是侧支穿孔、破裂,少见血栓、闭塞等。侧支血管穿孔或破裂是 CTO 病变逆向 PCI 术中较为严重的并发症,发生率为 2.0%~11.7%,心脏压塞发生率为 0.5%~1.3%。穿孔如果正确和迅速处理,不会发生严重情况。如发现或处理不及时,可导致血流动力学不稳定甚至死亡。

在冠状动脉 CTO 病变中,侧支血管主要分为心外膜侧支血管和间隔支血管,可通过冠状动脉造影进行评价和分级。间隔支因血管多较直、走行路径短且有弹性,是目前 CTO 逆向路径中最常用的侧支血管。与间隔支相比,心外膜侧支(特别是来自 RCA)往往迂曲、无弹性,因此,心外膜侧支更难穿行,并且在扩张时容易破裂。此外,间隔支位于心肌内,穿孔或破裂一般无重大并发症,心外膜侧支破裂常导致心脏压塞。导丝是冠状动脉穿孔的主要原因,尤其 CTO 手术中常用的亲水涂层导丝。球囊过大和使用旋磨器械、钙化病变也会提高冠状动脉穿孔的风险。

冠状动脉侧支穿孔的治疗需要多管齐下的方法,稳定血流动力学为首要目标。治疗通常包括(详见本章第二节):通过输液 / 输血和血管活性药物升压治疗;逆转抗栓药物作用;应用线圈、凝胶、微球等物质封堵破孔处；通过心包穿刺和 / 或 IABP 等器械维持血流动力学稳定性；上述治疗无效，需急诊心脏手术。应用线圈、凝胶、微球等物质封堵栓塞破孔处大多见于病例报道或少数文章。

　　间隔支穿孔一般呈自限性，很少引起严重后果。轻度间隔支穿孔由于其被室间隔组织包裹常形成局部血肿，较为局限，可以保守观察，但应避免进一步球囊扩张或送入其他器械导致穿孔扩大；部分稍严重的穿孔，通常用微导管前送能够控制出血，如患者出现较大穿孔（血肿直径 >1mm）或对比剂漏至心室腔或导致血流动力学不稳定，应及时进行栓塞及对症治疗。心外膜侧支血管穿孔或破裂可导致危及生命的心脏压塞，一旦发生心外膜侧支血管穿孔，应及时用鱼精蛋白中和肝素抗凝作用，部分病例可经微导管持续负压吸引使血管回缩封闭破口，严重者需积极行栓塞治疗。如果闭塞病变已被开通，由于侧支循环双侧血供的特点，常需要穿孔两侧经微导管栓塞。栓塞方式有金属线圈（coil）、自体血凝块、脂肪、纤维蛋白凝胶、微球、可吸收缝线等，极端的还有注射凝血酶（慎用）。一旦出现心脏压塞，尽快穿刺引流，必要时急诊外科开胸。

　　线圈通常用于远端和小口径的冠状动脉穿孔，如侧支血管，可通过普通导管或微导管精确的输送至血管远端，进而诱导血栓形成。线圈尺寸应大于靶血管直径，以确保完整的血管黏附和栓塞。线圈选择太大会堵塞血管近端，太小可导致移位。线圈不足之处是成本相对较高。微球是一种亲水、不可吸收的圆形颗粒，其尺寸范围为 1~1 500μm，可通过微导管输送，进而对穿孔进行精确的封堵。自体血和自体皮下脂肪在患者中普遍可用并具有生物相容性。个案报道有用对比剂和盐水中悬浮的自体血凝块对冠状动脉穿孔进行成功封堵。脂肪颗粒可形成血液渗漏的物理屏障，同时激活凝血途径，进而封堵破口。注意脂肪颗粒需浸入对比剂中或使用对比剂输送才具有射线可透视性。二者缺陷是可以移动。凝血酶是一种血小板活化剂，直接促进纤维蛋白凝块的形成。文献报道，凝血酶和生理盐水重组成 1 000U/ml 溶液，通过导管注入穿孔近端局部缓慢给药（0.2~0.3ml），以封堵远端穿孔，但此种方法可引起导管血栓形成和主支血管栓塞引起急性心肌梗死。

　　逆转抗栓药物作用，需要停止抗凝血和抗血小板治疗，使用鱼精蛋白校正活化的凝血时间。如果给予糖蛋白 Ⅱb/Ⅲa 受体拮抗剂，则可以考虑血小板输注。大多数 Ellis Ⅰ型和Ⅱ型冠状动脉穿孔可以用这种相对保守的方法治疗，尤其是由导丝出口引起的远端冠状动脉穿孔。

　　预防侧支损伤方面，CTO 病例需要多角度双侧冠状动脉造影，并在行血管重建之前反复仔细阅读冠状动脉造影。如具有良好侧支血管，需评估侧支血管的来源、直径、迂曲程度、侧支血管与供 / 受体血管角度等。明确侧支血管走行，有助于降低侧支穿孔的风险。逆向介入治疗中通常首选间隔支，部分CABG 术后的患者也可选用大隐静脉桥血管；如果心外膜侧支血管发育良好，也可谨慎使用。操作时，应由逆向 PCI 经验丰富的术者进行操作，动作要轻柔，同时要严密观察患者的症状和血流动力学变化。此外，导管室要备好各种抢救设备。

（赵　杰）

参 考 文 献

［1］TOMASELLO S D, MARZA F, GIUBILATO S, et al. Retrograde approach for revascularization of coronary chronic total occlusion［J］. Minerva Cardioangiol, 2012, 60（5）: 461-472.

［2］DANEK B A, KARATASAKIS A, TAJTI P, et al. Incidence, Treatment, and Outcomes of Coronary Perforation During Chronic Total Occlusion Percutaneous Coronary Intervention［J］. Am J Cardiol, 2017,

120（8）：1285-1292.

［3］GALASSI A R，WERNER G S，BOUKHRIS M，et al. Percutaneous Recanalization of Chronic Total Occlusions：2019 Consensus Document from the EuroCTO Club［J］. EuroIntervention，2019，15（2）：198-208.

［4］AZZALINI L，AGOSTONI P，BENINCASA S，et al. Retrograde Chronic Total Occlusion Percutaneous Coronary Intervention Through Ipsilateral Collateral Channels：A Multicenter Registry［J］. JACC Cardiovasc Interv，2017，10（15）：1489-1497.

［5］WERNER G S，FERRARI M，HEINKE S，et al. Angiographic assessment of collateral connections in comparison with invasively determined collateral function in chronic coronary occlusions［J］. Circulation，2003，107（15）：1972-1977.

［6］KHAND A，PATEL B，PALMER N，et al. Retrograde Wiring of Collateral Channels of the Heart in Chronic Total Occlusions：A Systematic Review and Meta-Analysis of Safety，Feasibility，and Incremental Value in Achieving Revascularization［J］. Angiology，2015，66（10）：925-932.

［7］BOUKHRIS M，TOMASELLO S D，AZZARELLI S，et al. Coronary perforation with tamponade successfully managed by retrograde and antegrade coil embolization［J］. J Saudi Heart Assoc，2015，27（3）：216-221.

［8］MASHAYEKHI K，BEHNES M，VALUCKIENE Z，et al. Comparison of the ipsi-lateral versus contra-lateral retrograde approach of percutaneous coronary interventions in chronic total occlusions［J］. Catheter Cardiovasc Interv，2017，89（4）：649-655.

［9］BENINCASA S，AZZALINI L，CARLINO M，et al. Outcomes of the retrograde approach through epicardial versus non-epicardial collaterals in chronic total occlusion percutaneous coronary intervention［J］. Cardiovasc Revasc Med，2017，18（6）：393-398.

［10］LEE M S，SHAMOUELIAN A，DAHODWALA M Q. Coronary Artery Perforation Following Percutaneous Coronary Intervention［J］. J Invasive Cardiol，2016，28（3）：122-131.

［11］STANKOVIC G，ORLIC D，CORVAJA N，et al. Incidence，predictors，in-hospital，and late outcomes of coronary artery perforations［J］. Am J Cardiol，2004，93（2）：213-216.

［12］LEMMERT M E，VAN BOMMEL R J，DILETTI R，et al. Clinical Characteristics and Management of Coronary Artery Perforations：A Single-Center 11-Year Experience and Practical Overview［J］. J Am Heart Assoc，2017，6（9）：e007049.

［13］MORISAWA D，OKAMURA A，DATE M，et al. Treatment of collateral channel perforation during percutaneous coronary intervention for chronic total occlusion with retrograde approach［J］. Cardiovasc Interv Ther，2014，29（1）：86-92.

［14］FASSEAS P，ORFORD J L，PANETTA C J，et al. Incidence，correlates，management，and clinical outcome of coronary perforation：analysis of 16，298 procedures［J］. Am Heart J，2004，147（1）：140-145.

［15］GASPARINI G L，MERELLA P，MAZZAROTTO P，et al. Retrograde approach-related epicardial collateral channel perforation successfully treated with simultaneous bilateral coils embolization：A case illustration and review［J］. Cardiovasc Revasc Med，2018，19（7 Pt B）：879-886.

［16］SHEMISA K，KARATASAKIS A，BRILAKIS E S. Management of guidewire-induced distal coronary perforation using autologous fat particles versus coil embolization[J]. Catheter Cardiovasc Interv, 2017, 89（2）: 253-258.

［17］MOHANDES M, ROJAS S, GUARINOS J, et al. Embolization of a septal branch perforation using subcutaneous fat during a percutaneous coronary intervention of chronic total occlusion by retrograde approach[J]. J Saudi Heart Assoc, 2017, 29（1）: 60-65.

［18］MEINCKE F, KUCK K H, BERGMANN M W. Cardiac tamponade due to coronary perforation during percutaneous interventions successfully treated with microspheres[J]. Clin Res Cardiol, 2014, 103（4）: 325-327.

［19］SHENG L, GONG Y T, SUN D H, et al. Successful occluding by absorbable sutures for epicardial collateral branch perforation[J]. J Geriatr Cardiol, 2018, 15（10）: 653-656.

［20］FISCHELL T A, KORBAN E H, LAUER M A. Successful treatment of distal coronary guidewire-induced perforation with balloon catheter delivery of intracoronary thrombin[J]. Catheter Cardiovasc Interv, 2003, 58（3）: 370-374.

［21］TANAKA S, NISHIGAKI K, OJIO S, et al. Transcatheter embolization by autologous blood clot is useful management for small side branch perforation due to percutaneous coronary intervention guide wire[J]. J Cardiol, 2008, 52（3）: 285-289.

［22］MA J Y, QIAN J Y, GE L, et al. Retrograde approach for the recanalization of coronary chronic total occlusion: collateral selection and collateral related complication[J]. Chin Med J（Engl）, 2013, 126（6）: 1086-1091.

第四节　CTO 介入治疗其他操作并发症的防治

一、导丝嵌顿和断裂

指引导丝嵌顿和断裂是介入治疗中很少见的并发症,但有可能危及生命,最常发生于 CTO、重度钙化、成角病变以及分叉病变的介入治疗。断裂的导丝可导致局部血栓形成,进而引起冠状动脉闭塞或栓塞并发症。绝大多数情况下,各项研究均推荐以介入治疗的手段将断裂的导丝取出体外,个别情况下只能通过外科手术取出断裂的导丝。

（一）导丝嵌顿和断裂的发生率

2012 年一项连续纳入 2 238 例 PCI 患者的研究发现,导丝嵌顿、变形、断裂的发生率为 0.08%,一项对纳入 3 482 例患者、3 493 例 CTO 病变共 26 项研究的汇总分析表明,导丝断裂和器械嵌顿的发生率为 1.2%。导丝嵌顿、断裂最常发生于 CTO、重度钙化、成角病变以及分叉病变的介入治疗,回顾 2007—2015 年指引导丝并发症相关文献后,其中 13.5% 的导丝断裂发生于 CTO-PCI。

（二）导丝嵌顿和断裂的常见原因

导丝嵌顿的基本原理包括被挤压、被缠绕。导丝嵌顿是断裂的前奏,一旦遭遇导丝撤离困难,要避免暴力牵拉,否则很容易导致指引导管深插进而损伤冠状动脉,或者出现导丝断裂。冠状动脉导丝基本结构由核心杆和柔软尖端组成。核心金属杆远端缠绕一根微细金属丝并越过核心杆,外层附以聚合物涂层成为柔软尖端。核心杆不太可能嵌顿,嵌顿实际上指的是缠绕微细金属丝被血管壁和支架挤压,当用力回撤核心金属丝时,远端微细金属丝解缠绕,最后断裂,还有部分断裂发生于焊接点处。一旦导丝回撤遭遇巨大阻力,尤其是导丝头端出现解缠绕迹象,应及时停止用力回撤,术者需冷静思考、谨慎决策,寻找最佳策略,在导丝断裂之前将导丝完整取出体外。

进行 CTO 病变治疗时出现导丝嵌顿、断裂的常见原因在于:①CTO 病变闭塞时间较长,同时伴有严重钙化,使闭塞病变局部非常坚硬,容易发生导丝挤压,当导丝头端被挤压缠绕时,用力后拉导丝,将导致导丝断裂。②导丝通过 CTO 病变时,尤其是迂曲、钙化的长病变等复杂病变时,剪切力增加,由于活动受限制,若单方向过度旋转容易缠绕,进而嵌顿断裂。③在进行正向或逆向 Knuckle 技术时,导丝过度旋转而不是前送,导致导丝打结。逆向技术操作导丝时,切忌单方向转动导丝 >180°,可有效避免导丝缠绕、嵌顿。④"Jailed"导丝技术时,不应将聚合物亲水涂层导丝作为"Jailed"导丝,因除了可能导致导丝断裂外,聚合物亲水涂层导丝的亲水涂层容易损伤剥脱,导致导丝容易解缠绕和断裂。

（三）导丝嵌顿和断裂的危害

导丝断裂的临床症状变化较大,如少量导丝尖端或聚合物涂层残留在血管内,一般不会造成严重后果,如果残留导丝过长,则会引发严重后果,包括急性冠状动脉夹层和闭塞、局部或其他部位血栓形成和栓塞、心肌或心包穿孔或填塞、心律失常以及导丝移位。脱落导丝可部分或完全阻断局部血流,也可随血流迁移造成远端栓塞,如残留导丝脱出冠状动脉,也可出现体循环动脉栓塞;停留在原位还可能诱发血栓,血栓脱落后可造成远端栓塞;导丝断端随心脏的搏动可能刺出冠状动脉而发生穿孔。也有极少数患者由于导丝断裂节段较短,即使最终没有将导丝取出体外,长期随访后也没有出现相关并发症。

（四）导丝嵌顿和断裂的处理

对于导丝嵌顿、断裂的最有效治疗莫过于预防和预判。值得强调的是,尽管导丝断裂有病变和导丝的客观因素,但常由主观因素（预判不足和操作不当）所致。如果遇到导丝嵌顿不能退出时,可以尝试通过微导管超选注射硝普钠或维拉帕米等药物缓解嵌顿,或者可用小球囊在嵌顿处高压扩张,以便回撤导丝。另外,可将指引导管或者球囊、微导管深插,尽量靠近嵌顿段导丝,然后回撤导丝,使回撤作用力能有效传递到导丝头端。理论上,穿透性微导管如 Tornus 和 Corsair 的推送性能卓越,可优先考虑。此外,还需注意在沿同一根导丝进行正向/逆向微导管轨道建立时,微导管不能 kiss 以避免器械嵌顿。

CTO 病变导丝嵌顿进而断裂往往出现在导丝焊接点处,或者是嵌顿导丝远端微细金属丝解缠绕,继续用力回撤导丝,最终导丝断裂在冠状动脉内。断裂的主要原因为金属疲劳,强力牵拉导丝,同方向数次旋转导丝,钙化病变等复杂病变时支架和导丝缠绕。一旦发生导丝断裂,应首先避免导丝断端在冠状动脉内移动,防止冠状动脉夹层或内膜撕裂;同时,必须综合考虑患者临床表现、取出或留置导丝的风险以及解剖条件等诸多因素,以便选择最佳的应对方案。如果患者临床状况稳定,可以选择保守治疗或取出导丝,反之则必须通过介入或外科途径取出断裂导丝。目前临床上还是倾向于尽可能将残留导丝取出。导丝断裂的应对方案主要包括以下 3 种:介入途径、外科途径和保持断裂导丝于原位的保守处理。1987 年纳入 5 400 例 PCI 患者的研究中有 9 例发生导丝断裂,其中 4 例尝试取出导丝,3 例成功、1 例失败,留置断裂导丝的 6 例患者随访 5 年均无不良事件发生;在 2007—2015 年相关文献回顾中,介入途径、外科途径以及保守处理的比例分别为 35%、29% 和 35%,保守处理的患者中,50% 以支架完全覆盖断裂导丝,余下的 50% 患者因导丝断裂段很短或位于血管极远段,故而长期留置而未出现不良事件。

导丝断裂主要的处理方法包括:

1. 最常用的经介入途径断裂导丝取出方法是应用抓捕器（包括鹅颈或其他形态抓捕器）,随后将指引导管深插并扩张球囊将断裂导丝抓捕于指引导管,进而取出体外。鹅颈或套篮式抓捕器抓取异物原理是套圈法,以冠状动脉鹅颈抓捕器为例,其远端为直径约5mm的套圈,将其推出导管时则与导管成90°,沿冠状动脉导丝推送或直接在指引导管内推送至断裂导丝部位,进而套取冠状动脉内断裂导丝游离端。该类系统的缺点在于:套圈直径过大(5mm)于冠状动脉直径,套圈无法展开或损伤血管壁;冠状动脉鹅颈抓捕器一般需要沿导丝送入冠状动脉内再套取异物,若能成功捕获,此时原导丝亦被锁紧而需要一并撤出,下一步介入治疗需要重新送入导丝,对于近段冠状动脉血管已经发生严重夹层的患者,将大幅度增加手术难度甚至最终无法进入真腔而导致手术失败;部分介入中心可能没有小直径抓捕器而错失最佳套取时机。

2. 一些研究者尝试以冠状动脉血栓抽吸导管和旋磨导丝自制抓捕器。抽吸导管为快速交换系统(端孔用于沿导丝进出冠状动脉交换,侧孔用于抽吸血栓并与尾孔相通),反折旋磨导丝(直径0.009in,1in=2.54cm)作为套索从抽吸导管头端侧孔进出。该系统优势在于利用血栓抽吸导管的单轨快速交换特点,套取异物后能保留正向导丝不退出血管,避免重新进出导丝的风险;抽吸导管柔顺性高、外径较小,旋转抽吸导管可调整套索方向,能够沿导丝进入更弯曲或细小的血管段进行多角度断裂导丝套取;旋磨导丝柔软、直径更小,更易于进入异物与血管壁缝隙套取断裂导丝。

3. 对于突入主动脉的断裂导丝,也可以尝试采用活检钳取出,但可能发生脑动脉栓塞或外周动脉栓塞的风险。

4. 采用多根导丝缠绕断裂导丝将其拉出体外(送入2根或以上导丝至断裂导丝部位,不断旋转缠绕以抓捕断裂导丝),对于CTO病变断裂导丝这种方法成功率较小。

5. 如果断裂的导丝残端嵌顿在坚硬的闭塞段无法取出,可不做特殊处理。

6. 如果开通了闭塞支,可以用支架将导丝挤压到血管壁上。支架完全覆盖断裂导丝可以避免导丝移位,特别是在早期、内皮化覆盖之前,可以降低血栓形成的风险。在选择这一策略之前,一定要确定断裂的导丝可以被支架完全覆盖,如果断裂导丝突入主动脉或位于左主干,很难用支架完全覆盖;或者导丝在主动脉和冠状动脉内拉长、变形,成为滋生血栓的病灶。

7. 根据实际情况,选择外科手术取出。此外,术者在结束手术退出导丝及指引导管时需关注导丝远端,罕见的情况为冠状动脉迂曲,导丝在撤出冠状动脉时倒钩在冠状动脉支架上,导致导丝退出困难、支架被拖拽变形等并发症。因此,撤离导丝时,若导丝严重变形、迂曲,需使用已有球囊送至支架远端,缓慢回撤导丝,将导丝缓慢调整拉直并一起退出,可避免此类并发症发生。

对于嵌顿于冠状动脉远端分支的微小导丝采用保守治疗时,需接受更长时间的双联抗血小板治疗,这样可以有效降低向近段延展的血栓事件(表12-4-1)。

表 12-4-1　导丝嵌顿和断裂的介入处理

介入方法	应用条件
圈套器取出	常用,前提是存在游离头端供圈套
导丝缠绕技术取出	导丝断裂在较小血管可以采用,存在支架变形风险
置入支架压壁固定	导丝较短,血管较大
活检钳取出	大血管近段

二、支架脱载

支架脱载(stent loss or dislodgement)是指在行冠状动脉植入治疗术过程中,在介入输送路径发生支架导管脱落或在冠状动脉内非正常部位释放的情况下发生支架导管脱离。据文献报道,在2000年前支架脱载发生率约为8.3%,而在近年其发生率为0.29%~0.32%。虽然少见,一旦发生,却是在技术上颇具挑战性的并发症,潜在的不利后果不仅是嵌顿器械本身造成的,也可能是回撤过程中的操作造成的。2013年发表的荟萃研究显示,支架脱载患者相关并发症约为20%,在发生并发症的患者中,死亡、心肌梗死、冠状动脉旁路移植术的发生率分别高达19%、18%和57%。

支架脱载导致的临床症状和预后主要取决于支架脱落的位置以及能否顺利将支架从血管内取出。如果脱载的支架没能立即从冠状动脉取出,可能会导致急性血栓,以及继发的心肌梗死或周围动脉栓塞等并发症,引发复杂的临床事件发生,甚至需要紧急的外科开胸来取出支架。支架脱载于升主动脉,因为系统性栓塞可能会引发急性神经系统症状,若支架脱落于外周血管,可能不需要紧急的介入干预。一旦支架脱载,在不损伤冠状动脉的情况下将支架取出是最佳选择,但对于不易取出的状况,也可以选择原位释放等方法进行处理。

(一)支架脱载的原因

一般情况下,支架脱载与指引导管的支撑力、术者的操作技巧、患者的病变情况、支架产品本身设计安装情况等均具有关系。支架脱载容易发生在中度或者重度弯曲的冠状动脉,尤其是近端冠状动脉严重成角,合并中度或者严重钙化,或者推送过程中血管严重痉挛者,相较而言,支架推送过程中较少发生脱载,大多发生于回撤过程。行CTO病变治疗时出现支架脱载往往出于以下原因:

1. 病变因素 ①血管中度或重度钙化;②严重成角病变或近段严重迂曲;③需要通过原支架或新的支架需要通过支架网眼置入;④病变位于左回旋支或右冠状动脉中远段。

2. 器械因素 ①指引导管型号偏小,与冠状动脉开口不同轴;②自制指引导管侧孔,支架小梁和指引导管内壁侧孔钢丝编织层剐蹭,增加支架脱载的机会;③延长导管(如Guidezilla等)的Collar(焊接点)剐蹭支架;④支架与球囊捏合不够紧密(目前较为少见);⑤支架选择不当,如使用长支架通过严重迂曲、成角或钙化病变。

3. 操作因素 ①病变部位未获得充分预扩张,支架无法到达/通过病变部位,遇到阻力仍强行推送支架;②支架在病变或支架网眼处被抱死或卡死,仍强行前送或回撤支架;③指引导管与冠状动脉开口不同轴,回撤支架时支架近端被指引导管剐蹭翘起、变形,支架在指引导管头部受阻仍强行回撤;④其他介入操作(如采用Szabo技术时尝试将支架回撤至指引导管内)。

(二)支架脱载重在预防

在行PCI植入支架过程中,应尽量避免发生支架脱载,预防支架脱载有以下几个方面:

1. 优化指引导管选择与操作 ①尽可能选择支撑力足够、同轴性好的指引导管(LCX近段病变选择AL优于EBU);②通过特殊操作增加指引导管支撑力(如深插技术、JR指引导管Amplatz塑形技术、左冠状动脉长头指引导管窦底支撑技术等);③必要时更换支撑力和同轴性更好的指引导管或换用7F指引导管;④使用5进6双导管技术、Guidezilla延长导管等;⑤采用超支撑导引导丝、平行导丝技术或球囊锚定等增加支撑力;⑥必要时及时更换股动脉途径。

2. 充分的病变预处理 ①充分观察认识病变,包括及时使用IVUS/OCT等影像协助判断病变;②复杂病变务必充分预处理,包括高压球囊、切割球囊或棘突球囊的充分预扩张,必要时及时使用旋磨等。

3. 合理的介入操作 ①预估支架通过阻力,分析支架阻力原因及对策,及时回撤支架;②尽早使用辅助装置协助近端迂曲血管中的支架输送,避免剐蹭,比如双导丝技术、5进6双导管技术、Guidezilla延长导管技术;③如果支架无法到达/通过病变,需要后撤,尽量保持指引导管与冠状动脉开口的同轴性,预防支架近端变形,然后缓慢后撤;④及时发现支架变形或松动并果断更换,对近段迂曲病变应首选通过性更好的支架;⑤遇到阻力时切勿盲目用力,推送或回撤支架时若支架位置固定切勿强行推送或回撤,一旦支架无法撤出或脱载,应保留导丝,并由经验丰富的术者处理。

（三）支架脱载的类型

欧洲学者将支架脱载分为4种情形:①支架部分脱载:即装载球囊部分位于支架上;②支架完全脱载伴导引导丝在原位;③支架完全脱载伴导引导丝脱出;④支架脱载于主动脉或外周动脉。

国内的专家认为:支架部分脱载较少见,且其处理与导致仍在原位的完全脱载十分接近;脱载支架部分位于冠状动脉且近段已进入左主干或主动脉窦内时,无论是临床意义还是处理,均具有特殊性。因此,国内专家依据脱载支架的位置及脱载后导引导丝是否在支架内,将脱载支架分为以下6型(图12-4-1)。

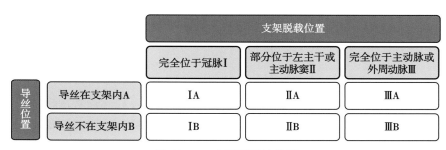

图12-4-1　支架脱载的分型

（四）支架脱载的具体处理方法

当支架脱载时,术者一定要沉着冷静,最大限度地尽量保证初始导丝不要撤出脱载支架外,积极处理脱载于冠状动脉内的支架,防止冠状动脉血栓形成。术者应切记避免发生与支架脱载处理相关的"次生"并发症,最好由有经验的术者指导或处理。脱载于冠状动脉内的支架处理方法包括:将脱载支架从冠状动脉内取出;将脱载支架在冠状动脉内释放;将脱载支架在冠状动脉内挤压。

1. 将脱载支架从冠状动脉内取出　在不损伤冠状动脉的情况下,将脱载支架取出常是最佳选择。

（1）球囊回拉法:当引导钢丝仍位于脱载支架内时,可沿原导丝送入一个小球囊,通常采用直径≤1.5mm、长度≥15mm的单标记小球囊(长球囊有利于抱紧支架)穿入脱载的支架远端,轻轻打起一点儿压力(3atm),将其回撤至指引导管内;回撤至指引导管时一定要确认指引导管与冠状动脉的同轴,而且支架无明显变形,以保证支架可顺利回撤至指引导管。若前送球囊时遇到阻力,仅有部分球囊进入,但无法完全穿过支架至其远段,可考虑先在支架内行低压球囊扩张,再小心尝试向前推送球囊(为防止支架移位,必要时可考虑更换新的小球囊)。

（2）导丝缠绕技术:适合导引导丝仍在脱载支架上、预估支架回撤阻力不大且支架无变形的情形。在支架外再送入一根导丝尽量通过脱载支架的钢梁至脱载支架远端,将两导丝安装在同一导丝旋钮上,沿同一方向旋转导丝旋钮(大约15圈),使两根在支架远端缠绕、编织,随后轻柔并持续用力回撤双导丝,将脱载支架撤回指引导管。若2根导丝缠绕仍不够牢靠,必要时可送入多根导丝同时操作。笔者曾在实际操作中使用双导丝缠绕技术,成功率较低。

（3）延长导管回收技术:适合处理导引导丝仍在脱载支架内、支架近端无变形且脱载支架位于冠状动脉近段延长导管能抵达的部位。可采用延长导管(如Guidezilla、Guideliner)或延长指引导管(如Heartrail ST01)。首先沿导引导丝送入延长导管并使支架尽可能多地进入延长导管内,然后采用2.0mm球囊在延长导管头端锚定支架并一同撤出指引导管,回撤时应注意调整指引导管位置,防止损伤冠状动脉开口。若回撤时阻力较大,可适当采用旋转力量并回撤。

（4）三联体技术:适合导引导丝仍在脱载支架上、支架能接近但无法进入指引导管(如支架近端变形等)的情况。如当采用小球囊回撤脱载支架,但支架无法进入指引导管,这时要调整支架近段尽量贴近指引导管头端并保持同轴,可通过另一条指引导丝送第二个球囊(6F 和 7F 指引导管分别建议使用2.0mm 与 2.5mm、长度 15~20mm),然后在指引导管头端和支架近段至少各 5mm 处低压力扩张球囊,与回撤脱载支架的小球囊同时回撤,将脱载支架挤压在指引导管开口,形成指引导管、支架与球囊三者牢牢锚定形成"三联体",然后选择合适的方法将支架撤出体外。

通常由于三联体无法进入 6F 桡动脉鞘管,可采用以下方法将支架取出:①桡动脉穿刺点直接钳夹法:三联体尽量回撤,使支架尽量回撤至前臂桡动脉穿刺点,保留导丝,撤出球囊导管,局部麻醉下适当扩大穿刺点切口,使用眼科蚊式钳伸入血管内将支架钳夹出体外,然后更换较大动脉鞘,继续介入操作。②更换较大鞘管直接回收法:保留导引导丝,将三联体回撤至桡动脉内鞘管头端,抽瘪球囊并撤出体外,撤出鞘管,适当扩大穿刺切口,经导丝送入较大(≥7F)动脉鞘,将球囊送入支架内并锚定,然后一同进入鞘管并撤出体外,继续介入操作;或者采用肱动脉顺向穿刺,置入大号鞘管回收支架。③经对侧血管路径圈套抓捕法:穿刺对侧股动脉或桡动脉,插入较大直径(≥7F)动脉鞘管,插入 7F JR 指引导管,经指引导管送入圈套器在主动脉弓处圈套三联体,尽可能在支架中部圈套,成功后勒紧圈套器并将支架撤回至指引导管内,拔出体外(图 12-4-2)。

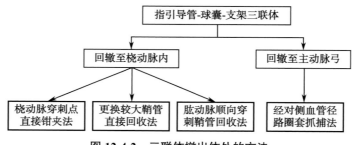

图 12-4-2　三联体撤出体外的方法

（5）应用抓捕器直接抓捕脱载支架:可选用的工具有环状圈套器(比如 Amplatz Goose Neck snare EV3 等)、三环抓取系统、网篮抓取器、活检钳、Cook 异物抓取器、延长导丝及自制抓捕器等(图 12-4-3)。沿初始导丝送入抓捕器,将脱载支架圈套至指引导管内或指引导管口,并将导丝 - 指引导管系统全部回撤出冠状动脉;需要注意的是,当脱载支架无法进入指引导管时,可以连同指引导管、导引钢丝、球囊、支架同时回撤冠状动脉,先将脱载支架撤至外周血管,如肘部以下或者股动脉,再慢慢处理。回撤全程要透视观察整套系统的动向,避免中途脱落或造成血管损伤。此种方法回撤脱载支架,一般无法撤入6F 指引导管和桡动脉鞘管,此时可将整套系统、脱载支架和桡动脉鞘,在透视下尽可能拉至桡动脉穿刺点,将穿刺处向上切开少许,多数情况下可以用蚊式钳取出,或者借助外科方法取出。另外,也可以穿刺肱动脉或对侧股动脉后经 7F 鞘管,利用抓捕器将脱载支架取出,实在困难时可以在外周血管(主要指与支架匹配的上肢动脉)就地释放。

（6）外科手术取出:脱载于冠状动脉内的支架大多数可通过上述方法处理,而对于脱载于冠状动脉口外的支架,处理相对复杂。由于强大的主动脉血流冲击,除罕见支架被血流推送至颈动脉,甚至肾动脉而形成栓子外,多数支架会被血流冲至下肢血管,在内科器械取出失败后,大多需借助外科手术取出。

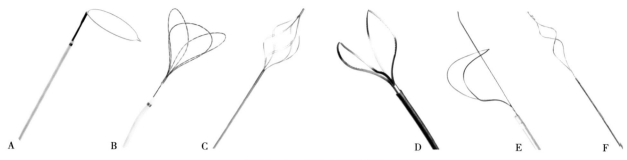

图 12-4-3　几种专用圈套器

A. Amplatz Goose Neck Snare；B. EN Snare；C. Retrieval Basket；D. Stone Retrieval Forceps；E. Loopmaster Snare-Wire in one；F. Micro Elite Snare。

2. 冠状动脉内释放（原位释放法） CTO 病变常因病变处存在严重钙化，导致支架通过困难进而脱载，对于此类患者原位释放是一个很好的选择，尤其是支架远端和近端管径相差不大（≤0.7mm）时，将支架释放是没有问题的。可沿原导丝送入一个适当的球囊原位释放，之后根据实际情况送入合适的后扩球囊进行支架整形。值得注意的是，在选择支架冠状动脉内释放前，要确认支架梁无明显外翻，否则有造成血管穿孔的危险。

3. 将脱载支架在冠状动脉内挤压 当指引导丝不慎未能保留在脱载支架内，且不能再次成功将导丝送回支架内时，或者沿初始导丝无法送入球囊时，可沿支架外侧送入另一根导丝，沿脱载支架外缘导丝送入一个适当的球囊 - 支架系统将支架挤压在血管壁上；另一种情况如支架脱落部位的血管直径与支架直径相差大于 0.5mm 时，也会选择送入另一个相应直径的支架进行挤压释放，值得注意的是这种方法需要选择比脱载支架更长的支架或采用串联支架，力求完全覆盖已脱载支架，并充分扩张以确保支架完全贴壁。有报道称这种处理可能会导致药物洗脱支架所携带药物在冠状动脉局部药物浓度较大，造成局部冠状动脉的退行性改变，有增加冠状动脉局部再狭窄或血栓形成的概率。

4. 支架脱载于外周动脉的处理方法 若支架不慎脱载于外周动脉内时，可采用套圈法、心肌活检钳、多功能篮样回收装置等将支架取出。一些留置于外周血管内的支架，也可就地释放。此外，还可通过外科协助切开取出或急诊外科搭桥等处理。

（五）支架脱载的处理流程（图 12-4-4，图 12-4-5）

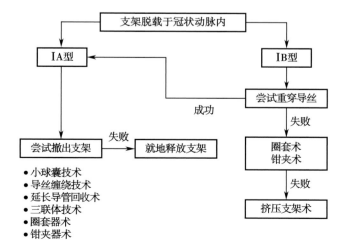

图 12-4-4　支架脱载于冠状动脉内的处理流程

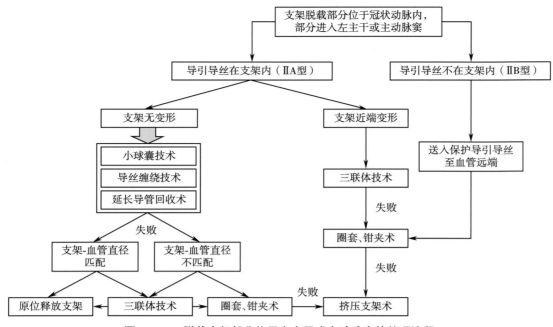

图 12-4-5　脱载支架部分位于左主干或主动脉窦的处理流程

　　值得注意的是,一旦支架脱载,不要仅把精力放在脱载支架上,要先处理好先前的病变,再处理脱载的支架。否则,若先前的病变急性闭塞,血流动力学不稳定,或导致更严重的后果。

（王守力　徐　凯）

参 考 文 献

［1］ITURBE J M, ABDEL-KARIM A R, PAPAYANNIS A, et al. Frequency, treatment, and consequences of device loss and entrapment in contemporary percutaneous coronary interventions［J］. J Invasive Cardiol, 2012, 24（5）: 215-221.

［2］DASH D. Complications encountered in coronary chronic total occlusion intervention: Prevention and bailout［J］. Indian Heart J, 2016, 68（5）: 737-746.

［3］DANEK B A, KARATASAKIS A, BRILAKIS E S. Consequences and treatment of guidewire entrapment and fracture during percutaneous coronary intervention［J］. Cardiovasc Revasc Med, 2016, 17: 129-133.

［4］ARMSTRONG E J, SHUNK K A. Coronary guidewire circumcision during use of a Gopher support catheter: potential adverse interaction with polymer-jacketed wire design［J］. Catheter Cardiovasc Interv, 2010, 76: 112-116.

［5］HARTZLER G O, RUTHERFORD B D, MCCONAHAY D R. Retained percutaneous transluminal coronary angioplasty equipment components and their management［J］. Am J Cardiol, 1987, 60（16）: 1260-1264.

［6］韩雅玲,王祖禄,朱鲜阳.规避陷阱——心血管疾病介入并发症防治攻略［M］.北京:人民卫生出版社,2016.

［7］PARK S H, RHA S W, HER K. Retrograde guidewire fracture complicated with pericardial tamponade in chronic total occlusive coronary lesion［J］. Int J Cardiovasc Imaging, 2015, 31（7）: 1293-1294.

［8］ KARACSONYI J, MARTINEZ-PARACHINI J R, DANEK B A, et al. Management of Guidewire Entrapment With Laser Atherectomy［J］. J Invasive Cardiol, 2017, 29（5）: E61-E62.

［9］ DATTA G. Broken guidewire - A tale of three cases［J］. Indian Heart J, 2015, 67 Suppl 3: S49-S52.

［10］ KHAN S M, HO D W, DINARAM T, et al. Conservative management of broken guidewire: Case reports ［J］. SAGE Open Med Case Rep, 2014, 2: 2050313X14554478.

［11］ VAN GAAL W J, PORTO I, BANNING A P. Guide wire fracture with retained filament in the LAD and aorta［J］. Int J Cardiol, 2006, 112: e9-e11.

［12］ SAKAMOTO S, TANIGUCHI N, MIZUGUCHI Y, et al. Clinical and angiographic outcomes of patients undergoing entrapped guidewire retrieval in stent-jailed side branch using a balloon catheter［J］. Catheter Cardiovasc Interv, 2014, 84: 750-756.

［13］ SIANOS G, PAPAFAKLIS M I. Septal wire entrapment during recanalisation of a chronic total occlusion with the retrograde approach［J］. Hellenic J Cardiol, 2011, 52: 79-83.

［14］ OWENS C G, SPENCE M S. How should I treat a patient to remove a fractured jailed side branch wire? ［J］. EuroIntervention, 2011, 7: 520-527.

［15］ CHO J Y. Successful Retrieval of Entrapped Gaia Guidewire in Calcified Chronic Total Occlusion Using Rotational Atherectomy Device［J］. Int Heart J, 2018, 59: 614-617.

［16］罗建方, 刘媛, 黄文晖, 等. 自制抓捕器套取冠状动脉内断裂导丝1例［J］. 中国介入心脏病学杂志, 2015, 23: 589-590.

［17］ CANTOR W J, LAZZAM C, COHEN E A, et al. Failed coronary stent deployment［J］. Am Heart J, 1998, 136（6）: 1088-1095.

［18］ ELSNER M, PEIFER A, KASPER W. Intracoronary loss of balloon-mounted stents: successful retrieval with a 2 mm- "Microsnare" -device［J］. Cathet Cardiovasc Diagn, 1996, 39（3）: 271-276.

［19］ COLKESEN A Y, BALTALI M, ACIL T, et al. Coronary and systemic stent embolization during percutaneous coronary interventions: a single center experience［J］. Int Heart J, 2007, 48（2）: 129-136.

［20］ BRILAKIS E S, BEST P J, ELESBER A A, et al. Incidence, retrieval methods, and outcomes of stent loss during percutaneous coronary intervention: a large single-center experience［J］. Catheter Cardiovasc Interv, 2005, 66（3）: 333-340.

［21］ ALOMAR M E, MICHAEL T T, PATEL V G, et al. Stent loss and retrieval during percutaneous coronary interventions: a systematic review and meta-analysis［J］. J Invasive Cardiol, 2013, 25（12）: 637-641.

［22］ COCKBURN J, WILKES N, FIGTREE G, et al. Use of optical coherence tomography to guide treatment of an undeployed stent trapped in the right coronary artery to cover a proximal stent outflow dissection［J］. Int J Cardiol, 2013, 167（6）: e163-e166.

［23］ CALVERT P, EECKHOUT E, HAUDE M, et al. Complications: coronary stent loss-Embolised device complications［EB/OL］.［2023-05-21］. https://www.pcronline.com/Cases-resources-images/Complications/Implant-loss/Stent-loss.

［24］中国医师协会心血管内科医师分会指南与共识工作委员会中青年冠脉专家沙龙. 冠状动脉支架

脱载的处理和预防专家共识［J］. 中华心血管病杂志（网络版），2019，2（1）：1-10.

［25］MALIK S A，BRILAKIS E S，POMPILI V，et al. Lost and found：Coronary stent retrieval and review of literature［J］. Catheter Cardiovasc Interv，2018，92（1）：50-53.

［26］CANDILIO L，MITOMO S，CARLINO M，et al. Stent loss during chronic total occlusion percutaneous coronary intervention：Optical coherence tomography-guided stent 'crushing and trapping'［J］. Cardiovasc Revasc Med，2017，18（7）：531-534.

第五节　CTO 介入治疗全身并发症的防治

一、放射性皮肤损伤

进行 CTO 病变介入治疗的 X 射线透视时间明显多于非 CTO 血管的介入治疗。在处理 CTO 病变过程中，由于导丝通过困难，而且需要多体位造影以明确导丝位置、判断是否位于血管真腔以及手术操作的重复实施，明显增加了 X 射线曝光时间和对比剂用量。Suzuki 等在对 97 例患者 PCI 手术统计显示，CTO 病变（n=13）平均透视时间是（42.6±17）分钟，而且 CTO 病变的射线透视时间明显多于单支血管和多支血管狭窄性病变所需时间［（14.6±8.0）分钟 $vs.$（25.1±8.0）分钟］。CTO 病变平均进入表皮的最大射线剂量（entrance skin dose，ESD）为（4.5±2.8）Gy（中位数为 4.6Gy），远大于多支血管病变患者［（2.3±0.7）Gy（中位数为 2.4Gy）］和单支血管病变者［（1.4±0.9）Gy（中位数为 1.2Gy）］。对 72 例 CTO 患者的研究显示，总透视时间为（45.0±24.5）分钟（正常范围：10.3~113.0 分钟），电影帧总数为 4 558±3 440（正常范围：855~22 950）。每名患者的进入表皮的最大射线剂量（ESD）为（3.2±2.1）Gy（正常范围：0.5~10.2Gy，中位数为 2.7Gy）。2 例患者出现放射性皮肤损伤。根据 X 射线透视时间进行换算所得出的射线曝光时间在 CTO 病变显著高于普通病变患者，CTO（n=90）病变组平均射线接触剂量为 53R（伦琴），而非 CTO 病变的对照组（n=100）平均射线接触剂量只有 34R，呈显著性差异。此外，与普通新生 CTO（de novo CTO）病变相比，支架内 CTO（in-stent CTO）病变所需时间也明显增加（中位数：30 分钟 $vs.$40 分钟，P=0.04）。

常见的放射性损伤为皮肤射线损伤。在 CTO 病变 PCI 治疗过程中 X 射线投照部位的皮肤是射线损伤的常见部位。一项荟萃研究发现 2 857 例 CTO 病变患者中有 3 例出现了该并发症，国内一项研究显示 112 例 CTO 病变患者发生放射性皮肤损伤 5 例（4.46%），其中 2 例进行了植皮治疗（1.79%）。其报道率似乎不高，其可能原因在于放射性皮肤损伤这种并发症直到手术后数周或数月才变得比较明显。放射性皮肤损伤在早期可以表现为一过性红斑（控制在 3Gy 以内剂量，一般在 2Gy），进而表现为持续性的毛发脱落（7Gy），随后出现皮肤难治性溃疡和皮肤坏疽（12Gy）。皮肤对 X 射线急性反应的敏感度从大到小依次为：颈前部、肘前窝处、末端屈肌表面、胸部、腹部、面部、背部、末端伸肌表面、颈项、头皮、掌跖。糖尿病和甲状腺功能亢进可增加皮肤对 X 射线的反应。除照射时间外，患者体重指数（BMI）也与皮肤接受的 X 射线剂量密切相关，BMI 越大，患者皮肤接受的 X 射线剂量越大，更容易出现放射性皮肤损伤。国际放射防护委员会（International Commission on Radiological Portection，ICRP）建议，当皮肤最大射线蓄积量≥3Gy 时，应严格记录最大皮肤照射剂量及照射部位，而且一旦照射剂量≥3Gy，应在 10~14 天对被照射部位皮肤进行详细检查以防止发生放射性皮肤损伤。通常，当空气比释动能辐射剂量（air kerma, AK）超过 7~8Gy，而手术进程没有明显进展时，应该停止手术操作。如果 AK 辐射剂量超过 5Gy，应对患者进行提醒和教育其关注自身皮肤情况，以便早期发现和治疗放射性皮肤损害。个别对射线敏感的患者还可能发生白细胞减少和难治性感染，对这类患者应注意询问相关病史，严密监测血细胞和体温，术前尽可能控制感染，原有白细胞减少症者 PCI 术前应设法使白细胞升至正常。国外有些导管室对高危和敏感的患者在其导管床上非检查部位放置铅制被褥进行防护。

开展 CTO 治疗时，必须制定标准化的辐射安全计划。可采取以下几种措施来减少 CTO-PCI 辐射暴露期间：

1. 尽可能减少透视时间。

2. 尽可能减少使用电影血管造影，透视储存就能解决的问题不必要再去电影采集。

3. 使用可行的降低患者剂量的技术，包括低透视剂量率设置、低帧率脉冲透视、去除防散射网格、光谱光束过滤、增加 X 射线光谱能力。改进透视图像处理技术，可以补充减少曝光量所带来的图像质量下降。

4. 定期对造影机的 X 射线视野的垂直系统进行校正，保证照射野、光野和接收器的入野保持一致，误差不大于 ±5%，避免无效的辐射 X 射线。

5. 使用准直器，轻轻调节准直器叶片至目标位置。牢固的准直器可以通过降低散射来减少患者剂量、改善图像质量。

6. 选用合理的曝光参数。

7. 注意患者和图像增强器间的距离，减少射线散、漏，改进几何成像链，患者尽可能远离 X 线管，图像接收器要尽可能离患者近。

8. 避免陡峭的角度。

9. 在开始电影血管造影前，就对 CTO 侧支血管注射对比剂。

10. 使用辐射监测器提供实时反馈操作员辐射暴露。

11. 充分利用辅助附加屏蔽防护设备。

12. 持续关注空气比释动能辐射剂量。

作为一名 CTO 病变介入医师，要充分认识到 X 射线的危害性，也要注意到介入手术所接受的 X 射线剂量比其他放射工作者剂量要大，要合理、正确地应用 X 射线，在为患者解除疾病的同时，最大限度地减少 X 射线对自身的损害。

二、对比剂导致的肾损害

含碘对比剂的应用可以使部分患者发生医源性肾功能减退。对比剂诱发的急性肾损害（contrast-induced acute kidney injury, CIAKI）的定义是，在 PCI 后 48 小时内，血清肌酐浓度较术前升高 25% 或 ≥0.5mg/dl。PCI 术后出现对比剂肾病的比例高达 10%~15%，需要透析治疗的对比剂肾病的比例为 0.3%~0.7%，CIAKI 发生的风险与对比剂应用的剂量、患者伴随的危险因素（如年龄、糖尿病病史或既往肾功能损害程度）直接相关，因此 CTO 病变患者如具有上述临床特征，应引起特别注意。发生 CIAKI 的患者通常在应用对比剂后 24 小时内血清肌酐就已上升，直至术后 72 小时逐渐达到高峰。已有大量研究证明，CIAKI 是 CTO 病变介入治疗死亡率的一个非常重要的独立危险因素。

诸多研究显示，在引起 CIAKI 的多个危险因素中，对比剂用量是一个非常重要的因素。大量预防 CIAKI 的临床随机研究显示，单支血管、多支血管或桥血管病变 PCI 术中平均对比剂的用量为

130~260ml,而 CTO 病变由于 PCI 难度的加大和手术时间的延长,难免明显增加对比剂的用量。Mehran 等对 245 例 CTO 病变 PCI 统计研究显示,平均对比剂用量为(432±315)ml。近年来,随着对 CIAKI 认识的逐渐深刻,CTO-PCI 中对比剂用量明显减少,一项纳入 1 330 例 CTO 患者的研究显示平均对比剂用量为(289±138)ml,仅 33% 的患者对比剂用量 >320ml。Saito 等针对 CTO 病变介入治疗对比剂用量的安全性研究提示,将对比剂用量控制在 250ml 左右是相对安全的,意味着对比剂用量越少,CIAKI 发生率相对越低。值得强调是,CTO 病变并非 CIAKI 的独立危险因素,CTO 病变行 PCI 治疗时发生 CIAKI 的风险高于普通病变的介入治疗主要原因在于其对比剂用量较大,如果在手术中尽量减少对比剂的用量,那么其发生 CIAKI 的风险就和普通病变相当。一项纳入 2 580 例患者的研究表明(CTO-PCI $n=309$,非 CTO-PCI $n=2\ 271$),CTO-PCI 组和非 CTO-PCI 组 CIAKI 的发生率分别为 9.4% 和 12.1%($P=0.17$),在多变量分析中发现,PCI 期间/之前低血压[优势比(odds ratio,OR)=2.86]、急性冠脉综合征($OR=1.86$)、年龄($OR=1.54$)、女性($OR=1.51$)、左室射血分数($OR=0.64$)、糖尿病($OR=1.49$)和对比剂用量($OR=1.17$)是 CIAKI 的独立预测因子,而 CTO-PCI 则不是。因此,在 CTO 治疗过程中控制对比剂的用量可以明显降低 CIAKI 的发生风险,通常建议将对比剂总量控制在 300ml 以内,同时应对患者血清肌酐指标进行动态监测。由于对比剂对肾脏的损伤具有累计效应,影响持续至少 10 天,建议两次介入手术之间最好要间隔 2 周,以使肾功能得以恢复。

对 CIAKI 发生风险高危的患者,如糖尿病、原有肾功能不全、高龄等,术前、术中及术后均应进行充分水化治疗。目前认为充分水化仍然是预防 CIAKI 的主要方式,最近发表的 PRESERVE 试验表明(采用 $2×2$ 因子设计,5 177 例接受血管造影的Ⅲ期或Ⅳ期慢性肾脏病患者随机分组,静脉注射 1.26% 碳酸氢钠或静脉注射 0.9% 氯化钠,5 天口服乙酰半胱氨酸或安慰剂),对于需要造影的肾脏并发症高风险者,静脉输注碳酸氢钠(与氯化钠相比)或口服乙酰半胱氨酸(与安慰剂相比)皆不能预防 90 天死亡、需要透析和肾功能持续下降者的比例,CIAKI 发病率没有显著的组间差异。此外,除了控制对比剂用量之外,根据美国 AHA/ACC 指南的推荐,对比剂的种类最好选用等渗性对比剂(Ⅰ类推荐,A 级证据)。PCI 术前应停用可能对肾功能有害的药物,如二甲双胍、呋塞米、甘露醇、内皮素受体拮抗剂、氨基糖苷类抗生素、非甾体抗炎药、两性霉素 B、环孢素 A 以及含有马兜铃酸的中成药等。

(王守力)

参 考 文 献

[1] SUZUKI S, FURUI S, KOHTAKE H, et al. Radiation exposure to patient's skin during percutaneous coronary intervention for various lesions, including chronic total occlusion[J]. Circ J, 2006, 70(1): 44-48.

[2] SUZUKI S, FURUI S, ISSHIKI T, et al. Patients' skin dose during percutaneous coronary intervention for chronic total occlusion[J]. Catheter Cardiovasc Interv, 2008, 71(2): 160-164.

[3] GUELKER J E, BUFE A, BLOCKHAUS C, et al. Acute, in-hospital outcome of percutaneous coronary intervention for in-stent chronic total occlusion[J]. Cardiovasc Revasc Med, 2019, 20(11): 997-1000.

[4] PATEL V G, BRAYTON K M, TAMAYO A, et al. Angiographic success and procedural complications in patients undergoing percutaneous coronary chronic total occlusion interventions: a weighted meta-analysis of 18, 061 patients from 65 studies[J]. JACC Cardiovasc Interv, 2013, 6: 128-136.

[5] 胡宪清. 冠状动脉慢性完全闭塞病变介入治疗成败的影响因素及其对患者预后的影响[D]. 南京:

南京医科大学, 2017.

［6］COUSINS C, MILLER D L, BERNARDI G, et al. ICRP PUBLICATION 120: Radiological protection in cardiology［J］. Ann ICRP, 2013, 42（1）: 1-125.

［7］HARDING S A, WU E B, LO S, et al. A new algorithm for crossing chronic total occlusions from the Asia Pacific chronic total occlusion club［J］. JACC Cardiovasc Interv, 2017, 10（21）: 2135-2143.

［8］TAJTI P, XENOGIANNIS I, KARMPALIOTIS D, et al. Chronic Total Occlusion Interventions: Update on Current Tips and Tricks［J］. Curr Cardiol Rep, 2018, 20（12）: 141.

［9］DASH D. Complications encountered in coronary chronic total occlusion intervention: Prevention and bailout［J］. Indian Heart J, 2016, 68（5）: 737-746.

［10］MEHRAN R, AYMONG E D, NIKOLSKY E, et al. A simple risk score for prediction of contrast-induced nephropathy after percutaneous coronary intervention: development and initial validation［J］. J Am Coll Cardiol, 2004, 44: 1393-1399.

［11］TZIAKAS D, CHALIKIAS G, STAKOS D, et al. Development of an easily applicable risk score model for contrast-induced nephropathy prediction after percutaneous coronary intervention: a novel approach tailored to current practice［J］. Int J Cardiol, 2013, 163（1）: 46-55.

［12］BARTHOLOMEW B A, HARJAI K J, DUKKIPATI S, et al. Impact of nephropathy after percutaneous coronary intervention and a method for risk stratification［J］. Am J Cardiol, 2004, 93: 1515-1519.

［13］SOLOMON R J, MEHRAN R, NATARAJAN M K, et al. Contrast-induced nephropathy and long-term adverse events: cause and effect?［J］. Clin J Am Soc Nephrol, 2009, 4: 1162-1169.

［14］CHRISTAKOPOULOS G E, KARMPALIOTIS D, ALASWAD K, et al. Contrast Utilization During Chronic Total Occlusion Percutaneous Coronary Intervention: Insights From a Contemporary Multicenter Registry［J］. J Invasive Cardiol, 2016, 28: 288-294.

［15］SAITO S, TANAKA S, HIROE Y, et al. Angioplasty for chronic total occlusion by using tapered-tip guidewires［J］. Catheter Cardiovasc Interv, 2003, 59（3）: 305-311.

［16］DEMIR O M, LOMBARDO F, POLETTI E, et al. Contrast-Induced Nephropathy After Percutaneous Coronary Intervention for Chronic Total Occlusion Versus Non-Occlusive Coronary Artery Disease［J］. Am J Cardiol, 2018, 122: 1837-1842.

［17］GARCIA S, BHATT D L, GALLAGHER M, et al. Strategies to Reduce Acute Kidney Injury and Improve Clinical Outcomes Following Percutaneous Coronary Intervention: A Subgroup Analysis of the PRESERVE Trial［J］. JACC Cardiovasc Interv, 2018, 11: 2254-2261.

第十三章

特殊患者的慢性完全闭塞病变介入治疗

第一节　心功能不全患者冠状动脉慢性
完全闭塞病变的介入治疗

EURO-CTO 等研究显示成功的 CTO-PCI 可以明显改善患者症状及生活质量,一些观察性研究如 IRCTO 研究也证实 CTO-PCI 可以降低 MACE 发生率,正是基于这些现有的循证医学证据,国内外 PCI 指南已将 CTO-PCI 列为Ⅱa 类推荐。近些年,随着介入技术、器械和术者操作经验的提高,CTO-PCI 的成功率在不断提升,一些有经验的术者更是高达 90% 以上,已有越来越多的 CTO 患者接受 PCI 治疗。然而,值得关注的是,冠状动脉完全闭塞后长期缺血会导致部分心肌坏死或处于冬眠状态,导致心功能下降,CTO 合并严重心功能不全(EF 值 <40%)的患者大约占 CTO 病例的 20%,该类患者手术难度大、手术风险高,哪些患者更适合接受 CTO-PCI 治疗以及如何进行 CTO-PCI 是本节要探讨的问题。

一、CTO-PCI 对患者心功能的影响

对心功能不全患者进行 CTO-PCI 旨在通过血运重建达到改善患者心功能的目的,然而 CTO 的成功开通后是否能实现这点尚存在争议。

一项纳入了 839 例 CTO 患者研究,根据患者心功能情况分为 LVEF≥50%、LVEF 35%~50%、LVEF≤35% 三组,其中 LVEF≤35% 组有 72 例,成功 CTO-PCI 后随访 2 年,其 LVEF 得到了显著提升[从基线(29.1±3.4)% 增加到(41.6±7.9)%]。另一项纳入 34 项观察性研究的荟萃分析也显示,成功的 CTO 介入治疗可以使左室射血分数(LVEF)、左室收缩末容积(LVEDV)得到明显改善,且 LVEF<50% 的患者获益更大。最新发表于 *New England Journal of Medicine* 的 STICHES 研究发现,血运重建能够改善缺血性心肌病患者的生活质量及患者的长期生存率,虽然该试验是利用 CABG 进行的血运重建,但至少说明对 CTO 血管进行血运重建是有必要的,或者通过 CABG、PCI,如果因心力衰竭、其他脏器功能等个体因素耐受不了 CABG,可能只能通过 PCI 来实现血运重建。但目前 CTO-PCI 对患者心功能的改善与否尚缺乏随机对照研究的循证医学证据。

EXPLORE 研究及 REVACS 研究均给出了阴性的结论,进一步分析发现 EXPLORE 及 REVACS 研究可能存在一定设计缺陷,比如 EXPLORE 研究入选的均为 STEMI 患者,在急诊 PCI 后 1 周之内进行 CTO 血管的介入治疗,而 CTO 的成功率并不高(73%),而且术前并未利用影像学检查评估 CTO 供血区是否有存活心肌,另外亚组分析发现,左前降支的 CTO 介入治疗还是可以显著改善 LVEF 的。

CTO-PCI 对心功能的改善程度可能与以下因素有关：①术前缺血程度，多支 CTO 或多支病变合并 CTO 的缺血性心肌病患者，如果想最大限度地恢复心功能，需要尽可能地完全血运重建；②术前缺血时间，心肌细胞缺血时间越长，恢复需要的时间也越长，功能恢复的可能性越小；③存活心肌的数量，有明确 STEMI 病史的患者存活心肌数量较少，会限制心功能的恢复程度；④术后 CTO 血管的长期通畅性，为避免发生二次闭塞，这就需要尽可能地保留分支、保证 CTO 血管的开通质量，这样才有助于心功能的恢复及维持；⑤CTO 血管的解剖位置，LAD-CTO 开通的价值往往更大。

二、能够从 CTO-PCI 中获益最大的心功能不全患者筛选

可以看出，不同的患者 CTO-PCI 的获益程度也是不同的，特别是对于心功能不全患者我们更在意心功能的改善程度，那么如何评估或是筛选出获益程度最大的患者呢？术前的一些检查手段可能会提供一些信息。可以看出，前述影响心功能恢复程度的因素中，归根结底还是取决于 CTO 血管支配区域存活心肌的数量，存活心肌数量越多，面积越大，术后心功能的改善程度才可能越大，越值得进行 CTO-PCI，术前可以考虑针对该方面进行检查。

存活心肌是指冠状动脉血管闭塞以后，血管支配区域的细胞由于缺血、缺氧而出现收缩功能障碍，但心肌细胞结构完整且具有代谢活动和收缩潜力，当冠状动脉血流恢复后都能够全部或部分恢复收缩功能，是心肌细胞在缺血、缺氧等病理情况下的一种自我保护机制。根据血液灌注情况，分为顿抑心肌和冬眠心肌：顿抑心肌是指发生急性短暂缺血时，心肌细胞出现收缩功能障碍，但在冠状动脉再灌注后的数周内功能恢复正常；冬眠心肌是指长期慢性缺血或反复心肌顿抑后，细胞失去收缩功能，但没有坏死的状态，在血运重建后需要较长时间功能才能恢复。存活心肌功能的恢复，有可能改善局部室壁运动及整体的心脏功能，是决定 CTO 血管开通后心功能改善程度的基础。目前评估存活心肌的检查方法主要包括下述几种：

（一）SPECT

SPECT 使用放射性同位素标记示踪剂，通过测量心肌对同位素的富集程度来判断心肌活力。常用的同位素示踪剂是 ^{99m}Tc-MIBI 与 ^{201}Tl，^{99m}Tc-MIBI 的优点在于成像时间较短，在使用示踪剂后大约 1 小时就可以成像，而 ^{201}Tl 成像因为要依赖于其再分布能力，需要在 4 小时与 24 小时后成像。SPECT 中的心肌活力往往会以"全或无"的方式显现出来，往往使用 50% 的示踪剂活性作为截断值，缺点是并不能评估心肌坏死的透壁程度。如果静息成像时显示心肌活力良好，往往不需要进一步成像，但当心肌活力靠近截断值而无法准确判断时，可以进行负荷显像来判断心肌活力。

（二）PET

PET 主要是通过心肌代谢显像和心肌灌注显像来评价是否有存活心肌。方法是利用 ^{18}F 标记的氟代脱氧葡萄糖（^{18}F-FDG）对心肌糖代谢和心肌血流灌注匹配状态进行比较：当心肌灌注节段性降低时，如果 FDG 摄取相对增加或正常，即心肌灌注与心肌代谢不匹配，说明心肌细胞虽处于缺血状态但仍然存活；反之，若 FDG 摄取减低，则心肌灌注与心肌代谢匹配，说明该节段无存活心肌。PARR-2 研究旨在评估能否利用 PET 检测判断缺血性心肌病患者血运重建后是否获益，共入选了 430 例严重心功能不全患者，随机分为两组。PET 组首先进行 PET 检测，如果存在存活心肌，则推荐进行血运重建；对照组则依据造影检查结果决定是否进行血运重建。虽然最终结果心源性死亡、心肌梗死、再次住院率的复合终点两组没有达到统计学差异，但进一步分析发现，PET 组有 24.6% 的患者鉴于各种原因没有依据 PET 的检测结果进行血运重建，而其余遵循检测结果进行血运重建的患者终点事件率明显低于对照组，

如果严格按照 PET 检测决定患者的后续治疗策略还是可以使患者最终获益的。另外,亚组分析显示,对于近 6 个月没有接受过造影检查的患者,PET 组终点事件率也要明显低于造影组,这个亚组病情则更重,多合并陈旧性心肌梗死、CABG、肾功能不全等,对于该亚组是否应该接受血运重建的决策更需慎重,PET 检测也更有价值。Hachamovitch 等对缺血、冬眠、坏死心肌范围进行量化分析,发现 PET 检测存活心肌超过 10% 的患者,早期接受血运重建治疗生存率要优于药物治疗,且存活心肌的比例越高,带来的获益越大。

冠状动脉 CT 可检查冠状动脉狭窄程度及病变位置。PET/CT 则是 PET 与冠状动脉 CT 的融合,它的作用是可评估病变血管供血区域的心肌存活情况,具有很好的敏感性和特异性,但是 PET/CT 最大的缺点则是检查费用昂贵,且只有一些大的医疗中心配备,应用受到极大的限制。

(三)超声心动图

超声心动图是目前临床上比较常用的心脏检查方法,经济、方便,可以快捷地完成对心脏结构和室壁运动功能的评估,而评估存活心肌主要依靠负荷超声心动图和心肌声学造影。

1. 负荷超声心动图　在药物、运动或者电生理负荷条件下,运用超声心动图观察室壁运动的变化,通过对心肌收缩储备能力和室壁运动的评估,从而检测存活心肌。多巴酚丁胺、平板运动试验均可作为负荷方法。多巴酚丁胺是儿茶酚胺正性肌力药,有 β_1 受体激动作用,可使心肌收缩力增强,心肌氧耗增加。在给予多巴酚丁胺时,缺血心肌可能出现四种表现,即双向、恶化、改善、无反应。双向反应是指给予低剂量多巴胺时心肌开始收缩,但大剂量时反而因为缺血加重而停止收缩;恶化反应是指随着多巴酚丁胺量加量心肌收缩功能恶化。双向反应与恶化反应都预示着血运重建后心肌功能有可能恢复。顿抑心肌通常表现为改善反应,即随着多巴酚丁胺加量心肌收缩功能持续改善。如果心肌对多巴酚丁胺完全无反应,则代表着这个区域主要是瘢痕组织,血运重建后功能恢复的可能性较小。

2. 心肌声学造影　通过观察心肌细胞毛细血管床的对比剂微泡分布情况来评估心肌微循环灌注,而微循环灌注是心肌存活的先决条件。对比剂微泡的大小与红细胞相似,可以随血流通过毛细血管分布在心肌组织中,通过特殊的成像技术选择性地接收微泡产生的背向散射信号,就能检测到代表微循环的信息,从而间接判断心肌细胞的活性。当心肌的微循环没有受损时,对比剂微泡可以均匀地分布于心肌内,心肌呈云雾状影像增强,提示心肌存活;当微循环受损时,则表现为局部心肌影像增强不均、延迟或缺损,提示心肌坏死。Senior 等对接受血运重建的急性心肌梗死患者进行心肌声学造影检测,结果发现,通过心肌声学造影的结果可以很好地预测梗死区室壁运动的恢复情况。

(四)MRI

心血管 MRI(cardiovascular magnetic resonance, CMR)近些年发展迅速,目前可实现对心脏的结构和功能的完整评估,包括室壁运动、冠状动脉显影、冠状动脉血流灌注、心肌存活定量等。CMR 的优点是检查过程无创且不接触电离辐射,图像具有较高的时间及空间分辨力,可以评估梗死透壁程度,缺点是部分起搏器术后患者无法做该检查,且检查费用高。CMR 对于冠状动脉成像的分辨力要明显低于造影或冠状动脉 CTA,主要用来识别冠状动脉解剖异常或动脉瘤,而延迟钆增强技术是目前应用较广的评估急性 / 陈旧性心肌梗死患者存活心肌的方法。

钆螯合物主要分布在血管内及组织间隙内,一般无法进入存活的细胞内,而坏死的心肌细胞则无法阻挡钆螯合物的进入,在磁共振图像上会显示出增强信号或亮色,这样就可以根据影像评估心肌坏死的范围和程度。研究发现,这种延迟增强显像的结果与组织病理学有很高的相关性,能较好地评估存活心肌。对于严重收缩功能障碍的节段,负荷超声心动图应用受限时,CMR 可以很好地发挥作用。如果收缩功能障碍的节段内没有明显的增强信号,说明缺血区的心肌是存活的,功能障碍是可以通过血运重建逆转的。de Feyter 等对 27 例接受 PCI 血运重建的 CTO 患者术前全部进行 CMR 检查,结果发现术前存在室壁运动障碍但显示有存活心肌的患者血运重建后收缩末期容积指数和 EF 值得以明显改善。Van Geuns 等发现,CTO 患者进行血运重建 3 年后,左心室重塑及 EF 值均得以改善,CTO 血管供血区室壁运动也得以改善,而这些参数的改善程度与术前 CMR 检测到的梗死透壁程度(transmural extent of infarction, TEI)密切相关。后续的研究发现,舒张末期室壁厚度 >6mm、TEI<25% 或心外膜非增强区域厚度 >3mm,预示着 CTO 供血区血运重建后室壁运动改善效果明显。一项对比研究发现,如果将 TEI 的截断值界定为 50%,延迟钆增强技术显示出了较高的敏感度及阴性预测价值,但特异度低;与之相比,利用小剂量多巴胺进行负荷 CMR 检测具有很高的特异度和阳性预测价值,但敏感度和阴性预测价值偏低。

三、心功能不全的 CHIP 患者 CTO-PCI 策略选择

值得一提的是,有些患者即使不做过多的检查,也可以预测出血运重建带来的获益,这些患者可归类到 CHIP(complex high-risk procedures for indicated patients)的范畴,指的是手术复杂、病情重、风险高但又需要手术进行血运重建的患者。从字面意思可以看出 CHIP 有两个层次的含义,其一是患者病情重、风险高,可能不能耐受外科手术,如患者心功能严重受损或血流动力学不稳定、EF≤30%、肺动脉压 >50mmHg、CI<2.2L/(min·m^2)、PCWP>15mmHg 或伴有肝肾功能不全、慢性肺部疾病等多脏器功能受损;其二是患者多支病变,合并左主干、分叉、钙化、CTO 等 1 种或多种情况,心肌缺血严重,虽已接受规范的药物治疗,但缺血症状明显,如能通过 PCI 进行血运重建,有望迅速缓解患者心绞痛症状,改善病情,有血运重建的必要性。如果是心功能不全的 CTO 患者,同时又是 CHIP 患者,血运重建的策略选择可以参照图 13-1-1,只不过这里专指不能耐受外科手术的 CHIP 患者,所以图中 CABG 部分可以忽略,不论 SYNTAX 评分如何,都只能选择 PCI,如 CTO 基础上合并多支病变,可以先处理非 CTO 血管。

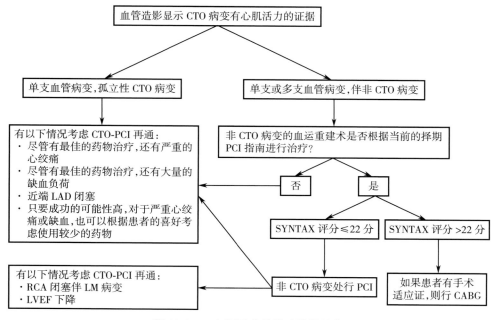

图 13-1-1　血运重建的策略选择流程

四、心功能不全患者 CTO-PCI 围手术期循环支持手段

对心功能不全患者进行 CTO-PCI,如何保证围手术期血流动力学的稳定、预防急性心力衰竭的发作是手术成功与否及影响预后的关键。尤其是当患者及 CTO 病变存在如下情况时,介入手术过程中易出现循环崩溃,导致手术失败甚至死亡,这些情况包括:①左心室功能极度降低;②CTO 病变难度大(J-CTO 评分≥2 分);③CTO 病变伴有严重钙化、迂曲,需要复杂操作,比如旋磨、Guidezilla 辅助等;④CTO 供支血管存在严重病变且为唯一通畅血管,需要逆向开通 CTO。采用恰当的循环支持手段是上述患者 PCI 手术顺利完成的重要保障。虽然目前仍缺乏足够的循证医学证据表明哪些患者需要进行循环支持,但是心脏团队可以根据患者心功能、冠状动脉解剖特点、手术时间来预判,具体选用哪种循环支持手段则需要根据患者血流动力学水平、植入及护理经验、导管室器械的配备以及患者能承担的费用来选择。目前循环支持措施包括 IABP、Impella、Tandem Heart 及 ECMO(表 13-1-1)。

表 13-1-1　目前循环支持措施

循环支持措施	指标	效果
IABP	血压	有效
	心排血量	支持最小
	冠状动脉灌注	中度
	左心室负荷	中度
	插入	标准股骨通路
Impella	血压	有效
	心排血量	重要支持,取决于设备(2.5~5.0)
	冠状动脉灌注	增加
	左心室负荷	主要
	插入	标准股骨通路,13~14F 导管(取决于设备)
Tandem Heart	血压	有效
	心排血量	主要支持
	冠状动脉灌注	增加
	左心室负荷	不变
	插入	复杂、耗时,需要经隔膜
ECMO	血压	有效
	心排血量	主要支持
	冠状动脉灌注	增加
	左心室负荷	随着时间的推移而无效
	插入	复杂、耗时,最常需要手术插入和灌注支持

注:IABP,主动脉内球囊反搏(intra-aortic balloon pump);ECMO,体外膜肺氧合(extracorporeal membrane oxygeneration)。

BCIS-1 研究纳入 301 例 EF<30% 伴有严重冠状动脉病变且准备行 PCI 的患者,半年随访没有发现 IABP 辅助带来的获益,但长期(平均 51 个月)随访发现,IABP 辅助能降低 34% 全因死亡。对 ProtectⅡ研究中纳入的 325 例三支血管病变且 EF<30% 的严重冠心病患者进行亚组分析,术后 90 天随访结果显示,相比于 IABP 植入组,Impella 组 MACE 发生率更低。ECMO 作为心肺功能的替代装置可以在 PCI 术中短期使用,但由于 ECMO 可能会增加心脏的负荷,可与 IABP 联用,术后再逐渐过渡为单用 IABP 治疗。ECMO 由于鞘管体积较大,外周血管并发症、肾功能不全及下肢缺血的发生率相对较高。我中心已进行多例 ECMO+IABP 辅助下的高危 PCI 治疗,使部分因心功能不全不能耐受介入手术的患者最终完成手术,患者术中情况稳定,接受完全性血运重建的可能性大大增加。随着循证医学证据的进一步增加

以及围手术期护理和管理经验的进一步丰富，ECMO 有望成为很有前景的高危 PCI 辅助器械，目前仍处于缺乏循证医学证据阶段。

五、心功能不全患者 CTO-PCI 技术

心功能不全患者 CTO-PCI 的技术与其他患者没有太大差异，只是患者的心功能状况可能不能耐受较长时间的手术及大量对比剂的应用，因此高效开通 CTO 血管对于心功能不全的患者尤为重要，较早采用正向内膜下重入真腔（antegradedissectionre-entry，ADR）技术或逆向内膜下重入真腔（retrogradedissectionre-entry，RDR）技术可能会有一定帮助。

总之，基于现有的循证医学证据及手术器械，对合并心功能不全患者 CTO 血管的介入治疗是可行的，可以最大限度地挽救冬眠心肌及顿抑心肌，防止心肌坏死导致的心室重构进一步发展。术前进行相关的影像学检查，选择合适的患者及合理的血运重建策略，术中配以必要的辅助器械，高效地干预供血优势血管，术后进行综合管理，包括强化药物治疗，甚至是 CRT、ICD 的植入。这样对心功能不全的 CTO 患者才有望实现缓解症状、提高生活质量、改善心功能、降低死亡率的最终获益。

（陶　凌）

参 考 文 献

[1] WERNER G S, MARTIN-YUSTE V, HILDICK-SMITH D, et al. A randomized multicentre trial to compare revascularization with optimal medical therapy for the treatment of chronic total coronary occlusions [J]. Eur Heart J, 2018, 39 (26): 2484-2493.

[2] TOMASELLO S D, BOUKHRIS M, GIUBILATO S, et al. Management strategies in patients affected by chronic total occlusions: results from the Italian Registry of Chronic Total Occlusions [J]. Eur Heart J, 2015, 36 (45): 3189-3198.

[3] FEFER P, KNUDTSON M L, CHEEMA A N, et al. Current perspectives on coronary chronic total occlusions: the Canadian Multicenter Chronic Total Occlusions Registry [J]. J Am Coll Cardiol, 2012, 59 (11): 991-997.

[4] GALASSI A R, BOUKHRIS M, TOMA A, et al. Percutaneous Coronary Intervention of Chronic Total Occlusions in Patients With Low Left Ventricular Ejection Fraction [J]. JACC Cardiovasc Interv, 2017, 10 (21): 2158-2170.

[5] MEGALY M, SAAD M, TAJTI P, et al. Meta-analysis of the impact of successful chronic total occlusion percutaneous coronary intervention on left ventricular systolic function and reverse remodeling [J]. J Interv Cardiol, 2018, 31 (5): 562-571.

[6] HENRIQUES J P, HOEBERS L P, RÅMUNDDAL T, et al. Percutaneous Intervention for Concurrent Chronic Total Occlusions in Patients With STEMI: The EXPLORE Trial [J]. J Am Coll Cardiol, 2016, 68 (15): 1622-1632.

[7] MASHAYEKHI K, NÜHRENBERG T G, TOMA A, et al. A Randomized Trial to Assess Regional Left Ventricular Function After Stent Implantation in Chronic Total Occlusion: The REVASC Trial [J]. JACC Cardiovasc Interv, 2018, 11 (19): 1982-1991.

［8］VELAZQUEZ E J, LEE K L, JONES R H, et al. Coronary-Artery Bypass Surgery in Patients with Ischemic Cardiomyopathy［J］. N Engl J Med, 2016, 374（16）: 1511-1520.

［9］LOFFLER A I, KRAMER C M. Myocardial Viability Testing to Guide Coronary Revascularization［J］. Interv Cardiol Clin, 2018, 7（3）: 355-365.

［10］HENZLOVA M J, DUVALL W L, EINSTEIN A J, et al. ASNC imaging guidelines for SPECT nuclear cardiology procedures: Stress, protocols, and tracers［J］. J Nucl Cardiol, 2016, 23（3）: 606-639.

［11］BEANLANDS R S, NICHOL G, HUSZTI E, et al. F-18-fluorodeoxyglucose positron emission tomography imaging-assisted management of patients with severe left ventricular dysfunction and suspected coronary disease: a randomized, controlled trial（PARR-2）［J］. J Am Coll Cardiol, 2007, 50（20）: 2002-2012.

［12］LING L F, MARWICK T H, FLORES D R, et al. Identification of therapeutic benefit from revascularization in patients with left ventricular systolic dysfunction: inducible ischemia versus hibernating myocardium［J］. Circ Cardiovasc Imaging, 2013, 6（3）: 363-372.

［13］SWINBURN J M, LAHIRI A, SENIOR R. Intravenous myocardial contrast echocardiography predicts recovery of dysynergic myocardium early after acute myocardial infarction［J］. J Am Coll Cardiol, 2001, 38（1）: 19-25.

［14］KARAMITSOS T D, DALL'ARMELLINA E, CHOUDHURY R P, et al. Ischemic heart disease: comprehensive evaluation by cardiovascular magnetic resonance［J］. Am Heart J, 2011, 162（1）: 16-30.

［15］SCHWITTER J, ARAI A E. Assessment of cardiac ischaemia and viability: role of cardiovascular magnetic resonance［J］. Eur Heart J, 2011, 32（7）: 799-809.

［16］KIM R J, FIENO D S, PARRISH T B, et al. Relationship of MRI delayed contrast enhancement to irreversible injury, infarct age, and contractile function［J］. Circulation, 1999, 100（19）: 1992-2002.

［17］KIM R J, WU E, RAFAEL A, et al. The use of contrast-enhanced magnetic resonance imaging to identify reversible myocardial dysfunction［J］. N Engl J Med, 2000, 343（20）: 1445-1453.

［18］BAKS T, VAN GEUNS R J, DUNCKER D J, et al. Prediction of left ventricular function after drug-eluting stent implantation for chronic total coronary occlusions［J］. J Am Coll Cardiol, 2006, 47（4）: 721-725.

［19］KIRSCHBAUM S W, BAKS T, VAN DEN ENT M, et al. Evaluation of left ventricular function three years after percutaneous recanalization of chronic total coronary occlusions［J］. Am J Cardiol, 2008, 101（2）: 179-185.

［20］KIRSCHBAUM S W, ROSSI A, VAN DOMBURG R T, et al. Contractile reserve in segments with nontransmural infarction in chronic dysfunctional myocardium using low-dose dobutamine CMR［J］. JACC Cardiovasc Imaging, 2010, 3（6）: 614-622.

［21］ROMERO J, XUE X, GONZALEZ W, et al. CMR imaging assessing viability in patients with chronic ventricular dysfunction due to coronary artery disease: a meta-analysis of prospective trials［J］. JACC Cardiovasc Imaging, 2012, 5（5）: 494-508.

［22］TAMBURINO C, CAPRANZANO P, CAPODANNO D, et al. Percutaneous recanalization of chronic total occlusions: wherein lies the body of proof?［J］. Am Heart J, 2013, 165（2）: 133-142.

［23］VETROVEC G W. Hemodynamic Support Devices for Shock and High-Risk PCI: When and Which One

　　　　[J]. Curr Cardiol Rep, 2017, 19（10）: 100.

[24] PERERA D, STABLES R, THOMAS M, et al. Elective intra-aortic balloon counterpulsation during high-risk percutaneous coronary intervention: a randomized controlled trial[J]. JAMA, 2010, 304（8）: 867-874.

[25] PERERA D, STABLES R, CLAYTON T, et al. Long-term mortality data from the balloon pump-assisted coronary intervention study（BCIS-1）: a randomized, controlled trial of elective balloon counterpulsation during high-risk percutaneous coronary intervention[J]. Circulation, 2013, 127（2）: 207-212.

[26] KOVACIC J C, KINI A, BANERJEE S, et al. Patients with 3-vessel coronary artery disease and impaired ventricular function undergoing PCI with Impella 2.5 hemodynamic support have improved 90-day outcomes compared to intra-aortic balloon pump: a sub-study of the PROTECT Ⅱ trial[J]. J Interv Cardiol, 2015, 28（1）: 32-40.

第二节　合并慢性肾功能不全患者的 CTO 介入治疗

　　合并慢性肾功能不全（CKD）患者行 CTO 病变介入治疗的围手术期风险明显高于肾功能正常者，而对比剂诱发急性肾损害（CIAKI）对患者影响最为显著，加之 CKD 患者合并多重危险因素（年龄、糖尿病、心力衰竭及 ACS 等），CTO 病变更加复杂（J-CTO 评分、中重度钙化及远端血管病变严重），因此提示介入医生应更加关注 CKD 人群。

一、对比剂诱发急性肾损害的定义及其危害

　　对比剂诱发急性肾损害（CIAKI）对于 CKD 合并 CTO 患者影响最大。CIAKI 最常用的定义为血清肌酐水平在应用碘对比剂后 24 小时内升高，并在随后的 5 天内达峰值，其中血清肌酐绝对值升高 44.2~88.4µmol/L，或者比基础值升高 25%~50%，并且排除其他原因。既往研究表明，正常肾功能者行心脏介入治疗后 CIAKI 发生率约 15%，但对于有基础肾功能不全的患者，发生率可高达 30%~40%。CIAKI 对患者近期及长期预后均有很大影响。文献报道，CIAKI 患者一旦发生急性肾衰竭，其住院死亡率可高达 15%~34%，并且幸存者在出院 1 年和 5 年时的死亡率也较非 CIAKI 者显著增加。此外，CIAKI 还与晚期心血管事件风险的增加呈显著相关性。另外，CKD 患者发生 CIAKI 后需要透析的比例是既往肾功能正常者的 4 倍，而透析患者的长期生存率又显著低于非透析患者。

二、对比剂诱导的急性肾损害的危险因素

　　了解 CIAKI 的危险因素，有助于甄别临床高危患者，并为治疗决策提供参考依据。CIAKI 的主要危险因素包括：

　　1. 肾功能损害　既往几乎所有相关研究均表明，基础肾功能损害是 CIAKI 的独立预测因子。根据 CIAKI 防治的中国专家共识，肾小球滤过率（eGFR）<60ml/min 的患者发生 CIAKI 的危险显著升高。

　　2. 对比剂用量过多　对比剂引起 CIAKI 的机制包括渗透压改变导致肾血流量变化、直接肾小管毒性、激活氧化应激等病理生理过程。多项研究表明，对比剂用量是 CIAKI 的独立危险预测因素，对比剂每增加 100ml，CIAKI 发生风险即增加 35%。由于 CTO 病变介入治疗耗时长、人均对比剂用量显著多于非 CTO 病变介入治疗，故可大大增加 CIAKI 风险。

3. 高龄　随着年龄的增加,CIAKI 的发生率有增高趋势,可能与老年人肾功能下降有关。也有研究发现,年龄是 CIAKI 的独立预测因子。随着年龄的增长,血管僵硬度增加,内皮功能下降,结果导致血管舒张功能减退及多能干细胞修复血管的功能下降。这些因素均可导致老年人发生 CIAKI 的危险增加,肾脏快速修复功能下降。

4. 糖尿病　多项研究显示,糖尿病是 CIAKI 的独立预测因子,无论是否伴有基础肾损害,糖尿病患者 CIAKI 的风险显著高于非糖尿病患者。一项大规模研究显示,基础血清肌酐水平正常的患者,患有糖尿病者发生 CIAKI 的风险增加 90%。此外,伴有糖尿病的 CIAKI 患者发生事件的危险倍增。

5. 心力衰竭　心力衰竭常与 CIAKI 危险增加相关,可能与有效循环容量不足、肾血流灌注下降导致肾前性肾功能不全及使用肾毒性药物有关。

6. 低血容量　各种原因所致的血容量减少,均可引起肾血流灌注减少、GFR 显著下降,同时神经 - 体液系统(如交感神经兴奋、肾素 - 血管紧张素 - 醛固酮系统)的反馈调节可导致肾血管收缩、肾血流灌注进一步减少,从而引起急性肾功能不全。

7. 肾毒性药物　使用肾毒性药物(如利尿剂、非甾体抗炎药、环氧合酶 2 抑制剂、氨基糖苷类抗生素、两性霉素 B、二甲双胍等)的患者发生 CIAKI 的危险有升高的趋势。ACEI 可能使基础血清肌酐升高 10%~25%,但是否增加 CIAKI 危险尚无定论。

8. 肝病　肝硬化肝功能显著减退者,由于肝脏代谢药物的功能减弱,可导致产生药物蓄积毒性影响肾功能。此外,低白蛋白血症亦可激活神经 - 体液反馈,使肾脏血流灌注下降,增加 CIAKI 风险。

9. 其他　贫血、严重感染、创伤等均可影响肾脏血流灌注而增加 CIAKI 的风险。

三、合并慢性肾功能不全 CTO 患者 PCI 术前风险评估

对合并 CKD 的患者行 CTO 病变介入治疗前应通过以下几个方面全面评估发生 CIAKI 的风险。

1. 基础肾功能评估　在 CTO 病变介入治疗之前评估基础肾功能以确保采取恰当的策略而降低 CIAKI 风险是非常重要的。根据美国国家肾脏病基金会制定的"肾脏病预后质量倡议(K/DOQI)"建议,临床医师需根据血清肌酐计算 eGFR 值作为评估肾功能的指标。临床可根据 eGFR 的估算值对患者的 CIAKI 风险进行分层:当 eGFR≥60ml/min 时,发生 CIAKI 的风险较低,如临床状况许可,可行 CTO 病变介入治疗;eGFR 在 30~59ml/min,尤其患者合并糖尿病、心力衰竭、高龄、肝功能损害等高危因素时,行 CTO 病变介入应慎重,可先行药物纠治,待肾功能正常或接近正常后,方行介入治疗;eGFR<30ml/min,不宜进行任何介入诊治,应立即住院积极进行药物治疗,严重时需透析治疗。

2. 风险评分　综合评价患者 CIAKI 的各项临床危险因素对 CTO 病变介入治疗的决策有重要价值。Mehran 通过对 8 357 例 PCI 病例的回顾性分析,总结了一个简单实用的临床 CIAKI 风险评分模型,可以快速评估患者发生 CIAKI 的风险。纳入评分的主要的危险因素包括:低血压、使用 IABP、慢性充血性心力衰竭、年龄 >75 岁、贫血、糖尿病、对比剂用量、血肌酐 >1.5mg/dl 或 eGFR<60ml/($min \cdot 1.73m^2$)。Mehran 评分≤5 分者,CIAKI 和需要透析的风险分别约为 7.5% 和 0.04%;评分 11~16 分者,CIAKI 和需要透析的风险分别约为 26.1% 和 1.09%;评分≥16 分者,CIAKI 和需要透析的风险分别达到 57.3% 和 12.6%。

四、对比剂诱发急性肾损害的防治

1. 水化　水化是目前为数不多的已经证实对降低 CIAKI 有效的方法之一。水化可以增加肾血流量,降低肾血管收缩,减少对比剂在肾脏停留时间,改善肾小管中尿酸流量,减少管型形成,发挥神经激

素有益效应,从而降低 CIAKI 的发生率。降低 CIAKI 的合理方案是在造影前 12 小时和术后 6~24 小时静脉给予等渗晶体液[1~1.5ml/(kg·h)]。对于心功能不全的患者,应根据心功能状况合理调整剂量。

2. 血液滤过　研究报道,对严重肾病的患者于术前 4~8 小时开始血液滤过并持续至术后 18~24小时可能减少 CIAKI 的发生率,并改善长期预后,但目前还缺乏大样本的随机对照研究证据。虽然血液滤过可有效将碘对比剂从人体内排出,但对比剂一旦通过肾脏,肾损伤就可能已经存在,血液透析对这一结果并无影响。此外,血液滤过费用较高、需要在 ICU 中进行等缺点均限制了此预防措施的广泛使用。

3. 预防用药　尽管有许多临床研究关注 CIAKI 的药物预防,但迄今并无强有力的证据证明任何一个药物可以降低 CIAKI,许多试验得到的是负面和相互矛盾的结论。根据 CIAKI 防治的中国专家共识,为了便于应用,目前依据药物对 CIAKI 的效应将降低 CIAKI 风险的药物分为 3 类:①阳性结果药物(有潜在益处,需进一步评估可能有用),包括茶碱/氨茶碱、他汀类药物、维生素 C、前列腺素 E_1;②中性结果药物(在减少 CIAKI 的风险方面没有显示出持续有效),包括 N- 乙酰半胱氨酸、非诺多泮/多巴胺、钙通道阻滞剂;③阴性结果药物(可能有害),包括袢利尿剂、甘露醇等。

五、合并 CKD 的 CTO 患者手术策略

对比剂选择对于 CKD 的 CTO 患者至关重要。基于目前商用的对比剂类型包括离子型单体、离子型二聚体、非离子型单体和非离子型二聚体。离子型对比剂对血液渗透压影响很大,具有较大的毒副作用,现已被非离子型对比剂所取代。非离子型对比剂在血中不解离成带电离子,对血液渗透压影响相对较小,毒副作用少,生物安全性好,对神经系统毒性低,是目前广泛应用的对比剂。非离子型单体对比剂因渗透压(580~810mmol/L)显著低于离子型对比剂(1 200~2 000mmol/L 以上),故又称为低渗对比剂(LOCM),其代表产品包括碘海醇、碘帕醇、碘佛醇、碘普胺等。非离子型二聚体对比剂最大的特点是其渗透压与血浆相同(~290mmol/L),故又称等渗对比剂(IOCM),目前批准上市的产品仅有碘克沙醇。多项研究显示,在原有肾功能不全和肾功能不全合并糖尿病的患者中,碘克沙醇的益处表现得更为显著,CIAKI 的总体发病率为 16.8%;相比之下,应用碘克沙醇者 CIAKI 发病率(9.5%)显著低于应用碘帕醇(11.3%)和碘海醇者(21.6%)。对比剂总量应控制在 4 倍 eGFR 以内为宜。

与其他病变相比,CTO 病变 PCI 过程中需要耗费的时间和对比剂剂量明显更多。手术时间延长可造成曝光时间和对比剂用量增加,对患者的体力和心理也会造成不良影响,从而使 CIAKI 的发病风险增高。对于合并 CKD 的患者行 CTO 介入治疗,建议一次手术时间不宜超过 3 小时。

如反复尝试仍不能开通 CTO 病变或多支病变需要完全血运重建者,术者应考虑行分次 PCI,一定要在适当的时机停止手术,以免增加 CIAKI 风险。研究表明,反复造影是 CIAKI 的危险因素。72 小时内反复应用对比剂是 CIAKI 风险的独立预测因子。一项对不同时间血清肌酐水平变化的研究显示,对比剂对肾功能的影响持续至少 10 天。因此,合并肾功能不全的患者如果确需再次行造影或 PCI,建议两次造影应间隔 2 周,以使肾功能得到修复,而对于首次 CTO 介入失败患者,应 6~8 周后再次行介入治疗。

六、合并 CKD 的 CTO 患者抗血小板/抗凝治疗

CKD 患者出血部位多,发病隐匿,多数患者出血前凝血指标和血小板计数均处于正常水平。其病理生理机制复杂,治疗难度大,病死率高。其病理机制依据其病程而定,对于慢性肾衰竭患者,导致出血

可能的机制为：①血小板功能异常：尿毒症毒素能刺激血管内皮细胞合成 NO，而 NO 强有力地抑制血小板功能。血浆中的尿毒症毒素胍、喹啉酸及甲状旁腺素等成分，能抑制血小板功能。在上述因素作用下，血小板膜上 GP Ib 受体及 GP Ⅱb/Ⅲa 受体功能异常，影响血小板黏附与聚集。②血液透析对血小板的双向作用：血液透析通过清除尿毒素改善血小板功能；透析膜作用导致血小板功能异常（膜受体减少）和/或血小板数量减少（反复活化所致），这常为暂时性可逆反应；肝素导致血小板数量减少，此作用可能与肝素诱导血小板释放聚集因子相关。③出血部位较多：最容易出现的是消化道出血，因为尿毒症毒素导致消化道黏膜糜烂或溃疡，频繁恶心、呕吐，血小板功能异常。

从病理生理角度分析：①凝血及抗凝系统：大分子凝血因子（Ⅰ、Ⅴ、Ⅶ、Ⅷ、Ⅹ）增加，小分子抗凝因子（ATⅢ、蛋白 C、S）减少。②纤溶及抗纤溶系统：纤溶酶原减少，纤溶酶抑制因子（α_2 巨球蛋白）增加。③血小板功能增强，甚至数量增多。④患者血液黏稠度增加：血浆中水分渗出，有效血容量下降；过度利尿，血容量减少；高脂血症。

因此，CKD 合并 CTO 患者围手术期抗凝、血小板药物应用最重要的原则就是评估缺血与出血风险。对于围手术期冠状动脉相关药物应用推荐如下：

（1）COX-1 抑制剂：所有 CTO 患者均可使用阿司匹林，除非活动性消化道出血，因为对于 CKD 的患者，服用阿司匹林不促进 CKD 病程的进展，也不增加出血风险。

（2）P2Y$_{12}$ 抑制剂：优先推荐应用氯吡格雷，对于 CKD 3~4 期，不需要调整剂量；对于 CKD 5 期，可以使用，因为对肾功能重度受损的患者，氯吡格雷出血风险低于替格瑞洛，PLATO 研究肾功能亚组显示，对于轻中度肾功能不全患者，替格瑞洛组主要终点的发生率均低于氯吡格雷组，且大出血风险相似；对于 ACS 合并 CKD 患者，氯吡格雷可降低心血管死亡发生的风险，不增加大出血风险；针对透析患者，氯吡格雷同样未增加出血风险。

（3）GP Ⅱb/Ⅲa 受体拮抗剂：为静脉制剂，主要是为了抑制血栓，仅限于发生血栓并发症时（例如支架膨胀不良、出现明显夹层）补救性应用，使用概率较小。考虑出血风险，肾功能不全患者使用 GP Ⅱb/Ⅲa 受体拮抗剂一定要非常慎重。随着 CKD 患者肾功能的降低，GP Ⅱb/Ⅲa 受体拮抗剂治疗的出血风险也逐渐增加。由于其药代动力学受到肾功能的影响，如果使用，要严密评估肾功能，选择合适的剂量。

（4）抗凝：透析过程需要使用肝素，PCI 过程也需要使用肝素，对于合并肾功能不全患者，在术中，肝素是最安全、有效的药物；而磺达肝癸钠在 CKD 4 期使用需要调整剂量，CKD 5 期不推荐使用；不推荐比伐芦定替代肝素，术中使用肝素完全可以满足 CKD 合并 CTO 患者的需要，但需定期检测 ACT（建议半小时一次），ACT 250~300 毫秒以上。

（5）新型口服抗凝药：对于 CKD 患者，从安全角度考虑，华法林是最佳选择，仅需频繁监测 INR。新型口服抗凝药需根据不同的类型调整剂量：①达比加群，在 CKD 4 期应该避免使用；②利伐沙班，如果 eGFR<50ml/（min·1.73m^2），调整剂量应为 20~15mg、1 次 /d；③阿哌沙班，如果 eGFR 为 15~29ml/（min·1.73m^2）或肌酐≥133mmol/L，年龄≥80 岁，体重≤60kg，调整量为 2.5mg、2 次 /d。对于 CKD 5 期或透析患者，不推荐使用。

总之，CTO-PCI 对比剂剂量通常较大，这对 CKD 患者尤其有害。CKD 患者行 CTO-PCI 的成功率较低、CIAKI 的发生率较高。术前谨慎地评估 CI-AKI 风险，充分水化和强化他汀治疗，尽量减少对比剂（造影和 PCI 分次进行、术中严密评估用量以及应用逆向微导管造影等）可以减少合并 CKD 患者 CIAKI 的发生。

（王效增）

第三节　血流动力学支持的 CTO 介入治疗

CHIP-CTO 患者 PCI 风险极高,常需经皮机械循环辅助设备(mechanical circulatory support,MCS)的支持,如 IABP、ECMO、轴流泵(如 Impella 等)和左心房 - 股动脉旁路泵(Tandem Heart)等。MCS 可以为严重血流动力学障碍患者提供一定的血流动力学保障。2015 年美国 SCAI/AATS/ACC/STS 也发布了 MCS 使用的专家共识。近年来国内也开始探索 CHIP 患者在 PCI 术中预防性应用 MCS 提供循环支持,这可部分改善患者心脏功能、提高其对心肌缺血的耐受性,在发生循环崩溃的紧要关头,支撑手术顺利进行。

一、IABP

IABP 是以血流动力学为基础的循环支持设备(图 13-3-1,图 13-3-2),1968 年首次被用于心源性休克患者,其作用是提高舒张压、增加心脏灌注,降低收缩压、减轻心脏后负荷。但需要注意的是,IABP 提供循环血量较低(约 0.5L/min)、患者心功能恶化时,IABP 很难能实现维持血流动力学的稳定。IABP 临床应用的证据主要来自 STEMI 伴心源性休克的患者。在 2012 年以前,IABP 在心源性休克患者中的应用较为普遍,近年来随着临床证据的不断积累,其推荐等级在逐渐下降。2012 年 ESC 指南对 STEMI 合并心源性休克使用 IABP 推荐级别降为Ⅱb,2013 年 ACC/AHA 指南推荐级别为Ⅱa。然而,新近的 IABP-SHOCK Ⅱ研究表明,IABP 并未减少心肌梗死合并心源性休克患者 30 天全因死亡率,随访 1 年,IABP 组患者也未能显示任何获益。因此,2016 年中国 PCI 指南对于 STEMI 合并心源性休克者不做常规推荐 IABP(Ⅲ类推荐,B 级证据)。但对药物治疗后血流动力学仍不能稳定者(Ⅱa 类推荐,B 级证据)或合并机械并发症血流动力学不稳定者可置入 IABP(Ⅱa 类推荐,C 级证据)。2017 年 ESC STEMI 指南推荐 IABP 用于机械性并发症所致的心源性休克,推荐级别为Ⅱa/C。虽然指南推荐有所下降,但 IABP 改善血流动力学的效果较为肯定,针对 CHIP-CTO 患者尤其是在相对基层的医院,IABP 是可以考虑的选择。

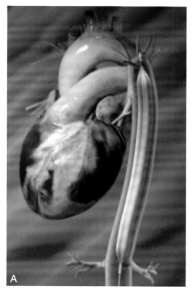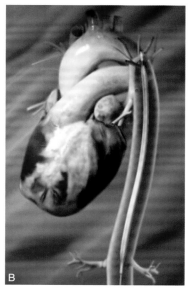

图 13-3-1　IABP 工作原理

A. 心脏舒张期球囊扩张,增加心脏舒张期压力,增加主动脉内灌注,增加心脏氧供;B. 心脏收缩期球囊抽瘪,减少后负荷,减少心脏做功,减少氧耗,增加心脏输出量。

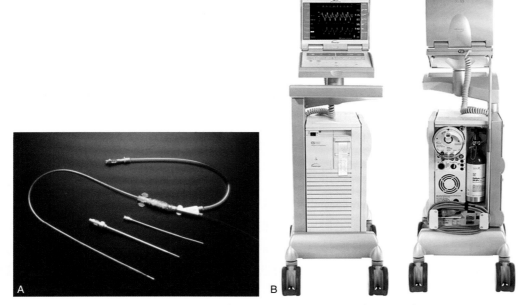

图 13-3-2　IABP 由球囊导管（A）和驱动控制系统（B）组成

驱动控制系统包括：电源驱动系统（氦气）、监测系统、调节系统和触发系统。

二、Impella

Hemopump 是第一代经左心室心尖 - 升主动脉通路的经皮左心室辅助装置,曾用于 PTCA 时代的循环支持,由于并发症发生率高已逐渐被淘汰。目前其第二代产品 Impella LP2.5 和 Impella LP5.0 已逐渐应用于临床。Impella LP2.5 是当前最小的轴流泵,用于左心辅助的 Impella 全部重量仅为 8g。Impella 作用机制是通过插入到左心室的中空轴流导管,将左心室的氧合血液泵入升主动脉,系统、有效地减小左心室充盈压,从而降低心肌对氧气的需求,并减低左心后负荷,提高心排血量,改善冠状动脉灌注,可提供长达 5 天至数月的循环支持（图 13-3-3）。临床研究证明,Impella 可以提高心源性休克患者的心排血量和平均动脉压,降低肺毛细血管楔压,用于顽固性休克的短期过渡性治疗。PROTECTⅡ研究证实,在 CHIP 患者中,相比 IABP,Impella 可以提供更优的血流动力学支持,并且减少术后 90 天时的主要不良心脑血管病事件发生率,还可以减少急性肾功能损害的发生。Seyfarth 等的研究比较了 Impella 2.5 与 IABP 在心源性休克患者中的作用,发现 Impella 2.5 比 IABP 在降低死亡率和提高心指数两方面均有明显优势。美国 FDA 已批准 Impella Recover LP2.5 系统用于择期高危冠心病 PCI 中血流动力学支持。而在 2017 年 ESC STEMI 指南中,也推荐对于心源性休克者可以考虑使用 Impella（Ⅱb 类推荐,C 级证据）。严重的外周血管病变及主动脉瓣病变或钙化是 Impella 系统的主要禁忌证。出血、溶血、泵移位、下肢缺血、穿刺部位感染等是其操作过程中可能出现的并发症,尤其是泵体有被推入左心室或主动脉内的倾向,因此如何将其维持在跨主动脉瓣的位置上是需要重点关注的问题。LP2.5 提供的流量有限（心输出量最大为 2.5L/min）,对伴有严重心源性休克患者应该选择 Impella LP5.0。但 Impella 价格昂贵,在我国使用较为受限。

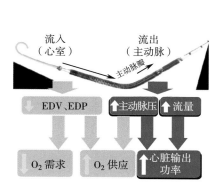
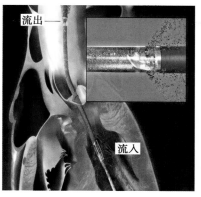
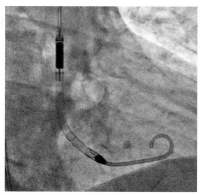

图 13-3-3　Impella 工作原理

三、ECMO

体外膜肺氧合器,又称体外生命支持(extracorporeal life support,ECLS),是近年来临床上常见的机械循环辅助设备。我国自 2002 年开始开展 ECMO 技术,2018 年中国医师协会体外生命支持专业委员会已发表 ECMO 使用专家共识。ECMO 可以为心力衰竭和呼吸衰竭患者提供循环及呼吸支持。工作原理是,膜氧合器(肺膜)代替了肺的作用,离心泵代替了左心室的收缩功能,左心室的前负荷明显降低,增加左心室的收缩压和舒张压,在减少心室容量的同时,增加平均动脉压,增加冠状动脉血流,对心肺功能衰竭患者迅速提供辅助支持。ECMO 不依赖心脏功能和节律,即使在心脏停搏时也能提供完全循环支持,改善休克状态,流量可达 4~6L/min。ECMO 共有 3 种工作模式,适合 CHIP 患者的仅为 VA-ECMO 模式(图 13-3-4)。

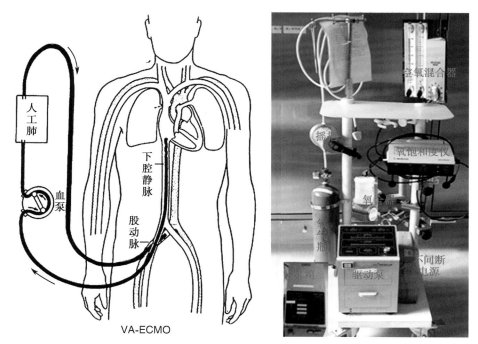

图 13-3-4　ECMO 工作原理及器械组成

既往研究表明，AMI 导致心源性休克患者、无保护的左主干患者在 ECMO 支持下行 PCI，能够改善生存率。2015 年 SCAI/ACC/HFSA/STS/ 高危冠心病 PCI 使用循环辅助装置的建议指出，ECMO 在患者合并有低氧血症或右心衰竭时可使用。2016 年我国 PCI 介入指南中建议，ECMO 可以降低危重复杂患者 PCI 的病死率，有条件时可以选用。2017 年 ESC 指南推荐用于 AMI 合并心源性休克的短期循环支持，推荐级别为Ⅱb/C。ECMO 使用的局限性在于血小板数量减少及功能下降，增加弥散性血管内凝血、出血、溶血及血栓形成等风险。此外，还可能出现低钾血症、低镁血症、感染、末端肢体缺血、肺水肿以及中枢神经系统受损等并发症。ECMO 使用的相对禁忌证主要有高龄（年龄 >75 岁）、严重肝功能障碍、恶性肿瘤晚期和合并存在抗凝禁忌证等。而合并主动脉瓣中 - 重度关闭不全与急性主动脉夹层动脉瘤为绝对禁忌证。ECMO 使用时间短（一般 <24 小时），且增加心脏后负荷，不适合长期循环支持。

四、CHIP 患者 MCS 的应用选择

如上所述，3 种 MCS 各有其使用的适应证及禁忌证、工作原理，并发症等也各不相同。需要根据患者血流动力学状况、操作的难易程度、最终要达到的目标及患者能耐受的经济水平等综合选择。IABP 置入简单，临床应用经验丰富，尽管其降低死亡率优势较小，但血流动力学作用较为肯定，因此，在急诊尤其是急性心肌梗死合并泵衰竭的患者，IABP 是最初的理想选择。若 IABP 辅助效果不理想时，特别是伴有严重氧合障碍的患者，可联合使用 ECMO。IABP 能够减轻心脏后负荷，同时增加心脏冠状动脉灌注，ECMO 可以有效维持外周灌流，其增加心脏后负荷的副作用可以被 IABP 抵消，IABP 和 ECMO 联合应用在血流动力学和器官血供方面呈现互补，在发生循环崩溃的情况下，可以维持有效循环，是较为实用的循环辅助手段。PCI 术结束后及早撤离 ECMO 可最大限度降低 ECMO 并发症风险，IABP 可持续应用直至血流动力稳定。ECMO 对换气功能受损患者的作用不容忽视，且不依赖心脏功能和节律。若心源性休克已造成了一定影响，IABP 的获益就不如轴流泵 Impella。Impella 可以直接把血液从左心室泵到主动脉，提供血流动力学支持，是目前国外比较推崇的手段。2015 年 SCAI/ACC/HFSA/STS 高危 PCI 使用心脏辅助装置的建议指出，如 PCI 术在技术上有挑战，或手术时间久，IABP 或 Impella 可作备用，ECMO 在患者合并有低氧血症或右心衰竭时使用。

五、血流动力学辅助装置的围手术期管理

对所有准备使用 MCS 的 CHIP-CTO 患者而言，团队协作至关重要。CHIP 患者术前需要床位各级医生完善相关检查，明确血管入路的可行性，控制好心力衰竭、感染、贫血等情况，并对深静脉血栓、消化道出血等进行有效预防。PCI 时需要经验丰富的心脏外科团队提供 ECMO 或 Impella 支持，需要麻醉团队根据患者心肺功能进行麻醉监测，需要超声心动图明确心功能情况及术中有无心包积液的并发症，术后并发肾功能不全的患者术后需要肾脏内科连续肾脏替代疗法（CRRT），需要重症监护团队对术后可能出现的低血压、失血、感染等进行有效、及时的处理，需要血管外科团队对外周血管并发症进行处理。建立多学科协作团队，制定围手术期患者管理规范和流程，才能最大限度地保证患者的手术获益。

术后患者的生化检查应动态监测，与病情变化密切相关的血气分析、血常规、D- 二聚体、肌酐等重要指标随时复查。下肢及超声心动图资料也必不可少。术后可能出现的并发症包括心力衰竭、心律失常、低血压、感染、出血、溶血、血小板减少等，尤其是术后低血压较为常见，其可能原因包括体循环阻力降低、穿刺伤口血肿及渗血、麻醉药的使用等。需在严密监测中心静脉压情况下，给予升压治疗，交替给予血浆、悬浮红细胞或平衡盐扩容，同时警惕急性心力衰竭的发生。对病情复杂、危重、有多个穿刺伤口的患者，预防性应用抗生素的使用可降低后续严重感染的风险。

六、总结与展望

总的来说,随着我国进入老龄化社会,CHIP 患者会越来越多,CHIP 合并 CTO 的患者数量也会持续增加,药物治疗无法有效改善的患者,PCI 是最重要也是最后的有效措施。随着循环辅助设备的应用、介入器械的改进、介入经验的丰富,以前被内外科放弃的患者,可通过 PCI 治疗而获益。但由于此类患者的病变复杂且风险巨大,需要经验丰富、技术全面、敢于挑战的介入医生不断学习文献资料、总结实战经验,提高自身介入治疗水平,同时要培养多学科、多团队协作意识和能力,建立规范、合理的 CHIP 操作流程。目前较多的临床研究已支持循环辅助设备的临床应用,但对于各种设备的最佳置入时机、适应证以及辅助期间患者管理的最优方案等仍有待进一步研究。

（庞文跃　张　奇）

参 考 文 献

[1] AKHONDI A B, LEE M S. The use of percutaneous left ventricular assist device in high-risk percutaneous coronary intervention and cardiogenic shock [J]. Rev Cardiovasc Med, 2013, 14(2-4): e144-e149.

[2] RIHAL C S, NAIDU S S, GIVERTZ M M, et al. 2015 SCAI/ACC/HFSA/STS Clinical Expert Consensus Statement on the Use of Percutaneous Mechanical Circulatory Support Devices in Cardiovascular Care: Endorsed by the American Heart Association, the Cardiological Society of India, and Sociedad Latino Americana de Cardiologia Intervencion; Affirmation of Value by the Canadian Association of Interventional Cardiology-Association Canadienne de Cardiologie d'intervention [J]. J Am Coll Cardiol, 2015, 65(19): e7-e26.

[3] THIELE H, ZEYMER U, NEUMANN F J, et al. Intraaortic balloon support for myocardial infarction with cardiogenic shock [J]. N Engl J Med, 2012, 367(14): 1287-1296.

[4] THIELE H, ZEYMER U, NEUMANN F J, et al. Intra-aortic balloon counterpulsation in acute myocardial infarction complicated by cardiogenic shock(IABP-SHOCK Ⅱ): final 12 month results of a randomised, open-label trial [J]. Lancet, 2013, 382(9905): 1638-1645.

[5] 中华医学会心血管病学分会介入心脏病学组,中国医师协会心血管内科医师分会血栓防治专业委员会,中华心血管病杂志编辑委员会 . 中国经皮冠状动脉介入治疗指南(2016) [J]. 中华心血管病杂志, 2016, 44(5): 382-400.

[6] IBANEZ B, JAMES S, AGEWALL S, et al. 2017 ESC Guidelines for the management of acute myocardial infarction in patients presenting with ST-segment elevation: The Task Force for the management of acute myocardial infarction in patients presenting with ST-segment elevation of the European Society of Cardiology(ESC) [J]. Eur Heart J, 2018, 39(2): 119-177.

[7] VAN S D, KATZ J N, ALBERT N M, et al. Contemporary Management of Cardiogenic Shock: A Scientific Statement From the American Heart Association [J]. Circulation, 2017, 136(16): e232-e268.

[8] MEYNS B, DENS J, SERGEANT P, et al. Initial experiences with the Impella device in patients with cardiogenic shock-Impella support for cardiogenic shock [J]. Thorac Cardiovasc Surg, 2003, 51(6): 312-317.

[9] DEN UIL C A, AKIN S, JEWBALI L S, et al. Short-term mechanical circulatory support as a bridge to durable left ventricular assist device implantation in refractory cardiogenic shock：a systematic review and meta-analysis[J]. Eur J Cardiothorac Surg, 2017, 52（1）: 14-25.

[10] DANGAS G D, KINI A S, SHARMA S K, et al. Impact of hemodynamic support with Impella 2.5 versus intra-aortic balloon pump on prognostically important clinical outcomes in patients undergoing high-risk percutaneous coronary intervention（from the PROTECT II randomized trial）[J]. Am J Cardiol, 2014, 113（2）: 222-228.

[11] SEYFARTH M, SIBBING D, BAUER I, et al. A randomized clinical trial to evaluate the safety and efficacy of a percutaneous left ventricular assist device versus intra-aortic balloon pumping for treatment of cardiogenic shock caused by myocardial infarction[J]. J Am Coll Cardiol, 2008, 52（19）: 1584-1588.

[12] 中国医师协会体外生命支持专业委员会. 成人体外膜氧合循环辅助专家共识[J]. 中华重症医学电子杂志（网络版）, 2018, 4（2）: 114-122.

[13] ESPOSITO M L, SHAH N, DOW S, et al. Distinct Effects of Left or Right Atrial Cannulation on Left Ventricular Hemodynamics in a Swine Model of Acute Myocardial Injury[J]. ASAIO J, 2016, 62（6）: 671-676.

[14] CANVER C C. Adoption of short-term mechanical circulatory support as a viable rescue effort for patients with refractory cardiogenic shock[J]. J Thorac Cardiovasc Surg, 2017, 153（4）: 763-764.

[15] TSAO N W, SHIH C M, YEH J S, et al. Extracorporeal membrane oxygenation-assisted primary percutaneous coronary intervention may improve survival of patients with acute myocardial infarction complicated by profound cardiogenic shock[J]. J Crit Care, 2012, 27（5）: 530. e1-e11.

[16] BRONCHARD R, DURAND L, LEGEAI C, et al. Brain-dead donors on extracorporeal membrane oxygenation[J]. Crit Care Med, 2017, 45（10）: 1734-1741.

第四节　合并重度钙化病变患者的 CTO 介入治疗

慢性完全闭塞（chronic total occlusion, CTO）病变常由血栓闭塞所致，并在其后出现血栓机化和组织退化，从而形成一系列特征性的病理变化。病变近远端形成富含胶原的纤维组织并逐渐向分支延伸，即所谓纤维帽。CTO 为动脉粥样硬化的第Ⅵ型，属复杂病变，尸体解剖研究发现其内膜斑块为纤维性伴钙化成分，原始管腔常由机化血栓组成，且钙化成分与闭塞时间长短有关。闭塞时间越久则内膜斑块越硬，钙化更致密。闭塞段的两端或至少 CTO 病变的近段通常存在致密的纤维帽，常伴有钙化，质地较硬，有研究报道，58% 的 CTO 病变合并有中度或重度的钙化，其会阻碍导丝及其他器械成功通过闭塞病变，是 PCI 失败的原因之一。钙化在 J-CTO 评分中是预测介入失败的一个指标，但它在给开通 CTO 带来困难的同时，倒是也能给闭塞血管走行的判断带来一定程度上的提示，可以说是有利也有弊，当然弊大于利。

一、CTO 病变钙化的影像学评估

冠状动脉造影是评估钙化病变的常用方法，轻度钙化，是指在心脏搏动时看到较淡、模糊的搏动的阴影，心脏不动时完全看不到阴影的存在；中度钙化，是指对比剂充盈前在心脏运动时可见较清楚、较易看到的阴影，心脏不动时看不到阴影的存在；重度钙化，是指冠状动脉造影时发现沿动脉腔两侧走行的明显阴影，且在对比剂充盈后和心脏不搏动时也可显示。总体上冠状动脉造影对轻至中度钙化病变的敏感性较差，明显钙化的敏感性仅为中等。一项研究显示，11% 造影所见的钙化病变，经 IVUS 检查却无钙化。日本 CTO 多中心注册研究发现，钙化存在与否是预测导丝能否在 30 分钟内通过病变的独立预测指标，但钙化位置（是近端纤维帽还是体部）及严重程度（是轻度还是重度）则对结果影响不大。一项美国多中心注册研究以钙化沉积呈点状为轻度，≤50% 病变参考直径为中度，>50% 病变参考直径为重度，结果发现中重度钙化约占 CTO 病变 58%，更可能使用逆向技术，成功率低且并发症高，但多变量分析发现钙化数量和技术成功率没有独立相关。

CT 检测冠状动脉钙化非常敏感，平扫相时即清晰可见，增强后对于明确 CTO 病变形态及解剖学特征也很有帮助，可以了解闭塞部位、闭塞远端节段、钙化、迂曲、残端形态、多发闭塞和病变长度，在发现、定量和定位钙化上要优于冠状动脉造影。CTA 严重钙化定义为目测高密度钙化斑块≥50% 血管横截面积，也是预测 CTO 介入失败的因子。未来如果能把三维 CT 重建数据和导管室透视影像实时融合，将能帮助指引导丝行进方向，提高手术效率及成功率。

IVUS 进入临床使用已经超过 20 年，在理解冠状动脉钙化病变病理生理及其对 PCI 效果影响上发挥了很大作用。钙化可强烈反射超声波，因此 IVUS 上钙化表现为伴声影的高回声边界清晰团块。组织学确证研究发现对于致密的大钙化沉积或小钙化簇 IVUS 敏感性和特异性为 90% 和 100%，但受限于分辨力（100~200μm），IVUS 会漏过 <50μm 的钙化微粒。IVUS 可以测量钙化弧度及长度，但因声波不能穿透钙化，故无法测量钙化厚度及看到钙化后方组织。对于 CTO 病变来讲，IVUS 在发现齐头闭塞近端纤维帽、识别钙化、判断导丝位置上具有不可替代的价值，合理使用可进一步帮助提高手术成功率。但重度钙化有时会挡住近端纤维帽或者被血肿压迫的真腔，限制了 IVUS 的价值。

光相干断层成像（OCT）分辨力可达 10~20μm，被越来越多被用于指导诊断与治疗，尤其在明确急性冠脉综合征病理机制上有优势。OCT 可测量光的后向散射，钙化表现为边界清晰的低回声区域。与 IVUS 相比，OCT 诊断钙化更为准确，敏感性和特异性接近完美。OCT 可穿透钙化，故除了钙化弧度和长度外，还可测量厚度面积及容积。但 OCT 穿透深度有限，会漏过深层钙化。但目前 OCT 对于 CTO-PCI 使用的主要限制在于成像时要推对比剂冲走红细胞，有扩大血肿和假腔的风险。

总之，对于 CTO 合并重度钙化病变的患者，术前充分的影像学评估非常重要，如有可能提前行 CTA 检查，有助于判断钙化负荷及位置、血管走行，术中仔细读冠状动脉造影图像，必要时可行 IVUS 指导。

二、合并重度钙化病变患者的 CTO 介入治疗策略

术者在准备 CTO 病变介入治疗前，尤其是可能处理时间长、对比剂使用多的钙化病变，要进行充分的术前准备，包括对患者的整体情况的评估，尤其是心功能及肾功能的评价，考虑患者对手术的耐受程度；同时，应该根据病变特点来判断手术的难易程度，包括闭塞段近端的特点，闭塞端血管的大致走行、长度，是否有钙化、迂曲或成角，是否是多段闭塞，闭塞段远端特点，以及侧支循环特点，是否存在侧支循环，侧支血管位于室间隔还是心外膜下，提供侧支循环的血管是否存在病变等。CTO 病变的处理除要考虑上述因素外，每一个步骤的合理处理都决定着病变处理是否能成功，这个过程包括从 CTO 病变的特殊冠状动脉造影方法，根据不同病变特点的介入治疗器械选择等。

（一）CTO 病变冠状动脉造影的特殊方法

CTO 病变对冠状动脉造影的基本要求是全面、精确及安全，尤其是对侧支循环的充分评估，因此，

应遵循多体位投照和造影导管同轴的原则。其特殊性包括：

1. 特殊的入路　双侧桡动脉、股动脉加桡动脉、双侧股动脉等入路。

2. 特殊的器械　如逆向造影，经桡动脉可选择 4F 造影管、5F in 6F 子母型指引导管（guiding catheter，GC）、微导管等特殊器械。

3. 特殊的造影方法　包括逆向造影及正向造影（双向联合造影）、逆向微导管超选血管（侧支）造影、深插导管逆向侧支造影、分支血管侧支超选造影、导丝通过病变后微导管造影。

在处理钙化病变时，由于病变相对其他 CTO 病变复杂，术中可能用到增加多根 GW，应用旋磨技术，行 IVUS 等检查，故在选择入路时尽量选用双侧股动脉入路或一股一桡，使用 7F 以上指引导管以提供足够器械通过的空间及支撑力，以及应用双向联合造影充分评估钙化病变的程度、长度等特点。

（二）合并重度钙化 CTO 介入治疗的器械及选择

1. 合并重度钙化 CTO 病变介入治疗中的指引导管（GC）的选择　主要根据冠状动脉的解剖因素和冠状动脉病变因素综合考虑。根据冠状动脉解剖因素选择 GC，可参考其他 CTO 病变章节。冠状动脉病变因素主要包括病变部位、病变的严重程度及形态：

（1）病变部位：尤其是病变位于冠状动脉起始段或近段，往往需要较强支持力的 GC，以提供较强的后坐力支持，从而保证坚硬的导丝和球囊能够顺利通过，右冠状动脉和左回旋支常选用 AL，左前降支可选用 EBU 或 XB；若开口有病变，选用带侧孔 GC。

（2）病变的严重程度及形态：当闭塞段血管伴有严重的钙化、迂曲、成角、存在边支血管或闭塞段过长时，往往增加导丝和球囊的通过难度，此时常需要选择强支持力的 GC，同时还需配合一些导管的操作技巧如深插 GC、应用 5F in 6F GC（包括 Guidezilla）及边支锚定技术等，来增加 CTO 病变介入治疗的成功率。

2. 合并重度钙化 CTO 病变介入治疗中导丝（GW）的选择　GW 作为 CTO 病变介入治疗的最基本器械，正确选用导丝是 CTO 病变介入治疗成功的关键，相对于非闭塞病变，CTO 病变处理时所选择的 GW 可能头端会偏硬度高，但仍然应遵循"从软到硬"和"逐渐升级"的原则。同时，病变个体化原则是在处理 CTO 病变最应遵循的原则。

病变个体化原则：常需根据不同的病变特征和手术过程中的不同步骤选用不同的导丝，在一台 CTO 病变 PCI 过程中可能需要更换几种导丝。如 CTO 血管迂曲或钙化，则宜先选用 Fielder XT 系列或 Pilot 150~200 等头端中等硬度的亲水涂层导丝。上述 GW 尝试失败后，再换用头端硬度较高的非亲水涂层导丝（如 Miracle 系列）或亲水涂层导丝（如 Gaia 系列）。在处理 CTO 合并高度钙化纤维化的病变时，常需要选用头端硬度更高的非亲水涂层导丝（如 Conquest 系列和 Miracle 系列）。上述硬导丝成功通过 CTO 病变后，应及时更换成头端柔软的导丝，以便减少对血管壁的损伤。

种类上根据 GW 头端设计不同，可分为直头和锥头；根据表面涂层性质，可分为亲水涂层和非亲水涂层 GW。

（1）亲水涂层 GW：包括 Whisper 系列、Pilot 系列、Progress 系列、Sion 系列、Fielder XT 系列和 Gaia 系列。

Fielder XT 系列 GW 包括 Fielder XT 或者 XT-R、XT-A 等。Fielder XT GW 头端为锥形头，头端直径为 0.009in，硬度为 0.8g，能够塑成更小的弯曲，同时头端塑形保持能力较好，适合 CTO 病变正向 PCI 寻找并通过微孔道和逆向 PCI 通过细小间隔侧支或迂曲侧支血管使用。XT-R、XT-A 系列在 XT 导丝技术基础上，应用复合核芯、双弹簧设计，外层弹簧圈为 6 根细钢丝缠绕构成，增加了导丝尖端的触感及扭控性，XT-R 头端直径为 0.010in，硬度为 0.6g，XT-A 硬度为 1.0g。

Gaia 系列 GW 包括 Gaia First、Gaia Second、Gaia Third 导丝，头端硬度分别为 1.7g、3.5g、4.5g。Gaia

系列 GW 亲水涂层长度可达 40mm。另外,该系列 GW 头端已经预塑形,头端塑形长度为 1mm,塑形角度约为 45°。Gaia 系列导丝圆锥形头端、复合核芯使得该系列 GW 具有较好的穿透能力和扭矩传导能力,操控性良好。但在严重钙化病变中使用 Gaia 导丝时,应注意以"刺"和"探"动作为主,不能同一方向快速旋转,因其穿透力强头端一旦进入钙化病变被咬住的话,快速旋转可使 GW 发生断裂。Gaia next GW 在保留 Gaia 系列 GW 优点的基础上做了进一步改进,具有同轴六芯的头端,具有比前代 Gaia GW 更好的操控性,导丝断裂风险显著降低。

(2)非亲水涂层 GW:常见的包括 Miracle 系列 GW 和 Conquest 系列 GW,此两系列 GW 头端硬度大,且具有较好的触觉反馈和操控性,可进行定向穿刺,适合常规 GW 难以通过的合并严重钙化的 CTO 病变的处理。

Miracle 系列导丝包括 Miracle 3、Miracle 4.5、Miracle 6、Miracle 9 和 Miracle 12 等。头端硬度分别为 3g、4.5g、6g、9g 和 12g,可视节段为 110mm,直径为 0.014in,覆盖弹簧圈护套和疏水涂层。其核芯设计为 one-piece core wire,核芯钢丝远端与导丝帽端直接相连,使操纵杆部的推送力可直接传导至头端。扭矩传递为 1:1,具有很好的扭控能力。更适合用于 CTO 病变近端有分支血管和导丝从假腔寻找真腔的操作。

Conquest 系列导丝包括 Conquest 9g、Conquest pro 9g、Conquest pro 12g 和 Conquest Pro 8~20g 等。该系列导丝头端均为锥形,硬度分别为 9g、9g、12g 和 20g,可视节段为 20mm,具有较强的穿透力,适于刺破坚硬的纤维帽,但操控性不如 Miracle 系列导丝,可作为其他硬头导丝尝试失败后的选择。Conquest 导丝头端直径为 0.009in,推送杆和头端均为疏水涂层。而 Conquest Pro 和 Conquest Pro 12 的头端 1mm 无涂层,可在某种程度上抵消头端变细导致的触觉反馈下降,其他部分为亲水涂层,顺滑性好,有利于导丝通过 CTO 病变,也适用于闭塞处有分支的闭塞病变,术者可根据病变特征和自己的经验选择上述系列导丝中不同的尖端硬度。

3. 合并重度钙化 CTO 病变微导管的应用 微导管是复杂 CTO 介入治疗的必备武器,可分为普通和螺纹两类。在合并重度钙化 CTO 中选择合适的微导管及正确的操作尤为必要。国内目前 Finecross、Instantpass、Corsair、Caravel 都是可以考虑的选择,对于器械难以通过的钙化病变还可选择 Tornus,Tornus 使用逆时针方向旋转前进,顺时针方向旋转推出,注意单向旋转不能超过 20 圈,否则会导致导管顶端打折、变形。正向高阻力病变也可以尝试用 Corsair 快速旋转通过病变,但在合并重度钙化时要小心,顶住钙化斑块时旋转可能会导致顶端变形夹住导丝,最后不得不连导丝和 Corsair 一起退出。遇到重度钙化合并齐头 CTO 时,双腔微导管可对 GW 提供更强的支撑和同轴性,有利于突破近端纤维帽。

4. 斑块消蚀技术在合并重度钙化 CTO 病变介入治疗中的价值

(1)旋磨技术在 CTO 病变介入治疗中主要应用于下述三种情况:①CTO 病变表层钙化严重,预扩张球囊无法完全扩张病变,采用旋磨技术可提高血管的顺应性,改善球囊预扩张及支架植入的效果;②CTO 病变常伴有斑块负荷过重,通过旋磨术消蚀斑块,有助于提高 PCI 疗效;③严重钙化、迂曲的 CTO 病变在导丝通过后,小外径球囊仍无法通过病变时,可预先采用旋磨术开通闭塞段,以提高 PCI 成功率。对于 CTO 病变,旋磨技术应用的难点是旋磨导丝能否通过 CTO 病变,一般采用微导管或 OTW 球囊等导丝交换器械将硬导丝更换为专用的旋磨导丝。

(2)血管内激光消蚀减容术:准分子激光冠状动脉消蚀术是当今治疗冠心病的又一最新技术。特点是采用冷光源脉冲性照射,脉冲频率在 25~80Hz,保证其有足够的时间散能,穿透范围在 50μm 左右,对正常组织的损害小,安全性高。激光导管通常有 0.9mm、1.4mm、1.7mm 和 2mm 等型号。对于桡动脉的操作,通常选用 1.4mm 以下。方法是通过导丝将激光导管送到冠状动脉病变部位,瞬间释放激光束。

消蚀血管内部的病变斑块,达到疏通血管的目的,从而恢复心肌供血,促进心脏功能的改善。被消蚀打掉的病变斑块通过激光的光化学作用,全部被粉碎成约 2 个红细胞大小的粉末状组织,与血流一起进入血液循环系统。继而被体内新陈代谢消除,达到治疗目的。在严重钙化 CTO 病变导丝通过但其他器械无法通过时有极大优势。

（三）合并重度钙化 CTO 介入治疗正向导丝的通过技巧

因合并重度钙化 CTO 病变通常选择头端硬度较高的 GW,在正确选择 GW 之后,为避免其对血管的损害,可根据术者的习惯应用手指或借助 GW 导入器以及特制的导丝塑形器对 GW 头端进行塑形,原则是塑成较小的弯度。根据术者对 CTO 病变处理的经验,经验丰富者可直接选用硬导丝的方法。但对于初学者以及判断病变形态比较复杂或预计硬度较高的病变,术者可选择首选软导丝交换成硬导丝,逐渐递增导丝尖端硬度的方法。

1. 导丝硬度升级降级技巧　如果 CTO 病变段较长、走行弯曲、病史长、含有钙化的混合型斑块,有分支发出,并有明显的负性血管重塑,则导丝通过病变的难度较大。导丝尖端触到动脉壁时,术者可能体会到阻力感增大的异常感觉,强行推进导丝可能导致导丝尖端穿透动脉壁;如导丝尖端硬度不够而难以继续推进或其尖端弯度塑形已被坚硬的病变改变,可换为另一条尖端硬度更高的导丝根据病变特征适当塑形后重新送入。在保证导丝在真腔内行进的前提下,可小心推送球囊或微导管至 CTO 病变近端,以此辅助加强导丝的支撑和穿透能力,以利于导丝通过病变。在导丝通过最硬节段后,可根据病变硬度及导丝走行进行导丝降级,如将 Conquest 降级为软一些但操控性更好的 Gaia 系列导丝,反而会提高导丝通过病变的概率。

2. 导丝尖端硬度递增的顺序　对大多数简单及中等难度的 CTO 病变,Fielder XT 系列导丝可作为首选"工作导丝",主动寻找病变中的微通道,当术者对其特点及操作方法熟练掌握后,该导丝通过病变的成功率较高且不易发生穿孔并发症。如果 XT 导丝通过失败,关于更换导丝的策略,学界有两种不同的观点。一种观点是,逐渐递增导丝尖端的硬度,即按照 Gaia First、Gaia Second、Gaia Third、Conquest Pro 9g、Conquest Pro 12g、Conquest Pro 8~20g 逐步递增,也有的术者会快速增加导丝硬度,不必经过中间型过渡。笔者认为这两种观点各有道理,前者手术耗材、耗时及射线暴露较多,但血管夹层及穿孔并发症发生率可能较低,比较适合于初学者和病变难度很大、容易发生穿孔并发症的 CTO 病变;后者手术耗材、耗时及射线暴露较少,对于经验丰富的术者和开通难度不大、不容易发生穿孔并发症的病变比较合适。笔者还认为,更换导丝尖端硬度的策略主要应根据病变的特征来决定,要结合病变特征、导丝特点(包括尖端硬度、尖端造型和涂层特点)和术者操作经验与习惯 3 个方面的因素综合考虑、灵活选择。

（四）合并重度钙化 CTO 介入治疗的高级技巧

迄今为止,CTO 病变介入治疗的最大难点仍然是如何操作 GW 通过闭塞病变。在应用常规方法失败后,我们可以通过一些操作技巧可能会增加 PCI 的成功率,包括平行导丝技术、多导丝斑块挤压技术(此概念由中国人民解放军北部战区总医院心血管内科韩雅玲院士首先提出)、IVUS 指导导丝技术、曲折导丝技术(Knuckle)、正向内膜下重回真腔技术、逆向导丝通过技术、对吻导丝技术、控制性正向 - 逆向内膜下寻径(CART)技术、反向 CART 技术。从策略上可以分为迎难而上穿透钙化斑块和绕而击之(绕过坚硬的钙化斑块从内膜下通过然后重回真腔)两种,前一种策略常要备好旋磨或激光等去斑块技术,后者需要 Stingray 球囊或者反向 CART 技术。

在处理 CTO 病变时,术者们常需要根据病变特点和自身的经验,选择不同的介入技巧,术中可能需要同时结合数种技巧才能通过病变,尤其是合并重度钙化的 CTO 病变,有时正向通过病变有一定的困难。因此,除外上述的旋磨和激光消蚀技术,逆向通过技术或借助 IVUS 等影像学技术可能为我们通过病变提供帮助。

1. 逆向导丝(retrograde wiring)通过技术 由于闭塞病变远端纤维帽相对较薄,与正向导丝技术相比,逆向导丝通过闭塞病变难度较低。该技术的要点是导丝通过侧支循环血管,送达闭塞病变的远端,然后在微导管的支持下,尝试将导丝逆向通过闭塞病变,正向与逆向导丝互为路标,逆向导丝在正向导丝的路标引导下,常较容易通过病变到达闭塞近端血管的真腔。逆向穿刺闭塞病变时选择导丝应从中软硬度开始,必要时逐渐增加硬度,可参照正向导丝升级、降级部分。

2. 血管内超声指导导丝(IVUS guiding wire)技术 应用的情况有:①在有分支的情况下,用来确定 CTO 病变的穿刺入口;②操作过程中进入内膜下假腔且尝试进入真腔失败时,可采用 IVUS 定位辅助导丝重新进入真腔。

3. 曲折(Knuckle)导丝技术 对于血管走行径路不明确或比较迂曲的血管,直导丝技术会带来穿孔风险,此时曲折导丝技术主动将导丝进入内膜下后通过闭塞段反而更为安全。具体操作为当正向或逆向导引钢丝不能通过病变时,可推送导丝进入血管内膜下,然后操控该导丝使其头端形成一环状通过闭塞段。可使用的导丝包括 Fielder XT 和 Pilot 系列有聚合物涂层的超滑导丝。曲折导丝技术时要注意控制好内膜下血肿,避免真腔被过度压迫,一旦导丝越过闭塞段正向时,应使用 Stingray 球囊再入真腔,逆向可用反向 CART 技术回到闭塞近端真腔。此外,曲折导丝只能推送不能旋转,以免导丝打结不能撤出。

4. 正向内膜下重回真腔(antegrade dissection re-entry, ADR)技术 ADR 技术通过使用 Stingray 球囊可进一步提高 CTO-PCI 成功率和效率,尤其在 J-CTO 评分高的困难病变。但 Stingray 系统的使用需要有效的培训,比较适用的情形为有相对正常的再入真腔着陆区、正向导丝接近远端真腔、再入真腔区域无严重钙化。反之,如果再入真腔区域存在严重病变、钙化或分叉,则不利于 ADR,要考虑平行导丝或逆向技术。与反向 CART 技术一样,CTO 部位严重钙化病变也会阻碍 Stingray 球囊前进(因其外径较大),如果 Corsair 或 CrossBoss 通过后 Stingray 球囊仍不能通过,可用 1.5mm 小球囊低压扩张。

5. 控制性正向-逆向内膜下寻径(controlled antegrade and retrograde subintimal tracking, CART)技术 CART 技术由 Knuckle 导丝技术演变而来,特点是采用正向和逆向导丝在 CTO 病变局部人为造成一个局限的血管夹层通道,便于正向导丝进入远端真腔。操作要点:起始部分操作与对吻导丝技术的起始部分相同,在多角度投照证实两根相互靠近后,把球囊沿逆向导丝往前送到双导丝重叠段进行扩张,正向导丝寻找到逆向球囊扩张的内膜下缝隙腔,从而进入逆向导丝同腔,通过闭塞病变。这种技术的前提是逆向球囊能够通过侧支循环,对侧支血管要求高,现今较少使用。

6. 反向 CART(reversed CART)技术 反向 CART 基本概念和 CART 一样,正向及逆向导丝互为参照,尽量接近后沿正向 GW 下球囊扩张,扩大正向内膜下或斑块内空间以便逆向导丝能进入该空间与正向导丝汇合。合并重度钙化 CTO 时面临的挑战是正向球囊通过困难,对此困难应有充分预估,事先使用 7F 乃至 8F 强支撑 GC,可采用边支锚定、子母导管等技术加强支撑,宜使用通过性能优异的球囊,如果还是不能成功,可用 Corsair 或 Tuornus 微导管穿透高阻力斑块。扩张球囊的大小可依据正逆向导丝的距离作出选择,如果小球囊不能成功,可在 IVUS 指导下选择尺寸(测量外膜边界),合并严重钙化时因钙化斑块不能被扩张,宜用适当小一点球囊以减少血管穿孔风险。内膜下空间在扩张后常发生弹性回缩,可用子母导管深插支撑被扩大的空间,迎接逆向导丝进入。

对于合并严重钙化的 CTO 病变,仔细的术前评估、读图与策略制定非常重要,如果可能提前作好冠状动脉 CTA,使用 7F 或 8F 强支撑 GC,选择合适的微导管及 GW,在 GW 升级降级、正向和逆向策略上快速转换,提高手术效率,充分利用好 IVUS 指导,必要时使用激光或旋磨等去斑块技术,严密观察并发症并及时处理,努力提高手术成功率及安全性。

（蒋　峻）

参 考 文 献

［1］GODINO C, CARLINO M, AL-LAMEE R, et al. Coronary chronic total occlusion［J］. Minerva Cardioangiol, 2010, 58: 41-60.

［2］SRIVATSA S S, EDWARDS W D, BOOS C M, et al. Histologic correlates of angiographic chronic total coronary artery occlusions: influence of occlusion duration on neovascular channel patterns and intimal plaque composition［J］. J Am Coll Cardiol, 1997, 29: 955-963.

［3］KARACSONYI J, KARMPALIOTIS D, ALASWAD K, et al. Impact of Calcium on Chronic Total Occlusion Percutaneous Coronary Interventions［J］. Am J Cardiol, 2017, 120（1）: 40-46.

［4］MORINO Y, ABE M, MORIMOTO T, et al. Predicting successful guidewire crossing through chronic total occlusion of native coronary lesions within 30 minutes: the J-CTO（Multicenter CTO Registry in Japan）score as a difficulty grading and time assessment tool［J］. JACC Cardiovasc Interv, 2011, 4（2）: 213-221.

［5］GARCÍA-GARCÍA H M, VAN MIEGHEM C A, GONZALO N, et al. Computed tomography in total coronary occlusions（CTTO registry）: radiation exposure and predictors of successful percutaneous intervention［J］. EuroIntervention, 2009, 4（5）: 607-616.

［6］FRIEDRICH G J, MOES N Y, MUHLBERGER V A, et al. Detection of intralesional calcium by intracoronary ultrasound depends on the histologic pattern［J］. Am Heart J, 1994, 128: 435-441.

［7］YABUSHITA H, BOUMA B E, HOUSER S L, et al. Characterization of human atherosclerosis by optical coherence tomography［J］. Circulation, 2002, 106: 1640-1645.

［8］HARDING S A, WU E B, LO S, et al. A New Algorithm for Crossing Chronic Total Occlusions From the Asia Pacific Chronic Total Occlusion Club［J］. JACC Cardiovasc Interv, 2017, 10（21）: 2135-2143.

［9］JOYAL D, THOMPSON C A, GRANTHAM J A, et al. The retrograde technique for recanalization of chronic total occlusions: a step-by-step approach［J］. JACC Cardiovasc Interv, 2012, 5（1）: 1-11.

第五节　复杂、高危且有指征的 CTO 病变

一、CHIP 病变的定义

近年来,复杂、高危且有介入指征患者（complex high risk and indicated patients, CHIP）的 PCI 治疗成为临床上探讨的热点。CHIP 是一个宽泛的概念,指冠状动脉存在复杂病变,外科无法进行搭桥治疗,但有 PCI 血运重建指征的高风险危重患者。这类患者往往高龄并且合并多种临床危急重症,如急性心肌梗死、心源性休克、心功能不全（LVEF≤35%）、肾功能不全［肾小球滤过率 <30ml/（min·1.73m²）］、严重瓣膜病变、严重肺源性心脏病等。冠状动脉的复杂病变包括 CTO 病变、弥漫性病变、多支血管病

变、左主干病变、重度钙化病变、重度血管迂曲病变和支架内再狭窄病变等,其中 CTO 病变占据了大多数(图 13-5-1)。符合至少 1 项上述严重临床疾病和 1 项冠状动脉复杂病变标准的 PCI 归类为高风险 PCI,但临床上的 CHIP 患者通常满足多项指标。

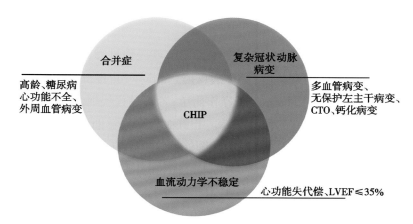

图 13-5-1　CHIP 病变的定义及组成

此外,PCI 处理 CHIP 病变通常需要积极的血流动力学支持,通过 IABP、Impella、ECMO 等循环辅助装置提供循环支持,在降低心血管事件风险的情况下保证手术顺利进行,提高手术成功率。面对这类复杂高危患者,外科搭桥治疗局限性大,并且介入治疗的实施难度亦极大。令人欣慰的是,随着 PCI 技术的不断发展、新介入器械的研发以及 PCI 术者经验的积累,都促使心血管介入医生不断尝试开通复杂的 CHIP 病变,达到血运重建的目的。CHIP 病变一旦治疗成功,患者的临床获益立竿见影,即高风险带来高获益,这也使得 CHIP 病变的攻克成为心血管介入治疗过程中的难点和热点。

二、CHIP 病变的治疗策略

CHIP 患者的介入治疗可明显改善心肌缺血,降低全因死亡率、心血管死亡率和再入院风险,特别是对于完全血运重建的患者,其获益可能更大,因此,优化 CHIP 患者的治疗非常有必要。但是 CHIP 患者的血运重建过程不仅复杂而且伴随着高风险,需要心血管介入医生和家属互相信任、互相协作,共同面对复杂病变的挑战。正因为 CHIP 病变的复杂性及高风险性,大多数临床试验无法顺利开展,导致有关 CHIP 治疗的临床研究数据非常欠缺。

在 CHIP 病变的治疗策略上,要注意以下几个方面:①要向患者及家属告知病情的复杂性和必要性,在 PCI 过程中面临的风险以及可能出现的并发症,征得患者及家属的知情同意;②完善术前讨论,这需要心脏介入医生、心脏重症医生、心脏外科医生、心脏超声科医生、体外循环医生及护理人员的多学科团队共同参与,对 CHIP 病变的处理方式和介入手术风险进行充分讨论,明确患者心脏收缩功能,制定合理的手术策略;③手术需由经验丰富的介入医生操作,充分借助 IVUS/OCT 腔内影像学工具以及 IABP/Impella 等循环支持装置来优化手术操作,提高手术成功率,防范手术并发症的发生;④围手术期时优化 CHIP 患者的药物治疗,加强围手术期的护理和综合管理。

研究表明,CTO 术者本身是决定 CTO 手术成功及预后的独立预测因素,CHIP 病变对术者的要求更高,例如:①经验丰富的介入能力:要求术者能完成 CTO、迂曲钙化等最难的复杂病变手术,包括旋磨、逆向技术、ADR 等,均要求能迅速、高效地应用,在顺利开通的同时避免并发症的发生;②对辅助器械的应用能力:能熟练掌握新器械、新理念,如充分了解循环辅助装置支持器械的适应证和使用技巧,尤其对于心功能不全、复杂左主干病变这类患者;③对患者的综合管理能力:要求术者能根据患者病情,综合处理围手术期的临床合并症,比如术前的心力衰竭控制、血压调整、肾功能管理、术后的生命体征和心功能监测,急性并发症的防治等。

三、CHIP 病变的血流动力学支持

CHIP 患者由于病情危重,通常需要在 PCI 手术开始前或操作过程中给予血流动力学支持,目前临床上最常用到的血流动力学支持手段是主动脉球囊反搏(intra-aortic balloon pump,IABP),IABP 能够减轻心脏后负荷,同时增加心脏在舒张期的灌注,操作简单,置管过程快捷,后续管理方便,但对于某些特殊患者来讲,单纯 IABP 无法提供足够的循环支持。心脏血流动力学辅助装置 Impella 可以直接把血液从左心室泵入主动脉,提供血流动力学支持,是目前国外比较推崇的技术手段,Impella 2.5 和 Impella CP 已经得到美国 FDA 的批准用于临床高危患者。Tandem Heart 是另一种体外离心泵,通过穿刺房间隔将左心房内的氧合血液泵入股动脉,供应头部、心脏及上肢血运,减轻左心室后负荷,改善冠状动脉供血。体外膜肺氧合(extracorporeal membrane oxygenation,ECMO)作为一种可经皮置入的机械循环辅助技术,可同时提供双心室联合呼吸辅助,近年来开始应用于常规生命支持无效的各种急性循环和/或呼吸衰竭,也逐渐应用于 CHIP 患者,效果显著。ECMO 联合 IABP 在有效维持外周灌注的情况下,ECMO 增加心脏后负荷的副作用可以被 IABP 所抵消,因此,联合应用 IABP 和 ECMO 能够提供更好的血流动力学支持。

循环支持装置的生理学作用包括:①减轻左心室负荷,降低左心室舒张末压和左心室壁紧张度,减轻左心室做功和心肌氧耗量。②增加了平均动脉压、舒张压、心输出量及心脏输出功率,改善系统灌注,增加冠状动脉血流。不同的是,IABP 在心脏收缩期开始前的主动放气减少了左心室收缩压和舒张压的峰值以及左心室后负荷,增加了左心室的每搏输出量。然而,ECMO 系统因为没有左心室充气设备增加左心室收缩压和舒张压,会导致左心室每搏输出量减少、左心室后负荷增加,其净效应反而会加重心肌的氧耗(图 13-5-2)。因此,在特定情况下,需联合应用 IABP 和 ECMO。

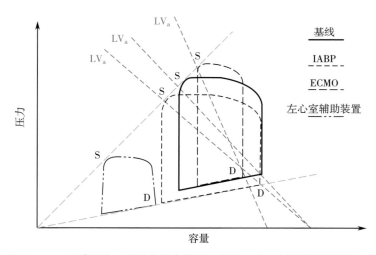

图 13-5-2 心脏压力 - 容量曲线在基线与植入左心室辅助装置后的变化

D 点表示舒张末期的压力 - 容量点,S 点表示收缩末期压力 - 容量点。框线内面积表示每搏输出量(SV),指舒张末容积与收缩末容积的差值。红色点线表示左心室后负荷(LV$_a$),指收缩末压与每搏输出量的比值。IABP 减少了左心室收缩末压和舒张末压,降低了左心室后负荷,增加了左心室每搏输出量。ECMO 在减少左心室每搏输出量的同时,增加了左心室后负荷,净效应加重了心肌耗氧量。左心室辅助装置(如 Impella 和 Tandem Heart)明显降低了左心室压力,减少了左心室容积、每搏输出量和心脏做功。

近年来随着器械、技术的进步，以及治疗策略的不断优化，CTO病变开通的成功率不断提高。但是，对于合并左心室功能障碍的高危CTO-CHIP患者，开通血管仍旧是艰难的挑战。考虑到复杂CTO病变在进行PCI时患者的血流动力学状态、预期风险以及血管开通后的循环需求，同样需要机械循环支持。虽然目前缺少大规模临床随机研究结果，但结合临床上Impella在PCI中的应用经验，推荐低射血分数合并高风险（需要逆向开通的复杂CTO、严重钙化需要旋磨的CTO、血流动力学不稳定的患者）的CTO-CHIP患者在PCI开始前就给予循环支持。尽管LVEF>35%不是左心室辅助装置的适应证，但是对于双支CTO病变且需要借助唯一残留血管逆向开通的复杂CTO病变，以及存在严重的血流动力学不稳定而急需要开通CTO等情况下，ECMO可作为紧急的保险循环支持策略。

目前多项研究证实，开通CTO后，完全血运重建可明显改善患者的临床预后，特别是对于多支血管病变和LVEF功能障碍的患者，只要有可能，应尽可能地将完全血运重建作为治疗目标。欧洲指南也推荐，将完全血运重建作为CABG或PCI的重要目标之一，特别是对于高风险合并心力衰竭或收缩性左心室功能障碍的患者。完全血运重建既包括了功能学标准，也包括了解剖学标准，对于那些高危、多支血管病变的PCI患者，完全血运重建是极大的挑战，其通常需要较长的手术时间以及挑战性的技术，手术的并发症风险也随之增加。因此，术前就给予积极的循环支持，在一定程度上增加了完全血运重建的成功率。

由于缺少大型随机临床研究对CHIP病变中不同机械辅助设备的作用进行评估，目前欧洲指南毫无例外地推荐在难治性心源性休克中使用左心室辅助装置，并且作为急性心力衰竭患者的桥接治疗。但是，CHIP病变中使用循环支持装置的基本目的是达到足够的心排血量，增加平均动脉压，保证重要脏器的灌注，同时减少后负荷和心室充盈压，从而保证CHIP患者有一个更稳定的血流动力学状态，防止在长时间复杂PCI操作过程中发生循环崩溃。CHIP病变越复杂，发生并发症的风险越高，而通过使用循环支持装置，使得PCI术者在稳定的血流动力学条件下可以顺利进行长时间的复杂操作，同时血流动力学稳定也会降低并发症的发生风险。正是基于上述原因，2011年以来，ACC/AHA/SCAI均推荐在高危的CHIP患者中应用循环支持装置（Ⅱb类推荐），而且PCI术前尽早启动左心室辅助装置，与更完全的血运重建以及更少的并发症发生密切相关。

研究发现，不同的循环支持装置有各自不同的效果和安全性，具体使用哪种循环支持装置，需要根据患者的临床特征进行综合考量（图13-5-3，表13-5-1）。一般情况下，如果没有禁忌，推荐在各种不同的临床场景中优先使用Impella 2.5或Impella CP。Impella的相对和绝对禁忌证包括：左心室附壁血栓、主动脉机械瓣膜、严重的主动脉瓣狭窄、中重度主动脉瓣关闭不全、严重的外周动脉病变、严重的右心衰竭、急性主动脉夹层、近期脑卒中史、抗凝禁忌等。

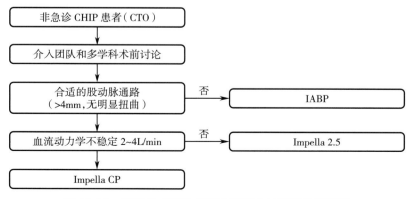

图13-5-3　非急诊CHIP患者中循环支持装置选择流程

表 13-5-1　不同循环支持装置之间的比较

	IABP	Impella	Tandem Heart	ECMO
适应证	心源性休克、CHIP病变	心源性休克、CHIP病变	心源性休克	心源性休克、严重的难以纠正的心力衰竭
心排血量/(L·min^{-1})	0.5	2.5~5	4~5	5
机制	通过气囊膨胀增加舒张压	持续的轴流泵	持续的流动、离心装置	动静脉体外膜氧合
可快速植入	是	是	否	否
使用时长	数小时至数天	7天	14天	数周
局限性	要求有基本的心排血量和循环同步	12~14F 导管植入	需要穿刺房间隔，21F 管径	要求有基本的心脏收缩
禁忌证	中度以上主动脉瓣反流，严重的外周或主动脉疾病	主动脉瓣反流、主动脉夹层、主动脉瓣置换术后、严重的主动脉瓣狭窄、左心房/左心室栓塞、出血倾向、脓毒血症	严重的外周动脉疾病、出血倾向、左心房/右心房栓塞、室间隔缺损、右心室衰竭	严重的外周动脉疾病、主动脉反流
并发症（肢体缺血、血小板减少、出血、感染、血管并发症）	有	有	有	有

四、临床上循环支持装备在 CHIP 病变中的应用

（一）IABP

IABP 的临床应用历史超过 50 年，是目前临床上最简单、最常用也是最成熟的机械辅助装置，其生理作用主要是提高冠状动脉和体循环灌注压，降低左心室后负荷和心肌氧耗，增加心排血量（尤其是合并二尖瓣反流或室间隔缺损时），可提供非搏动性血流 0.5~1.0L/min。

2012 年的一项研究发现，IABP 并不降低 AMI 伴心源性休克患者的半年死亡率，也不改善患者生活质量；2001 年一项纳入 17 000 例患者的研究发现，接受 IABP 辅助治疗的患者中，IABP 直接相关死亡率为 0.05%，严重相关并发症发生率为 2.8%，气囊漏气率为 1%。因此，IABP 的有效性和安全性目前仍存在质疑，ESC 指南亦推荐 IABP 仅用于复杂、高危且循环崩溃的危急重症。

IABP 装置本身并不泵血，只能降低左心室后负荷，因此，该装置辅助作用有限，需依赖患者的心功能。当 PCI 术中出现严重心律失常以及 CHIP 患者术中出现严重循环功能衰竭时，效果更差。

IABP 需植入锁骨下动脉以远的降主动脉，可以增加舒张压，减少心脏做功，进而增加心排血量和心指数。IABP 工作时需要有患者自身的心脏输出，并且根据患者的心脏周期在舒张期使气囊充气，增加冠状动脉血流量，在收缩期放气减轻心脏工作负荷。因此，心律不齐或心动过速会影响球囊的充气与放气。IABP 的并发症主要有：球囊可能破裂、缠绕、位置移动，球囊压力管道中形成血栓，主动脉夹层或破裂极少发生。系统性脂肪栓塞或氦气栓塞会带来致命性结果。股动脉穿刺处出血、血小板减少及下肢缺血也会发生。IABP 的禁忌证包括中重度主动脉瓣反流、严重的外周血管或主动脉疾病。

BCIS-1 研究是一项前瞻性开放多中心的随机对照研究，比较了 301 名严重冠状动脉疾病和左心室功能不全（EF≤30%）的患者在 PCI 术前使用 IABP 与不使用 IABP 的结果，发现使用 IABP 患者出院时

主要心脑血管不良事件和 PCI 术后 6 个月的全因死亡率并未减少，但是长期（中位数 51 个月）的随访发现使用 IABP 患者的全因死亡率减少了 34%，因此预先使用 IABP 对 CHIP 患者可带来长远的获益。

（二）Impella

Impella 是一种持续的血液吸引装置，可以将左心室的血液吸出打入主动脉，减轻左心室做功，主要分为 Impella 2.5、CP 和 5 三种不同版本，右心室支持还包括 Impella RP。Impella 可以维持循环最长达 7 天，Impella 并不要求稳定的心律，但是需要足够的左心室灌注量。

罗马 - 维罗纳注册研究比较了 86 例在 Impella 保护下行 PCI 治疗的 CHIP 患者，这些患者均为多支病变或合并 CTO 病变，44% 的患者为左主干病变，78% 的患者的心功能较差（LVEF≤35%），BCIS-JS 心肌危险评分的平均得分为（10±2）分，研究发现 Impella 保护下的血运重建治疗可以明显改善左室射血分数，67.4% 的 CHIP 患者的术后 LVEF≥35%，而未用 Impella 的 CHIP 患者中仅有 22.1% 的 LVEF≥35%，并且发现更完的血运重建可以带来更好的心功能和生活质量。另一项德国 Impella 注册研究比较了 157 例 CHIP 患者在 PCI 术后 180 天的临床结果，发现使用 Impella 可以给患者带来更好的临床获益。

一项多中心回顾性研究纳入了 2 889 例 CTO 患者，其中 57 例置入了 Impella 装置，发现 Impella 辅助的 CTO 病变在 PCI 治疗时可以有更高的手术成功率（87.7%），且住院期间装置相关的并发症相对较低。

Impella 目前已发展到 LP5.0（外科切开股动脉或腋动脉）系统，可提供非搏动性血流 5.0L/min，但 LP2.5（经皮穿刺置入）临床应用报道最多，可提供非搏动性血流 2.5L/min。Impella 多在导管室进行放置，使其应用受到一定程度的限制，准确定位是关键，且需要自身心脏具备一定的泵血功能。此外，由于 Impella 装置刚刚引入我国，临床经验较少，且价格昂贵（一次花费在 20 万元以上），这些因素都限制了 Impella 的临床应用。Impella 系统存在溶血、血栓栓塞及下肢缺血等并发症。

（三）Tandem Heart

Tandem Heart 经由皮肤跨隔膜心室辅助（PTVA）系统，是一种左心室辅助设备，设计上主要用于短期循环支持系统。其穿刺股静脉将静脉管路通过穿刺房间隔穿刺置入左心房，再穿刺股动脉将动脉管路放置于股动脉，将左心房内的氧合血液泵入股动脉处，经腹主动脉反流至主动脉弓，供应头部心脏及上肢血运，它可提供 3.5~4.5L/min 的血流量，减轻左心室后负荷，改善冠状动脉供血。该系统由 3 个部分组成，即 Tandem Heart 泵、Tandem Heart 套管组件和 Tandem Heart 控制器。Tandem Heart 是左心室完全减负荷装置，是真正意义上的心室辅助装置。Tandem Heart 装置安装操作相对复杂，耗时较长，对医生操作技术要求较高，须有一定临床经验。

2011 年一项大规模的回顾性研究纳入了 117 名心源性休克患者，植入 Tandem Heart 治疗的平均时间为（5.8±4.75）天，研究发现 Tandem Heart 可改善血流动力学、增加心指数、升高血压、提高静脉氧饱和度以及增加尿量，且可降低肺动脉楔压、乳酸水平及肌酐水平，30 天和 6 个月的死亡率分别为 40.2% 和 45.3%，提示对于 IABP 和血管活性药物无效的 CHIP 患者，Tandem Heart 可以带来更好的临床疗效。

（四）ECMO

ECMO 能够提供部分或全部替代心肺功能，缺氧的血液通过引流装置引流出体外，再通过氧合器氧合后回输循环系统。VA-ECMO 是指血液经静脉将静脉血引出经氧合器氧合并排除二氧化碳后泵入动脉系统，用于呼吸循环支持，包括心源性休克。VA-ECMO 的并发症包括严重出血、失血性休克、栓塞、院内感染和多器官功能衰竭。

一项研究纳入 14 例复杂、高危的 CHIP 患者，78% 为左主干病变，64% 为 CTO 病变，ECMO 的平均运行时间为 2.57 小时,患者术后存活率为 93%,股静脉栓塞及短暂性缺血时间等并发症发生率为 14%。研究指出,VA-ECMO 在 CHIP 患者介入术前的预防性应用可明显提高患者的临床获益。

但是,ECMO 在使用时可增加左心室后负荷,具有一定的局限性。因此,有学者提出 ECMO 联合 IABP 进行辅助治疗,理论上可降低左心室后负荷、改善冠状动脉供血并增加血液搏动灌注成分,具有明显的优势。有关联合治疗的研究结果并不统一,我国台湾一项单中心回顾性病例匹配研究发现,联合辅助治疗并不明显降低死亡率,反而增加下肢缺血并发症的发生率。日本国家数据库一项回顾性病例匹配研究发现,联合辅助治疗可降低死亡率(55.9% *vs.* 64.5%),提高脱机率(82.6% *vs.* 73.4%),但该结论尚需前瞻性研究进行证实。

目前 ECMO 开始使用的时间尚有争论,ACC/AHA 及 ESC 的 STEMI 指南对其在 AMI 合并心源性休克上尚无一致的推荐,仍需要大规模随机对照试验证实 ECMO 在心源性休克患者及合并 CTO-CHIP 患者中的作用价值。

（邓　捷）

参 考 文 献

[1] MYAT A, PATEL N, TEHRANI S, et al. Percutaneous circulatory assist devices for high-risk coronary intervention[J]. JACC Cardiovasc Interv, 2015, 8(2): 229-244.

[2] CHIEFFO A, BURZOTTA F, PAPPALARDO F, et al. Clinical expert consensus document on the use of percutaneous left ventricular assist support devices during complex high-risk indicated PCI: Italian Society of Interventional Cardiology Working Group Endorsed by Spanish and Portuguese Interventional Cardiology Societies[J]. Int J Cardiol, 2019, 293: 84-90.

[3] BASS T A. High-Risk Percutaneous Coronary Interventions in Modern Day Clinical Practice: Current Concepts and Challenges[J]. Circ Cardiovasc Interv, 2015, 8(12): e003405.

[4] RIHAL C S, NAIDU S S, GIVERTZ M M, et al. 2015 SCAI/ACC/HFSA/STS Clinical Expert Consensus Statement on the Use of Percutaneous Mechanical Circulatory Support Devices in Cardiovascular Care (Endorsed by the American Heart Association, the Cardiological Society of India, and Sociedad Latino Americana de Cardiologia Intervencion; Affirmation of Value by the Canadian Association of Interventional Cardiology-Association Canadienne de Cardiologie d'intervention)[J]. J Card Fail, 2015, 21(6): 499-518.

[5] RIOS S A, BRAVO C A, WEINREICH M, et al. Meta-Analysis and Trial Sequential Analysis Comparing Percutaneous Ventricular Assist Devices Versus Intra-Aortic Balloon Pump During High-Risk Percutaneous Coronary Intervention or Cardiogenic Shock[J]. Am J Cardiol, 2018, 122(8): 1330-1338.

[6] O'NEILL W W, SCHREIBER T, WOHNS D H, et al. The current use of Impella 2. 5 in acute myocardial infarction complicated by cardiogenic shock: results from the USpella Registry[J]. J Interv Cardiol, 2014, 27(1): 1-11.

[7] NEUMANN F J, SOUSA-UVA M, AHLSSON A, et al. 2018 ESC/EACTS Guidelines on myocardial revascularization[J]. Eur Heart J, 2019, 40(2): 87-165.

[8] ASO S, MATSUI H, FUSHIMI K, et al. The Effect of Intraaortic Balloon Pumping Under Venoarterial

Extracorporeal Membrane Oxygenation on Mortality of Cardiogenic Patients：An Analysis Using a Nationwide Inpatient Database［J］. Crit Care Med, 2016, 44（11）: 1974-1979.

［9］ MOHR F W, MORICE M C, KAPPETEIN A P, et al. Coronary artery bypass graft surgery versus percutaneous coronary intervention in patients with three-vessel disease and left main coronary disease：5-year follow-up of the randomised, clinical SYNTAX trial［J］. Lancet, 2013, 381（9867）: 629-638.

［10］ THUIJS D, KAPPETEIN A P, SERRUYS P W, et al. Percutaneous coronary intervention versus coronary artery bypass grafting in patients with three-vessel or left main coronary artery disease：10-year follow-up of the multicentre randomised controlled SYNTAX trial［J］. Lancet, 2019, 394（10206）: 1325-1334.

［11］ LEE J M, RHEE T M, KIM H K, et al. Comparison of Long-Term Clinical Outcome Between Multivessel Percutaneous Coronary Intervention Versus Infarct-Related Artery-Only Revascularization for Patients With ST-Segment-Elevation Myocardial Infarction With Cardiogenic Shock［J］. J Am Heart Assoc, 2019, 8（24）: e013870.

［12］ ATKINSON T M, OHMAN E M, O'NEILL W W, et al. A Practical Approach to Mechanical Circulatory Support in Patients Undergoing Percutaneous Coronary Intervention：An Interventional Perspective［J］. JACC Cardiovasc Interv, 2016, 9（9）: 871-883.

［13］ KAR S. Percutaneous Mechanical Circulatory Support Devices for High-Risk Percutaneous Coronary Intervention［J］. Curr Cardiol Rep, 2018, 20（1）: 2.

［14］ NEVZOROV R, DAUM A, JAFARI J, et al. Impact of the change in ESC guidelines on clinical characteristics and outcomes of cardiogenic shock patients receiving IABP therapy［J］. Cardiovasc Revasc Med, 2020, 21（1）: 46-51.

［15］ PERERA D, STABLES R, CLAYTON T, et al. Long-term mortality data from the balloon pump-assisted coronary intervention study（BCIS-1）: a randomized, controlled trial of elective balloon counterpulsation during high-risk percutaneous coronary intervention［J］. Circulation, 2013, 127（2）: 207-212.

［16］ BURZOTTA F, RUSSO G, RIBICHINI F, et al. Long-Term Outcomes of Extent of Revascularization in Complex High Risk and Indicated Patients Undergoing Impella-Protected Percutaneous Coronary Intervention：Report from the Roma-Verona Registry［J］. J Interv Cardiol, 2019, 2019: 5243913.

［17］ BAUMANN S, WERNER N, AL-RASHID F, et al. Six months follow-up of protected high-risk percutaneous coronary intervention with the microaxial Impella pump：results from the German Impella registry［J］. Coron Artery Dis, 2020, 31（3）: 237-242.

［18］ RILEY R F, MCCABE J M, KALRA S, et al. Impella-assisted chronic total occlusion percutaneous coronary interventions：A multicenter retrospective analysis［J］. Catheter Cardiovasc Interv, 2018, 92（7）: 1261-1267.

［19］ MISHRA S. Upscaling cardiac assist devices in decompensated heart failure：Choice of device and its timing［J］. Indian Heart J, 2016, 68 Suppl 1: S1-S4.

［20］ CHERA H H, NAGAR M, CHANG N L, et al. Overview of Impella and mechanical devices in cardiogenic shock［J］. Expert Rev Med Devices, 2018, 15（4）: 293-299.

［21］ KAR B, GREGORIC I D, BASRA S S, et al. The percutaneous ventricular assist device in severe refractory cardiogenic shock［J］. J Am Coll Cardiol, 2011, 57（6）: 688-696.

［22］VAN DEN BRINK F S, MEIJERS T A, HOFMA S H, et al. Prophylactic veno-arterial extracorporeal membrane oxygenation in patients undergoing high-risk percutaneous coronary intervention［J］. Neth Heart J, 2020, 28（3）: 139-144.

［23］LIN L Y, LIAO C W, WANG C H, et al. Effects of Additional Intra-aortic Balloon Counter-Pulsation Therapy to Cardiogenic Shock Patients Supported by Extra-corporeal Membranous Oxygenation［J］. Sci Rep, 2016, 6: 23838.

第六节　支架内慢性完全再闭塞（IS-CTO）的介入治疗

一、支架内慢性完全再闭塞（IS-CTO）定义

支架内慢性完全再闭塞（IS-CTO）定义为闭塞段位于先前放置的支架内和/或位于支架近端、远端的 5mm 内的闭塞性病变（100% 狭窄）而且冠状动脉闭塞病变至少 3 个月。J-CTO 评分、B-CTO 评分与 PROGRESS-CTO 评分从不同方面评价了 IS-CTO 难度，并且可以预测该种 CTO 开通的成功率。

二、IS-CTO 形成原因与病理学特征

冠状动脉支架植入后金属异物以及载药聚合物刺激导致冠状动脉血管炎性反应、血管损伤后血小板及胶原沉积，淋巴细胞聚集加上新生动脉粥样硬化等均可导致 IS-CTO 的发生，但是支架膨胀不良、所选支架直径偏小、支架变形、断裂亦是导致 IS-CTO 的重要原因。IS-CTO 病理学特征为：近端一般为高密度较坚韧的纤维帽；病变体部为支架结构、纤维化和钙化以及病变内的新生孔道；远端纤维帽致密程度小于近端，相对近端纤维帽较软。以上特征决定着 IS-CTO 的成功与否。

三、IS-CTO 的影像采集与判读

评估 IS-CTO 是否值得开通，根据闭塞处心肌是否存活来决定，可应用 SPECT、PET/CT、MRI 心肌显像（并不常规应用），简捷的判别方法是观察侧支循环血管的丰富程度，丰富细密的侧支供血的 IS-CTO 血管值得开通，细小、稀少或无可视侧支的 IS-CTO 几乎没有开通价值，尤其是超声心动图发现室壁瘤形成，不值得开通的原因为存活心肌有限，PCI 风险与获益不成比例。

仔细、反复、耐心、细致地阅片，多数 IS-CTO 可以通过双侧、多角度造影来判断 CTO 病变长度、近远端纤维帽特征。双侧造影顺序是先推注逆向供血血管的对比剂，当对比剂接近闭塞远端血管时，再推注正向指引导管对比剂达闭塞段。双侧、足够时间的造影影像（尤其是 30 帧/s）逐帧反复回放可以观察闭塞段近远端血管的显影顺序，逆向侧支循环直径、迂曲情况及出入口处的角度。因有支架轮廓做路标，对于分析闭塞病变走行、迂曲情况大有帮助。

CTA 影像可以获得支架膨胀情况、闭塞情况、闭塞长度及闭塞近端远端形态的信息，尤其是钙化部位与程度。失败过的 IS-CTO 再次 PCI 前 CTA 影像可以获得更多额外信息。

四、IS-CTO 的手术路径及指引导管选择

与其他 CTO 一样，IS-CTO 可选择左、右桡（尺）/股/肱动脉中的任意两条路径完成，选择强支撑

（兼顾主动与被动支撑）、较大直径（7F、8F）指引导管，做好 IVUS 指导或 ADR 技术的准备（ADR 支架内 CTO 不常应用），必要时指引导管自制侧孔以兼顾尽量支撑力、减少冠状动脉开口损伤及避免压力嵌顿。建议先放置迂曲、难于到位的指引导管，并放置工作导丝稳定该指引导管；然后放置较容易到位的指引导管，如需要，同样放置工作导丝稳定该指引导管。

五、IS-CTO 的导丝操作

根据双侧、多角度造影及支架显影情况判别 IS-CTO 病变后，制定 PCI 策略。根据 CTOCC CTO-PCI 流程，IS-CTO 闭塞处呈锥形残端，首选正向攻击，可先通过工作导丝引导微导管到达 CTO 闭塞段近端相对健康的血管。先应用工作导丝可减少 CTO 近端冠状动脉血管损伤，微导管易于更换不同硬度、不同涂层的 CTO 导丝并且给该导丝提供额外的支撑力。通常首先选择具有寻找微孔道功能的亲水涂层导丝（如 Fielder XT-R/XT-A 等），此类导丝操作以旋转为主，仅给予轻微的前送力量，以期自动寻找微孔道并且侦察近端纤维帽坚硬程度。此类导丝无法前行，病变长度 <20mm，可逐渐增加导丝的硬度，以期刺破较硬纤维帽（如 Gaia Second、UB3），并逐步升级到穿透力更加强的导丝（Gaia Third、Conquest、Miracle 12、Progress 120、140T 系列等），穿刺纤维帽导丝操作与工作导丝及寻找微孔道导丝不同，应较为精确调整方向加上较大的正向推送力来刺破坚韧纤维帽。IS-CTO 在支架内闭塞允许多次反复调整导丝，多体位判断导丝是否位于支架内且不易发生夹层和血肿。发现前一根导丝在支架远端穿出并进入夹层且剩余病变长度 >20mm，可以启动平行导丝技术。平行导丝一般选择穿刺能力较强的两根互相导丝，尽量接近闭塞远端真腔血管。如果前一根导丝穿出支架进入远端夹层且病变长度 >20mm，其以远血管无严重弥漫性病变且着陆区未累及较大分支血管，亦可启动 ADR 技术，可以较高效完成 IS-CTO。

ADR 技术因原支架的存在，不常用于 IS-CTO。CrossBoss 导管、Mini-Knuckle/Knuckle 技术的应用可提高 IS-CTO 支架内闭塞段的通过效率。对于无锥形残端，IS-CTO 寻找微孔道功能的亲水涂层导丝试探后，可直接升级到穿透力更加强的导丝，通过近端纤维帽后可降级导丝硬度（或使用 CrossBoss 导管），加上原支架的影像指引，可以较高效率通过支架内闭塞段。如无锥形残端，IS-CTO 闭塞处距离支架还有一段距离血管走行方向不清楚且有较大分支，IVUS 指导纤维帽穿刺，可降低导丝操作的盲目性。

六、IS-CTO 正逆向结合技术

IS-CTO 同样由闭塞段近端、闭塞全程、闭塞段远端、逆向侧支四大要素构成。正、逆向技术也是根据这四大要素采用的（B-CTO 评分系统全面评价了该四大要素）。当正向导丝通过 IS-CTO 失败，如果存在同侧或对侧逆向侧支循环（即使存在明显同侧逆向侧支循环，双侧造影仍有机会获得闭塞远端的特殊信息），应尽早启动逆向介入治疗技术。逆向技术的关键在于侧支通过，其失败的原因为导丝和 / 或微导管不能通过侧支。逆向侧支循环分为间隔支、心外膜侧支和桥血管。间隔支侧支造影可视连接实际上并不一定连接，导丝 surfing 技术可以通过肉眼不可视的侧支循环，首选 Sion 导丝（不能通过时还可选 Fielder XT-R、Sion Black 导丝），导丝操作前进行微导管选择性造影，对于间隔支侧支通过有一定帮助，严重迂曲侧支首选 Finecross 微导管，否则可选 Corsair 扩张微导管。导丝操作以左右旋转为主，随着心搏节奏轻微向前推送，小心、谨慎地通过侧支循环。间隔支侧支受损多局限于心肌或者漏入心室，不一定需要特殊处理，保留导丝、撤出微导管并认真观察与判断后，再决策是否需要处理。心外膜侧支造影见可视性连接它一定连接，不建议采用 surfing 技术。根据造影影像塑形多根导丝，首选 Sion

导丝,反复尝试不能通过时可能存在不可视分支干扰,不可强行通过,需改变导丝头端塑形或者更换 XT-R、Suoh 03、Sion Black 等导丝。采用 seeking 技术细心前进,导丝前段出现微小 Knuckle,可伺机快速通过侧支循环。过分迂曲部位微导管选择性造影,提供更多侧支走行、分支的信息,心外膜侧支一般比较迂曲,首选 Finecross 微导管。心外膜侧支受损多漏入心包,开通 CTO 后判断该处是否双侧供血,可能需要处理积极双侧弹簧圈或缝线封堵。桥血管直径相对较大,导丝通过难点在吻合口处,微导管较容易到达 CTO 闭塞远端。IS-CTO 闭塞段远端纤维帽相对疏松,逆向导丝通过侧支循环后如操作正向导丝一样逐步升级或跳跃升级,在原支架影像的指引下,进行正逆向导丝对吻技术,即使逆向、正向导丝均未能通过 CTO 处,在非支架段正向、逆向导丝尽量接近,为下一步反向 CART 技术的成功创造了很好的条件。如果逆向、正向导丝无法重叠,可以通过 IVUS 指导选择适当的球囊直径及调整导丝方向,完成反向 CART 技术。如果逆向、正向导丝无法接近,可采用逆向或正向 Knuckle 技术,跨过 CTO 段,使逆正向导丝在 IS-CTO 支架近端或远端交会,完成反向 CART 技术(对于 IS-CTO 正逆向支架内 Knuckle 均可提高开通效率)。逆向导丝通过 CTO 病变,逆向微导管难以通过时可采用更换不同种类微导管、小球囊推送 /Corsair 135cm(通过侧支循环能力远超于 Corsair 150cm)推送过迂曲处、锚定、Guidezilla 加强支撑等方法完成逆向微导管通过 CTO 至正向指引导管,然后采用 Rendezvous、RG3、AGT 技术建立 PCI 导丝轨道完成手术。逆向导丝通过 IS-CTO 进入正向指引导管,逆向微导管不能通过时可采用逆向导丝抓捕技术完成导丝体外化。反向 CART 技术后球囊扩张,通过 IVUS 或逆向造影指导(尽量避免正向造影,防止血肿扩大),完成 IS-CTO 开放及支架植入。

七、IS-CTO 中特殊情况的处理

IS-CTO 闭塞近端、闭塞段或远端由于支架膨胀不良、钙化病变或支架断裂导致导丝难以全程走行于支架内时,可以考虑 Crush 该部分支架结构后完成 IS-CTO 开放及支架植入。

(孙志奇)

第七节 合并外周血管疾病患者的 CTO 病变介入治疗

周围血管疾病(PVD)是指除冠状动脉之外的主动脉及其分支动脉的动脉粥样硬化、狭窄、闭塞及瘤样扩张的一类疾病。而冠状动脉与非冠状动脉循环相互共存,两者具有相似的危险因素,包括吸烟、糖尿病、原发性高血压、高血脂、高龄、肥胖及阳性家族史,同时受到特定疾病进程影响,往往需要相近的治疗方法,尤其药物治疗方面存在一致性,然而手术治疗策略需结合其各自病变病程、急危重程度而定。

一、周围血管疾病合并 CTO 病变特征

PVD 由于其病程进展隐匿,可以长期没有临床症状或症状不典型,这类患者的周围动脉疾病症状要么被忽视,要么误诊为其他病因(如退行性病变,关节炎),晚期表现为肢体血压的变化和临床症状。常见的周围动脉病变和症状包括间歇性跛行、肢体坏疽、主动脉夹层、主动脉瘤、严重高血压、肾功能不全以及与之相关的心肌梗死(MI)、脑卒中和心血管死亡。需要注意的是,无论其症状是否典型,与普通人群相比,PVD 患者发生心肌梗死和缺血性脑卒中的风险明显增加。在高血压防治指南中,周围动脉疾病被视为冠心病的等危症,属于心血管疾病的高危人群,必须进行及时、有效的干预治疗,最大限度地

降低心脑血管疾病和死亡风险。与单独发生冠心病（CAD）或 PVD 相比，CAD 合并 PVD 的患者总体病死率翻倍（每年约 4.6%）。1 年内发生心血管死亡、MI、脑卒中或因粥样硬化住院的风险约 23.1%，单独发生 CAD 或 PVD 上述事件的风险为 13%~17%。对于 PVD 合并 CTO 病变，目前尚无相关流行病学研究指出其发病率，但其病理基础多样性提示其治疗的复杂性。由于介入治疗创伤小、恢复快、住院时间短等优点，经皮冠脉介入术（PCI）为治疗合并 PVD 的 CTO 主要的治疗方式。但由于不同类型的周围血管疾病合并 CTO 治疗策略，行"一站式"介入联合治疗，还是分次介入治疗，需结合其病变特征、急危重程度而定。

二、CTO 合并急性主动脉疾病介入治疗

急性主动脉综合征（AAS）由 3 种临床特征相似且相互关联的情况组成，包括急性主动脉夹层、急性壁内血肿和急性主动脉穿透性溃疡等。AAS 是临床上一种十分凶险的主动脉疾病，如不及时诊疗，将危及生命。近年来，虽然随着外科手术、麻醉及体外循环技术的不断进步，AAD 的手术治疗有了很大突破，但手术死亡率和并发症发生率仍然很高。自 1994 年美国斯坦福大学的 Dake 等首次报道应用腔内修复术治疗 Stanford B 型主动脉夹层以来，此技术在国内得到了广泛应用，其中远期疗效满意。因此，对于合并 AAS 累及降主动脉的 CTO 患者优先行主动脉腔内修复术（TEVAR），择期行 CTO 介入治疗。需强调的是，对于行左锁骨下动脉（LSA）开口部分封堵的患者，CTO 介入治疗时需尽可能避免使用左桡动脉通路。对于主动脉夹层累及腹主动脉或髂、股动脉时，由于大部分 CTO 患者行双侧通路，而股动脉通路为重要备选的途径，故建议主动脉夹层腔内修复术后 3~6 个月后主动脉夹层腔内血栓机化后行 CTO 介入治疗，此外，CTO 术中操作时尽量避免应用病变侧股动脉，术中更换指引导管需全程透视下规范操作，避免指引导管头端剧烈刺激夹层壁致假腔破裂。AAS 术后 CTO 治疗抗血小板方案的制定同样不可忽略。结合中国人民解放军北部战区总医院经验，在 PCI 入路允许情况下，常规于 AAS 患者 TEVAR 术后 1 周后行 CTO 介入治疗，除非患者存在严重合并症。对于升主动脉夹层需要外科行急诊升主动脉置换术后 3 个月，主动脉疾病稳定，再考虑是否行 CTO 治疗，同样注意外科手术情况考虑入路。CTO 介入术前按照冠心病常规剂量行抗血小板治疗，术中肝素按照 70~100U/kg。

三、CTO 合并腹主动脉瘤的介入治疗

腹主动脉瘤（AAA）是临床上一种较常见的动脉扩张性疾病，直径为 5.5cm 以上的 AAA，若不进行手术治疗，2 年内自然破裂率高达 50%。择期外科手术死亡率为 4%~6%，急诊手术死亡率更高达 19%。1991 年阿根廷的 Parod 首次报道应用腔内修复术治疗 AAA 获得成功，腔内技术的应用已日益普及。然而，值得关注的是，潜在 CAD 患者行 AAA 手术的病死率增加 3 倍，既往研究同样指出合并 CAD 的 AAA 患者生存率降低 2 倍，合并 CAD 患者 8 年累计心血管事件发生率是无 CAD 患者的 2~4 倍。究其原因，主要考虑心源性缺血事件，其病理机制为冠状动脉斑块破裂，血栓形成，继发血管管腔阻塞；其次，围手术期供氧不足，冠状动脉痉挛，导致心肌缺血；此外，手术本身引起的机体应激反应也是有害的。而 CTO 患者由于既定冠状动脉闭塞形成，冠状动脉血流供需稳定情况下，合并 AAA 时，建议优先行腹主动脉腔内修复术，1 周后行 CTO 开通术。对于累及重要分支血管的 AAA 患者，如腹主动脉瘤累及髂动脉，术中行髂动脉腔内隔绝术患者，行 CTO 介入治疗中注意选择上肢入路。如患者腹主动脉介入术后合并肢体缺血或肾功能加重等情况，需要择期 1~3 个月再行 CTO 介入治疗。这样患者入路可以选择股动脉，但上送导管需要经过腹主动脉支架，需要透视操作，避免损伤覆膜支架。

四、CTO合并颈动脉病变介入治疗

由于我国人口老龄化的来临,冠心病合并颈动脉狭窄的患病率也在逐步增长,成为导致心脑血管事件的重要因素。许多研究显示,在冠心病患者中颈动脉狭窄的患病率达25.4%,而经冠状动脉造影诊断为CAD的患者中严重颈动脉狭窄(>70%)达5%。同样颈动脉狭窄患者中CAD的患病率同样很高,许多随机临床试验证实颈动脉狭窄患者中CAD的患病率为13%~86%。简而推知,CTO与颈动脉狭窄患病率同样不低。就其治疗而言,CAD进行外科开放治疗,如果合并严重颈动脉狭窄,则围手术期脑卒中风险明显增加;同样,严重颈动脉狭窄患者无论行颈动脉内膜剥脱术(CEA)或颈动脉支架成形术(CAS),如果合并严重冠状动脉狭窄,则围手术期MI风险明显增加。因此,CAD和颈动脉狭窄并存的情况下,对其中之一进行治疗时,有可能引发另一部分的并发症,导致严重后果,合理处理并存病变、减少并发症是临床工作的迫切需要。

根据病情和病变程度作为制定CTO合并颈动脉病变介入治疗的依据:①颈动脉药物治疗下无症状发作或偶有轻度症状发作,如狭窄病变程度不重,可以临床随访观察并强化药物治疗,先行CTO介入治疗,3~6个月复查1次颈动脉超声或颈动脉造影;如狭窄病变程度较重,应择期行血管重建治疗。②病情不稳定,如以颈动脉狭窄的症状为主,应先行颈动脉血管重建治疗;如以CAD的症状为主,应先行CTO治疗;如二者均不稳定,可考虑同期血管重建。③颈动脉狭窄有CAS指征,也符合CEA指征,此类患者一般情况下建议先行CTO介入治疗PCI,因PCI通常对血流动力学影响小,往往不影响颈动脉的供血,病情稳定后择期行CAS,时间间隔3天以上为宜,如PCI后有并发症,要待到并发症稳定或治愈后方可考虑CAS;如果病情允许或者病情需要,如病变简单,技术可靠,同期介入并非禁忌。④CTO患者的病情和冠状动脉病变的解剖有PCI指征,颈动脉狭窄只符合CEA指征,这类患者一般情况下先行CTO介入,再择期行CEA,因为PCI对血流动力学影响较小,一般不会对CEA术前患者颅内血流产生明显的负面影响,而如何衔接两次手术间的抗凝抗血小板治疗策略,预防血栓和栓塞的风险仍有争议,需进一步优化。

抗血小板治疗是血管重建围手术期药物治疗的关键,能够有效减少动脉栓塞事件,但不同术式之间的抗栓衔接有争议。因此,针对不同情况制定不同抗血小板方案:①CTO介入术后的抗栓治疗强于CAS,抗栓治疗策略参照单纯CTO病变PCI的抗栓治疗,即PCI术前阿司匹林≥300mg、氯吡格雷≥300mg,PCI术后阿司匹林(100mg、1次/d)+氯吡格雷(75mg、1次/d)≥6个月,阿司匹林(100mg、1次/d)终身服用,CAS期间阿司匹林+氯吡格雷剂量维持不变;②CEA围手术期建议应用双联抗血小板治疗,因为该方案可减少死亡和脑栓塞的风险,且并不显著增加出血的风险。

五、CTO合并肾动脉狭窄的介入治疗

心血管健康研究发现,9.1%男性和5.5%女性肾动脉狭窄程度至少60%,冠心病患者肾动脉疾病患病率明显升高;CAD发病率与肾动脉疾病发病率呈正相关。因此,合并肾动脉狭窄的CTO患者,应明确肾动脉病变性质和患者是否存在肾动脉疾病相关性并发疾病,如高血压或存在肾动脉纤维肌性发育不良导致肾损害的患者可考虑进行球囊支架成形术,择期行CTO介入治疗;对于存在肾动脉血运重建术指征患者,如果肾动脉解剖复杂,血管腔内成形术失败或者其间接受主动脉开放性手术,可考虑进行外科血运重建术,择期行CTO介入治疗;血压正常或者肾功能正常患者,可先行CTO介入治疗,定期复查肾动脉狭窄程度制定下一步治疗方案。部分学者提出"一站式"介入解决CTO和肾动脉狭窄的治

疗策略,需全面评估患者的整体病变情况而定。

六、CTO 合并肢体动脉狭窄的介入治疗

除锁骨下动脉外,很少上肢动脉粥样硬化。流行病学研究显示,锁骨下动脉狭窄诊断大多是基于臂间收缩压差≥10mmHg(1mmHg=0.133kPa)或 15mmHg。锁骨下动脉狭窄患病率估计为总人口的 2%,在伴有下肢动脉疾病患者锁骨下动脉狭窄发生率可增至 9%。下肢动脉疾病通常在 50 岁以后发病,在 65 岁以后下肢动脉疾病呈指数增长,80 岁时下肢动脉疾病发病率达到 20%。在高收入国家,有症状的男性下肢动脉疾病更为多见;而在中低等收入国家,女性下肢动脉疾病发病率高于男性。由于中低等收入国家人口增加、老龄化、糖尿病发病率增加、吸烟等,下肢动脉疾病在过去的 10 年中增加了 23%。对于 CTO 合并肢体动脉狭窄疾病患者治疗策略中,同样需要结合肢体动脉症状而定,对于存在严重肢体症状患者,需优先行肢体,尤其下肢血管重建术,进而控制感染,降低截肢平面,还可减少将来主要心血管事件的发生率及预后。相反,则优先行 CTO 介入治疗,择期或者同次住院行肢体介入治疗,因为首次 CTO 介入治疗后,以保证患者安全并提高对周围血管介入治疗的耐受性。

总之,CTO 合并 PVD 患者的治疗极其复杂,早期诊断对于减少心血管事件发生率和病死率的风险管控极其重要。而术前对心脏和周围血液循环的病变进行仔细评估,对于患者得到最佳医疗资源的救治、最佳时间的选择有重要意义。

(王效增 韩雅玲)

第十四章

慢性完全闭塞病变介入治疗失败
原因分析及再次介入治疗

第一节　从患者临床和病变层面寻找失败原因

对于 CTO 病变患者,在术前应认真分析患者病情,仔细观察病变特点,明确手术适应证。对于风险大、手术成功率低的患者应建议其选择冠状动脉搭桥术,避免在不可能完成的任务上浪费过多的精力和时间,同时减少患者承担的风险和经济负担。只有严格控制适应证,才能保证手术成功率的提高和并发症发生率的减少。

CTO 病变术前应该明确以下内容:闭塞段近端特点,是齐头还是锥形残端,残端上有无分支血管发出;闭塞段血管大致走行,闭塞段长度,闭塞段特点,是否有钙化、迂曲或成角,是否是多段闭塞;闭塞段远端特点,远端是否有分叉,是否有病变;侧支循环特点,是否存在侧支循环,侧支循环位于室间隔还是心脏表面,提供侧支循环的血管是否存在其他病变;患者特点,患者是否有开通闭塞血管的愿望,患者是否合并其他严重疾病,患者心、肾功能是否能耐受长时间手术和大量对比剂。对患者和病变的误判往往会造成手术策略和手术器械的错误选择,造成手术难度加大、手术时间延长、手术失败,甚至可能造成难以补救的严重后果。以下我们将详述几种容易发生的误判。

一、急性闭塞病变误判为 CTO 病变

在有长期劳累性心绞痛病史的患者中,狭窄比较重的病变血管(狭窄 >95%),往往有侧支循环形成,在此基础上形成的急性闭塞(临床常表现为急性冠脉综合征)在造影中表现出血管闭塞,同时又有侧支循环形成,经验不足的医生会误判为 CTO 病变,致使导丝的选择不正确,导致手术的失败。

病例 1:患者因"急性下壁心肌梗死"入院,冠状动脉造影提示 RCA 中段闭塞,LAD 通过间隔支给 RCA 远端提供侧支(图 14-1-1A、B)。术者选用 BMW 导丝不能通过病变,认为 RCA 是 CTO 病变,分别选用超滑的 PT Floppy 导丝和锥形硬导丝 Cross-IT 100 导丝尝试通过病变,最后进入夹层造成手术失败。在图 14-1-1D 中可以看到患者 RCA 中段明显血栓病变,RCA 在第三锐缘支发出后完全闭塞,LAD 和 LCX 提供侧支供应 PDA 和 PLA。可以看出因为有边支发出部分显影的血管应为 RCA 真腔,术者使用通用型导丝 BMW 导丝不能通过病变后认为 RCA 为 CTO 病变,但实际上此病变是在狭窄的基础上血栓形成,导丝不能通过病变的原因是导丝头端进入血管夹层假腔,而不是因为 RCA 为 CTO 病变,如图 14-1-1C 中锥形硬导丝 Cross-IT 100 导丝头端呈 U 型提示导丝在假腔中。

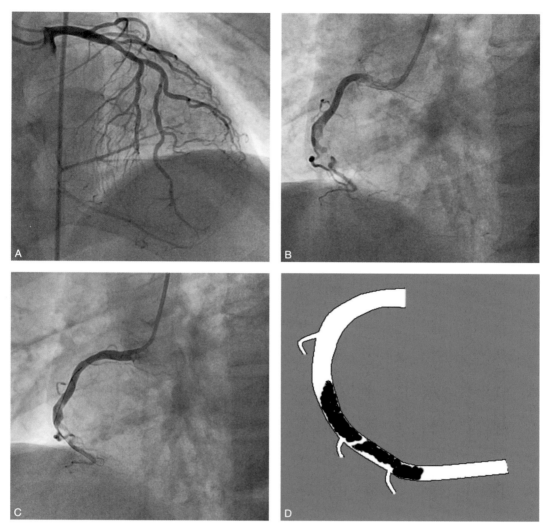

图 14-1-1　急性闭塞病变误判为慢性完全病变

在这类病例中,术者应充分认识到急性心肌梗死病变绝大多是基于血管狭窄或动脉粥样硬化斑块破裂基础上血栓性闭塞。对于这类病变通用型导丝往往足以胜任,如果遇到闭塞段有严重迂曲或成角的,可适当选用较软超滑导丝,如果导丝头端不能前进或弯曲成 U 型,应首先考虑导丝进入动脉粥样硬化斑块破裂后造成的夹层中,切勿认为遇到 CTO 病变,盲目换用硬导丝,造成夹层扩大甚至冠状动脉穿孔破裂。

二、慢性完全闭塞病变误判为非闭塞病变

CTO 病变中有一类病变是在闭塞段内部形成微血管(侧支循环),在造影时给术者造成有前向血流的假象而误判为非闭塞血管,尤其是在病变较短的时候。通常在尝试使用通用型导丝或超滑导丝通过病变时,鉴于术者的操作粗暴等原因导致侧支循环闭塞,失去前向血流引导而导致失败。

病例 2:患者因"不稳定型心绞痛、陈旧性前壁心肌梗死"入院。冠状动脉造影提示 RCA 弥漫病变,LAD 自近端闭塞,右足位提示 LCX 中段严重狭窄,TIMI 血流 1 级(图 14-1-2A),但在正足位上提示 LCX 中段病变为闭塞病变(图 14-1-2B),仔细观察可见在闭塞段内部有迂曲、成角的微血管孔道形成(图 14-1-2D)。术者在术中未能仔细观察病变特点,分别选用通用型导丝 Runthrough 导丝、超

滑导丝 Pilot 50 及 Pilot 150 导丝在球囊支持下尝试通过病变（图 14-1-2C），均未成功,最终造成手术失败。

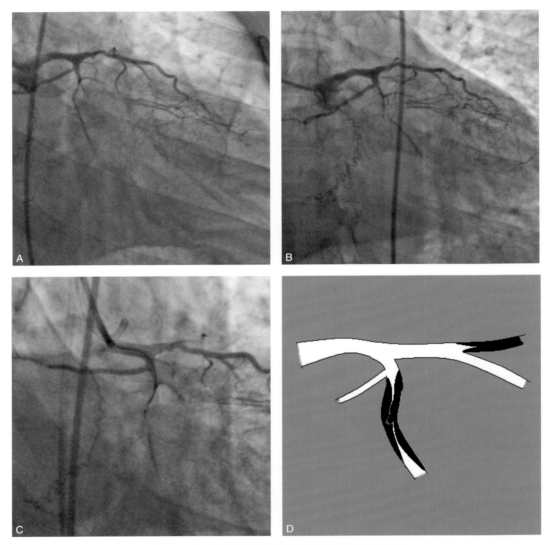

图 14-1-2 慢性完全闭塞病变误判为非闭塞病变

在此类病例中,术者应在术前仔细观察病变,通过多体位投照明确病变特点,不应在某些体位看到前向血流存在、病变较短后,乐观地认为仅是严重狭窄,而忽视在其他体位上看到的重要信息,从而低估了手术难度,错误应用了手术器械和操作技巧。在出现问题后,术者仍未能仔细观察病变特点,寻找失败原因,而一味地将原因归咎于患者病变复杂、成角等。在前向血流依旧存在的情况下,如能认真寻找失败原因,采用适合的器械和技术,仍有成功的希望。

三、闭塞段近端无残端或进入点不清

闭塞段无残端、闭塞段进入点显示不清是 CTO 病变 PCI 中的常见失败原因。闭塞段无残端造成导丝进入闭塞段的进入点显示不清,容易造成导丝进入内膜下或导丝穿孔。

病例 3:LAD 中段发出 D1 后闭塞,闭塞段近端无明显残端,LAD 中段还有 2 个间隔支发出 S1

和 S2，闭塞段远端是 LAD 和 D2 分叉，闭塞段很短，估计在 10mm 左右（图 14-1-3A）。如图 14-1-3B 所示 LAD 闭塞段的进入点可能位于 S1 到 S2 之后 10mm 左右的区域，有一定经验的术者可能会认为进入点应在 S1 和 S2 之间血管转折处（图 14-1-3B 中红线位置），但也有术者认为间隔支应从 LAD 上发出，所以进入点应位于 S2 之后（图 14-1-3B 中绿线和蓝线位置），而 S1 的分支距离 LAD 远端直线距离最短也是可能的进入点。术者从使用 Fielder XT-A 导丝在以上 4 个位置都进行了尝试，导丝均无法进入远端真腔或无法进入闭塞段。是什么造成了手术失败？术者复盘时调取了术前 CTA 结果进行分析，从三维重建图上可知 LAD 从闭塞段近端直线发出，进入点以远存在管腔扩张（图 14-1-3C）。从血管截面重建图上可以看到 LAD 进入点应该位于 S1 和 S2 之间（图 14-1-3D，红圈为 LAD，黄圈为 D1，蓝圈为 S1，绿圈为 S2，紫圈为心大静脉）。真正的血管结构如图 14-1-3E 所示，进入点应该位于 S1 和 S2 之间血管转折处，且闭塞段内无钙化，导丝不能通过的最大可能是导丝的硬度不够。术者在更换 Gaia Second 导丝后从 S1 和 S2 之间血管转折处进入闭塞段，成功开通 LAD（图 14-1-3F）。

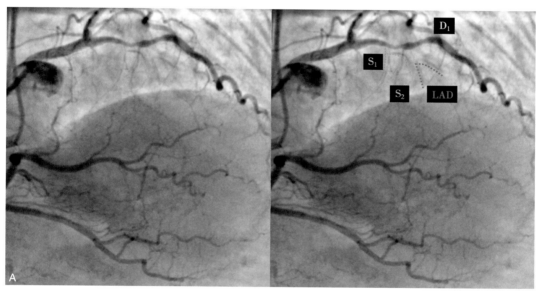

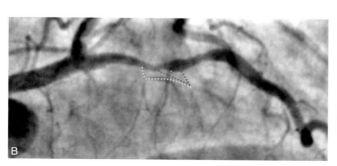

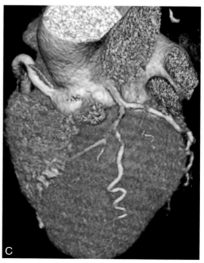

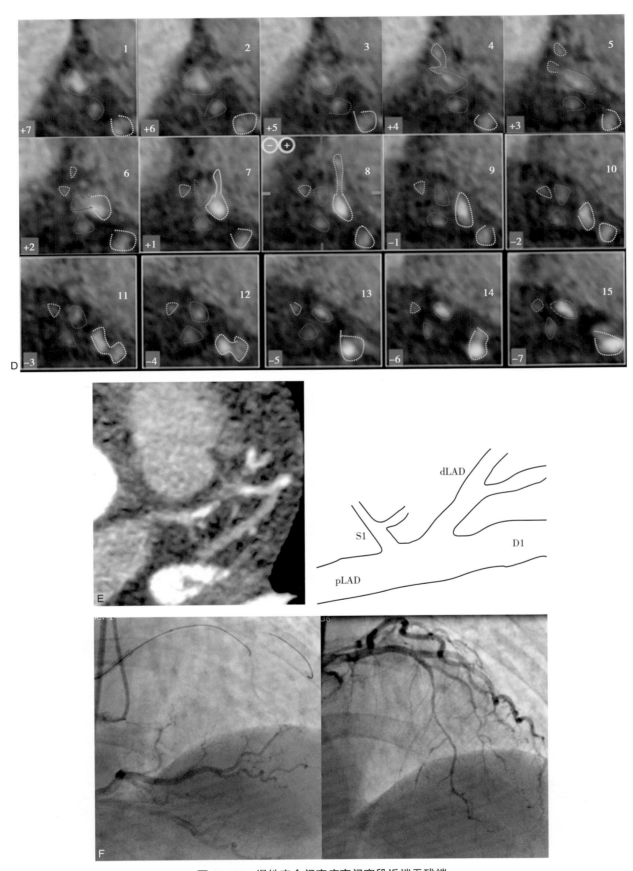

图 14-1-3 慢性完全闭塞病变闭塞段近端无残端

对于进入点不清的 CTO 病变,如果在闭塞段近端有合适分支,还可以选择使用 IVUS 引导找到进入点。

病例 4:LAD 中段发出 D1 和 S1 后闭塞,造影未见残端(图 14-1-4A)。在 D1 放入 IVUS 导管寻找进入点,IVUS 发现在 2 点钟和 4 点钟方向各有 1 支血管,从 LAD 同时发出(图 14-1-4B),这意味着 LAD 其实并未闭塞,只是由于严重狭窄造成 LAD 近端和由侧支逆供的远端的压力在病变处相等,所以造影时病变段不显影。那么哪个是 LAD 呢? 术者将 1 条导丝置于 S1 中,再行 IVUS 检查,发现位于 4 点钟方向的血管存在导丝伪影,应为 S1,而 2 点钟方向的血管是 LAD(图 14-1-4C)。

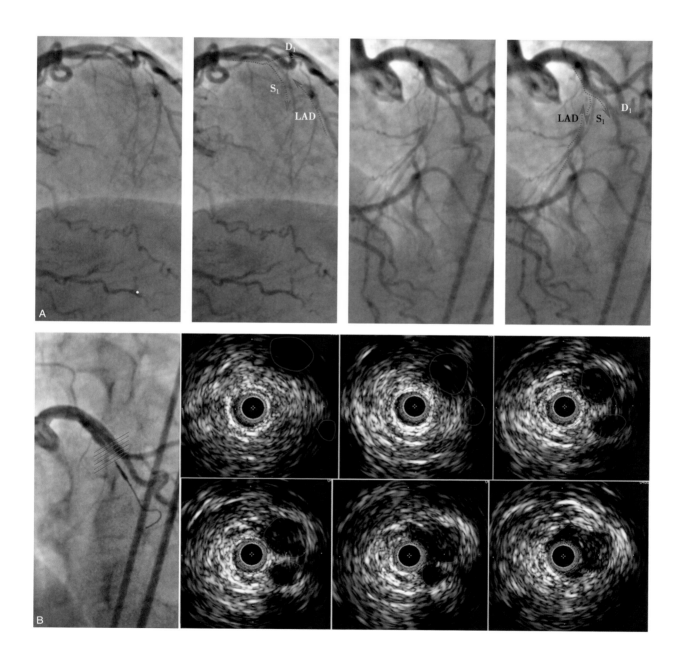

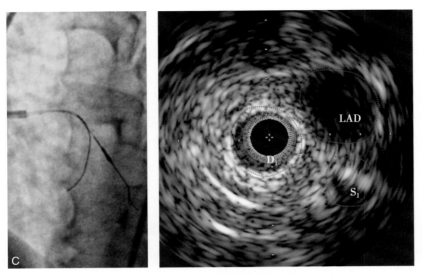

图 14-1-4　慢性完全闭塞病变闭塞段进入点不清

另外,对于进入点不清的 CTO 病变,尝试逆行开通也是不错的选择。虽然经验丰富的 CTO 术者通过仔细阅读冠状动脉造影结果,同时结合自身经验就能成功开通,并不一定需要其他影像工具的指导。但是笔者仍然认为,对于处于学习阶段的 CTO 术者来说,CTA 和 IVUS 能够清楚展示 CTO 的内在结构,帮助术者找到成功和失败的原因,同时不断积累经验和信心。这一过程对于技术上的进阶或者"使成功可复制"实在至关重要。

四、对闭塞段内是否迂曲判断失误

通常 LAD 近中段、LCX 以及 RCA 近中段、中远段的闭塞病变节段内往往有迂曲拐弯,经验不足的医生往往判断不足,在导丝的选择及操作上失误导致手术失败。对于闭塞段内迂曲或拐弯的 CTO 病变,术者在术前对手术难度要有充分的准备,锥形的硬导丝在遇到大角度拐弯或连续拐弯时,往往由于摩擦力过大造成推进困难或者难以调整头端方向,可能会造成导丝头端的螺旋(coil)部分脱扣甚至断裂,也可能会造成导丝进入假腔或冠状动脉穿孔,导致手术失败。

病例 5:患者因"不稳定型心绞痛、陈旧性下壁心肌梗死"入院。冠状动脉造影提示 RCA 自近段完全闭塞,LAD 通过间隔支侧支逆供 PDA,LCX 通过左房旋支至锐缘支侧支逆供 RCA 中段,闭塞段很短,但闭塞段内有 90°的转折,LAD 中远段狭窄 90%(图 14-1-5A、B、D)。术者在术前对闭塞段内的迂曲准备不足,认为闭塞段很短导丝应很容易通过,选择支持力较差的 JR4 导引导管,使用 Pilot 150 导丝进入假腔,换用 Miracle 6 导丝不能寻至真腔(图 14-1-5C),造成手术失败。

在此类病例中,术者应充分认识到闭塞段内迂曲给手术带来的难度,不应只看到闭塞段短就盲目乐观认为只要导丝够硬就能成功。对于此类病变,应选择强支持力的导引导管,可尝试用超滑导丝或锥形硬导丝通过病变,也可先选择锥形硬导丝,在闭塞段近端纤维帽扎孔,如进入闭塞段后不能拐弯,则可使用超滑导丝采用平行导丝技术或跷跷板技术。另外,在导丝操作中应尽量控制导丝沿闭塞段内侧缘前进,这样导丝行进角度较小,易于调整方向和行进(如图 14-1-5E 中导丝 2),如果沿外侧缘前进导丝,调整角度会更大(如图 14-1-5E 中导丝 1),容易像病例 5 中导丝进入夹层或穿出血管,造成手术失败。

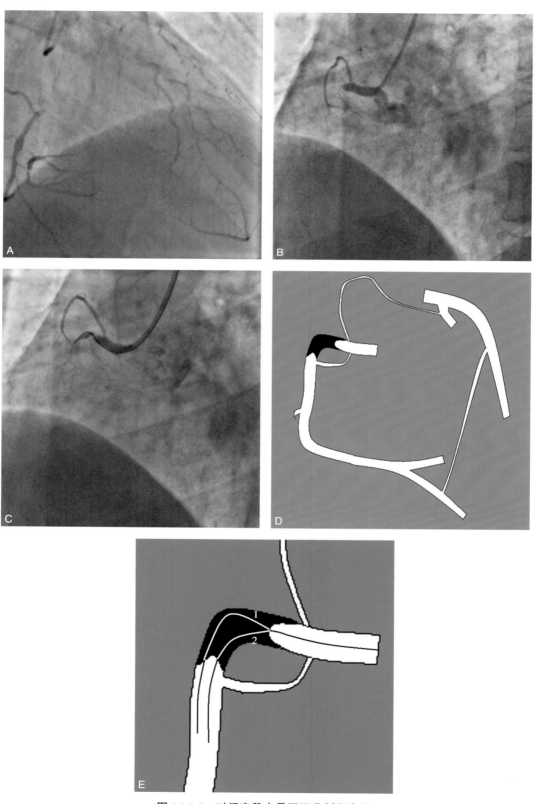

图 14-1-5　对闭塞段内是否迂曲判断失误

五、对闭塞段近端或远端血管严重病变及迂曲成角判断失误

闭塞病变近段有严重病变或重度迂曲时，由于导丝每经过一次转折，推送力就要按平行四边形法则将力分解，如果近段重度迂曲，导丝前端的穿透力不足以穿过闭塞病变，处理闭塞病变往往选用较硬的导丝，通过近段迂曲很困难；选用较软导丝，可以通过近段迂曲，但闭塞病变又不易通过。比如左回旋支中远段闭塞，左回旋支开口与左主干分叉成角大于 70°，推送力被分解（图 14-1-6），为了进入左回旋支，导丝尖端成形往往较大弧度，到达闭塞病变处时，既无法控制导丝尖端寻找闭塞真腔开口，过大弧度的弯头也很难推送入闭塞病变内，所以成功率明显下降。

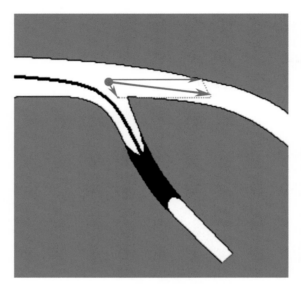

图 14-1-6　左回旋支开口与左主干分叉成角
大于 70°时导丝操控较困难

闭塞病变远段有严重病变或重度迂曲时，硬导丝通过闭塞段后由于闭塞段摩擦力很大，导丝头端很难再随心所欲地调整方向，导丝头端给予远端回馈感觉很差，很容易造成远端血管夹层，进入假腔，使先前的努力付之东流。

病例 6：患者因"不稳定型心绞痛"入院。冠状动脉造影提示 RCA 近段严重狭窄 90%，自中段完全闭塞，闭塞段近端有两支边支发出，LAD 通过间隔支侧支逆供 PDA，RCA 闭塞段远端锐缘支发出后可见 90% 严重狭窄（图 14-1-7A、B、E）。术者选择了 AL0.75 导引导管提供了足够的支持力，尝试超滑的 Pilot 50 和 Pilot 150 导丝通过闭塞段，总是进入闭塞段近端边支，未能成功。换用非锥形硬导丝 Miracle 12 导丝到达闭塞段远端，但不能前行，换用 Pilot 150 导丝依然不能前行，对侧造影提示导丝在 RCA 远端严重狭窄处进入假腔（图 14-1-7C、D、F）。如果在手术开始前就进行对侧造影，就有可能避免进入假腔。在导丝进入假腔后，如果再选用另一 coil 型导丝采用平行导丝技术或跷跷板技术调整导丝头端方向，应该能够重新进入真腔。但术中术者选择了尝试将导丝通过假腔再入真腔的策略，经过反复尝试未能成功，造成假腔扩大，RCA 逆向血流消失，再回头应用平行导丝技术，但因逆向血流消失、失去指引而造成手术失败。

在此类病例中，术者应充分认识到闭塞段近端或远端血管病变给手术带来的难度，不应仅观察闭塞段内的病变特点，而忽视闭塞段前后病变的情况。闭塞段近端迂曲或严重病变时，可选用适合

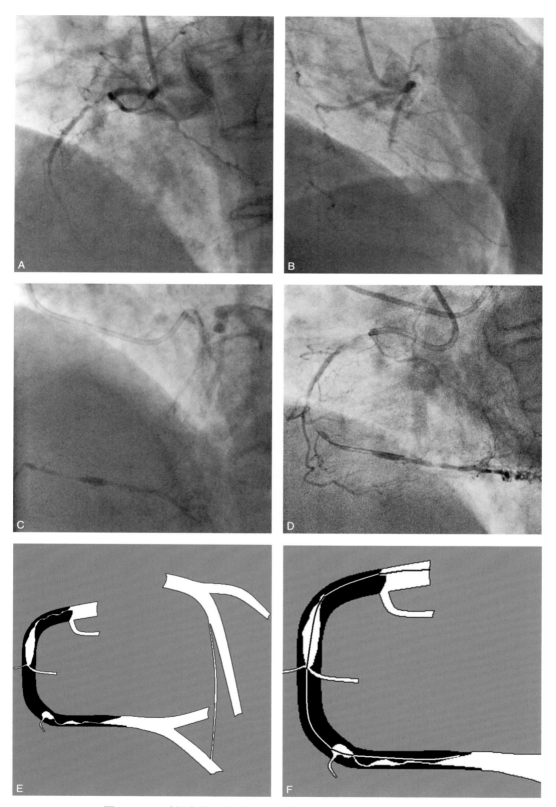

图 14-1-7 对闭塞段近端或远端血管严重病变及迂曲成角判断失误

导丝通过闭塞段近端,再尝试使用微导管将适合通过闭塞段的导丝交换至闭塞段近端。闭塞段近端迂曲或严重病变时,也可以使用该方法,但前提是微导管能够通过闭塞段前病变或闭塞段。在病例 6 中,如果术者在术前能够仔细观察闭塞段远端病变形态,提前选择对侧造影而不是在进入假腔后再行对侧造影,可能会避免手术失败;如果在导丝通过闭塞段时充分认识到闭塞段远端的特点,选择对侧造影也可避免手术失败;如果在进入假腔后有更多一点耐心,采用合适的技术也可能避免手术失败。

六、对闭塞病变的长度认识不足

当闭塞段较长时,PCI 手术难度较大,闭塞段内情况往往比较复杂,可能有迂曲、成角或钙化等影响手术成功率的情况存在,术者难以通过造影明确闭塞段内血管走行和闭塞段内特点,术中导丝行进中也缺乏闭塞段远端显影血管指引,容易进入假腔和穿孔。术前术者应通过延长造影记录时间,观察桥侧支逆行显影回流来判断闭塞段的长度,如闭塞段长度小于 20mm,则成功率较高,如闭塞段长度大于 30mm,则成功率小于 50%。但对于心肌梗死患者后,如果心肌梗死相关支血管远端不显影有两种情况,一种是闭塞血管由于没有侧支供血,闭塞段远端血管塌陷不显影,另一种是闭塞段内充满机化血栓。故术者在术前应对病变仔细观察,充分估计手术中可能遇到的困难。

病例 7:患者因“不稳定型心绞痛、陈旧性前壁心肌梗死”入院。冠状动脉造影提示左优势型冠状动脉,LAD 自中段完全闭塞,LCX 发出 PDA 通过侧支逆供 LAD 远端(图 14-1-8A、B)。通过造影我们可以看到 LAD 远端由 LCX 发出的 PDA 提供侧支逆供,远端显影的血管位于心尖部,闭塞段很长,大约 100mm,闭塞段内的对角支和间隔支都有部分显影(图 14-1-8C、F),由 OM1 发出侧支逆供,LAD 闭塞段内有 1 处明显钙化。术者认为闭塞段内的对角支和间隔支部分显影提示闭塞段并没有看到的那么长,可能是由于闭塞段远端血管塌陷使 LAD 中远段不显影。术中术者选择了强支持力的 XB 3.5 导引导管,分别尝试了 Pilot 150、Miracle 6、Conquest 12 导丝,导丝可进入闭塞段内造影时部分显影的间隔支和对角支,但由于闭塞段过长、闭塞段内迂曲,导丝在真腔内行进约 30mm 后进入假腔,导丝反复调整方向始终不能到达闭塞段远端(图 14-1-8D、E),最终放弃手术。闭塞段过长时,对于闭塞段内血管走行难以判断,容易造成手术失败。

长闭塞段多见于 RCA CTO 病变,如果闭塞段超过 30mm,无法保证导丝始终走行于血管管腔内,手术成功率低。结合正向和逆向策略,合理使用反向 CART、Knuckle 及 ADR 等技术是提高这类病变手术成功率和效率的唯一办法。术者在术前应充分认识到长段闭塞病变的难度和低成功率,同时进行存活心肌评估,根据情况综合判断开通闭塞血管的效益。

七、对闭塞段内钙化认识不足

闭塞段内混有钙化的病变可分为 2 种情况,一种是钙化成环形存在于血管腔内(图 14-1-9A、B),另一种是钙化偏居于血管腔一侧(图 14-1-9C、D)。如图中所示,当钙化呈环形存在于血管腔内时,导丝往往能够相对较容易地通过闭塞段。而当钙化偏居于血管腔一侧时,由于钙化十分坚硬,即便是 Conquest 之类最坚硬的导丝,也很难穿透钙化(如图 14-1-9D 中导丝 1),导丝往往只能沿着钙化边缘行进(如图 14-1-9D 中导丝 2),但由于受钙化挤压导丝只能在血管外膜的边缘行进,非常容易沿内膜下行进入假腔或造成血管穿孔。

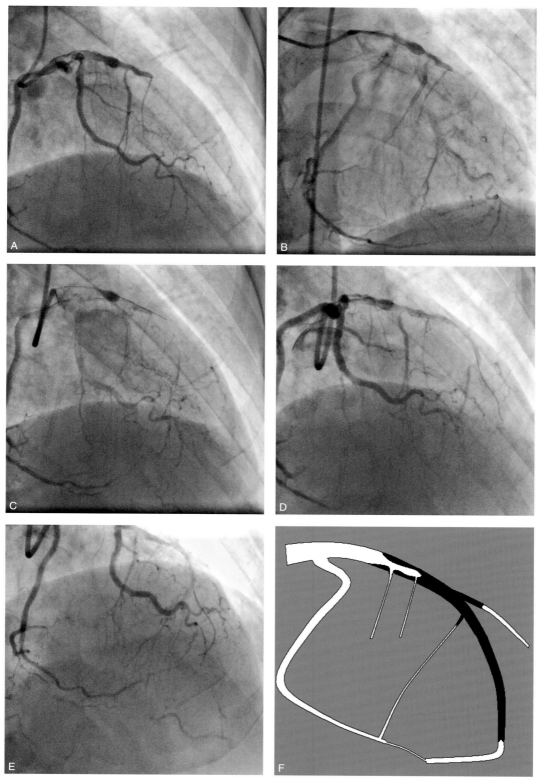

图 14-1-8　对闭塞病变的长度认识不足

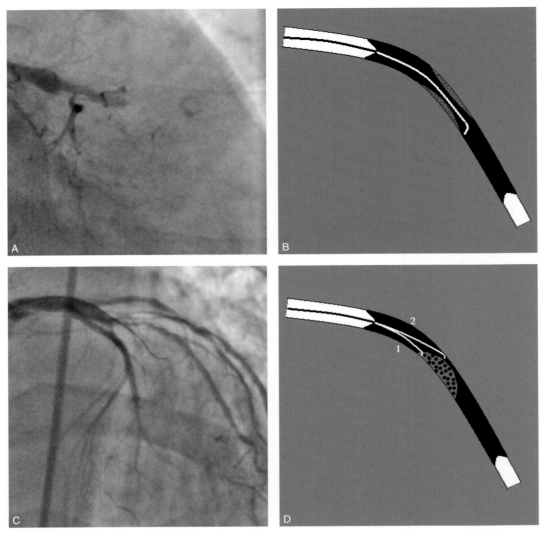

图 14-1-9　对闭塞段内钙化认识不足

病例 8：LAD 自中段发出 D1 后闭塞，闭塞段很短，但由于闭塞段近端迂曲，导丝的攻击角度不佳（图 14-1-10A）。Gaia Third 导丝虽进入闭塞段，但反复调整始终无法到达远端真腔（图 14-1-10B），最终假腔扩大手术失败。手术复盘时术者发现患者术前 CTA 提示闭塞段内存在钙化，且在钙化在闭塞段出口前占据大部分管腔，导丝无法穿透坚硬钙化从而进入内膜下（图 14-1-10C），同时由于 LAD 病变呈"M"型，导丝难以操控，最终导致正向手术失败。在导丝进入内膜下后，假腔未扩大前，及时启动逆向策略或 ADR 技术可能会获得成功。

对于闭塞段内混有钙化的病变，尤其是在横截面上钙化占据大部分管腔时，PCI 手术成功率较低。术者应在术前通过多体位投照仔细观察病变特点，对于钙化的特点有所区分。相对于钙化呈环形存在于血管腔的情况，钙化偏居于血管腔一侧时手术成功率会更低，往往是导丝从钙化边缘通过后难以调整方向，不是导丝穿出血管进入心包腔，失去血管壁对其限制在透视下随心脏搏动而头端剧烈摆动，就是在内膜下前行不能进入闭塞段远端血管真腔。合理结合逆向策略和 ADR 技术，对提高此类病变的手术成功率会有比较大的帮助。

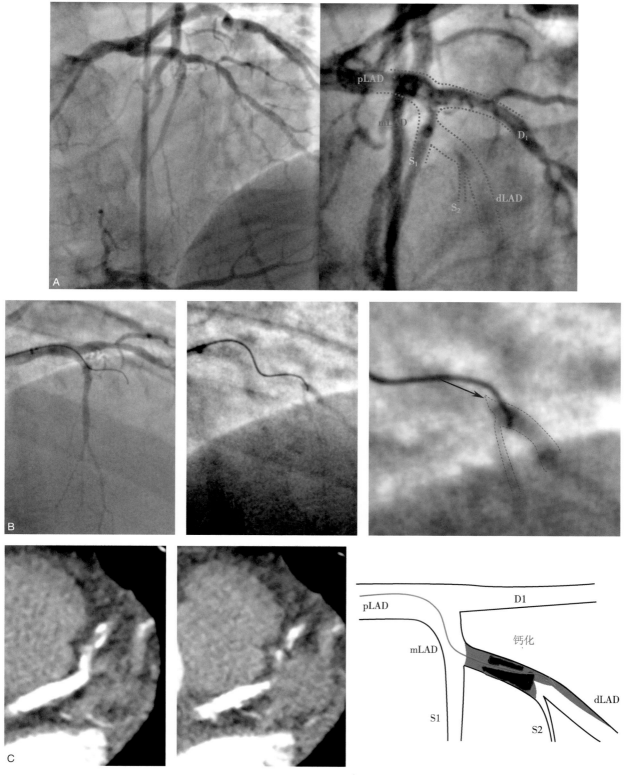

图 14-1-10　对闭塞段内钙化认识不足

八、闭塞段远端是分叉

闭塞段远端是分叉也是造成 CTO 病变 PCI 失败的原因之一。闭塞段远端是分叉的 CTO 病变经常在分叉部位也同时存在病变。对于正向策略来说,导丝在远端往往缺乏良好的"着陆区"或者"出口",如果导丝一旦首先进入分支,再回撤调整方向回到主支血管是比较困难的,而在分支内直接扩张,则可能会造成主支被压闭。这可能是由于导丝通过闭塞体时并不是从正对着远端残存血管的方向穿出,而是从靠近分支的那一侧进入远端血管而造成的(图 14-1-11A)。对于逆向策略来说,逆行导丝在远端分叉病变缺乏可利用的"进攻"区域和角度,除非闭塞段远端存在锥形残端(图 14-1-11B)。

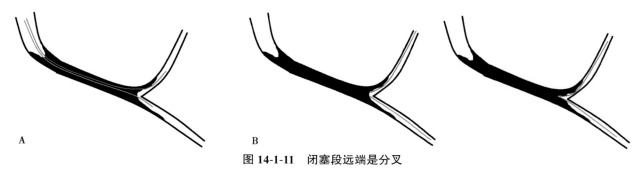

图 14-1-11　闭塞段远端是分叉

病例 9:LAD 自开口闭塞,但闭塞段内的钙化指明了导丝进入点的方向,导丝沿着管状钙化前行至 LAD 中段,LAD 闭塞段远端是存在病变的 LAD/S2/D2 分叉(图 14-1-12A),术者正是在此遇到了巨大的挑战。Gaia Second 导丝能够进入 S2,但即便更换导丝和修改塑形都无法调整进入 LAD 和 D2,导丝回撤至闭塞段调整方向进入 D2,但始终无法进入 LAD 远端(图 14-1-12B),最终导致手术失败。

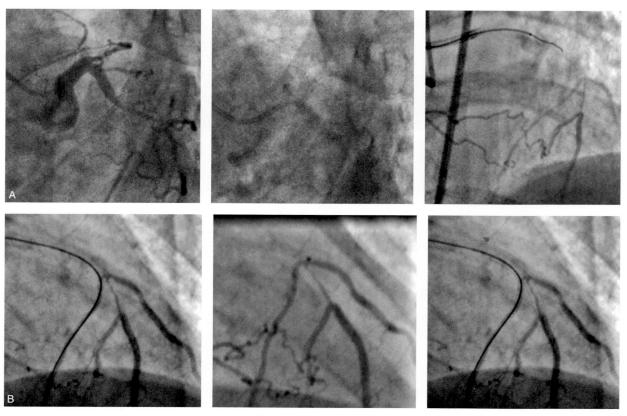

图 14-1-12　闭塞段远端是分叉

在此病例中,失败的主要原因是闭塞段远端为有病变的分叉,由于分叉中央位置被钙化占据,导丝不是偏向 S2 侧就是偏向 D2 侧。如果尝试平行导丝技术或及时开启逆向策略,可能会大大增加成功概率。

九、对患者整体情况的判断失误

慢性闭塞病变的 PCI 手术难度大、风险高,患者合并症多,术中需要应用对比剂量大,手术放射暴露时间长。存在 CTO 病变的患者多数有过陈旧性心肌梗死,心功能比一般患者差,其他合并症如肾功能不全、糖尿病等的比例也高于其他一般冠心病患者。术者在术前应对患者病情进行综合评价,不应仅注意到患者病变特点是否适合手术,还应判断患者整体情况是否能够承担手术,避免"只顾病变不顾患者"的情况出现。对于心功能和肾功能严重不全的患者,在手术指征和病变条件适合的情况下可以进行手术,但在术前必要时应进行水化和透析,术中使用等渗对比剂,并尽量节省对比剂用量和缩短手术时间,必要时应使用 IABP 支持,术后必要时也应进行透析和 IABP 支持。另外,此类手术对于术者有非常高的要求,不是任何介入医生都可以尝试的。

处理 CTO 病变,术者必须要有足够细心、耐心和信心,这是保证手术成功的关键。而能够正确判断患者病情和病变的情况是手术成功的第一步,对于术者信心和经验的积累非常重要。术者应仔细观察患者病情和病变的特点,避免出现"术前轻视病变信心爆棚,术中遇到困难慌乱无章,术后出了问题避之不及"的情况。

(吕树铮)

第二节　策略选择不当

一、手术时机不当

准备接受 CTO-PCI 治疗的患者除了冠状动脉病变较严重外,还常合并其他系统或器官疾病,因此,选择正确的手术时机非常重要,否则手术成功率和患者的治疗效果都会受到影响。手术时机选择的总原则是:要在患者及术者的最佳状态时进行手术。术者要有良好的身体和心理准备,不应该在时间仓促时进行 CTO 病变的 PCI 治疗,也不应在身体疲惫和心情不佳的状态下施术。对于特殊危重复杂的患者,更应选择正确的时机进行手术,以期提高手术成功率。以下几种特殊情况下尤其要注重手术时机的选择:

（一）合并心力衰竭的患者

对于冠状动脉慢性闭塞病变伴心力衰竭的患者,PCI 可以改善心功能,提高患者的生活质量,使患者获益。但应注意对这类高危患者实施 PCI 的手术风险高、难度大,要求术者恰当掌握手术时机。如果患者的心功能不能耐受手术,且未进行积极的抗心力衰竭治疗,则在术中很可能因为患者发生急性加重心力衰竭甚至肺水肿,无法耐受继续手术而导致失败。对于这些患者,应该在术前进行积极的抗心力衰竭治疗,主要从以下两个方面着手:

1. 减轻心脏负荷

（1）身心得到最大程度的休息。

（2）减少钠盐的摄入：可减少体内水潴留，减轻心脏的前负荷，是治疗心力衰竭的重要措施。

（3）利尿剂的应用。常用利尿剂：①噻嗪类，如氢氯噻嗪等；②袢利尿剂，如呋塞米、依他尼酸钠等；③保钾利尿剂，如螺内酯、氨苯蝶啶。PCI 术前最常用的利尿剂是经静脉推注呋塞米每次 20~40mg，如利尿效果不理想，可增加静脉推注的次数和剂量。可通过测定静脉压和监测尿量来了解容量负荷，指导静脉呋塞米的应用。

（4）血管扩张剂的应用：血管扩张剂治疗心力衰竭的基本原理是通过减轻前和 / 或后负荷来改善心功能。可分为：①静脉扩张剂，如硝酸甘油和长效硝酸盐类等；②小动脉和静脉扩张剂，如硝普钠、酚妥拉明等。动脉扩张剂可减轻后负荷，静脉扩张剂可减轻前负荷。

2. 加强心肌收缩力　洋地黄类药物的应用：常用制剂如毒毛旋花苷 K、G、毛花苷丙、地高辛等。最常用的方法是静脉推注毛花苷丙每次 0.2~0.4mg，每隔 4~6 小时重复一次。经过上述治疗以后，如果患者可以平卧 2~3 小时以上，平静时心率 75 次 /min 以下，就可以考虑 PCI 治疗。

（二）合并肾功能不全

对比剂可导致肾功能损害，对已有肾功能不全的患者对比剂的危害更加明显，因此这些患者在术前应该积极改善肾功能，避免对比剂肾病的发生。对肾功能的判定不应仅根据血清肌酐水平，还应该结合内生肌酐清除率综合判定。原则上，内生肌酐清除率小于 30ml/min 的患者如尚未接受血液透析治疗，不应该行 PCI 治疗。应判定患者是否存在肾前性或可逆性肾功能不全（如心功能不全导致的肾功能不全），如存在，则应积极纠正这些可逆性因素，使其肾功能尽快恢复正常或接近正常。不应该在患者肾功能恶化时进行手术，以免造成进一步恶化而导致不可逆性肾功能不全。通常来说，CTO 病变的 PCI 是所有冠状动脉病变介入治疗中对比剂用量最多的病变，由于 CTO-PCI 术中需多次造影明确病变的部位和性质以及需要反复造影以便明确导丝的位置等，均可能应用较多的对比剂，加之部分患者同时合并高血压、糖尿病、高龄等潜在肾功能损伤因素，即使对肾功能正常的患者，在 PCI 后均存在诱发急性肾功能不全的潜在风险。应特别注意，对有潜在肾功能不全因素、虽然血清肌酐正常但内生肌酐清除率降低的患者，更应该时刻警惕对比剂肾病的发生。对下述情况应进行水化治疗：已经存在体液丢失过多，如患者因疼痛、焦虑而大量出汗、恶心、呕吐、腹泻等；内生肌酐清除率降低的肾功能不全患者；CTO 病变复杂，预计术中可能应用较多量对比剂；糖尿病病史超过 5 年或高龄合并糖尿病的患者。

对比剂肾病（contrast-induced nephropathy，CIN）又称对比剂诱发的急性肾损伤（contrast-induced acute kidney injury，CIAKI），是 PCI 治疗最严重的并发症之一，多见于心功能不全、容量不足合并糖尿病、高血压等患者。80% 的患者表现为非少尿型急性肾衰竭。其诊断标准为血清肌酐（SCr）比造影前增加 25%~50% 或 SCr 绝对值较应用对比剂前增加了 0.5~1.0mg/dl，目前认为 SCr 绝对值较前增加的指标对诊断对比剂肾病更为可靠。SCr 常于造影后 24~48 小时升高，其峰值出现在 3~5 天，7~10 天恢复到基线水平。部分患者造影后有一过性轻度的尿蛋白、小管上皮细胞管型、颗粒管型，尿酶升高及尿渗透压下降。CIAKI 是医源性急性肾衰竭的重要原因。近年来，随着对老龄、糖尿病、动脉硬化、心血管及肾血管患者等进行介入性诊断、治疗技术的广泛开展，该病已日益引起国内外同行的广泛重视。CIAKI 的主要防治措施包括：术前水化治疗，停用一切可能造成肾损伤的药物（如氨基糖苷类抗生素、二甲双胍、大剂量袢利尿剂、非甾体抗炎药、两性霉素 B、环孢霉素 A、含有马兜铃酸的中成药等）；术中控制对比剂用量尽可能少于 300ml（原有肾功能损害者应进一步减少），建议应用等渗对比剂；术后继续水化治疗(包括静脉补液及口服补液),促进对比剂的排泄,同时注重监测肾功能,密切观察并记录尿量,防止发生血压过低及肾脏灌流量减少导致肾功能损害进一步加重。上述积极补液及肾脏保护的综合措施均可减少对比剂对肾脏的损伤。

(三)合并急性心肌梗死

当对急性心肌梗死合并 CTO 病变患者进行介入治疗时,应首先考虑开通罪犯血管,而对于 CTO 病变可以择期开通。药物洗脱支架的出现,使得多支血管病变患者(包括有 CTO 病变的患者)接受冠状动脉介入治疗之后,需要再次接受再血管化治疗的比例与冠状动脉搭桥术接近。但 CTO 患者急性心肌梗死时的介入治疗仍然是心脏介入医师面临的一个挑战。CTO 患者急性心肌梗死接受急诊介入治疗时,是否立刻进行完全血运重建应根据患者病变特点、受累心肌范围和开通罪犯血管后的血管形态去抉择;但完全血运重建也会造成手术时间延长、材料及费用增加,更重要的是并发症的发生率和再狭窄的风险也会相应增加。随着介入诊疗技术的进步,关于多支血管病变患者急性心肌梗死接受血运重建的观点也有了一些变化。ACC/AHA/SCAI 在 2001 年关于 PCI 的指南中明确将急性心肌梗死时非梗死相关血管的介入干预列为Ⅲ类指征(亦即禁忌证),而在 2005 年的修订稿中,则改为仅将当血流动力学状况正常时对非梗死相关血管的介入干预列为Ⅲ类指征。HELP AMI 研究显示,对于心肌梗死在 12 小时以内的患者,完全血运重建所需手术时间及对比剂消耗均多于仅开通梗死相关血管,而在住院期间死亡率以及 1 年内再次血管重建事件方面,两者之间的差异尚未达到统计学意义。已有资料表明,多支血管病变患者发生急性心肌梗死后,1 年随访期内死亡、再次心肌梗死、冠状动脉搭桥、靶血管再次血管重建及主要不良心血管事件的发生率均明显高于单支血管病变的患者。在急诊 PCI 时仅干预梗死相关血管与完全血运重建两种策略相比,在 1 年随访期内死亡率方面两者无差异,再梗死、靶血管再次重建及主要心血管事件方面,多支血管完全血运重建组患者明显高于仅干预梗死相关血管组的患者。

因此,对于 CTO 病变患者发生急性心肌梗死时,应尽快开通其梗死相关血管,从而使患者的血流动力学状况恢复稳定;绝大多数情况下应仅开通梗死相关血管,如梗死相关血管开通后在良好的药物治疗和辅助循环装置帮助下患者血流动力学状况仍不稳定,而 CTO 病变血管供血面积较大且解剖不太复杂,预计手术成功率较高、耗时不长、对比剂消耗量不多,此种情况下可考虑开通梗死相关血管之后同台完成 CTO 病变血管的 PCI。在急性心肌梗死发生时血流动力学稳定的患者,急诊 PCI 时应仅干预梗死相关血管;急性心肌梗死发生 1~2 周后,应根据患者冠状动脉解剖特点,并根据 CTO 病变血管的供血情况、存活心肌面积及心肌缺血的严重程度等临床特点,择期进行 CTO 病变的 PCI 治疗。对有过急性心肌梗死的 CTO 病变患者,应通过适时采用择期 PCI(或冠状动脉搭桥术)尽可能达到完全性血运重建,以改善患者的心功能和生活质量。这是因为一旦患者下次罹患急性心肌梗死时,当次住院被开通的 CTO 病变血管可能向梗死区提供侧支循环,起到"救命血管通路"的重要作用。因此,急性心肌梗死的 CTO 病变患者通过择期 PCI 实现完全性血运重建具有重要意义。

二、多支血管病变 PCI 策略不当

CTO 病变常合并其他血管病变,因此实施 PCI 血管的数量和顺序直接影响操作安全性和预后。如果 PCI 的顺序选择不当,一旦发生并发症,则后果严重,但若选择了正确的治疗顺序,即使对于影像学比较复杂的病例,亦可避免严重并发症的发生。PCI 顺序应根据每支血管供血范围及侧支循环的情况确

定,通用的原则如下:

1. 先干预供血范围大、接受侧支循环的闭塞支,后干预供血范围小和提供侧支的循环支。如果先干预提供侧支的循环支,当发生闭塞时,会导致严重后果。采用逆向技术时因必须从供血支进入,故操作器械时应特别小心,以防损伤侧支循环供血。

2. 如果为 LAD 合并 LCX 病变,通常主张首先开通 LAD 病变,以尽快改善患者心功能,提高患者耐受手术的能力。

3. 如为无保护左主干(ULM)病变合并 LAD 或 LCX 的 CTO 病变,则根据 ULM 病变的性质和程度决定治疗顺序。

4. 如果为 RCA 病变合并左冠状动脉 LAD 或 LCX 病变,鉴于左冠状动脉尤其是 LAD 供血的重要性,通常遵循先行 LAD、其后行 RCA(RCA 优势时)、最后行 LCX 病变 PCI 的顺序,或者先行 LAD、其后行 LCX(LCX 优势时)、最后行 RCA 病变 PCI 的顺序。如 LAD 的 CTO 病变不能被成功开通,则应为患者选择冠状动脉搭桥术或选择内外科杂交手术治疗,即同台杂交手术中对 LAD 病变行小切口或胸腔镜下搭桥手术而对 LAD 或 LCX 病变行 PCI 治疗。不可先开通 RCA 或 LCX 病变并植入药物洗脱支架,遗留不能被成功开通的 LAD 病变。因为患者使用 1 年双联抗血小板药物期间外科医师难以对其实施搭桥治疗,因而闭塞的 LAD 患者往往发生严重心律失常、心脏扩大和心功能受损。

5. 如果患者存在冠状动脉搭桥术的禁忌证(如病变远端冠状动脉条件差,严重心、肺、脑、肾功能不全或恶性肿瘤晚期等寿命有限的慢性消耗性疾病等),则应尽可能采取完全性血运重建但又不能勉强求胜的"适度姑息治疗"原则。这类患者对 PCI 治疗的耐受性往往亦较差,故应提高对 PCI 治疗安全性的要求,靶血管顺序的选择可不必遵循先左侧冠状动脉、后右侧冠状动脉、先 LAD、后其他冠状动脉的通用原则。此种特殊情况下,PCI 治疗的策略应为靶病变供血范围较大且预计手术成功率高、手术时间尽量短、对比剂消耗尽量少和尽可能分次完成。

6. 在介入治疗的早期阶段,对于多支血管病变的患者一般采取分次 PCI 治疗。近年来由于经验的积累和器械的不断改进和完善,PCI 操作的复杂性降低,操作时间明显缩短,故目前已主张不绝对采用上述分次 PCI 治疗的方法。对于比较简单的多支狭窄合并 CTO 病变甚至多支均为 CTO 病变(尤其是两支病变者),如果每次手术对比剂用量不超过 300ml 且患者耐受性良好,可以一次性完成全部血运重建(指大血管的完全血运重建),以便减少患者的费用和痛苦。

综上所述,治疗策略对于 CTO 病变 PCI 治疗的成功率和安全性至关重要。选择正确的策略是从战略上攻克 CTO 的关键,不但可以减少并发症的发生,还可以提高 CTO 的成功率。因此,在进行 CTO 介入治疗之前,除了考虑患者的选择、器械和技术方法的选择等之外,还要认真思考和制定治疗策略,以期达到良好的治疗效果。

(韩雅玲　徐　凯)

第三节　CTO 介入治疗的其他失败原因

在 CTO 的介入治疗中,除了患者因素、医生因素以外,还有其他可能导致 CTO 介入治疗失败的原因,本章就这些其他失败原因进行讨论。

一、器械不完备

CTO 病变的介入治疗,由于其病变难度大、手术过程相对复杂,而且可能需要随时调整治疗策略等,其所需要的介入器械要求较高。因此,为了避免由于器械准备不完备而导致的手术失败,一般要求进行 CTO 治疗的导管室除了配备常规的介入治疗器械以外,还需要准备有大内径的强支撑力导管(如 7F 甚至 8F 指引导管)或者采用 sheathless 的指引导管、长度较短的指引导管(75cm)、CTO 病变需要的各种指引导丝(Fielder XT 系列、Gaia 系列、Pilot 系列、Conqress 系列等,以及体外化导丝 RG3 等)、延长导管(Guidezilla、Guidelinear、4 in 6 等)、球囊(主要是需要较小 profile 的球囊,如直径 1.25mm 甚至 1.2mm 的球囊)、微导管(Corsair、Turnpike、Finecross、Venture、Multicross、Prodigy)、双腔微导管、支架、旋磨、腔内影像学设备(IVUS、OCT 等),其他的一些可能需要的设备包括 Stingray、CrossBoss 系统、切割球囊、棘突球囊等。同样的穿刺入路方面也需要准备 7F、8F 甚至更大内径的穿刺血管鞘管。另外,为了治疗可能出现的冠状动脉穿孔、心脏压塞等并发症,导管室需要备有鱼精蛋白、吸收性明胶海绵、覆膜支架、心包穿刺包、猪尾导管等器械。同时 CTO 病变治疗时间较长,术中出现血栓的发生可能性也相对较高,因此对于术中使用肝素抗凝的导管室来说,最好备有检测 ACT 的仪器,对于可能需要机械辅助装置的患者来说,IABP 甚至 ECOM 也是需要考虑的(表 14-3-1)。

表 14-3-1　CTO 介入治疗的器械清单

编号	器械	必须有	尽量有
1	血管鞘	6F、7F	8F,45cm 长鞘
2	指引导管	XB/EBU 3.0、3.5、3.75、4.0 AL1、AL0.75 JR4 具有止血阀门的 Y 阀(如 Co-pilot 或 Guardian)	90cm long 带侧孔的指引导管,尤其是 AL1,如果采用桡动脉入路进行治疗的话,尽量备有无鞘的指引导管 110cm 长的 6F Cook Shuttle Sheath(主要用于桡动脉入路无鞘插入 8F 指引导管时使用)
3	微导管	Finecross(150cm、135cm)、Corsair(150cm、135cm)、小内径微导管(1.20mm、1.25mm 或 1.50mm 内径)、总长度在 145mm 以上的 20mm OTW 球囊	Venture Valet MultiCross Prodigy
4	指引导丝	Fielder XT Confianza Pro 12 Pilot 200 Sion Fielder FC RG3(体外化)	Miracle 3 或 12 Gaia R350
5	夹层 / 再进入器械	CrossBoss 导管、Stingray 球囊和导丝	
6	增强支撑力装置	Guideliner 或 Guidezilla	
7	抓捕器	Ensnare、Atrieve 18~30mm 或 27~45mm	Amplatz 鹅颈抓捕器
8	球囊无法通过病变所需要的器械	小直径 20mm OTW 和快速交换球囊 Tornus 2.1 和 2.6	旋磨 激光

续表

编号	器械	必须有	尽量有
9	腔内影像学	IVUS	IVUS（固相）
10	并发症治疗器械	覆膜支架 弹簧圈 + 传送微导管（如 Renegade 或 Progreat） 心包穿刺包	
11	放射防护装置		放射防护屏
12	支架	药物洗脱支架	

二、出现并发症

CTO 介入治疗过程中出现并发症也是 CTO 介入治疗失败的很重要的原因之一（表 14-3-2）。CTO 介入治疗相关并发症可分为心脏源性和非心脏源性，非心脏源性的主要包括穿刺血管的血管痉挛、穿刺部位血肿、大量失血、放射损伤、肾功能不全，而心脏源性的并发症包括冠状动脉的穿孔、夹层、栓塞、边支血管闭塞、夹层等，严重的可能导致主动脉夹层、心肌梗死甚至死亡（图 14-3-1，表 14-3-3）。因此，为了减少术中并发症的发生，我们应该术前详细评估患者各项指标（血常规、肝肾功能、凝血功能、心功能、电解质、外周血管等），术中规范操作、轻柔操作，血管穿刺尽量一针见血，防止由反复穿刺导致的血管痉挛或者血肿，穿刺股动脉时应该防止穿刺部位过高导致腹膜后血肿。PCI 术中应该始终监测患者生命体征以及导管头端压力曲线，术前最好后前位留有患者心包影像，以方便万一发生心脏压塞时的对照。术中助手要记住肝素给药时间，定期补充肝素，术者应该打开三联三通的肝素盐水阀门，防止时间过长导致导管内血栓形成。如果是从静脉补充肝素，需要确定静脉通路通畅，防止肝素未进入体内。导丝走行过程中要注意观察导丝走行情况，必要时对侧造影明确导丝是否走行在血管真腔中，未明确情况下尽量避免微导管或者球囊的跟入，以防止冠状动脉夹层的发生。术中应记录下手术总时长、对比剂剂量及放射线剂量，以便根据患者情况进行术后的观察和随访。术后应常规心电监护、复查心电图，如果术中怀疑有夹层、穿孔等并发症时，应该定期复查胸部 X 线片、超声心动图等检查，必要时患者术后导管室观察或者术后穿刺鞘不拔除，以便抢救（表 14-3-4，表 14-3-5）。

表 14-3-2　CTO 介入治疗并发症发生率

并发症类型	发生率	并发症类型	发生率
死亡	0.7%	脑卒中	0.5%
急诊 CABG	0.7%	心肌梗死	3.1%
心脏压塞	1.4%	血管并发症	2%
侧支血管穿孔	6.9%	对比剂肾病	1.8%
冠状动脉穿孔	4.3%	导丝断裂或者器材嵌顿	1.2%
靶血管夹层	2%		

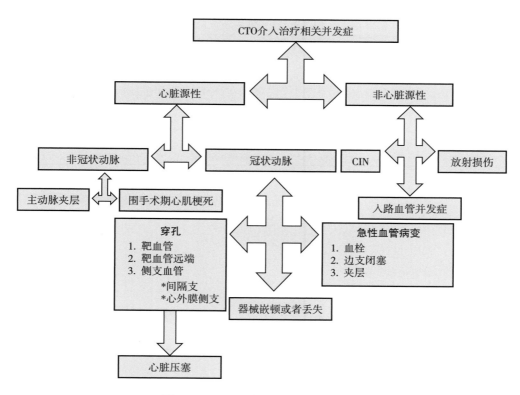

图 14-3-1　CTO 介入治疗相关并发症

表 14-3-3　CTO 与非 CTO 介入治疗并发症比较

并发症类型	CTO（正向技术）	CTO（逆向技术）	非 CTO
主血管穿孔	++	++	+
远端导丝穿孔	++	+	+
侧支循环血管穿孔	−	++	−
主动脉夹层	++	++	+/−
边支闭塞	++	+	+/−
空气栓塞	++	+	+/−
提供侧支血管栓塞	+	++	−
支架丢失	+	++	+/−
导丝嵌顿	+	++	+/−
心肌酶升高	++	++	+
体循环栓塞	+	++	+/−
放射损伤	++	++	+
支架内再狭窄	++	++	+
支架血栓	++	++	+
冠状动脉瘤	+	++	−
对比剂肾病	+	++	+/−

注：− 代表没有，+/− 代表可能，+ 代表不常见，++ 代表常见。

表 14-3-4　医源性主动脉夹层

分级	定义
1	局限于冠状动脉窦内
2	累及升主动脉近段（<40mm）
3	累及升主动脉近段以远（>40mm）

表 14-3-5　空气栓塞的治疗

吸纯氧
静脉补液、使用阿托品以及其他血管活性药物以稳定患者血流动力学
考虑使用 IABP
使用导丝或者球囊"打散"气栓
导管抽吸气栓
大力推注盐水或者对比剂
标准化治疗无复流现象
使用血管扩张药物（腺苷、维拉帕米、硝普钠等）
急诊 CABG

三、对比剂肾病

对比剂的用量与对比剂肾病（contrast-induced nephropathy，CIN）的发生相关，对于接受 PCI 治疗的 CTO 患者来说，由于手术的复杂性，与非 CTO 患者比较，CTO 患者通常需要更大剂量的对比剂，美国一项多中心的注册研究发现 CTO 介入治疗平均对比剂用量为 240ml，并且如果 CTO 治疗不成功的话，对比剂的用量会更多一些。但是美国的一项回顾性研究分析了 2012—2016 年接受 PCI 治疗患者发生 CIN 的情况，研究一共纳入了 2 850 名患者，其中 309 名为 CTO 患者，2 271 名为非 CTO 患者，结果发现对比剂用量是发生 CIN 的独立危险因素，但是 CTO 病变并不是 CIN 的独立危险因素。这一结论更证明了对比剂用量的重要性。因此，对于接受 CTO 介入治疗的患者来说，术前准确评估患者病情（有无糖尿病、慢性肾脏病等既往病史），术中减少对比剂用量，选择等渗对比剂，术前、术后水化对于减少此类患者发生 CIN 具有重要的临床意义。

四、放射损伤

放射的损伤可分为确定性损伤和非确定性损伤，确定性损伤包括皮肤损伤，其中包括红斑、皮肤萎缩、溃疡等。一般认为 5Gy 以上的放射线剂量就会导致皮肤的损伤，但是也有报道 2Gy 的放射剂量也会引起皮肤损害。与非 CTO 患者比较，CTO 患者的介入治疗所需要的手术时间明显延长，同时术者和患者 X 射线的暴露时间也是明显延长的，研究发现 CTO-PCI 手术的放射剂量为 9~10Gy，显而易见的是，不管是术者还是患者接触 X 射线的时间过长都是存在风险的，比如急性放射损伤等，因此如果 CTO 手术治疗时间过长，也会导致 PCI 失败。近年来，随着手术时间的缩短和放射器材的进步，一台 CTO 介入治疗的平均放射剂量已经可以减少到 3~4Gy。目前一台正向治疗的 CTO 放射剂量为 1.8Gy 左右，逆向的放射剂量为 6.9Gy。即使如此，加拿大的一项研究发现 1/3 的 CTO 介入治疗的放射剂量超过 4.8Gy，美国已经认为一旦放射剂量到达 9~10Gy 就需要暂停手术。减少 CTO 介入治疗放射暴露的方法包括术前认真评估患者病情（包括完善 CTCA、术前认真读片等），术中采用防护装置、减少帧数，术后密切随访患者等（表 14-3-6）。

表 14-3-6　放射线导致皮肤损伤的分级

分级	皮肤表现	放射线剂量	起病时间（接触放射线后）
1	浅色的红斑、脱屑	>2Gy	第一个 48 小时内
2	中等或者深色红斑、有渗出的脱屑、皮肤肿胀	>215Gy	2~5 周
3	直径大于 1.5cm 的有渗出的脱屑，凹陷性水肿	>40Gy	6~7 周
4	皮肤坏死或者累及真皮层的溃疡	>550Gy	2 周

五、其他原因

其他导致 CTO 介入治疗失败的原因包括：①术者因素：体力精力不支；②患者因素：患者不能耐受长时间平卧（尤其是对于有腰椎病变的患者）、手术时间过长导致的低血糖（尤其是对于糖尿病患者）、低血压（迷走反射、体液丢失过多、肺栓塞等）、排尿困难（某些患者需要术前导尿），另外有些 CTO 患者可能既往存在心功能不全，如果手术操作时间过长、静脉液体入量过多导致心脏负荷过重，可能出现急性心力衰竭、心律失常等情况，进而导致手术失败不能继续进行；③导管室因素：包括放射系统故障（C 臂、导管床、DICOM 等）、电力系统故障等，这些都可能导致介入治疗的失败。

总之，在 CTO 介入治疗时，我们需要术前认真评估患者病情、平时规律检测、检修系统，术中注意手术时间以及液体入量、注意患者生命体征，多与患者交流，减少患者焦虑、紧张情绪，减少由上述这些原因导致的手术失败的可能性。

（金泽宁）

参 考 文 献

[1] KEARNEY K, HIRA R S, RILEY R F, et al. Update on the Management of Chronic Total Occlusions in Coronary Artery Disease[J]. Curr Atheroscler Rep, 2017, 19（4）: 19.

[2] BUSSE T, REIFART J, REIFART N. Influence of novel X-ray imaging technology on radiation exposure during chronic total occlusion procedures[J]. Catheter Cardiovasc Interv, 2018, 92（7）: 1268-1273.

[3] RINFRET S. Percutaneous Intervention for Coronary Chronic Total Occlusion[J]. Switzerland: Springer, 2016.

[4] CHRISTAKOPOULOS G E, CHRISTOPOULOS G, KARMPALIOTIS D, et al. Predictors of Excess Patient Radiation Exposure During Chronic Total Occlusion Coronary Intervention: Insights from a Contemporary Multicenter Registry[J]. Can J Cardiol, 2017, 33（4）: 478-484.

[5] DEMIR O M, LOMBARDO F, POLETTI E, et al. Contrast-Induced Nephropathy After Percutaneous Coronary Intervention for Chronic Total Occlusion Versus Non-Occlusive Coronary Artery Disease[J]. Am J Cardiol, 2018, 122（11）: 1837-1842.

[6] PATEL Y, DEPTA J P, DEMARTINI T J. Complications of chronic total occlusion percutaneous coronary intervention[J]. Interv Cardiol, 2013, 5（5）: 567-575.

第十五章

影像学技术在慢性完全闭塞病变
介入治疗中的价值

第一节　冠状动脉多层螺旋 CT 对
CTO 病变介入治疗的价值

慢性完全闭塞（chronic total occlusion，CTO）病变是临床并不罕见的冠状动脉病变，约占冠状动脉造影阳性患者的 25%。既往由于其介入治疗难度较大，同时在术中面临并发症风险，介入治疗的尝试比例相对较低。但近年来，随着器械的进步、理念的更新、技术的进步以及流程的完善，CTO 病变的介入治疗的手术数量和成功率逐渐提升。在 EURO CTO 注册研究中，到 2015 年欧洲 CTO 介入治疗成功率已接近 90%，而来自我国 CTOCC 的注册数据显示，2016—2017 年我国 CTO 介入手术成功率约为 80%。尽管 CTO 介入治疗取得了飞速的进步，但仍然是冠状动脉介入治疗不易逾越的难点，面临着巨大的挑战。同时，CTO 介入治疗失败与患者的近远期不良预后密切相关。因此，我们对于 CTO 病变的介入治疗需要谨慎而全面地评估，制定最为优化的治疗策略。

在 CTO 介入治疗中，影像学技术扮演了非常重要的角色。尽管双侧造影已作为评估 CTO 病变的标准操作，而冠状动脉多层螺旋计算机断层扫描（multi-slice spiral computed tomography，MSCT）可以在术前更加全面地了解闭塞病变的结构和形态，为后续的介入治疗提供进一步的关键信息。本文将向大家介绍冠状动脉 CTA 如何全面地评估 CTO 病变的性质和特点，预测冠状动脉介入手术的成功机会以及指导冠状动脉介入策略和器械的选择。

一、CTO 病变的 MSCT 诊断和评估

1. 诊断　CTO 病变在 MSCT 上呈现出闭塞段管腔完全缺乏对比剂充填，而由于通常侧支循环的存在，其远端可见对比剂显影。然而由于分辨力的限制（MSCT 的分辨力为 400μm），有时在鉴别 CTO 病变和次全闭塞（subtotal occlusion，STO）或者高度狭窄病变是非常困难的。既往研究显示闭塞段长度超过 9mm 是独立的 CTO 病变预测因素。近年来，Choi 等发现闭塞段长度 ≥15mm、远端腔内衰减梯度（distal transluminal attenuation gradient，TAG_{distal}；即闭塞远端至血管远端的放射性衰减，切点为 ≥0.9HU/10mm）（图 15-1-1）、存在分支、钝形闭塞、横截面钙化 ≥50% 以及可见侧支循环等特征可以帮助鉴别 CTO 和 STO 病变。CTO 病变在 MSCT 的诊断和确认可以帮助临床医生更好地制定

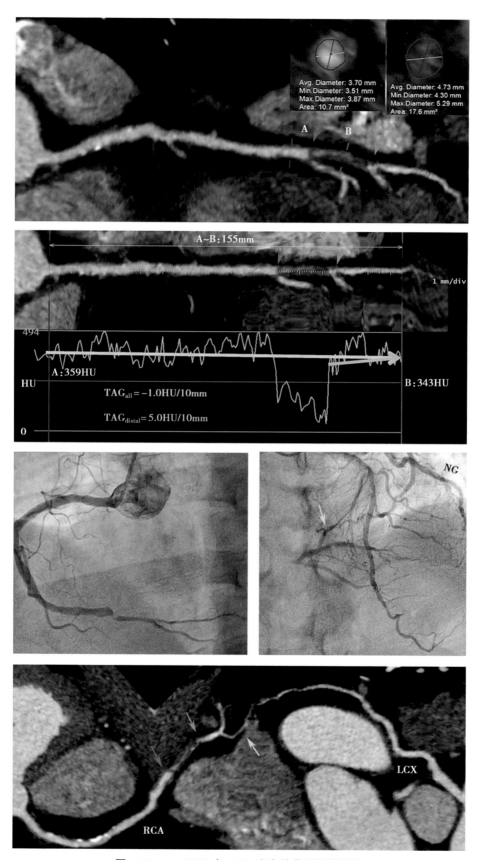

图 15-1-1 MSCT 中 CTO 病变的典型影像表现

治疗策略,因为CTO病变的介入治疗需要CTO专家的参与、复杂器械的选择以及更加全面的评估,而更加细致的MSCT特征分析在其中扮演非常重要的角色,也为预测手术成功机会提供重要的信息。

2. 钙化　MSCT上的钙化是CTO病变复杂程度的重要指标。闭塞段存在钙化在多方面限制介入手术成功机会及导致预后不良,如导丝及其余器械难以通过、病变无法扩张以及支架膨胀不全等。在既往研究中,大多以横截面积中钙化超过50%作为预测手术失败的参数,而仅有一项研究提示钙化长度/闭塞总长度>0.5可以预测手术失败,因此目前截面重度钙化(≥50%)作为PCI失败的重要预测指标。

3. 迂曲　冠状动脉迂曲通常对CTO介入治疗造成较大影响,由于在冠状动脉造影时通常无法有效判断闭塞段的走行,对于导丝通过的路径缺乏正确的指引,导致无法通过病变,有时甚至造成血管损伤以及并发症的发生。Ehara等通过110例CTO患者MSCT影像分析,发现闭塞段或者闭塞近端成角>45°是导丝无法通过的独立预测因素。因此,严重迂曲的早期识别对于策略的制定以及术中导丝走行的判断极具价值。

4. 长度和多节段闭塞　在既往多项研究中,闭塞段长度超过20mm被认为是导丝难以通过的预测因素。尽管MSCT似乎可以更好地评估闭塞段长度,然而MSCT定义的闭塞长度预测手术成功在多项研究中存在显著差异,有些提示其无法预测手术成功,而有些则得出多个不同预测切点(波动于15~32mm)。这些部分由于目前器械和技术的进步,闭塞长度已经成为手术成功的重要影响因素。然而,相比于闭塞病变长度,存在多节段闭塞在CT-RECTOR注册研究中显示为导丝难以通过的独立预测因子,这部分与多节段闭塞中多个入口及出口的存在增加了导丝穿越到达远端真腔的难度。

5. 萎缩　MSCT上闭塞段的萎缩被通常定义为CTO节段血管突然变细至1mm以下,在一项涉及110个CTO病变的系列研究中,萎缩是导丝通过失败独立的预测因素。而在另一项研究中,CTO病变的负性重塑(闭塞段血管直径/邻近正常血管直径<1)是正向策略失败的极强的预测因子。

6. 近端纤维帽　在冠状动脉造影中,CTO病变近端钝形残端相比于锥形残端,其正向导丝通过成功机会明显下降。然而,在多项MSCT相关研究中,对于钝形残端是否可以预测手术成功存在争议。尽管如此,曾有报道MSCT相对于冠状动脉造影可以更加准确地判断近端纤维帽形态,因此仍然在介入手术策略和器械选择中具有重要参考价值。

7. 侧支　侧支循环的评估在CTO介入治疗中意义重大,具有可用于介入治疗的侧支循环,可以明显丰富策略选择以及增加手术成功机会。Sugaya等报道MSCT下可见的侧支循环(供血血管和受血血管见可见的细小的完全连接)可以更好地用于逆向策略,提高手术成功率及减少侧支循环损伤机会。

二、预测介入手术成功机会

既往预测CTO介入手术成功的模型中,均主要基于有创冠状动脉造影的病变特征,如被广泛应用的J-CTO评分,可以用来预测正向导丝30分钟内通过病变的成功率;而其后的PROGRESS-CTO评分、CL评分以及EURO CTO评分等均可以预测CTO介入手术技术成功机会,且主要对于正向策略预测价值更大。而鉴于MSCT在术前可以准确评估CTO病变的走行结构及病变特征,因此多项研究尝试应用术前MSCT获得的无创影像学信息构建预测模型。

1. CT-RECTOR 评分　此评分系统来自 CT-RECTOR 研究,纳入来自 4 个临床医学中心 240 个连续入选的 CTO 病变,术前均接受 MSCT 检查。主要的研究终点为 30 分钟内导丝通过病变。最终 4 项 MSCT 特征包括多处闭塞(≥2 处闭塞,间隔≥5mm)、钝形残端(入口及出口)、严重钙化(钙化超过横截面积 50%)、成角(入口、出口或闭塞段内成角≥45°),以及 2 项临床特征,包括第二次尝试(先前 PCI 失败)及 CTO 闭塞时间(≥12 个月或未知);每项占 1 分,0 分为简单,1 分为中等难度,2 分为困难,3 分以上为非常困难。上述四组中 30 分钟内导丝通过的比例分别为 95%、88%、57% 及 22%。来自中国人民解放军总医院陈韵岱教授团队的数据显示,CT-RECTOR 评分对于导丝高效通过以及最终手术成功的预测优于基于造影的 J-CTO 评分。

2. KCCT 评分　Yu 等报道了一项来自韩国 4 家中心的注册研究,分析了共 684 个 CTO 病变,主要终点同样为 30 分钟内导丝成功通过病变。这项韩国多中心 CTO-CT 注册(Korean Multicenter CTO CT Registry, KCCT)评分中包括近端入口钝形残端、近端存在分支、成角、闭塞长度≥15mm、严重钙化、全管腔钙化、再次尝试以及闭塞超过 12 个月或未知。最终这项研究证实 KCCT 评分预测 30 分钟内导丝成功通过的能力优于基于冠状动脉造影的 J-CTO 评分、PROGRESS-CTO 评分及 CL 评分,也优于基于 CT 的 CT-RECTOR 评分,同时亦可预测介入手术的整体成功机会。

3. 基于 CT 的 J-CTO 评分　2018 年 Fujino 等发表的一项研究纳入 205 名连续入选的患者中的 218 个 CTO 病变,均接受了术前 MSCT 检查和 PCI 治疗。研究比较了基于 CT 及基于传统冠状动脉造影的 J-CTO 评分对 30 分钟内导丝成功通过的预测价值。最终结果显示,基于 MSCT 的 J-CTO 评分可以更好地预测导丝高效通过(0.812 *vs.* 0.692,*P*<0.001)和操作成功(0.855 *vs.* 0.698,*P*<0.001)。

三、制定介入治疗策略及术中实时指导

MSCT 在 CTO 术前的病变形态和解剖的评估,不仅可以预测手术成功机会,同时也对术中策略和器械的选择提供重要信息。例如,如果闭塞近端纤维帽模糊且存在明显钙化,而逆向条件良好(侧支及闭塞出口清晰),则介入策略可能会早期启动逆向或正向夹层再入技术,而非长时间纠结在进行正向导丝升级及平行导丝技术上。而如果闭塞段钙化明显,则应考虑头端较硬的导丝,待通过闭塞段后可进行适当导丝降级,并且可能需要刻痕球囊或旋磨技术帮助在支架前进行充分病变预处理;而对于多度迂曲成角的长段闭塞,Knuckle 技术及尽早启动反向 CART 技术可能有助于更加高效地完成手术。另外,MSCT 的三维重建技术可以帮助术者找到最为合适的造影投照角度,节省手术时间、放射剂量及对比剂使用。

除此之外,MSCT 在 CTO 术中的实时指导作用同样值得关注。Rolf 等报道术前 MSCT 影像在导管室中可以帮助介入医生获得更高的手术成功率,而 Kim 等则在 CTO 介入术中应用整合在 DSA 机上的 MSCT 设备进行术中冠状动脉注射下的 CTA 检查,实时判断导丝的走行和位置,并显示出提高手术成功率的趋势(83% *vs.* 63%,*P*=0.174)。值得注意的是,三维 MSCT 数据和术中 X 线透视的整合技术可以在更加复杂的 CTO 病变中提供实时指导。透视和 MSCT 数据的结合可以更加准确地评估病变特征和走行特点,因此,对于及时的器械和策略转换可提供影像学信息支持(图 15-1-2)。

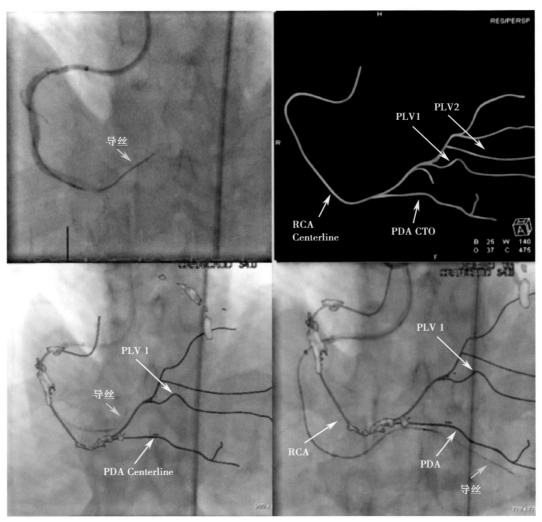

图 15-1-2 冠状动脉造影和三维 MSCT 的实时融合技术

尽管目前尚无指南推荐 MSCT 作为 CTO 术前常规检查,但由于其可以在术前了解冠状动脉全程的解剖特点和病变特征,有效预测手术成功机会,帮助制定手术策略及准备相应器械,并且具有潜在的术中实时指导能力,MSCT 仍然是 CTO 病变,尤其是复杂 CTO 病变介入治理中重要的影像学检查(图 15-1-3)。而在未来随着进一步减少放射剂量和对比剂用量、规范检查流程以及经验的不断积累,将会使 MSCT 在 CTO 介入治疗中得到更加广泛的应用,发挥更加重要的作用。

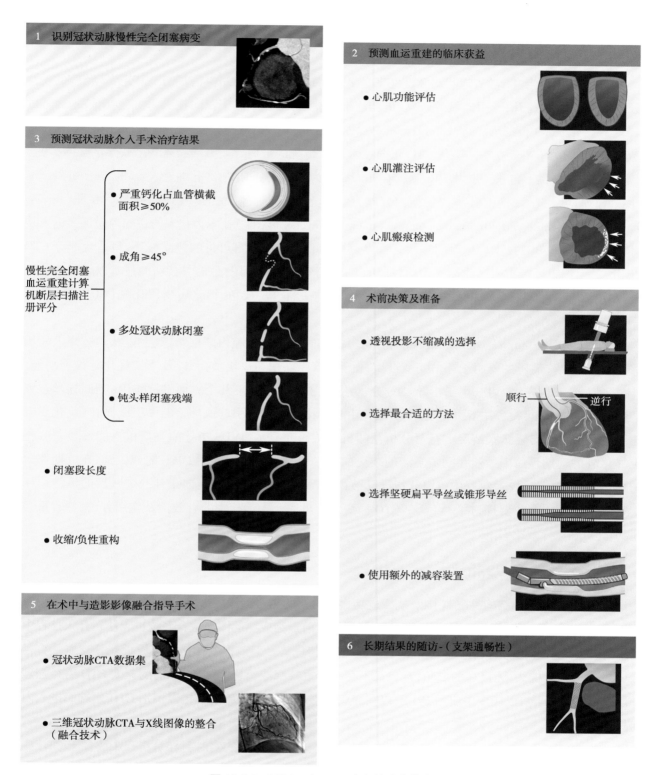

图 15-1-3　MSCT 在 CTO 介入治疗中的应用

（李建平）

第二节　IVUS 在 CTO 病变介入治疗中的价值

在过去 10 余年中,随着冠状动脉慢性完全闭塞(chronic total occlusion, CTO)病变介入治疗的关注及热衷程度显著提升,专用器械的研发、更新和不断完善,已经形成了正向技术为主,逆向技术为辅的经皮冠脉介入术(percutaneous coronary intervention, PCI)策略与流程,使得目前较大的中心 CTO 介入成功率能够达到 90% 左右。当代 CTO 正向技术包括传统的正向导丝升级技术(含平行导丝技术)与器械辅助的内膜下再进入技术(CrossBoss/Stingray)为代表的正向内膜下再进入(antegrade dissection re-entry, ADR)技术;逆向技术包括逆向导丝升级技术与反向控制性正向-逆向内膜下寻径(reverse controlled antegrade and retrograde subintimal tracking, reverse CART)技术为代表的逆向内膜下再进入技术。然而,这些 PCI 技术均依赖闭塞段远端良好的血管条件或丰富可见的侧支循环,只适合部分 CTO 患者,对无理想远端重入区或侧支循环较差的 CTO 病变则无技可用,急需寻找新的技术以解决这些缺乏 ADR 和逆向机会,或均未成功的复杂 CTO(包括钝头、长段、成角、钙化病变和既往 PCI 失败)的瓶颈难题。

血管内超声(intravascular ultrasound, IVUS)能实时显示血管腔内断层影像,在冠状动脉介入领域临床应用广泛,最初主要用于评估病变性质、血管/管腔面积与斑块负荷,以及支架优化等诊断功能。日本介入专家最先将 IVUS 用于指导 CTO 介入治疗,主要可在以下几个方面发挥作用:判断导丝位置与血管真腔的空间关系并指引导丝穿刺,避免由于对比剂注射所引起或加重的夹层或血肿;优化支架型号选择、评估支架膨胀情况。荟萃分析及随机对照研究显示,IVUS 指导的支架植入能够显著改善 PCI 患者的远期预后。虽然在欧美主流的杂交(Hybrid)技术流程中尚无 IVUS 的地位,但在近期亚太 CTO 俱乐部制定的技术流程中,IVUS 指导已被视为没有合适的 ADR/ 逆向条件或失败后的最终选择(图 15-2-1)。本文主要探讨了 IVUS 在 CTO 病变血管再通介入治疗中的有效性及应用方法,并着重强调了其对临床疗效的影响。

一、传统的 IVUS 指导

缺乏清晰的残端结构是限制 CTO 病变成功血管再通的主要因素之一。尽管冠状动脉 CT 可为闭塞段入口及其走行方向、钙化情况等提供线索,但即使目前最为成熟的图像融合系统也无法在介入过程中提供实时且直接的操作指导,而这恰恰是 IVUS 的独特优势。但前提条件是闭塞段近端分支血管直径足够容纳 IVUS 探头,无极端的成角,开口部不存在严重狭窄或钙化。因此,目前的亚太 CTO 路径强烈推荐在无残端的 CTO 病变中应用 IVUS,以在穿刺近端纤维帽时避免由于错误识别 CTO 残端而进入内膜下。

IVUS 指导下导丝通过 CTO 病变残端入口的方式有 2 种。其中,实时引导是将探头放置于 CTO 病变残端的最佳观测点,从而能实时监测导丝的走行位置,并可在理想情况下观测到导丝成功进入 CTO 病变残端。但采用这种方式存在两个局限:①该方式要求指引导管内腔必须足够大,能同时容纳 IVUS 导管及微导管;②较大的 IVUS 探头可能会使导丝和微导管偏离 CTO 病变残端,并影响同步造影,尤其当分支血管与闭塞血管的主支成角较小时,这一现象更为明显。故临床上大部分术者仍采用非实时指

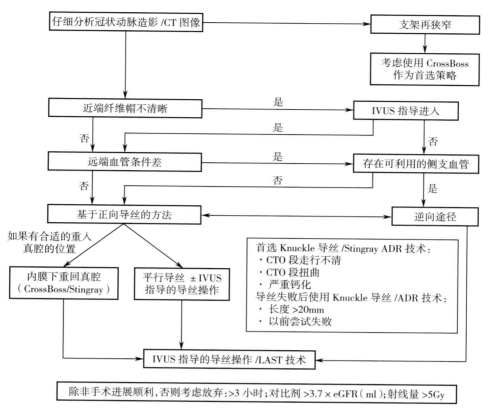

图 15-2-1　亚太 CTO 俱乐部流程
CTO,完全闭塞病变;eGFR,计算肾小球滤过率;IVUS,血管内超声;LAST,限制性正向内膜下寻径技术。

导,穿刺前应用 IVUS 判断入口方向与形态,一旦导丝穿刺入闭塞残端,再次 IVUS 确认导丝在管腔内的位置(可见位于 CTO 病变内部的高回声导丝声影),如位置不理想,则需要回撤导丝并尝试不同的穿刺入口。

二、主动的 IVUS 指导

笔者利用 IVUS 独特的优势,提出了 IVUS 指导下的真腔寻径(IVUS guided true-lumen seeking and tracking,IVUS-TST)创新技术,能够在 IVUS 指导下将进入内膜下的导丝重新调整向血管真腔刺入,并尽量确保导丝始终在闭塞段斑块范围(真腔内)走行,有别且优于单纯的入口寻找技术。考虑到 IVUS-TST 属于正向操作技术,又是传统平行导丝基础上的直接延伸,同时具有主动性(active)的特征,为了与现有的 ADR 技术相对应,将 IVUS-TST 更名为主动(正向)真腔寻径技术,即 active(antegrade)true-lumen seeking(ATS)。与传统 IVUS 指导相比,ATS 技术的优势在于不仅有明确导丝是否位于真腔内的传统"诊断功能",还具有明确真腔方向,以利"靶向"调整导丝刺入真腔从而开通 CTO 的"治疗功能"。不仅可望提高复杂 CTO 行 PCI 的成功率,也有助于避免大的分支闭塞、冠状动脉穿孔等严重并发症,同时具有安全性高和"真腔内"植入支架的潜在优势,其基本原理见图 15-2-2,包括:①真腔寻找(true-lumen seeking,TS),包括 IVUS 引导钝头 CTO 近端纤维帽的穿刺,使导丝直接穿刺进入或接近"解剖真腔",和将进入内膜下甚或已穿出血管中膜的导丝撤回重新调整穿刺"解剖真腔"的过程;②真腔循径(true-lumen tracking,TT),是指 TS 成功后使导丝继续沿着闭塞段"斑块内"内行走至远端血管真腔的过程。因此,TS 加上在此基础上的 TT 以尽可能保证导丝始

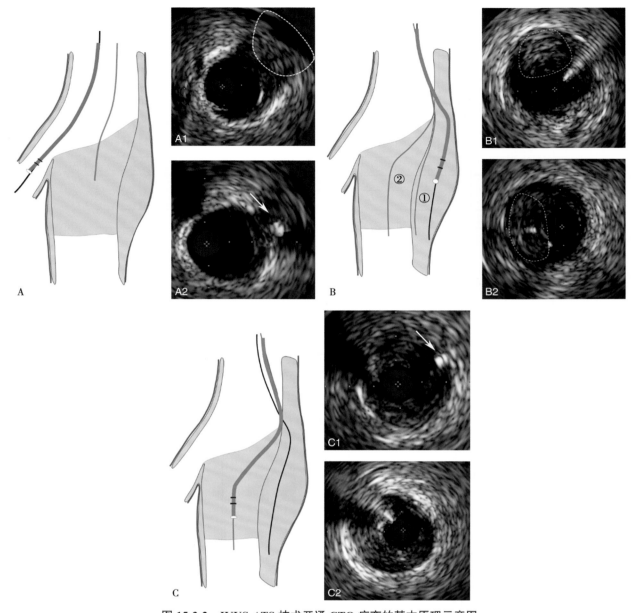

图 15-2-2　IVUS-ATS 技术开通 CTO 病变的基本原理示意图

A. 真腔寻找：A1 示第一次 IVUS 沿诊断导丝（黑色）检查发现闭塞段入口位于 2 点钟方向（白色虚线），治疗导丝（红色）穿刺闭塞段入口；A2 示 IVUS 验证导丝位于闭塞段斑块内（白色箭头）。B. 平行导丝技术失败：B1 示诊断和治疗导丝①均位于内膜下，真腔位于 11 点钟方向（白色虚线），将治疗导丝后撤并在 IVUS 指导下穿刺闭塞段真腔；B2 示从诊断导丝 IVUS 检查证实穿刺导丝②位于 9 点钟方向闭塞段斑块内。C. 真腔寻径（包括寻径 TS 和循径 TT）成功：C1 示证实诊断导丝（白色箭头）位于内膜下；C2 示导丝继续在 IVUS 指导下真腔循径，始终保持导丝在血管真腔范围内。

终穿行于闭塞段"斑块内"并最终到达远端血管真腔，就是主动真腔寻径（ATS）技术的内涵及精髓所在。

　　ATS 技术是一种在正向平行导丝技术失败时启动的主动技术。传统的正向平行导丝技术是前提，其中第一根中等硬度 CTO 导丝（通常是 Ultimate Bros 3）用于 IVUS 检查即"诊断"，第二根高硬度导丝（通常 Conquest Pro）用于穿刺真腔的"治疗"，必要时两根导丝的角色可以互换。此时 Volcano Eagle-eye 导管是较为常用的设备，其导管尖端与 IVUS 传感器之间的距离很短。在大多数情况下探头常可沿着微导管留下的通路顺利到位。ATS 技术是传统正向导丝升级技术失败，ADR 和逆向技术均无机会（如侧支循环或远端血管床条件差），或均未成功的复杂 CTO 病变 PCI 的新技术的必要补充，目前具体适应证主要为：①J-CTO 评分≥2 分的复杂 CTO 病变；②由于远端侧支血管床条件差或逆向通道不理想而无法完成 ADR 和逆向技术的 CTO 病变；③正向和逆向技术均失败的患者；④特殊 CTO 病变如闭塞段特长（≥30mm）、成角过大（≥70°）和支架内 CTO 等预计使用上述正向或逆向技术均难以成功患者。图 15-2-3 显示了一例采用 ATS 技术开通的双支 CTO 病例。

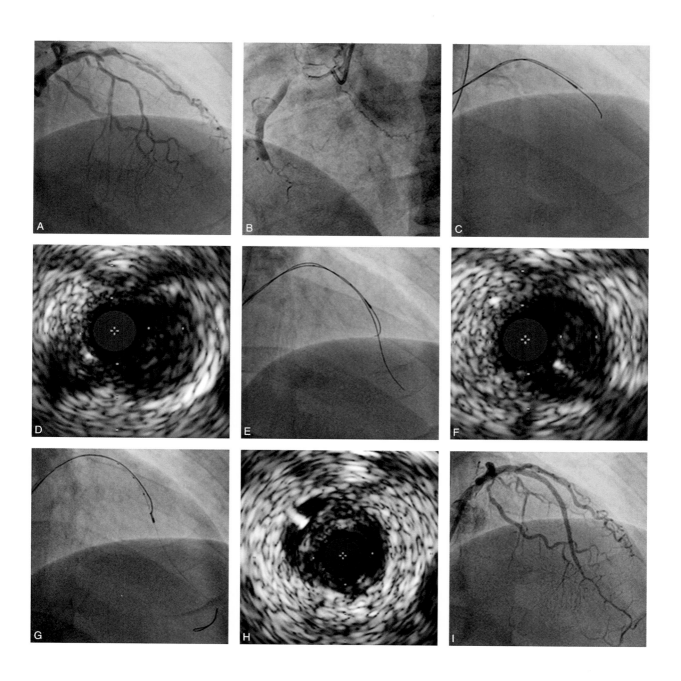

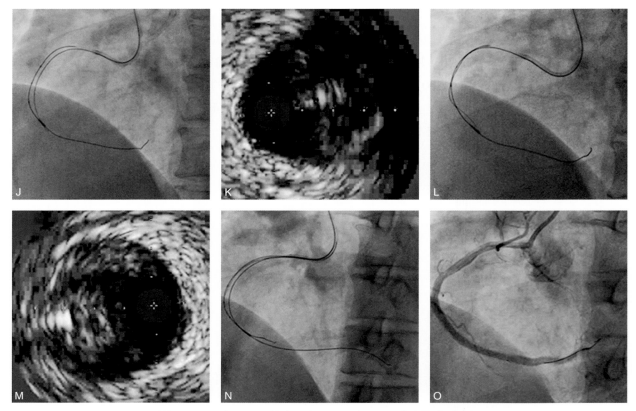

图 15-2-3 采用 ATS 技术正向开通双支 CTO 病变的典型病例

A. 左前降支闭塞；B. 右冠状动脉闭塞；C、D. IVUS 证实诊断导丝与治疗导丝均进入内膜下；E、F. 治疗导丝在 IVUS 指导下穿刺闭塞段血管"解剖真腔"；G、H. 将 IVUS 导管沿已成功穿刺进入闭塞段真腔的"治疗导丝"上，证实自身位于真腔和"诊断导丝"则位于内膜下；I. 左前降支开通后造影结果；J、K. 右冠状动脉 IVUS 证实诊断导丝与治疗导丝均位于内膜下；L、M. 穿刺导丝在 IVUS 指导下穿刺闭塞段血管真腔；N. 导丝在 IVUS 指导下，始终保持导丝在血管真腔内前行；O. 右冠状动脉开通后最终造影结果。

三、IVUS 在逆向 CTO 介入治疗中的作用

在逆向 CTO 介入治疗中，IVUS 探头（往往沿正向导丝送入）可用于指引逆向导丝通过技术或反向 CART 技术。对于冠状动脉开口 CTO 病变，IVUS 探头置于冠状动脉开口处可以清晰地看到逆向指引导丝的确切位置以及其再次穿刺进入血管真腔的过程。在没有 IVUS 确认的情况下逆向导丝一旦进入内膜下空间，将可能导致动脉夹层；尤其是对于左前降支开口 CTO 病变，逆向导丝可能会沿左主干远段分叉前由内膜下进入左主干近中段的血管真腔。若不进行 IVUS 评估，后续 PCI 操作可能会导致左回旋支闭塞的极度危险后果。术者若能通过 IVUS 识别此风险，可以提前在左主干远段处进一步调整逆向指引导丝的位置。对于较复杂支架内闭塞病变，当原支架同时跨越冠状动脉的主支及其分支血管时，CTO 病变的入口可能将位于支架的中间。在这种情况下进行正向导丝操作将极具挑战，而 IVUS 指导下进行逆向介入治疗往往可行性更高，位于分支血管内的 IVUS 探头能够清晰辨别出逆向指引导丝在 CTO 病变入口处的位置，并可协助逆向导丝再次穿刺进入支架内的血管真腔。此外，当正向导丝走行在内膜下时，通过正向导丝上的 IVUS 探头能够确认逆向导丝的具体位置，并指导其穿刺进入近端的血管真腔。

反向 CART 技术是目前最常用的逆向介入技术，该技术特点是沿正向导丝送入球囊在内膜下扩张

形成正向及逆向导丝的连接通道,再操控逆向导丝穿入内膜下的通道最终送入闭塞段近端的血管真腔。IVUS指导在反向CART技术遇到困难的情况下具有独特优势:①有助于评估正向、逆向导丝与CTO病变闭塞段的相对位置,并可提供实际血管大小及其斑块成分分布的重要信息,因此有助于优化选择球囊大小,减少冠状动脉穿孔的潜在风险;②当病变严重钙化导致反向CART技术不成功时,IVUS有助于选择适合建立正向及逆向导丝连接通道(更靠近近端或更靠近远端)的恰当位置。当推送正向及逆向导丝入CTO闭塞段时,IVUS评估可以根据正向/逆向导丝与血管真腔的关系,帮助术者识别4种可能的解剖情况,并选择适当的解决方法。

四、IVUS在CTO介入治疗优化中的作用

在CTO病变开通后,IVUS作为一种重用工具,可提供有关病变长度、形态以及支架的落脚点等方面的信息。在植入支架后,IVUS评估有助于优化支架的膨胀、贴壁及扩张。目前已有多个荟萃分析报道,在冠心病患者DES植入过程中应用IVUS指导相比于冠状动脉造影指导存在更大的优势。

最近有2项前瞻性的随机对照临床研究评估了IVUS在CTO-PCI优化支架选择方面的作用。Kim等随机选取了402名CTO患者,分别接受由IVUS指导或由造影指导的PCI治疗。当随访至12个月时,与冠状动脉造影指导组相比,IVUS指导组患者的主要心血管不良事件发生率更低(2.6% *vs.* 7.1%,$P=0.035$),且死亡或心肌梗死的复合终点事件率也偏低(0 *vs.* 2.0%,$P=0.045$)。但由于两组患者事件率均较低,削弱了该结论的强度。在AIR-CTO(比较慢性完全闭塞病变患者IVUS指导与冠状动脉造影指导行药物洗脱支架植入治疗的造影及临床差异)研究中,Tian等随机选取了230名CTO患者分别进行由IVUS指导或由冠状动脉造影指导的血管再通治疗。在DES植入术前行IVUS影像指导的标准包括:①支架能覆盖全部的冠状动脉病变(包括病变远段、CTO闭塞段及病变近段)并使植入支架的着陆区域尽量位于斑块负荷最低处;②支架直径与冠状动脉直径的比值为0.8~1.0;③所有病变均需使用非顺应性球囊在$\geqslant 18atm$的压力下进行后扩张处理。IVUS组患者全部进行术后IVUS评估,使其尽量达到IVUS定义的支架优化成功标准:支架贴壁良好,支架最小面积大于参考血管面积的80%,对称指数大于70%,且不存在B型以上的冠状动脉夹层。经过2年的随访,IVUS指导组患者发生肯定的和/或可疑的支架内血栓比率明显下降(0.9% *vs.* 6.1%,$P=0.043$),晚期管腔丢失更少[(0.28 ± 0.48)mm *vs.*(0.46 ± 0.68)mm,$P=0.025$],且"血管真腔内"支架内再狭窄发生率更低(3.9% *vs.* 13.7%,$P=0.021$)。但两组患者不论在复合MACE或在个体临床不良事件的发生率方面均无显著差异。

五、IVUS在CTO病变介入治疗中的局限性

限制IVUS在CTO病变介入治疗中应用的大敌是钙化,钙化可以掩盖位于其后的闭塞残端位置,并阻碍对受挤压的血管真腔进行探测。使用IVUS的另一个主要局限在于其超声探头所进行的是侧方扫描,因此要求IVUS导管必须插入闭塞病变内部方可成像。具有前向扫描功能的超声探头已被检测用于外周血管疾病,但目前尚未应用于冠状动脉血管。另外,IVUS指导的CTO导丝操作学习曲线较长,因为IVUS与造影的影像对应关系需要长时间学习、实践,才可能深刻理解并使切换应用自如。

(杨跃进)

参 考 文 献

［1］BRILAKIS E. Manual of chronic total occlusion interventions：a step-by-step approach［M］. 2nd ed. New York：Academic Press，2017.

［2］BRILAKIS E S，GRANTHAM J A，RINFRET S，et al. A percutaneous treatment algorithm for crossing coronary chronic total occlusions［J］. JACC Cardiovasc Interv，2012，5（4）：367-379.

［3］HARDING S A，WU E B，LO S，et al. A New algorithm for crossing chronic total occlusions from the Asia pacific chronic total occlusion club［J］. JACC Cardiovasc Interv，2017，10（21）：2135-2143.

［4］MORINO Y，KIMURA T，HAYASHI Y，et al. In-hospital outcomes of contemporary percutaneous coronary intervention in patients with chronic total occlusion insights from the J-CTO registry（Multicenter CTO Registry in Japan）［J］. JACC Cardiovasc Interv，2010，3（2）：143-151.

［5］宋雷，杨跃进，许亮. 血管内超声指导的真腔寻径与跟踪技术治疗复杂冠状动脉慢性完全闭塞病变的回顾性分析［J］. 中国循环杂志，2015，30（12）：1139-1142.

［6］BAVISHI C，SARDAR P，CHATTERJEE S，et al. Intravascular ultrasound-guided vs angiography-guided drug-eluting stent implantation in complex coronary lesions：Meta-analysis of randomized trials［J］. Am Heart J，2017，185：26-34.

［7］ZHANG J，GAO X，KAN J，et al. Intravascular ultrasound versus angiography-guided drug-eluting stent implantation：the ULTIMATE trial［J］. J Am Coll Cardiol，2018，72（24）：3126-3137.

［8］GALASSI A R，SUMITSUJI S，BOUKHRIS M，et al. Utility of intravascular ultrasound in percutaneous revascularization of chronic total occlusions：an overview［J］. JACC Cardiovasc Interv，2016，9（19）：1979-1991.

［9］HONG S J，KIM B K，SHIN D H，et al. Usefulness of intravascular ultrasound guidance in percutaneous coronary intervention with second-generation drug-eluting stents for chronic total occlusions（from the multicenter Korean-chronic total occlusion registry）［J］. Am J Cardiol，2014，114（4）：534-540.

［10］杨跃进，宋雷. 血管内超声指导真腔寻径跟踪新技术治疗复杂慢性完全闭塞病变［J］. 中国介入心脏病学杂志，2017，25（9）：534-537.

第十六章

慢性完全闭塞病变介入治疗的围手术期治疗

经皮冠脉介入术（PCI）围手术期的药物治疗主要包括抗血小板、抗凝、调脂及其他心血管保护药物治疗。大规模临床研究表明，PCI围手术期药物治疗可明显降低PCI术后心血管事件及死亡的发生率。近年来，在大量循证医学证据的基础上，PCI围手术期药物治疗日益受到重视，并不断得到更新和完善。

慢性完全闭塞（CTO）病变介入治疗是PCI中最为复杂、技术难度最高的治疗之一，其围手术期治疗的目的在于提高手术安全性、增加手术成功率、减少术中及术后并发症、更好地改善患者的预后。

第一节 抗 栓 治 疗

CTO病变PCI围手术期的抗栓治疗（包括抗血小板及抗凝治疗）可有效防止PCI术中发生导管、冠状动脉及支架内血栓，避免患者PCI术后发生急性、亚急性以及晚期支架内血栓，从而防止心血管不良事件的发生，对改善患者预后具有重要意义。尽管目前尚无专门针对CTO病变PCI围手术期抗栓治疗的相关临床试验，但由于CTO病变PCI技术难度高、操作复杂、更容易出现并发症，故更需积极、有效的围手术期抗栓治疗。

PCI围手术期血栓形成的机制主要包括两个重要环节：①凝血酶活化：冠状动脉病变局部扩张处撕裂后，组织因子释放，与血小板释放的Xa、Va、血小板第3因子、Ca^{2+}复合物形成凝血酶原激活物，使凝血酶原转变为凝血酶，后者促使纤维蛋白原形成交联的纤维蛋白多聚体，即红血栓。②血小板激活：PCI损伤处的血管内皮可释放vWF等黏连蛋白，与血小板表面糖蛋白（GP）Ⅱb/Ⅲa受体结合使之活化，活化的血小板通过vWF等与内皮下组织牢固黏附，黏附的血小板变形、伸出伪足，致密颗粒释放血栓素A_2（TXA_2）、二磷酸腺苷（ADP）、5-羟色胺（5-HT）等血小板活化剂使周围血小板聚集，α颗粒释放纤维蛋白原、Va、血小板第4因子等参与纤维蛋白形成。血小板中含有的血小板第3因子提供血液凝固的催化表面，并参与Xa活化，形成白血栓。因此，凝血酶和血小板激活是CTO病变介入治疗围手术期血栓形成中的两个最关键的成分，采用有效的抗凝和抗血小板药物有助于降低血栓发病率。

一、抗血小板治疗

（一）阿司匹林

1. 作用机制 阿司匹林的抗血小板作用主要通过不可逆抑制血小板环氧合酶1（COX-1），阻碍花

生四烯酸生成 TXA_2。血小板中只有 COX-1，由于血小板是无核细胞，没有重新合成 COX-1 的能力，一旦酶的活性被抑制，其作用可持续至血小板的整个寿命周期。COX-2 存在于内皮等有核细胞中，介导前列环素的合成，阿司匹林对此酶也有抑制作用，但内皮细胞具有重新合成该酶的能力，因此常规剂量下的阿司匹林对具有抗栓作用的前列环素表达影响较小。阿司匹林口服后迅速被胃及小肠吸收，30~40 分钟血浆浓度达到高峰，肠溶制剂需 3~4 小时血浆浓度方可达到高峰。口服一剂阿司匹林其抗血小板作用持续 7 天左右，大致与血小板生存期相当。

2. 循证医学证据 阿司匹林的抗栓作用在 20 年前就已被大规模临床试验所证实。抗栓治疗试验协作组（Antithrombotic Trialists' Collaboration）对既往发表的 287 项抗血小板治疗随机临床试验进行荟萃分析，证实阿司匹林抗栓作用最强的剂量为 75~150mg/d，其次为 160~325mg/d。比较几种抗血小板药单用的抗栓疗效时，发现阿司匹林的作用弱于噻氯匹定和氯吡格雷，但阿司匹林与氯吡格雷或噻氯匹定联合应用的疗效要比单用阿司匹林提高 20% 以上。阿司匹林应用于 PCI 围手术期最早可追溯到 1979 年，Gruentzig 进行世界首例 PTCA 时提前 3 天使用阿司匹林预防血栓生成；M-HEART II 等多项临床试验结果表明，阿司匹林有助于降低 PCI 术后缺血事件的发生率。20 世纪 90 年代的多项临床研究结果表明，与肝素、维生素 K 拮抗剂等抗凝药相比，采用阿司匹林等抗血小板药物治疗能够明显降低裸金属支架（BMS）植入术后的急性和亚急性血栓发生率，由此进一步证实了阿司匹林在 PCI 围手术期应用的价值。

3. PCI 围手术期应用阿司匹林的原则 阿司匹林是 PCI 围手术期药物治疗的基石。2018 年 ESC 心肌血运重建指南建议，PCI 术前及术后均应使用阿司匹林。对于稳定性冠心病行择期 PCI 的患者，术前如未接受阿司匹林预治疗，应予负荷量 150~300mg（I 类推荐，C 级证据）；对于 ACS 患者，PCI 术前均应予阿司匹林 150~300mg 预治疗（I 类推荐，A 级证据）。所有接受 PCI 的患者均应在术后接受长期阿司匹林治疗，除非存在禁忌或不能耐受的胃肠道不良反应，治疗应持续终身，治疗剂量为 75~100mg、1 次/d（I 类推荐，A 级证据）。PLATO 研究的事后分析表明，与替格瑞洛合用时，阿司匹林剂量与出血风险呈正相关，因此，在 PCI 术后与替格瑞洛等强效 $P2Y_{12}$ 抑制剂合用时，不推荐阿司匹林剂量超过 100mg/d，以避免出血风险。对于需要接受长期口服抗凝药治疗的患者，由于近年 PIONEER、RE-DUAL 及 AUGUSTUS 等一系列随机对照临床研究表明，与阿司匹林 + 氯吡格雷 + 口服抗凝药的三联治疗策略相比，氯吡格雷 + 新型口服抗凝药的组合在不增加缺血风险的同时大大减少了出血风险，故目前指南推荐根据出血和缺血风险进行个体化治疗决策。对于缺血风险较高，而出血风险较低（HAS-BLED 评分 <3 分）的患者，可考虑予阿司匹林 + 氯吡格雷 + 口服抗凝药治疗 6 个月，其后改为阿司匹林或氯吡格雷 + 口服抗凝药双联治疗，至 12 个月后停用抗血小板药物，仅予口服抗凝药治疗。对于高出血风险（HAS-BLED 评分 ≥3 分）的患者，可予阿司匹林 + 氯吡格雷 + 口服抗凝药治疗 1 个月或直接予氯吡格雷 + 口服抗凝药治疗，12 个月后停用抗血小板药物。

（二）$P2Y_{12}$ 抑制剂

1. 常用药物 目前口服 $P2Y_{12}$ 抑制剂包括氯吡格雷、替格瑞洛和普拉格雷，静脉注射 $P2Y_{12}$ 抑制剂包括坎格瑞洛。此外，尚有国内正在进行上市前临床研究的 1.1 类新药维卡格雷。本文仅介绍目前国内常用的氯吡格雷和替格瑞洛。

氯吡格雷属噻吩吡啶类衍生物，其活性代谢产物与血小板表面二磷酸腺苷（ADP）受体 $P2Y_{12}$ 不可逆结合，阻断 ADP 对腺苷环化酶的抑制作用，进而影响和阻碍 ADP 介导的糖蛋白（GP）IIb/IIIa 复合物的活化，产生较强的抗血小板聚集作用。氯吡格雷抑制血小板聚集的其他机制还包括：阻断活化血小板释放的 ADP,并抑制由此引发的血小板聚集效应增强;抑制其他激动剂诱导的血小板聚集。氯吡格雷本身无活性,须经肝脏细胞色素 P450-1A 和 3A 酶系统代谢后才具有生物活性。其生物利用度不受食物影响,进入血液后,与蛋白的结合率为 98%,半衰期约 8 小时。氯吡格雷的活性代谢产物能迅速与血小板结合,并不可逆性抑制血小板。服用氯吡格雷 2 小时后即可达到有效的血小板聚集抑制,其效果呈剂量依赖性,服药 5 小时内对血小板的抑制作用最强,并持续 24 小时。每天服用 75mg,服用 5~7 天后,血药浓度达到抗血小板聚集的稳定状态(即 40%~60% 的血小板被抑制),出血时间延长(为服药前的 1.5~2 倍)。停用氯吡格雷后,血小板功能大约在 5 天后恢复正常,与血小板的更新速率一致。

替格瑞洛属环戊烷三唑嘧啶类药物,为非前体类药物,本身及其主要代谢产物均具抗血小板活性。替格瑞洛与 $P2Y_{12}$ 受体可逆性结合,具有作用强、起效快、变异率低的优点,在降低 ACS 患者血栓事件风险方面优于氯吡格雷,但出血风险亦增高。替格瑞洛的主要不良反应包括呼吸困难、心动过缓、血清肌酐和尿酸水平升高等,可能与其抑制红细胞对腺苷的摄取有关。上述不良反应不致引起严重的临床后果,但对治疗依从性有一定影响。目前替格瑞洛主要用于血栓风险较高而出血风险较低的 ACS 患者,负荷剂量为 180mg,维持剂量为 90mg、2 次 /d。另有 60mg 剂型、2 次 /d,用于心肌梗死后 1~3 年且合并缺血高危因素的患者。

2. 循证医学证据　氯吡格雷在 PCI 中应用的地位主要建立在 CURE 和 CREDO 研究基础之上。CURE 研究入选了 12 562 例非 ST 段抬高伴有心肌损伤生化标记物阳性或新出现心电图改变的急性冠脉综合征(ACS)患者,患者被随机分配至试验组和安慰剂组,试验组在急诊室立即给予 300mg 负荷剂量的氯吡格雷,随即每天 75mg 口服 1 年,两组均接受常规阿司匹林治疗。结果表明,试验组 1 年内心肌梗死(MI)、脑卒中和心源性死亡的初级终点事件相对风险降低 20%。CURE 研究的 PCI 亚组(PCI-CURE 研究)结果表明,PCI 术后在阿司匹林基础上加用长期氯吡格雷治疗可使心血管死亡率、MI 或靶血管血运重建率降低(P=0.03),PCI 术前及术后的总心血管死亡和 MI 发生率降低 31%(P=0.002)。CREDO 研究是一个 PCI 围手术期和术后持续应用双联抗血小板药物的随机、双盲、对照试验。试验中来自 99 个北美中心的 2 116 例接受了 PCI 治疗的患者,这些患者在 PCI 术前 3~24 小时随机给予氯吡格雷 300mg 负荷量或安慰剂治疗,结果显示,长期氯吡格雷治疗 1 年能使主要终点相对风险降低 26.9%(P=0.02),绝对风险降低 1.9%。PCI 前 6 小时以上给予负荷量氯吡格雷的早期治疗,能使 28 天死亡、MI 和急诊血运重建的联合风险降低 38.6%,而术前 3 小时(6 小时以内)给予负荷量的氯吡格雷并不能降低主要缺血事件的发生,表明 PCI 患者接受氯吡格雷早期和长期治疗有益。

氯吡格雷对 PCI 患者早期和长期治疗的益处已被上述研究所证实,但对接受 PCI 而未用氯吡格雷的患者,给予氯吡格雷预治疗能否提高疗效呢? PCI-CLARITY 研究入选 1 863 例 ST 段抬高的 MI 患者,PCI 术前被随机分为氯吡格雷(300mg 负荷量和 75mg 维持量)治疗组和安慰剂组。主要终点是 30 天的心血管死亡、再发 MI 和脑卒中的联合终点。结果表明,氯吡格雷预治疗能明显降低 PCI 术后主要终点的发生率(P=0.008),同时大出血和小出血发生率并不明显增加(P>0.99)。ARMYDA-2 试验是一个关于稳定型心绞痛或稳定型心绞痛和 ST 段抬高 MI(UA/NSTEMI)患者行 PCI 的随机、前瞻、双盲研究。在试验中,126 例患者于 PCI 术前 4~8 小时服用 600mg 负荷剂量氯吡格雷,129 例患者服用 300mg 负荷剂量氯吡格雷,术后 30 天死亡、MI 或靶血管血运重建的终点事件在 600mg 负荷剂量组的发生率为 4%,在 300mg 负荷剂量组为 12%(P=0.041)。Angiolillo 等在一项研究中入选 50 例接受冠状动脉支架术的患者,其中 27 例口服 300mg 氯吡格雷,23 例口服 600mg 氯吡格雷,同时测量血小板聚集和激活功能。结果显示,与 300mg 剂量组比较,600mg 组具有更强、更快的血小板活化抑制功能,对氯吡格雷治疗敏感的病例数更多。因此，PCI 术前氯吡格雷预处理对 PCI 患者有益，而对于服药后 6 小时内开始 PCI 的患者，高剂量预治疗优于常规剂量。

中国人民解放军北部战区总医院韩雅玲院士在全球范围内首次对比研究了氯吡格雷 600mg 与 300mg 负荷剂量预治疗急性冠脉综合征（ACS）行冠状动脉支架植入术患者的近期疗效和安全性。试验对象为 2003 年 2 月至 2004 年 7 月间 316 例因 ACS 入院行冠状动脉支架植入术的患者，术前均予 600mg 氯吡格雷负荷量预治疗。对照组为 2001 年 10 月至 2003 年 2 月间 309 例临床及冠状动脉病变特征匹配、支架术前予 300mg 氯吡格雷负荷量的 ACS 入院患者。研究主要终点为 30 天支架内亚急性血栓发生、死亡、心肌梗死和紧急靶血管血运重建的联合终点；次要终点为 30 天出血事件。结果显示，两组临床、冠状动脉造影及介入治疗基线特征无显著差别；氯吡格雷 600mg 组患者支架内亚急性血栓发生率显著低于 300mg 组患者（0 vs. 2.6%，P=0.003），并且死亡、心肌梗死和紧急靶血管血运重建联合终点的发生率显著低于 300mg 组患者（0.95% vs. 3.6%，P=0.027）；主要及次要出血事件发生率 600mg 组患者为 1.27%，300mg 组患者为 0.97%，差异无统计学意义（P=1.00）。该研究还发现，300mg 组患者亚急性血栓发生率与服负荷剂量距手术时间 <6 小时显著相关（OR=6.665，95%CI 1.017~43.521，P=0.048）。总之，该研究表明：高负荷剂量（600mg）氯吡格雷预治疗与常规负荷量（300mg）相比，可显著改善 ACS 行冠状动脉支架植入术患者的近期疗效，且安全性相似。

根据法国的一项研究结果，对于有非 ST 段抬高急性冠脉综合征（NSTE-ACS）的中等风险的患者，氯吡格雷负荷剂量大于 300mg（当前的标准量）可引起较大的抗血小板效应，并且安全。研究者在《美国心脏病学杂志》上指出，使用 300mg 氯吡格雷负荷剂量对于需要快速血小板抑制的患者有益。巴黎 Pitie-Salpetriere 大学医院的 Gilles Montalescot 及其同事将 103 例 NSTE-ACS 患者随机分配到使用 300mg、600mg 或 900mg 氯吡格雷负荷剂量组，同时给予其他标准治疗，包括阿司匹林。与 300mg 氯吡格雷负荷剂量比较，600mg 和 900mg 负荷剂量较快地发生作用，与前 24 小时期间显著较强的血小板抑制和血小板活化的明显降低相关。当与标准 300mg 剂量比较时，900mg 负荷剂量比 600mg 负荷剂量似乎有较大的抗血小板作用。较高剂量氯吡格雷组在减少肌钙蛋白释放和缺血事件上也具有改善趋势。Montalescot 认为，更重要的是不需要担心较高氯吡格雷负荷剂量的安全性问题，但是此点还需要更多的临床数据来证实。他总结说，这些研究显示，氯吡格雷负荷剂量中存在剂量 - 效应关系，900mg 对于血小板聚集的最快速和有效的抑制，减少了对这种药物反应不良患者的数目以及减少肌钙蛋白释放，似乎是最佳的负荷剂量。

替格瑞洛循证医学证据主要来自大样本、随机对照 PLATO 研究。该研究在 43 个国家、862 个中心共纳入 18 624 例 ACS 患者，所有患者均接受阿司匹林治疗，其中 9 333 例接受替格瑞洛（180mg 负荷剂量，继以 90mg、2 次 /d，维持 1 年）治疗，9 291 例接受氯吡格雷（300~600mg 负荷剂量，继以 75mg/d 维持剂量）治疗，平均随访 12 个月，结果表明，相比氯吡格雷，替格瑞洛组的主要终点事件（心血管死亡、心肌梗死或脑卒中）发生率相对降低 16%（9.8% vs. 11.7%，HR=0.84，P<0.001）。此外，替格瑞洛组除脑卒中之外的其他次要疗效终点的发生率亦显著低于氯吡格雷组。其中，替格瑞洛组与氯吡格雷组心肌梗死发生率分别为 5.8% 和 6.9%（P=0.005）；心血管原因死亡率分别为 4.0% 和 5.1%（P=0.001）；全因死亡率分别为 4.5% 和 5.9%（P<0.001）。在安全性方面，相对于氯吡格雷，替格瑞洛组的大出血风险并未明显增加，其中，研究定义的大出血发生率在替格瑞洛组和氯吡格雷组分别为 11.6% 和 11.2%（P=0.43）；TIMI 大出血发生率分别为 7.9% 和 7.7%（P=0.57）；致死性或危及生命的出血发生率两组均为 5.8%，但替格瑞洛组非 CABG 相关的大出血风险增加（4.5% vs. 3.8%，P=0.03）。在东亚人群进行的

大禹研究表明，替格瑞洛同样具有较好的安全性。在 PLATO 研究中，15 388 例患者有冠心病严重程度数据，其中 4 646 例（30%）存在复杂冠状动脉病变［包括弥漫性（长度 >20mm）病变、近端节段极度弯曲或极度成角（>90°）病变、慢性完全闭塞性病变、无保护左主干病变、静脉桥血管病变、开口部病变、血栓性病变以及严重钙化病变等］，与氯吡格雷相比，这些患者服用替格瑞洛后心血管复合终点事件相对风险减少 15%（14.9% $vs.$ 17.6%，$P<0.05$），与无复杂冠状动脉病变的患者类似；但绝对风险降低更明显，复杂病变组为 2.7%，非复杂病变组为 1.2%。主要出血方面，替格瑞洛与氯吡格雷无显著差异。

3. PCI 围手术期应用 P2Y$_{12}$ 抑制剂的原则　鉴于氯吡格雷和替格瑞洛在 PCI 应用中的大量循证医学证据，近年国内外指南均建议：①在 PCI 术前应给予患者一种 P2Y$_{12}$ 抑制剂负荷剂量治疗，稳定冠心病择期手术首选氯吡格雷，负荷剂量为 600mg（Ⅰ类推荐，C 级证据）；ACS 患者首选替格瑞洛，负荷剂量为 180mg（Ⅰ类推荐，B 级证据）。②术前 12~24 小时内接受过溶栓治疗的患者，可给予 300mg 负荷剂量的氯吡格雷（Ⅰ类推荐，C 级证据），75 岁以上高龄患者不予氯吡格雷负荷剂量治疗；根据 TREAT 研究结果，75 岁以下溶栓患者也可给予早期替格瑞洛治疗，并不增加出血风险，但亦未观察到减少缺血事件风险的获益。③对 PCI 术前未接受 P2Y$_{12}$ 抑制剂治疗的 ACS 患者，可考虑予血小板 GP Ⅱb/Ⅲa 受体拮抗剂（Ⅱb 类推荐，C 级证据）。

PCI 术后应用 P2Y$_{12}$ 抑制剂的建议：①对所有冠状动脉支架治疗的患者，PCI 后均应在阿司匹林基础上给予一种 P2Y$_{12}$ 抑制剂治疗，即双联抗血小板治疗（DAPT）：ACS 患者 DAPT 至少 12 个月（Ⅰ类推荐，A 级证据），除非存在禁忌证或者额外的高出血风险；稳定性冠心病患者 DAPT 至少 6 个月（Ⅰ类推荐，A 级证据），无须考虑支架类型，出血高危的稳定冠心病患者可将 DAPT 疗程缩短至 3 个月内，至少 1 个月（Ⅱb 类推荐，C 级证据）。②P2Y$_{12}$ 抑制剂的选择：ACS 患者首选替格瑞洛 90mg、2 次 /d（Ⅰ类推荐，B 级证据），替格瑞洛不耐受、不可获得或者出血高风险者，可予氯吡格雷治疗 75mg、1 次 /d（Ⅰ类推荐，B 级证据）；稳定冠心病患者可予氯吡格雷 75mg、1 次 /d。③鉴于 CTO 为复杂冠状动脉病变，PCI 术后缺血风险相对较高，接受 DAPT 时无明显出血的患者，可考虑延长 DAPT 疗程，最长可达 30 个月（Ⅱb 类推荐，B 级证据）；既往 1~3 年有心肌梗死病史且合并 2 个以上缺血高危因素者，可予替格瑞洛 60mg、2 次 /d，最长至 36 个月（Ⅱb 类推荐，B 级证据）。④对于出血和缺血风险均较高者，可考虑在 DAPT 1~3 个月后采用 P2Y$_{12}$ 抑制剂单药治疗，在维持抗缺血疗效的同时，减少出血风险。近年已有 STOP DAPT 2、GLOBAL LEADERS 等研究初步证实此方案的安全性，但证据仍然不足。目前正在进行的 TWILIGHT 及中国人民解放军北部战区总医院韩雅玲院士牵头的 OPT-BiRISK 等研究可望提供更多高质量的临床证据。

（三）血小板 GP Ⅱb/Ⅲa 受体拮抗剂

1. 作用机制　血小板黏附、激活、聚集和血小板颗粒释放，导致血小板血栓形成，在生理性止血和病理性血栓的形成过程中都占有重要的地位。一旦血小板被激活，血小板表面的 GP Ⅱb/Ⅲa 受体形态发生变化，呈活化状态，能够和纤维蛋白原及 von Willebrand 因子等结合，使相邻的血小板之间形成联结，从而引发血小板聚集。不论引起血小板聚集的激活剂是什么，最终都必须通过血小板 GP Ⅱb/Ⅲa 受体才能使相邻的血小板经配体连接起来。GP Ⅱb/Ⅲa 受体是血小板聚集的最后共同通路，阻断 GP Ⅱb/Ⅲa 受体，即可消除任何激活剂引起的血小板聚集。血小板膜 GP Ⅱb/Ⅲa 受体拮抗剂是近几年所开发的抗血小板药物中研究最为广泛的药物之一。大量临床试验已证实了其作为血小板抑制剂的有效性和安全性。

2. 循证医学证据　5 个口服血小板 GP Ⅱb/Ⅲa 受体拮抗剂的临床试验（EXCITE、OPUS、SYMPHONY

1和2、BRAVO）和4项荟萃分析共涉及40 000例患者，结果一致显示口服GP Ⅱb/Ⅲa受体拮抗剂（xemilofiban、orbofiban、sibrafiban和lotrafiban）不比阿司匹林更有效，或者与阿司匹林一起应用不增加获益，还可能增加死亡，因此目前认为口服GP Ⅱb/Ⅲa受体拮抗剂没有临床应用价值。但3种静脉制剂阿昔单抗（abciximab）、替罗非班（tirofiban）和依替巴肽（eptifibatide）获得了临床上市批准，适用于PCI患者的辅助抗栓治疗。

众多研究表明，静脉应用血小板GP Ⅱb/Ⅲa受体拮抗剂对PCI围手术期有重要价值，能显著减少PCI后死亡或缺血事件的发生，且治疗效果不依赖于PCI所使用的装置（球囊、直接旋切术或支架），在不同亚组和不同病变类型中效果也是一致的。EPIC、CAPTURE、EPISTENT等大型临床试验证实了该类药物用于PCI围手术期的有效性和安全性，使PCI后30天和6个月的MACE发生率分别降低35%和27%，所有患者均可受益，糖尿病和其他高危患者受益更多。ADMIRAL和CADILLAC、ISAR-Ⅱ试验对该类药物在急性心肌梗死（AMI）急诊PCI中的作用进行了评价，表明可显著降低30天和6个月MACE发生率。一项入选491名糖尿病患者的研究结果显示，无论其血运重建的治疗方法为何，应用阿昔单抗明显降低6个月时死亡或MI发生率，甚至糖尿病患者的死亡率在1年时有更强的降低趋势。但近年来，随着PCI术前DAPT的广泛应用，尤其是强效P2Y$_{12}$抑制剂的应用，EARLY ACS、ACUITY等研究表明，PCI术前常规应用GP Ⅱb/Ⅲa受体拮抗剂非但没有观察到减少缺血事件的益处，反而显著增加大出血的风险。

3. PCI围手术期应用GP Ⅱb/Ⅲa受体拮抗剂的原则　鉴于目前的证据，国内外指南均不推荐PCI术前常规应用GP Ⅱb/Ⅲa受体拮抗剂（Ⅲ类推荐，A级证据），如术中发现无复流或血栓并发症，推荐临时使用GP Ⅱb/Ⅲa受体拮抗剂（Ⅱa类推荐，C级证据）。ACS患者PCI术前如未服用P2Y$_{12}$抑制剂，也可考虑予GP Ⅱb/Ⅲa受体拮抗剂治疗（Ⅱb类推荐，C级证据）。

（四）西洛他唑（cilostazol）

西洛他唑是选择性磷酸二酯酶Ⅲ抑制剂，具有抗血小板、扩血管、抑制平滑肌增殖等多种生物学活性，目前已被广泛用于治疗间歇性跛行，在日本、韩国及我国的许多心脏中心，也被用于PCI术后抗血小板治疗。其抗血小板作用于服药后6小时起效，可逆，停药48小时血小板功能可恢复正常，标准剂量为100mg、2次/d。

在BMS时代，西洛他唑由于具有抗再狭窄的潜能而受到关注。日本、韩国等及我国的RACTS试验等一系列临床研究表明，在中、低危患者中应用西洛他唑100mg、2次/d，连用6个月，与噻氯匹定250mg/d连用1个月相比，对PCI后急性、亚急性血栓及6个月至1年的MACE发生率的影响相似，但6个月造影再狭窄率有降低趋势。CREST试验是一项随机、双盲、安慰剂对照研究，比较西洛他唑与氯吡格雷、阿司匹林三联抗血小板治疗和氯吡格雷、阿司匹林双联抗血小板治疗对BMS术后再狭窄的影响。结果表明，两组血栓及出血事件发生率无差别，但三联组PCI术后6个月支架内再狭窄发生率明显降低，且这种益处可扩展到糖尿病和小血管（直径<3mm）亚组。CREST试验的成功经验提示，对高危患者采用合适剂量的西洛他唑、阿司匹林和氯吡格雷三联抗血小板治疗可能是理想的抗血小板治疗方案，不仅能明显降低血栓性事件发生率，还可能降低术后再狭窄率。

近年来，随着一系列临床研究的公布，在标准双联抗血小板治疗（阿司匹林+氯吡格雷）基础上加用西洛他唑的三联抗血小板治疗方案由于显著降低血栓事件及高危病变DES后的再狭窄风险而受到关注。韩国Asan医学中心的Park医生于2008年公布了DECLARE系列研究的结果。DECLARE-LONG及DECLARE-DIABETES两项多中心随机对照研究观察了DES术后三联抗血小板治疗的效果，其入选对象分别是长病变及糖尿病且接受 DES 治疗的患者。研究结果表明,与标准双联抗血小板治疗相比,三联抗血小板治疗可显著降低支架内再狭窄及 MACE 发生率,且不显著增加出血事件,提示加用西洛他唑的三联抗血小板治疗对于提高高危患者/病变 DES 术后的长期疗效有益。另一项 DECLARE 注册研究入选了 2003—2006 年间 3 099 例 DES 术后患者,经过基线校正后的结果表明,接受三联抗血小板治疗的患者在 1 年随访时的 MI（HR=0.233,95%CI 0.077~0.703,P=0.009 7）及支架血栓风险（HR=0.136,95%CI 0.035~0.521,P=0.003 6）均显著低于接受双联抗血小板治疗者。中国人民解放军北部战区总医院的一项单中心随机对照研究入选了 1 212 例 ACS 并行 PCI 治疗的患者,于 PCI 术后随机接受三联或双联抗血小板治疗,1 年随访结果表明,三联组缺血事件（包括心源性死亡、MI 及脑卒中）发生率显著低于双联组（2.6% $vs.$ 5.1%,P=0.027）,且出血发生率无显著增高;对于临床或病变高危的患者,如糖尿病、多支病变、长病变、小血管病变等,采用三联抗血小板治疗的获益更为明显。

尽管实验室与临床研究一致表明,双联抗血小板治疗基础上加用西洛他唑可进一步增加抗血小板治疗的疗效且不增加出血风险,但目前推广此方案仍存在一些问题。一方面,部分患者服用西洛他唑后出现轻到中度的非出血不良反应,如心悸、头晕（痛）等,对患者的依从性有一定影响;另一方面,药物价格也是需要考虑的因素,尤其是在发展中国家。此外,ACC/AHA 及欧洲心脏协会（ESC）相关指南作为国内外临床实践的风向标,还未将西洛他唑列为 PCI 后抗血小板治疗药物,可能影响其在临床的广泛应用。鉴于近年有关西洛他唑的临床研究多数在东亚国家进行,目前还缺乏此方案在西方欧美人群中应用的有效性、安全性证据,因此,加用西洛他唑的三联抗血小板治疗想要走进指南还有很多工作要做。

二、抗凝治疗

PCI 围手术期的抗凝药物主要包括肝素、直接凝血酶抑制剂、新型抗凝剂 Xa 因子抑制剂以及华法林。肝素包括普通肝素（UFH）及低分子量肝素（LMWH）,用于 PCI 术中的直接凝血酶抑制剂主要是比伐芦定（bivalirudin）,Xa 抑制剂主要为磺达肝癸钠（fondaparinux）。

（一）普通肝素

UFH 是间接凝血酶抑制剂,分子量为 3 000~30 000D,其分子中的戊聚糖序列与抗凝血酶Ⅲ（ATⅢ）中的赖氨酸残基特异性结合,加速 ATⅢ 灭活凝血因子而产生抗凝作用,使 ATⅢ 灭活凝血酶和 Xa 的速率提高 1 000 倍,但对结合在血块中的凝血酶无作用。

UFH 临床应用中最重要的问题是剂量和监测。临床试验均采用 APTT 的经典范围 50~70 秒,而不考虑不同研究机构采用的凝血酶原活化剂反应的不同,这种统一化的 APTT 治疗范围并不合理。合理的 APTT 范围应该按照所用特异性凝血酶原活化剂的不同而具体定制。UFH 的初始剂量可按体重调节,60~70U/kg（最大剂量 5 000U）,随后 12~15U/（kg·h）持续静脉输注（最大剂量 1 000U/h）。UFH 剂量调整方案参见表 16-1-1。

UFH 是 PCI 术中最常用的抗凝剂,以其廉价、证据充分的优势而成为 PCI 治疗的基石,一直被用来预防导管和血管内的血栓形成,目前 UFH 仍是全球 PCI 治疗的首选方案。在 PCI 术中,肝素剂量和抗凝效果大致相关,虽然高剂量肝素的出血并发症增多,但手术并发症降低。临床上根据体重调整剂量的抗凝策略显著优于固定剂量的肝素治疗。由于需要达到的抗凝水平超过 APTT 测量范围,在导管室需通过测定活化凝血时间（activated clotting time,ACT）来确定 PCI 术中肝素的剂量。ESC 心肌血运重建指南关于 PCI 术中 UFH 抗凝治疗的推荐为:PCI 术中推荐常规使用 UFH（Ⅰ类推荐,C 级证据）,在未联用血小板 GP Ⅱb/Ⅲa 受体拮抗剂时,建议 UFH 剂量为 60~100U/kg,目标 ACT 为 250~350 秒;联合使用

表 16-1-1 肝素剂量调整的方案

APTT	重复推注量 /U	停止静脉滴注时间	改变滴注速率 /（ ml·h⁻¹ ）（ U·24h⁻¹ ）	下次测 APTT
<50	5 000	0	+3（ +2 880 ）	6 小时
50~59		0	+3（ +2 880 ）	6 小时
60~85		0	0（ 0 ）	次日晨
86~95		0	-2（ 1 920 ）	次日晨
96~120		30	-2（ 1 920 ）	6 小时
>120		60	-4（ 3 840 ）	6 小时

注：首剂 5 000U 静脉推注，随后 32 000U/24h 持续输注（ 40U/ml ）。第一次测定 APTT 在静脉推注后的 6 小时，根据上述表格调整剂量，再根据最右侧一栏的时间再次测定 APTT。APTT 范围 60~85 秒相当于肝素抗 Xa 活性在 0.35~0.7U/ml。

GP Ⅱb/Ⅲa 受体拮抗剂时，建议 UFH 剂量为 50~60U/kg，靶 ACT 为 200~250 秒。如负荷剂量后 ACT 没有达标，可以追加 2 000~5 000U，拔除股动脉鞘管应推迟至 ACT 值低于 150~180 秒。

随机研究表明，延长肝素用药时间并不能减少缺血并发症，且可增加鞘血管部位的出血，因此，无合并症的成功 PCI（ 包括单纯 PTCA 和支架植入 ）术后不应常规使用静脉肝素。

（二）低分子量肝素

LMWH 是通过化学或酶学解聚的方法从 UFH 中衍生出来的片段，其长度约为 UFH 的 1/3。由于它们是通过不同的解聚方法制备的，故其药物动力学特性和抗凝谱有某种程度的差别，在临床上不能相互代替。LMWH 平均分子量为 4 500~5 000D，分布范围在 1 000~10 000D。同 UFH 相比，LMWH 灭活Ⅱa 的能力较差，抗凝血酶的作用相对较弱，但抗 Xa 作用强，对血小板功能影响小。LMWH 与巨噬细胞和内皮细胞结合较少，被细胞灭活少，因而血浆半寿期较长。

由于 LMWH 抗血栓作用强于 UFH，不良反应小，个体差异也较小，无须监测，临床已多用 LMWH 替代 UFH。虽然在 ACS 患者 PCI 围手术期治疗中，已有很多临床研究证实 LMWH 减少缺血事件风险的疗效显著优于 UFH，但 LMWH 在 PCI 术中能否代替 UFH 的应用仍不明确，证据还不是很充分。

Collet 等对 LMWH 在 PCI 操作过程中的安全性和有效性进行了研究。试验入选了 451 例 UA 和 NSTEMI 患者，依诺肝素每 12 小时皮下注射一次，至少 48 小时，然后进行 PCI。早晨注射依诺肝素后 8 小时内进行介入治疗，不再另外使用 LMWH 或 UFH。在介入过程中和鞘管拔出前不监测抗凝状态。鞘管在最后一次 LMWH 注射后 ≥10 小时拔出。结果显示，应用依诺肝素取代 UFH 抗凝并不增加严重出血事件，试验人群未见血管急性闭塞或需急诊血运重建者。接受球囊扩张和支架植入术患者 30 天死亡 /MI 发生率为 3.0%，整体人群为 6.2%。

STEEPLE 试验是第一项评价 PCI 术中使用依诺肝素安全性和有效性的大规模、随机化前瞻性研究，该试验共有 3 528 名拟行 PCI 治疗的患者入选。试验者被随机分成两组，UFH 组在 PCI 术中静脉使用 UFH，并根据 ACT 调整 UFH 用量；依诺肝素组在 PCI 术中静脉使用依诺肝素（ 分两个亚剂量：0.5mg/kg 和 0.75mg/kg ）。主要安全终点为 PCI 手术 48 小时内的严重出血事件以及轻度出血事件的发生率；主要疗效终点为 PCI 术中抗凝效果的达标率，次要疗效终点为 30 天内的全因死亡率、非致死性 MI 以及紧急靶血管血运重建的发生率。研究结果显示，在安全性方面，依诺肝素组严重出血事件的发生率比 UFH 组下降了 57%（ 1.2% *vs.* 1.8%，*P*=0.007 ），轻度出血事件的发生率无明显差异；在有效性方面，依诺肝素组术中抗凝达标率在 0.5mg/kg 剂量亚组为 78.8%，0.75mg/kg 剂量亚组为 91.7%，均显著高于 UFH

组的 19.7%（*P*<0.001）。同时，依诺肝素组 PCI 术后 30 天内的全因死亡、非致死性 MI 以及紧急靶血管血运重建联合事件的发生率（分别为 7.2% 和 7.9%）也低于 UFH 组（8.4%）。STEEPLE 试验证明了依诺肝素在 PCI 术中应用的安全性和有效性，提示 LMWH 在 PCI 术中应用也是可行的方案之一。

2018 年 ESC 心肌血运重建指南推荐，可考虑在 PCI 围手术期使用 LMWH 替代 UFH 作为抗凝治疗方案（Ⅱa 类推荐，B 级证据）。ACCP 7 抗凝治疗指南对 PCI 术中 LMWH 抗凝治疗的建议指出，对 PCI 术前接受 LMWH 的患者，可根据最后一次使用 LMWH 的时间来决定 PCI 术中抗凝治疗策略（Ⅰ类推荐，C 级证据）。如最后一次使用依诺肝素距 PCI 时间≤8 小时，PCI 术中不需要再追加抗凝治疗（Ⅱ类推荐，C 级证据）；如最后一次使用依诺肝素距 PCI 时间在 8~12 小时，PCI 时静脉推注依诺肝素 0.3mg/kg（Ⅱ类推荐，C 级证据）；如最后一次使用依诺肝素距 PCI 时间 >12 小时，PCI 术中采用常规的抗凝方法（Ⅱ类推荐，C 级证据）。2007 年 ACC/AHA/SCAI 关于 PCI 的指南亦建议，对术前应用依诺肝素的患者，如果末次给药在 8~12 小时之前，术中应静脉给予 0.3mg/kg 的依诺肝素，如果末次给药在 8 小时内，术中无须追加剂量（Ⅰ类推荐，B 级证据）。根据 SYNEGY 研究的结果，不推荐 PCI 围手术期交叉使用 UFH 和 LMWH，因会增加主要出血风险（Ⅲ类推荐，B 级证据）。

在充分抗栓治疗基础上，明确的成功 PCI 术后可无须抗凝治疗。然而对植入 DES 的患者如果存在下列情况，PCI 术后应进行抗凝治疗：高危人群或术后效果欠理想、有并发症者，可应用 LWMH 5~7 天；当不能确定术前是否充分应用抗血小板药物者，可应用 LWMH 5~7 天。

（三）直接凝血酶抑制剂——比伐芦定

直接凝血酶抑制剂均为静脉制剂，主要为水蛭素（hirudins）及其衍生物，如阿加曲班（argatroban）、比伐芦定（bivalirudin）等。直接凝血酶抑制剂由于自身的生物学特性，与肝素等间接凝血酶抑制剂相比，具有一定的优势。首先，由于直接凝血酶抑制剂不与血浆蛋白结合，生物利用度较高，抗凝效果个体之间差异较小。其次，与 UFH 及 LMWH 不同，直接凝血酶抑制剂不与血小板因子 4 结合，其抗凝活性不受血小板所释放的大量血小板因子 4 的影响，不引起抗体介导的血小板减少症。最后，直接凝血酶抑制剂既可灭活与纤维蛋白结合的凝血酶，也可灭活血液中游离状态的凝血酶。

水蛭素类似物比伐芦定是特异性凝血酶抑制剂。与 UFH 及 LMWH 不同的是，其既可作用于游离凝血酶，亦能作用于与血凝块结合的凝血酶。由于抗凝反应可以预测，半衰期短，比伐芦定用于 PCI 患者是一种便捷、安全的药物。

Sinnaeve 等荟萃分析了来自直接凝血酶抑制剂研究协作组（DTI Trialists' Collaboration）11 个随机临床试验共 35 970 例患者，评价直接凝血酶抑制剂对接受早期介入治疗患者的疗效。结果提示，直接凝血酶抑制剂降低 30 天死亡或 MI 的危险 10%（*HR*=0.90，95%*CI* 0.84~0.97），在接受早期介入治疗（随机后 72 小时内）的患者比非早期介入治疗的患者益处更大 [（*HR*=0.66，95%*CI* 0.48~0.91）*vs.*（*HR*=0.94，95%*CI* 0.86~1.03）]。在调整了基线和倾向于早期介入治疗的影响后，直接凝血酶抑制剂在降低早期介入治疗患者死亡或 MI 的危险方面仍明显优于肝素。CACHET 等临床试验表明，PCI 患者以比伐芦定首剂 0.5~0.75mg/kg 静脉注射，继以 1.75mg/（kg·h）静脉滴注，较常规剂量肝素与阿昔单抗联合应用者的近期 MACE 发生率显著下降，出血并发症亦明显减少。REPLACE-Ⅰ试验结果表明，比伐芦定单用对于降低 PCI 后早期 MACE 和出血并发症优于单用肝素、联用肝素和阿昔单抗以及联用比伐芦定和阿昔单抗。大型随机试验 REPLACE-2 比较了急诊和选择性 PCI 患者接受比伐芦定或低剂量 UFH 加阿昔单抗治疗的疗效。研究结果表明，单用比伐芦定与肝素联用阿昔单抗相比，虽然不能降低死亡、MI 及血运重建联合终点事件发生率，但可显著减少出血并发症（*P*<0.001）。

ACUITY 试验入选了 13 819 例计划行介入干预治疗的 NSTE-ACS 患者,随机分入三组:UFH 或 LMWH 联合 GP Ⅱb/Ⅲa 受体拮抗剂组、比伐芦定联合 GP Ⅱb/Ⅲa 受体拮抗剂组、比伐芦定单独治疗组。结果显示,UFH 或 LMWH 联合 GP Ⅱb/Ⅲa 受体拮抗剂组与比伐芦定联合 GP Ⅱb/Ⅲa 受体拮抗剂组相比,30 天复合终点事件发生率无显著性差异,严重出血事件亦无显著差异。比伐芦定单独治疗组与 UFH 或 LMWH 联合 GP Ⅱb/Ⅲa 受体拮抗剂组相比,临床疗效相似,但严重出血发生率明显减低。ISAR REACT 3 研究入选了 4 570 例稳定型心绞痛和 UA 患者,评价经过 600mg 负荷剂量氯吡格雷预治疗后,肌钙蛋白阴性的 PCI 患者采用比伐芦定治疗是否优于 UFH,评价终点包括出血性事件和缺血性事件。结果显示,死亡、MI 和紧急靶血管重建三联终点(主要终点)在比伐芦定组和肝素组间差异无统计学意义(8.3% *vs.* 8.7%),但比伐芦定组主要出血发生率明显低于肝素组(3.1% *vs.* 4.6%,相对危险 0.66,95%*CI* 0.49~0.90,*P*=0.008)。

对于比伐芦定在 PCI 围手术期的应用,近年最大的争议在于其用于 AMI 急诊 PCI 的疗效和安全性。HORIZONS-AMI 和 EuroMax 研究显示,STEMI 患者行直接 PCI 期间使用比伐芦定与 UFH(常规或临时合用 GPI)相比,前者可显著减少死亡和主要出血事件,但均伴有急性支架内血栓(AST)风险增高。两项研究的汇总分析发现,比伐芦定组患者 AST 主要发生在 PCI 后 4 小时内。但发生早期支架内血栓(<30 天)的患者中,30 天内死亡率比伐芦定组为 6.7%(4/60),UFH ± GPI 组为 40%(16/40)。而 HEAT-PPCI 研究发现与单用 UFH 相比,比伐芦定不减少主要出血风险,反而显著增加缺血事件(主要是 AST 风险显著增高)。但由于该研究单中心、不良事件未经过独立第三方判定、术中 ACT 显著低于其他相关研究等缺陷引发了很大争议。由韩雅玲院士牵头的 BRIGHT 研究采用 PCI 后高剂量延时注射比伐芦定的方式[PCI 后持续静脉滴注术中剂量 1.75mg/(kg·h)比伐芦定 3~4 小时],发现 AMI 患者直接 PCI 期间,使用比伐芦定相比 UFH 或 UFH+GPI 可减少总不良事件和出血风险,且不增加 AST 风险。MATRIX 研究发现,接受术后比伐芦定高剂量延长注射的患者死亡和出血发生率显著低于无比伐芦定术后延长注射或低剂量延长注射组。近期 Shah 等的网状荟萃分析,以及国内外多个观察性研究均发现,PCI 后持续高剂量应用比伐芦定可降低 AST 风险,而 PCI 后低剂量应用比伐芦定或停用比伐芦定患者 AST 发生风险增加。

近年有少量单中心研究报道了比伐芦定在高出血风险 CTO 患者介入治疗中的应用。总体而言,比伐芦定与 UFH 具有相似的疗效和安全性。中国人民解放军北部战区总医院的单中心回顾性病例分析表明,比伐芦定与 UFH 相比,可减少出血并发症(5.6% *vs.* 23.7%,*P*=0.028)和无复流(0 *vs.* 15.8%,*P*=0.025)风险。美国纽约西奈山医院报道,应用比伐芦定的患者,在导丝穿孔后引发心脏压塞的风险低于使用肝素者,可能得益于其半衰期较短,这对于导丝穿孔发生率较高的 CTO 介入治疗而言,是一个有利的因素。复旦大学附属中山医院报道,由于 CTO 操作时间较长,使用比伐芦定可使术中血栓生成风险明显增加,可通过补充小剂量 UFH 加以避免。

根据目前的临床证据,既往有肝素诱导的血小板减少(HIT)病史的患者,PCI 术中推荐使用比伐芦定替代 UFH 或 LMWH(Ⅰ类推荐,A 级证据);对于高出血风险患者,PCI 术后用比伐芦定替代 UFH 或 LMWH 是可行的策略(Ⅰ类推荐,B 级证据);对于 AMI 接受急诊 PCI 的患者,可考虑采用比伐芦定作为术中抗凝药物,术后应以高剂量持续静脉滴注 3~4 小时(Ⅱa 类推荐,A 级证据)。

(四)Ⅹa 因子抑制剂——磺达肝癸钠

磺达肝癸钠又称戊聚糖钠,分子量为 1 728D,是一种合成戊糖。戊糖序列是与抗凝血酶结合及灭活凝血因子的关键结构,可以促进抗凝血酶介导的Ⅹa 因子抑制,其抗凝活性是 ATⅢ介导的选择性抑制

Ⅹa 的结果。磺达肝癸钠选择性与抗凝血酶Ⅲ（ATⅢ）上的戊聚糖结合位点结合，使 ATⅢ 发生不可逆的构象变化，增强了对 Ⅹa 因子的灭活，从而作用于内源性和外源性凝血途径的最终环节，阻断了凝血酶及纤维蛋白的形成。该药物的抗 Ⅹa 因子活性随血浆药物浓度的增高而增加，用药后 3 小时内达高峰。肾脏是唯一清除途径，其血浆半衰期为 17~21 小时。目前多项研究支持磺达肝癸钠用于髋部骨折、髋关节置换和膝关节置换术后，以及内科住院患者深静脉血栓的预防和治疗。PENTUA 和 PENTALYSE 等数个Ⅱ期临床研究表明，磺达肝癸钠能明显减少 AMI 患者冠状动脉再闭塞的发生，对 ACS 的疗效至少与 LMWH 等同。磺达肝癸钠优势还体现在：不与血浆蛋白、血小板或血小板因子 4 相互作用，不会引起机体产生抗血小板抗体，不引起肝素诱导的血小板减少，避免Ⅱ型血小板减少症的发生，不存在病原组织感染的潜在危险性。

OASIS 5 是一项大型随机、双盲Ⅲ期临床试验，入选 20 078 例 UA 和 NSTEMI 患者，比较在 NSTE-ACS 患者中使用磺达肝癸钠和依诺肝素的安全性和有效性。研究结果显示，皮下注射磺达肝癸钠 2.5mg/d ≤8 天，在降低 9 天时的死亡、MI 或顽固性心肌缺血事件方面并不劣于依诺肝素（1mg/kg、2 次 /d，肾功能不全患者 1 次 /d），其疗效可维持长达 6 个月。同时，严重出血的发生率在磺达肝癸钠组低于依诺肝素组，导致最终的获益风险平衡有利于磺达肝癸钠。此外，在接受 PCI 治疗或者肾功能受损的亚组患者中也得出有利于磺达肝癸钠的一致结果。OASIS-6 试验进一步比较了磺达肝癸钠与 UFH 在 STEMI 患者中应用的安全性和有效性。研究入选了 12 092 例 STEMI 患者，在发病 12~24 小时内随机给予磺达肝癸钠或常规治疗（安慰剂或 UFH），主要终点是 30 天死亡或再次 MI 的联合终点。结果显示，与常规治疗相比，磺达肝癸钠使 9 天、30 天和研究结束时联合终点的相对风险分别降低 17%、14% 和 12%。尽管两组间总的严重出血发生率无显著差异，但心脏压塞发生率在磺达肝癸钠组显著低于常规治疗组。亚组分析显示，OASIS-6 试验中应用磺达肝癸钠获益的患者主要为溶栓和未接受直接 PCI 治疗的患者。值得注意的是，在接受直接 PCI 治疗的患者非但未获益，反而增加导管血栓和急性血栓并发症的风险，其原因可能与磺达肝癸钠缺乏对Ⅱa 因子的抑制作用有关，当联合应用 UFH 与磺达肝癸钠时，可使导管内血栓发生率明显降低。

OASIS 5 和 6 联合分析结果表明（表 16-1-2，表 16-1-3），除了行直接 PCI 的患者外，在不同类型 ACS 患者中磺达肝癸钠都优于 UFH 或依诺肝素。在此基础上，2007 年 ACC/AHA/SCAI PCI 指南对 STEMI 患者行 PCI 时辅助抗凝治疗的建议如下：①对术前应用磺达肝癸钠的患者应静脉给予抗Ⅱa 因子活性的抗凝药物，并且需要考虑是否应用了血小板 GP Ⅱb/Ⅲa 受体拮抗剂（Ⅰ类推荐，C 级证据）；②因存在致导管血栓形成风险，磺达肝癸钠不应作为 PCI 术中的单一抗凝药物，应补充抗Ⅱa 因子活性的抗凝药物（Ⅲ类推荐，C 级证据）。目前关于磺达肝癸钠的中国专家共识正在制定中。

表 16-1-2　OASIS 5 和 OASIS 6 联合分析：UFH/ 依诺肝素和磺达肝癸钠的 30 天主要有效性和出血结果

终点	UFH/ 依诺肝素（ n=13 242 ）/%	磺达肝癸钠	HR（ 95%CI ）	P
死亡 /MI/ 脑卒中	8.0	7.2	0.91（ 0.83~0.99 ）	0.030
死亡	4.3	3.8	0.89（ 0.79~1.00 ）	0.052
MI	3.8	3.5	0.92（ 0.81~1.04 ）	0.196
脑卒中	1.0	0.8	0.82（ 0.64~1.07 ）	0.143
严重出血	4.4	3.0	0.67（ 0.59~0.76 ）	<0.000 01

表 16-1-3　OASIS 5 和 OASIS 6 联合分析：PCI 患者的结果

终点	UFH/ 依诺肝素	磺达肝癸钠	*HR*	95%*CI*
30 天严重出血 /%				
所有 PCI 患者	5.4	3.0	0.54	0.42~0.69
PCI 前应用 UFH	5.2	3.6	0.69	0.32~1.46
30 天死亡、MI 和脑卒中 /%				
所有 PCI 患者	7.9	7.9	0.99	0.84~1.18
PCI 前应用 UFH	12.7	11.8	0.92	0.60~1.41
术中血栓形成 /%				
所有 PCI 患者	0.2	0.9	3.85	1.64~7.83
PCI 前应用 UFH	0	0.3	—	—

（五）维生素 K 拮抗剂

早年研究显示，中危和低危冠心病患者应用调整剂量和固定剂量的华法林并不优于阿司匹林，且出血风险增加。近年研究显示，无阿司匹林过敏而有抗凝指征的患者，如持续性心房颤动、左心室功能不全和广泛室壁运动障碍，植入支架后可联合应用阿司匹林、氯吡格雷和华法林，但应维持 INR 在 2.0~3.0。对阿司匹林过敏患者，如植入支架，可服用氯吡格雷 75mg 加中等强度华法林（维持 INR 在 2.0~3.0）。

（李　毅　李　晶）

第二节　抗凝治疗的监测

静脉应用 UFH 时，监测多采用 APTT 或 ACT。APTT 与肝素浓度有中度相关性。同剂量肝素测得的 APTT 受血浆肝素中和蛋白（如血小板第 4 因子）和因子Ⅷ浓度的影响，而因子Ⅷ常在急性反应如妊娠、急性血栓形成、大手术时增高。APTT 测定的敏感范围为 0.1~1.0U/ml，因此适用于深静脉血栓形成、UA 和 AMI 时应用静脉肝素的监测，此时要求的目标肝素浓度为 0.3~0.7U/ml。而 PTCA 等介入措施要求肝素浓度超过 1.0U/ml，体外循环时肝素浓度常高达到 5U/ml，超出了 APTT 的敏感范围，而 ACT 测定在 1~5U/ml 范围内与肝素浓度有较好的相关性，所以此时应使用 ACT 取代 APTT。ACT 测定采用床旁仪器，使用静脉全血，具有方便、简捷和快速的特点，可及时调整肝素剂量。在低抗凝水平，ACT 与 APTT 或肝素浓度的相关性较差，但在 ACT 的治疗水平（300~400 秒），ACT 与 APTT 有线性关系。目前临床最常用的两种床旁测定 ACT 的仪器是 Hemochron 和 HemoTec，在同一抗凝水平，Hemochron 测得的 ACT 数值比 HemoTec 高 30~50 秒。

皮下注射小剂量 UFH（小于 12 500U/d）不能可靠地产生抗 Xa 因子活性，因此无须监测。而皮下应用肝素超过 12 500U/d 或静脉用药，则必须监测。此外，肝素浓度测定亦能较好反映肝素的抗凝活性。由于肝素影响血小板的功能和数量，还应常规血小板计数。连续静脉滴注肝素的患者，应常规定期测定血红蛋白浓度和血细胞比容（不少于每天 1 次），以监测出血情况。

行 PTCA、支架植入或其他介入措施时,穿刺后通过动脉鞘管或静脉给肝素 5 000~10 000U,按体重约为 100U/kg,以后每超过 1 小时追加静脉肝素 2 000U。如测定 ACT,应使其维持于 300~350 秒。如为单纯球囊扩张术,用 HemoTec 测定 ACT 应维持在 250~300 秒,用 Hemochron 测定时则应维持在 300~350 秒。介入治疗术后一般不再给予静脉 UFH,尤其低危患者,否则出血风险增加,而缺血事件却无明显改变。如继续给予 UFH 12~48 小时,建议维持 ACT 于 250~350 秒。于介入治疗术后或停用肝素后 4~6 小时后测定 ACT,如 ACT 值 <180 秒,即可拔除动脉鞘管。如因故不能及时拔除鞘管,应在导管术后持续滴定(按 ACT 或者 APTT 调节)静脉肝素,预期拔管前 4~6 小时停静脉肝素。作者认为,在拔除鞘管前不宜使用 LMWH,因为 LMWH 的半衰期长,不易滴定,拔管出血的风险将增大。在同时使用血小板 GP Ⅱb/Ⅲa 受体拮抗剂阿昔单抗的情况下,应减少术中肝素用量至 ACT 200~300 秒,术后停用肝素,早期拔除鞘管。如患者在介入术前或术中行主动脉内球囊反搏(IABP),那么介入操作后应持续静脉肝素,维持 APTT 于正常的 1.5~2.0 倍或 ACT 250~300 秒。

(李　毅　李　晶)

第三节　CTO 病变介入治疗的其他围手术期处理

一、术前治疗

CTO 病变介入治疗术前准备与一般介入术相似,但由于 CTO 介入手术的复杂性,手术时间较长,故术前要做好患者的思想工作,向患者解释手术的过程,争取患者的配合。术前要了解患者是否习惯在床上解小便,如不习惯,则应实施导尿术。

CTO 病变介入治疗常需要较大量的对比剂,容易引起对比剂肾病,应予以重视,并进行预防,尤其是当患者存在对比剂肾病高危因素时,如合并糖尿病、既往肾功能不全、女性、低体重、贫血等,更容易出现对比剂肾病。目前最有效的预防措施为术前和术后水化治疗,详见第十三章第二节。

术前应充分了解病变特点和患者情况特点,包括患者的心功能状况、是否有 MI 病史及存活心肌情况、肾功能情况、是否有并存疾病等。术前应反复、仔细阅读冠状动脉造影片,笔者在与众多 CTO 高手交往、学习过程中发现有一个重要的特点:CTO 高手必定是读片高手,CTO 技术越高超者读片越细,常读出一般术者没法读出的一些细节。对复杂 CTO 病变,常需要在术前进行长时间读片,甚至达半小时以上。读片中要寻找导丝进入点,并根据侧支循环对远端的供血情况、点状钙化及其他线索,确定导丝在病变中的走行方向,必要时还要参考多层螺旋 CT 的结果,力求对干预血管的解剖和病变情况做到全面了解。根据病变特点和患者病情特点,制定出详细的手术方案。手术方案应包括手术器械的应用、如何克服术中碰到的困难、选择正向或逆向技术、特殊技术的应用如平行导丝技术和跷跷板技术等,术前应对整个手术过程做到胸有成竹。

部分 CTO 病变患者伴有多支血管病变,对此类患者术前应根据冠状动脉造影结果及患者的情况制定手术方案,决定先处理闭塞支或先处理其他血管,一般原则为先处理闭塞血管,后处理其他血管,但有些 CTO 患者情况特殊,如患者病情较重、耐受性较差、CTO 病变较复杂,而非 CTO 病变较简单,把非 CTO 病变处理后再处理 CTO 病变会使患者情况更稳定,更好耐受缺血。先处理非 CTO 病变有一定的风险,如术中出现并发症、支架植入困难或患者的缺血耐受性较差等,因此术前应做好评估和计划,力求使手术顺利完成。

危重患者术前应做好充分准备,要进行风险/获益评估。心功能不全患者应于术前控制好心功能,必要时要预先使用 IABP。肾功能不全患者要预防对比剂肾病。ACS 患者要配合使用抗栓治疗。

二、术后处理

CTO 病变介入治疗术后处理与一般介入术后处理相似。手术后按常规进行生命征监测、伤口观察等,使用对比剂用量较大的患者术后应多饮水,以利于对比剂的排泄。对比剂肾病高危患者术后要进行水化治疗,静脉补生理盐水或碳酸氢钠 12 小时,最好术后第一天保持尿量较多的状态。

术后应注意观察并发症的出现,迟发性血管穿孔(指离开导管室后出现的血管穿孔)是 CTO 病变介入较常见的并发症,术后患者如有低血压,应注意排除迟发性血管穿孔的可能。迟发性血管穿孔可以在术后 3 天才发生,其主要原因是术中导丝引起穿孔,但由于出血量较少,术中造影没能发现,或阅片不仔细没有发现,另一个原因为支架产生的迟发穿孔所致。迟发血管穿孔的结果是心脏压塞。中国人民解放军北部战区总医院的研究结果显示,发生心脏压塞时,奇脉不是早期指征,而是听诊心音低,心率与血压的分离现象。开始表现为心率增快,血压不低,心率增快难以用其他原因解释,继之心率持续增快,血压逐渐降低,对升压药物无反应或反应不佳。此时如未给予积极处理,则继之出现心脏压塞临床表现。其他一些体征对心脏压塞的判断有帮助,如颈静脉怒张、肝颈征阳性等。一旦怀疑心脏压塞时,应尽快进行超声心动图检查确定。确定心脏压塞后,应尽快进行心包穿刺,并留置猪尾导管到心包腔进行引流,大多数迟发血管穿孔患者的预后为良性,多于 1~3 天后出血自行停止,个别患者出血不停止,需进行介入方式处理,如使用覆膜支架、远端血管栓塞技术等,仅极个别患者需要外科手术处理。

对比剂肾病在 CTO 患者中较非 CTO 患者常见。对比剂肾病目前尚无有效的处理方式,因此预防很重要。对比剂肾病的处理包括维持水与电解质平衡,必要时采取透析治疗。

术后如出现心功能不全,应积极控制心力衰竭,使用经静脉的血管扩张剂如硝酸甘油、硝普钠等,对有水钠潴留者使用利尿剂,对严重心功能不全者必要时使用 IABP。对 ACS 患者按照指南进行相应的处理。

三、总结

阿司匹林作为最古老的抗血小板药物,仍然是冠心病的首选药物,它在 PCI 中的基石地位是不容置疑的。对 CTO 病变 PCI 术后的患者,无论 CTO 病变是否被开通,均需终身服用,除非有应用禁忌。

与阿司匹林单药治疗相比,联合 $P2Y_{12}$ 抑制剂在 PCI 治疗中的益处已被大量循证医学所证实。对 CTO 患者在围手术期应按照 PCI 治疗指南要求严格应用。不推荐常规应用 GP Ⅱb/Ⅲa 受体拮抗剂,可在术中发生无复流或血栓并发症时临时应用。

抗凝药物仍以 UFH 和 LMWH 为主。LMWH 因疗效确实、用药方便、无须监测等优势,而逐渐取代UFH,对 ACS 患者在抗血小板基础上广泛应用。在导管室 LMWH 替代 UFH 还需要更多的证据及筛选合理的剂量。发生 HIT 时,可用直接凝血酶抑制剂替代 UFH。某些情况下,传统的口服抗凝药物华法林仍需要与抗血小板药物合用或替代抗血小板药物。目前,在 CTO 病变 PCI 术中仍推荐使用 UFH 抗凝。CTO 病变为复杂的 PCI 过程,术中更应严格检测 ACT,及时追加 UFH 的用量,以防发生并发症。

总之,CTO 病变介入治疗作为 PCI 领域的高端技术,无论从手术时间、手术操作的复杂性、术后并发症方面都较一般 PCI 手术多和复杂。因此,CTO 术前更应接受严格的双联抗血小板治疗,如术前未进行严格的双联抗血小板治疗,应按照指南的要求在 PCI 术前或 PCI 术开始时,给予患者负荷剂量的氯吡格雷 600mg,术中根据 ACT 测定值随时追加 UFH 用量。术后根据手术过程考虑是否应用 LMWH 或血小板 GP Ⅱb/Ⅲa 受体拮抗剂。术后根据所使用的支架不同考虑双联抗血小板时间,如无禁忌,尽量延长双联抗血小板时间,终身服用阿司匹林或氯吡格雷(有阿司匹林禁忌时)。

CTO 病变介入治疗术前准备与一般介入术相似。由于 CTO 病变介入治疗常需要较大量的对比剂,容易引起对比剂肾病,应注意预防。术前应充分了解病变特点和患者情况特点,术前应反复、仔细阅读冠状动脉造影片,从中对干预血管的解剖和病变情况做到全面了解,术前应对整个手术过程做到胸有成竹。高危患者术前应做好充分准备,要进行风险/获益评估,并做好相应的术前准备。

CTO 病变介入治疗术后处理与一般介入术后处理相似。根据 CTO 病变介入的特点,进行并发症的观测及处理。术后常规进行对比剂肾病的预防。血管穿孔是 CTO 介入较常见的并发症,应提高警惕,并及时做出正确的处理。我们期待专门针对 CTO 围手术期治疗的临床试验尽早问世。

（李　毅　李　晶）

参 考 文 献

[1] FERRARI E, BENHAMOU M, CERBONI P, et al. Coronary syndromes following aspirin withdrawal: A special risk for late stent thrombosis [J]. J Am Coll Cardiol, 2005, 45(3): 456-459.

[2] NJAMAN W, MIYAUCHI K, KASAI T, et al. Impact of aspirin treatment on long-term outcome(over 10 years)after percutaneous coronary intervention [J]. Int Heart J, 2006, 47(1): 37-45.

[3] KING S B 3rd, SMITH S C Jr, HIRSHFELD J W Jr, et al. 2007 Focused Update of the ACC/AHA/SCAI 2005 Guideline Update for Percutaneous Coronary Intervention: A Report of the American College of Cardiology/American Heart Association Task Force on Practice Guidelines: 2007 Writing Group to Review New Evidence and Update the ACC/AHA/SCAI 2005 Guideline Update for Percutaneous Coronary Intervention, Writing on Behalf of the 2005 Writing Committee [J]. Circulation, 2008, 117(2): 261-295.

[4] CHEN W H, LEE P Y, NG W, et al. Aspirin resistance is associated with a high incidence of myonecrosis after non-urgent percutaneous coronary intervention despite clopidogrel pretreatment [J]. J Am Coll Cardiol. 2004, 17, 43(6): 1122-1126.

[5] LEPANTALO A, VIRTANEN K S, HEIKKILA J, et al. Limited early antiplatelet effect of 300 mg clopidogrel in patients with aspirin therapy undergoing percutaneous coronary interventions [J]. Eur Heart J, 2004, 25(6): 476-483.

[6] SAVCIC M, HAUERT J, BACHMANN F, et al. Clopidogrel loading dose regimens: kinetic profile of pharmacodynamic response in healthy subject [J]. Semin Thromb Hemost, 1999, 25(suppl 2): 15-19.

[7] MEHTA S R, YUSUF S, PETERS R J G, et al. Effects of pretreatment with clopidogrel and aspirin followed by long-term therapy in patients undergoing percutaneous coronary intervention: the PCI-CURE study [J]. Lancet, 2001, 358(9281): 527-533.

[8] FOX K A, MEHTA S R, PETERS R, et al. Benefits and risks of the combination of clopidogrel and aspirin in patients undergoing surgical revascularization for non-ST-elevation acute coronary syndrome: the Clopidogrel in Unstable angina to prevent Recurrent ischemic Events(CURE)Trial [J]. Circulation,

2004，110（10）：1202-1208.

［9］STEINHUBL S R，BERGER P D，MANN J T 3rd，et al. Early and sustained dual oral antiplatelet therapy following percutaneous coronary intervention：A randomized controlled trial［J］. JAMA，2002，288（19）：2411-2420.

［10］STEINHUBL S R，TOPOL E J. Risk reduction with long-term clopidogrel following percutaneous coronary intervention［J］. Eur Heart J，2004，25（23）：2169-2170.

［11］SABATINE M S，CANNON C P，GIBSON C M，et al. Effect of clopidogrel pretreatment before percutaneous coronary intervention in patients with ST-elevation myocardial infarction treated with fibrinolytics：the PCI-CLARITY study［J］. JAMA，2005，294（10）：1224-1232.

［12］PATTI G，COLONNA G，PASCERI V，et al. Randomized trial of high loading dose of clopidogrel for reduction of periprocedural myocardial infarction in patients undergoing coronary intervention：results from the ARMYDA-2（Antiplatelet therapy for Reduction of MYocardial Damage during Angioplasty）study［J］. Circulation，2005，111（16）：2099-2106.

［13］ANGIOLILLO D J，FERNANDEZ-ORTIZ A，BERNARDO E，et al. High clopidogrel loading dose during coronary stenting：effects on drug response and interindividual variability［J］. Eur Heart J，2004，25（21）：1903-1910.

［14］MATETZKY S，SHENKMAN B，GUETTA V，et al. Clopidogrel resistance is associated with increased risk of recurrent atherothrombotic events in patients with acute myocardial infarction［J］. Circulation，2004，109（25）：3171-3175.

［15］BONELLO L，CAMOIN-JAU L，ARMERO S，et al. Tailored clopidogrel loading dose according to platelet reactivity monitoring to prevent acute and subacute stent thrombosis［J］. Am J Cardiol，2009，103（1）：5-10.

［16］GRATSIANSKIĬ N A. Real Alternative to Clopidogrel. Results of the JUMBO-TIMI26 Trial［J］. Kardiologiia，2004，44（12）：77-78.

［17］WIVIOTT S D，BRAUNWALD E，ANGIOLILLO D J，et al. Greater clinical benefit of more intensive oral antiplatelet therapy with prasugrel in patients with diabetes mellitus in the trial to assess improvement in therapeutic outcomes by optimizing platelet inhibition with prasugrel-Thrombolysis in Myocardial Infarction 38［J］. Circulation，2008，118（16）：1607-1608.

［18］WIVIOTT S D，TRENK D，FRELINGER A L，et al. Prasugrel compared with high loading-and maintenance-dose clopidogrel in patients with planned percutaneous coronary intervention：the Prasugrel in Comparison to Clopidogrel for Inhibition of Platelet Activation and Aggregation-Thrombolysis in Myocardial Infarction 44 trial［J］. Circulation，2007，116（25）：2923-2932.

［19］许俊堂. ESC 关于抗血小板药物使用专家共识文件（2004）要点介绍和解读［J］. 心肺血管病论坛，2005，1：40-42.

［20］MOLITERNO D J，CHAN A W. Glycoprotein Ⅱb/Ⅲa inhibition in early intent-to-stent treatment of acute coronary syndromes：EPISTENT，ADMIRAL，CADILLAC，and TARGET［J］. J Am Coll Cardiol，2003，41（4 Suppl）：49S-54S.

［21］MARSO S P，LINCOFF A M，ELLIS S G，et al. Optimizing the percutaneous interventional outcomes for patients with diabetes mellitus: results of the EPISTENT (Evaluation of platelet Ⅱb/Ⅲa inhibitor for stenting trial) diabetic substudy [J]. Circulation, 1999, 100 (25): 2477-2484.

[22] BRAUNWALD E, ANTMAN E M, BEASLEY J W, et al. ACC/AHA guideline update for the management of patients with unstable angina and non-ST-segment elevation myocardial infarction--2002: summary article: a report of the American College of Cardiology/American Heart Association Task Force on Practice Guidelines (Committee on the Management of Patients With Unstable Angina) [J]. Circulation, 2002, 106 (14): 1893-1900.

[23] LEE S W, PARK S W, KIM Y H, et al. Drug-eluting stenting followed by cilostazol treatment reduces late restenosis in patients with diabetes mellitus. The DECLARE-DIABETES trial (A randomized comparison of triple antiplatelet therapy with Dual antiplatelet therapy after drug-eluting stent implantation in diabetic patients) [J]. J Am Col Cardiol, 2008, 51 (12): 1181-1187.

[24] FAXON D P, SPIRO T E, MINOR S, et al. Low molecular weight heparin in prevention of restenosis after angioplasty. Results of Enoxaparin Restenosis (ERA) Trial [J]. Circulation, 1994, 90 (2): 908-914.

[25] CAIRNS J A, GILL J, MORTON B, et al. Fish oils and low-molecular-weight heparin for the reduction of restenosis after percutaneous transluminal coronary angioplasty. The EMPAR Study [J]. Circulation, 1996, 94 (7): 1553-1560.

[26] MONTALESCOT G, WHITE H D, GALLO R, et al. Enoxaparin versus unfractionated heparin in elective percutaneous coronary intervention [J]. N Engl J Med, 2006, 355 (10): 1006-1017.

[27] COLLET J P, MONTALESCOT G, LISON L, et al. Percutaneous coronary intervention after subcutaneous enoxaparin pretreatment in patients with unstable angina pectoris [J]. Circulation, 2001, 103 (5): 658-663.

[28] MARTIN J L, FRY E T, SANDERINK G J, et al. Reliable anticoagulation with enoxaparin in patients undergoing percutaneous coronary intervention: The pharmacokinetics of enoxaparin in PCI (PEPCI) study [J]. Catheter Cardiovasc Interv, 2004, 61 (2): 163-170.

[29] GIBSON C M, MURPHY S A, MONTALESCOT G, et al. Percutaneous coronary intervention in patients receiving enoxaparin or unfractionated heparin after fibrinolytic therapy for ST-segment elevation myocardial infarction in the ExTRACT-TIMI25 trial [J]. J Am Coll Cardiol, 2007, 49 (23): 2238-2246.

[30] SINNAEVE P R, SIMES J, YUSUF S, et al. Direct thrombin inhibitors in acute coronary syndromes: effect in patients undergoing early percutaneous coronary intervention [J]. Eur Heart J, 2005, 26 (22): 2354-2355.

[31] LINCOFF A M, KLEIMAN N S, KOTTKE-MARCHANT K, et al. Bivalirudin with planned or provisional abciximab versus low-dose heparin and abciximab during percutaneous coronary revascularization: results of the Comparison of Abciximab Complications with Hirulog for Ischemic Events Trial (CACHET) [J]. Am Heart J, 2002, 143 (5): 847-854.

[32] LINCOFF A M, BITTL J A, KLEIMAN N S, et al. Comparison of bivalirudin versus heparin during percutaneous coronary intervention (the Randomized Evaluation of PCI Linking Angiomax to Reduced Clinical Events [REPLACE]-1 trial) [J]. Am J Cardiol, 2004, 93 (9): 1092-1096.

[33] EXAIRE J E, BUTMAN S M, EBRAHIMI R, et al. Provisional glycoprotein Ⅱb/Ⅲa blockade in a

randomized investigation of bivalirudin versus heparin plus planned glycoprotein Ⅱb/Ⅲa inhibition during percutaneous coronary intervention：predictors and outcome in the Randomized Evaluation in Percutaneous coronary intervention Linking Angiomax to Reduced Clinical Events（REPLACE）-2 trial ［J］. Am Heart J, 2006, 152（1）: 157-163.

［34］STONE G W, WHITE H D, OHMAN E M, et al. Bivalirudin in patients with acute coronary syndromes undergoing percutaneous coronary intervention：a subgroup analysis from the Acute Catheterization and Urgent Intervention Triage strategy（ACUITY）trial［J］. Lancet, 2007, 369（9565）: 907-919.

［35］KASTRATI A, NEUMANN F J, MEHILLI J, et al. Bivalirudin versus unfractionated heparin during percutaneous coronary intervention［J］. N Engl J Med, 2008, 359: 983.

［36］MICHELANGELO OASIS 5 Steering Committee. Design and rationale of the MICHELANGELO Organization to Assess Strategies in Acute Ischemic Syndromes（OASIS）-5 trial program evaluating fondaparinux, a synthetic factor Xa inhibitor, in patients with non-ST-segment elevation acute coronary syndromes［J］. Am Heart J, 2005, 150（6）: 1107-1113.

［37］YUSUF S, MEHTA S R, CHROLAVICIUS S, et al. Effects of fondaparinux on mortality and reinfarction in patients with acute ST-segment elevation myocardial infarction：the OASIS-6 randomized trial［J］. JAMA, 2006, 295（13）: 1519-1530.

［38］MEHTA S R, BODEN W E, EIKELBOOM J W, et al. Antithrombotic therapy with fondaparinux in relation to interventional management strategy in patients with ST-and non-ST-segment elevation acute coronary syndromes：an individual patient-level combined analysis of the Fifth and Sixth Organization to Assess Strategies in Ischemic Syndromes（OASIS 5 and 6）randomized trials［J］. Circulation, 2008, 118（20）: 2038-2046.

［39］KLEIN L W, AGARWAL J B. When we "act" on ACT levels：activated clotting time measurements to guide heparin administration during and after interventional procedures［J］. Cathet Cardiovasc Diagn, 1996, 37（2）: 1542-1547.

［40］MONTALESCOT G, SIDERIS G, MEULEMAN C, et al. A randomized comparison of high clopidogrel loading doses in patients with non-st-segment elevation acute coronary syndromes The ALBION （Assessment of the best loading dose of clopidogrel to blunt platelet activation, inflammation and ongoing necrosis）Trial［J］. J Am Coll Cardiol, 2006, 48（5）: 931-938.

第四节　CTO 围手术期抗血小板和抗凝指标检测

慢性完全闭塞（CTO）病变介入治疗是 PCI 中最为复杂、技术难度最高的治疗之一,其围手术期抗栓治疗的目的在于提高手术安全性、增加手术成功率、减少术中及术后并发症、更好地改善患者的预后。

PCI 围手术期血栓形成的机制主要包括两个重要环节:①凝血酶活化:冠状动脉病变局部扩张处撕裂后,组织因子释放,与血小板释放的 Xa、Va、血小板第 3 因子、Ca^{2+} 复合物形成凝血酶原激活物,使凝血酶原转变为凝血酶,后者促使纤维蛋白原形成交联的纤维蛋白多聚体,即红血栓。②血小板激活: PCI 损伤处的血管内皮可释放 vWF 等黏连蛋白,与血小板表面糖蛋白（GP）Ⅱb/Ⅲa 受体结合使之活化,活化的血小板通过 vWF 等与内皮下组织牢固黏附,黏附的血小板变形、伸出伪足,致密颗粒释放血栓素 A_2（TXA_2）、二磷酸腺苷（ADP）、5- 羟色胺（5-HT）等血小板活化剂使周围血小板聚集,α 颗粒释放纤维蛋白原、Va、血小板第 4 因子等参与纤维蛋白形成。血小板中含有的血小板第 3 因子提供血液凝固的催化表面,并参与 Xa 活化,即形成白血栓。因此,抗凝治疗和抗血小板治疗是 CTO 病变 PCI 围手术期抗栓治疗的关键,有效的抗栓治疗不仅可有效防止 PCI 术中发生冠状动脉血栓及支架内血栓,还可有效避免患者术后血栓事件的发生,对改善患者预后具有重要意义。因此,采用有效的抗栓治疗,以及 PCI 围手术期监测血小板功能及凝血功能,对于降低 CTO 病变 PCI 术中及术后心血管不良事件的发生尤为重要。

一、抗血小板治疗监测

（一）抗血小板药物

目前抗血小板药物主要包括阿司匹林（血小板环氧合酶 1 抑制剂）、氯吡格雷（不可逆性 ADP 受体拮抗剂）、替格瑞洛（可逆性 ADP 受体拮抗剂）、普拉格雷（第三代 ADP 受体拮抗剂）、血小板 GP Ⅱb/Ⅲa 受体拮抗剂,以及其他抗血小板药物如西洛他唑等。

阿司匹林抗血小板治疗是 PCI 围手术期药物治疗的基石,是预防 PCI 术后血栓性并发症的标准治疗,但临床上有一部分患者应用标准剂量的阿司匹林却无明显疗效,仍有血栓事件发生,这种现象被称为阿司匹林“抵抗”。目前对阿司匹林“抵抗”的描述不尽相同,或为实验室检查发现阿司匹林不能抑制血小板聚集和 / 或不能延长出血时间,或为阿司匹林治疗期间不能防止患者发生血栓并发症。研究表明,阿司匹林“抵抗”患者冠状动脉事件发生率明显增高,来自 HOPE 研究的结果表明,阿司匹林“抵抗”患者在 5 年内发生主要缺血事件的风险较无抵抗患者增高 1.8 倍（$P=0.009$）,心血管死亡率增加 3.5 倍（$P<0.001$）。Chen 等报道,抵抗患者接收 PCI 后围手术期心肌坏死的风险较非抵抗者增加 2.9 倍（$P=0.015$）。另一项研究报道,105 例 ACS 患者中抵抗患者占 19%,12 个月临床随访结果表明,抵抗患者的主要不良心血管事件发生率显著增高（$P=0.001$）。对这些患者应在阿司匹林治疗的基础上给予氯吡格雷,或者增加 GP Ⅱb/Ⅲa 受体拮抗剂如替罗非班等的治疗。因此,对于 PCI 围手术期服用阿司匹林的患者进行血小板功能监测,根据血小板功能情况,判断机体对阿司匹林治疗的反应性,对于早期发现阿司匹林“抵抗”及早期干预非常重要。

氯吡格雷对 PCI 患者早期和长期治疗的益处已被大量循证医学证据证实,但值得注意的是,尽管氯吡格雷能显著降低 PCI 后心血管事件的发生,但仍有一定数量的患者出现了氯吡格雷“抵抗”。现有资料显示,4%~30% 接受常规剂量氯吡格雷治疗的患者没有显示出充分的抗血小板作用,且氯吡格雷“无反应者”血栓事件发生的危险性显著增高。Matetzky 等报道了 STEMI 患者接收 PCI 术后,氯吡格雷抵抗的患者 6 个月 MACE 发生率高达 40%,在所有发生 MACE 的患者中,氯吡格雷抵抗患者占 83%。CREST 研究表明,所有发生支架内血栓的患者,其实验室检测指标均提示对氯吡格雷治疗反应性下降。一项荟萃分析汇总了 15 项前瞻性研究 3 960 例患者资料,氯吡格雷抵抗的平均发生率为 25%,并且这部分患者心血管事件风险为非抵抗患者的 3.5 倍。已有研究表明,对于氯吡格雷抵抗的患者,普拉格雷治疗可达到理想的血小板聚集抑制,普拉格雷虽然能显著降低缺血事件的风险,但其代价是出血风险增加。因此,对服用氯吡格雷的 PCI 患者,进行血小板聚集和活化等功能监测,临床医生就能根据血小板反应性将患者分层（血小板反应正常、血小板低反应和血小板抵抗）,个体化地调整氯吡格雷的用量以及更换其他抗血小板药物。

　　替格瑞洛是一种强效、可逆的 P2Y$_{12}$ 抑制剂。与氯吡格雷相比,替格瑞洛有抗血小板聚集起效快、抑制程度更高、更快地使血小板功能恢复至正常水平的特点,临床研究发现,部分 ACS 患者服用替格瑞洛后仍出现了残余血小板高反应现象,降低了临床上常规抗血小板治疗的效果,并且增加了血栓事件的发生。RAPID 研究表明,STEMI 患者服用负荷剂量替格瑞洛 180mg 后,部分患者在服药短时间内不能很快达到抗血小板效果,服药后 2 小时和 4 小时的残余血小板高反应比例分别为 60% 和 35%。鉴于上述结果的血小板高反应比例,RAPID2 研究将服药剂量进一步调整。RAPID2 研究表明,即使将替格瑞洛的负荷剂量增加至 360mg,STEMI 患者服用替格瑞洛后 2 小时的残余血小板高反应比例仍达到32%。因此,需要对服用替格瑞洛的患者进行血小板反应活性的监测,可能具有更重要的意义。

（二）血小板功能检测

　　目前,临床上一部分 ACS 患者使用阿司匹林、氯吡格雷或替格瑞洛后,会出现对药物反应性差的情况,因此,可通过血小板聚集功能测定、血小板受体和信号通路分子检测、血小板代谢产物测定、基因多态性检测等方法筛选出血栓高危患者,指导临床医生对患者进行个体化治疗,但直接测定血小板功能可能是评价患者对抗血小板药物治疗反应性的最佳方法。血小板功能试验可以测定每位患者血小板激活过程达到的程度。需要监测血小板功能的原因还包括筛查、诊断、监测抗血小板药物治疗、监测止血治疗、预测血栓形成及出血等。现综合文献报道,将目前常用的血小板功能检测方法综述如下。

　　1. 光学比浊法（light transmittance aggregometry, LTA）　LTA 是最经典的血小板功能检测方法,因其操作简单、易于掌握并且经济适用,常作为诊断研究用的"金标准",该方法是目前实验室测定血小板功能广泛应用的方法。LTA 主要应用仪器的是血小板聚集仪,具体检测方法如下:首先分离富含血小板血浆,加入激活物（如 ADP、花生四烯酸或胶原）促进血小板与血小板之间的聚合,再以贫血小板血浆作为对照测定样品。该方法是以加入诱导剂后整联蛋白 αⅡbβ3 依赖的血小板与血小板聚集引起的透射光变化为终点,如果出现血小板聚集,则透光度降低。

　　优点:可以采用特异性激活物来检测不同抗血小板药物的作用效果,如采用花生四烯酸诱导的血小板聚集率反映机体对阿司匹林治疗的反应性;采用 ADP 诱导的血小板聚集率反映机体对氯吡格雷治疗和替格瑞洛治疗的反应性。

　　缺点:用最大血小板聚集率不能完全反映血小板在诱导剂作用下聚集反应的全过程;此外,采血量大（需要两管全血 4~5ml）、血样标本需要在短时间内完成,并且需要分离富含血小板血浆和贫血小板血浆,样品重复检测变异大及不同单位检测结果差异较大（受多因素影响,包括采集试管内枸橼酸钠浓度、血小板计数的调整情况、样品保存时间、搅拌珠速率、温度及血样 pH 等）。

　　2. 电阻抗法血小板聚集仪　电阻抗法血小板聚集被推荐作为光学比浊法的备选方法。电阻抗法的原理是将一对电极浸泡于全血标本中,记录两电极间的电阻和电流变化,当加入促凝剂后,血小板聚集并黏附于电极表面,则两电极间电阻变大、电流变小。该方法需要全血电阻抗法血小板聚集仪。

　　优点:采用全血检测,且与心、脑血管缺血时间的相关性很好。

　　缺点:样品需要量较多、重复性差、对小聚集物形成不敏感,检测耗时长,每次需清洗电极并且电极维护成本较高。

　　3. VerifyNow　2006 年经美国 FDA 批准用于血小板功能检测。VerifyNow 以 GP Ⅱb/Ⅲa 依赖的血小板与血小板聚集为基础。基本原理是在试管内预混有血小板激活剂和纤维蛋白原包装的小珠。加入全血标本后,血小板受到激活剂作用而活化,其表面的Ⅱb/Ⅲa 受体复合物与小珠表面的纤维蛋白原交联,使血小板聚集于小珠表面,试管内透光性增强。VerifyNow 属于床旁检测设备,可以花生四烯酸、

ADP及凝血酶受体激活肽（TRAP）作为激动剂,特异性地检测血小板对阿司匹林、P2Y$_{12}$抑制剂及血小板 GP Ⅱb/Ⅲa受体拮抗剂的反应性。

优点:VerifyNow是采用全血标本,检测时间短,可床旁检测,检测结果不受抗凝剂和致聚集的影响,是目前所有血小板功能检测方法中最快的一种。该方法所检测到的结果与光学比浊法及临床事件均有很好的相关性。

缺点:该方法缺少公认的阈值标准,价格较贵。

4. 血栓弹力图（TEG）　血栓弹力图的原理是体外模拟缓慢静脉血流,用感受器测定血栓形成的时间和数量,并由计算机绘制血凝速度和强度曲线。TEG所需的主要仪器是血栓弹力图仪,具体操作步骤如下:将与导丝相连的探针置于装有全血标本的试管中。沿一定的弧度前后转动试管,血小板激活后使纤维蛋白原交聚,并包裹于探针表面,遂带动探针一起转动,血栓形成越多,则探针运动幅度越大,通过导丝将探针的运动幅度记录下来就可判断血栓风险的大小。

优点:采用全血检测,不需要分离富含血小板血浆和贫血小板血浆,除了检测血小板功能外,还可了解纤溶系统功能,对血栓和出血风险进行评价。

缺点:需要样本前处理,检测时间长,结果的解释需要专业人士完成。对血小板功能的敏感性和特异性不如其他方法。

5. 血管舒张药刺激磷酸蛋白（VASP）测定　VASP是前列腺素E$_1$受体激活后的下游信号通路产物,是氯吡格雷通过P2Y$_{12}$受体活化的靶点。VASP测定的原理是,前列腺素E$_1$与其血小板表面的磷酸肌醇受体结合,信号通路激活性G蛋白和腺苷环化酶将三磷腺苷转化成cAMP,然后通过蛋白激酶A将VASP转换成磷酸化的VASP。ADP与血小板表面的P2Y$_{12}$受体结合,信号通路抑制性G蛋白抑制前列腺素E$_1$诱导的腺苷酸环化酶信号的传递。当存在ADP受体拮抗剂时,VASP磷酸化产物增多。细胞膜通透处理后,可采用流式细胞术对VASP进行定量,进而反映P2Y$_{12}$的表达和活化情况。VASP对氯吡格雷的反应是特异性的,临床与实验室符合率高,能进行预后的预测。通过VASP进行血小板功能监测,可安全、有效地指导氯吡格雷个体化治疗。VASP除了作为监测氯吡格雷抗血小板作用外,也是无ST段升高的ACS患者（行PCI者）的良好预示标志物。

优点:VASP试验以氯吡格雷（P2Y$_{12}$）为特异靶目标,该方法比血小板聚集测定更为稳定。采用全血测定,所需样本量少。另外,枸橼酸钠抗凝的全血标本可以在室温条件下,运送至中心实验室检测,适用于多中心的临床试验研究。

缺点:该方法需要使用流式细胞仪,操作较复杂,需要熟练的技术员,价格贵。

6. 血小板活化指标测定　研究表明ACS患者血小板活化指标GP Ⅱb/Ⅲa（血小板早期活化标志物）和P选择素（血小板晚期活化标志物）表达明显增加,并且持续的血小板活化与ACS患者的临床预后密切相关。因此,可通过流式细胞术检测血小板GP Ⅱb/Ⅲa和P选择素表达。具体方法如下:应用血小板激活剂如ADP或胶原对全血进行刺激后,采用特异性的血小板标志物抗体以及血小板活化标志物抗体对全血进行标记,采用流式细胞术对GP Ⅱb/Ⅲa和P选择素表达进行分析。

优点:使用全血,量小,可同时反映血小板早期和晚期的活化情况;具有较好的重复性,与传统的光学比浊法有较好的相关性,因而能满足临床检测的需要。同时该方法可以准确地定量评价血小板功能,降低患者的血小板功能。流式细胞术检测全血中血小板更接近生理状态且操作简单,减少由于操作造成的血小板状态改变,是检测血小板活化状态很好的方法。

缺点:流式细胞仪及实验材料较为昂贵,尚不能作为常规应用。另外,本方法多为手工操作,尤其微量检测,在一定程度上会影响检测的效率和准确性,尚不能满足临床检测的需要。因此,必须进一步完善本实验方法或开发研究基于此原理的自动化检测设备,使得该方法常规应用在临床检测中。该方法需要特殊仪器流式细胞仪、特异性抗体,以及熟悉的技术员,并且价格昂贵。

7. 血小板功能测定仪(PFA-100) PFA-100 的原理是用毛细管将血样品吸至覆盖胶原和肾上腺素的活性膜上,当血小板受胶原和肾上腺素激活后开始聚集,并逐渐堵塞活性膜中央的孔洞。PFA-100 测定从血液开始注入活性膜至孔洞被完全封闭的时间。

优点:可床旁检测,采用全血标本,量少,操作简单、快速、半自动,重复性好,与临床事件相关性较好。

缺点:容易受 vWF、血细胞比容等因素的影响,并且目前仍没有标准的调校方法,目前仅用于检测阿司匹林抵抗。

8. 遗传学检测 许多大型研究表明,阿司匹林或氯吡格雷的药代动力学和药效学通路上 CYP2C19、CYP3A4 或 CYP3A5、CY92C9、ABCB1 和 P2Y$_{12}$ 等基因的变异与血小板对阿司匹林和氯吡格雷的反应性相关。氯吡格雷的活性转换涉及 CYP 酶,目前主要集中在 CYP2C19 多态位点的研究。CYP2C19 的 *1、*2、*3 和 *17 这 4 个位点在不同人群中所占的比例比较稳定并且较高,其中 *1 为正常功能等位基因, *2、*3 为功能缺失或降低等位基因,*17 为功能增强等位基因。目前已有成熟的 CYP2C19 基因位点的芯片技术,目前国内可检测 CYP2C19 的 *1、*2 和 *3 三个基因位点,根据结果将患者分为正常代谢(*1*1)、中等代谢慢代谢型(*1*2 和 *1*3)、慢代谢型(*2*2、*2*3 和 *3*3)。

优点:可反映机体对氯吡格雷治疗的反应性,临床医生可根据检测结果评价患者对药物治疗的反应,对指导患者药物治疗有一定的指导意义。

缺点:需要特殊的基因芯片,费用贵,缺少大规模的临床证据等。

9. Plateletworks 机制类似于血小板计数仪。具体方法如下:将全血分别置于混有 EDTA 抗凝血(基础对照)或血小板激活剂(胶原、花生四烯酸、ADP)的试管中,5 分钟后进行血小板计数,比较不同激活剂处理的试管和基础对照试管中的血小板计数,即可计算血小板聚集率。

优点:采用全血标本,操作简单、快速,并可同时进行三种激活剂效应的检测。

缺点:此方法研究得较少。

10. TXA$_2$ 的代谢产物测定 检测 TXA$_2$ 的代谢产物(包括血 TXB$_2$ 及尿 11- 脱氢 -TXB$_2$),可用于评价患者对阿司匹林治疗的敏感性,且与临床事件的相关性较好。

优点:测定 TXA$_2$ 的代谢产物可测定阿司匹林抑制 COX-1 的效应。

缺点:不能直接测定血小板的功能,特异性较差。另外,肾功能对尿 11- 脱氢 -TXB$_2$ 的检测有一定影响。

11. Impact cone and platelet analyzer 该方法需要用到 Impact cone and platelet analyzer,以剪切力诱导的血小板黏附为终点。剪切力对于血小板功能很重要,特别是在冠状动脉疾病中,但该方法的研究较少,未得到广泛应用。

(三)监测抗血小板治疗的方法

1. 监测阿司匹林治疗

(1)TXA$_2$ 的代谢产物测定:该方法可用于终点检测。阿司匹林特异性地抑制血小板 COX-1,因为抑制血栓烷的产生,但该方法缺乏临床特异性。

(2)花生四烯酸被用作激活剂:花生四烯酸可以特异地诱导传递至 COX-1 的信号通路,但阿司匹林抑制血小板的效应可能并不全因抑制COX-1所致。其中,将花生四烯酸作为诱导剂,可以选择很多试验,包括LTA、电阻抗血小板聚集仪和VerifyNow等(表16-4-1)。

表 16-4-1　可用于监测阿司匹林治疗的试验

TXA$_2$ 代谢产物测定	花生四烯酸作为诱导剂的试验	其他试验
血清 TXB$_2$	血小板聚集仪(LTA)	PFA-100
尿 11- 脱氢 -TXB$_2$	血小板聚集仪(电阻抗法)	
	VerifyNow 试验	
	血小板活化标志物检测(流式细胞术)	
	TEG 血小板图记系统	
	Impact cone and platelet analyzer	

(3)PFA-100:该方法可监测对阿司匹林治疗的反应性,但并不是COX-1特异性的。

2. 监测 ADP 受体拮抗药的治疗

(1)ADP作为诱导剂的血小板功能试验:包括LTA、电阻抗血小板聚集仪、VerifyNow、流式细胞术检测血小板活化和TEG等(表16-4-2)。

表 16-4-2　可用于 ADP 受体拮抗剂治疗的试验

VASP 磷酸化试验	ADP 作为诱导剂的试验	CYP2C19 基因型测定
	血小板聚集仪(LTA)	
	血小板聚集仪(电阻抗法)	
	VerifyNow 试验	
	Plateletworks	
	血小板活化标志物检测(流式细胞术)	
	TEG 血小板图记系统	
	Impact cone and platelet analyzer	

(2)VASP磷酸化试验:该试验为P2Y$_{12}$受体信号通路特异。

3. 监测 GP Ⅱb/Ⅲa 拮抗药治疗

(1)GP Ⅱb/Ⅲa受体拮抗剂阻断了血小板聚集的最后通路,可通过很多方法进行监测,包括LTA、电阻抗法血小板聚集仪、VerifyNow和Plateletworks等(表16-4-3)。

表 16-4-3　可用于 GP Ⅱb/Ⅲa 受体拮抗剂治疗的试验

流式细胞术检测血小板活化指标	血小板聚集
	血小板聚集仪(LTA)
	血小板聚集仪(电阻抗法)
	VerifyNow 试验
	Plateletworks

（2）没有 GP Ⅱb/Ⅲa 的构象变化，血小板聚集就无法发生。可通过流式细胞术检测血小板活化标志物起到监测作用。

临床上的一些特殊情况通常需要对血小板功能进行评估，其中与患者相关的因素包括 PCI 术前、难治疗的缺血或尽管已经使用 GP Ⅱb/Ⅲa 受体拮抗剂但仍出现症状的患者、灌注中断、血小板较少、血小板质量异常、肾功能不全、低体重和高体重；与临床相关的因素包括出血（确认抗血小板药物的抑制程度及确认替代治疗后抑制消除）；以及与急诊手术相关的因素包括知道血小板抑制恢复和 GP Ⅱb/Ⅲa 受体拮抗剂更换为另一种。

由于抗血小板治疗在 CTO 患者 PCI 围手术期具有重要的作用，故通过监测血小板功能来反映 CTO 患者对抗血小板药物治疗的反应得到了越来越多的重视。目前一些血小板功能检测方法已经在我国多家医院建立，包括 LTA、TEG、VerifyNow 试验和遗传学检测等。相信在不远的将来，随着血小板功能检测技术的广泛推广，会有更多的临床研究结果为临床医生提供参考，为进一步降低 CTO 患者 PCI 术中和术后不良心血管事件提供更多的循证医学证据。

二、抗凝治疗的监测

（一）抗凝药物

PCI 围手术期的抗凝药物主要包括肝素、直接凝血酶抑制剂、新型抗凝剂 Xa 因子抑制剂以及维生素 K 拮抗药。肝素包括普通肝素及低分子量肝素，用于 PCI 术中的直接凝血酶抑制剂主要是比伐芦定，Xa 抑制剂主要为磺达肝癸钠，维生素 K 拮抗药主要为华法林。

普通肝素是 PCI 术中最常用的抗凝剂，以其廉价、证据充分的优势而成为 PCI 治疗的基石，一直被用来预防导管和血管内的血栓形成，目前普通肝素仍是全球 PCI 抗凝治疗的首选方案。低分子量肝素的抗血栓作用强于普通肝素，不良反应小，个体差异也较小，一般病情稳定的患者使用分子量肝素时无须进行凝血功能监测。STEEPLE 试验是第一项评价 PCI 术中使用依诺肝素安全性和有效性的大规模随机化前瞻性研究。STEEPLE 试验证明了依诺肝素在 PCI 术中应用的安全性和有效性，提示低分子量肝素在 PCI 术中应用可能是未来的发展方向。

比伐芦定是特异性凝血酶直接抑制剂。与肝素不同的是，比伐芦定既可作用于游离凝血酶，还能不可逆地作用于与血凝块结合的凝血酶。由于抗凝反应可预测、半衰期短，比伐芦定用于 CTO 患者 PCI 围手术期是一种便捷、安全的药物。

（二）抗凝治疗的监测

1. 普通肝素的监测　普通肝素临床应用中最重要的问题是剂量和凝血功能监测。一般采用活化部分凝血活酶时间（activated partial thromboplastin time，APTT）对普通肝素进行监测。临床试验 APTT 的经典范围为 50~70 秒，而不考虑不同研究机构采用的凝血酶原活化剂反应的不同，这种统一化的 APTT 治疗范围并不合理。目前 APTT 并没有统一一致的标准化。合理的 APTT 范围应该按照所用特异性凝血酶原活化剂的不同而具体定制。

在静脉使用普通肝素后 3 小时、6 小时、12 小时和 24 小时应持续监测 APTT。APTT 与肝素浓度有中度相关性。同剂量肝素测得的 APTT 受血浆肝素中和蛋白（如血小板第 4 因子）和因子Ⅷ浓度的影响，而因子Ⅷ常在急性反应如妊娠、急性血栓形成、大手术时增高。APTT 测定的敏感范围为 0.1~1.0U/ml，因此适用于深静脉血栓形成、不稳定型心绞痛和急性心肌梗死时应用静脉普通肝素的监测，此时要求的目标肝素浓度为 0.3~0.7U/ml。而 PTCA 等介入措施要求肝素浓度超过 1.0U/ml，体外循环时肝素浓度常高达 5U/ml,超出了 APTT 的敏感范围,这时通过监测 APTT 来反映普通肝素就存在一定的局限性。

　　静脉使用普通肝素并且 APTT 超过测量范围时,通常在导管室需通过测定活化凝血时间(activated clotting time, ACT)来确定 PCI 术中肝素的剂量。ACT 测定在 1~5U/ml 范围内,并且与肝素浓度有较好的相关性,所以此时应使用 ACT 取代 APTT。ACT 测定采用床旁仪器,使用静脉全血,具有方便、简捷和快速的特点,可及时调整肝素剂量。在低抗凝水平,ACT 与 APTT 或肝素浓度的相关性较差,但在 ACT 的治疗水平(300~400 秒),ACT 与 APTT 有线性关系。目前临床最常用的两种床旁测定 ACT 的仪器是 Hemochron 和 HemoTec,在同一抗凝水平,Hemochron 测得的 ACT 数值比 HemoTec 高 30~50 秒。ACCP 7 指南关于 PCI 术中 UFH 抗凝治疗的推荐为:在未联用血小板 GP Ⅱb/Ⅲa 受体拮抗剂时,建议普通肝素剂量为 60~100U/kg,靶 ACT 为 250~350 秒;联合使用 GP Ⅱb/Ⅲa 受体拮抗剂时,建议普通肝素剂量为 50~60U/kg,靶 ACT 为 200~250 秒。如负荷剂量后 ACT 没有达标,可以追加 2 000~5 000U,拔除股动脉鞘管应推迟至 ACT 值低于 150~180 秒。

　　皮下注射小剂量普通肝素(小于 12 500U/d)不能可靠地产生抗Xa因子活性,因此无须监测。而皮下应用普通肝素超过 12 500U/d 或静脉用药,则必须监测。此外,肝素浓度测定亦能较好反映肝素的抗凝活性。由于肝素影响血小板的功能和数量,还应常规监测血小板计数,并常规定期测定血红蛋白浓度和血细胞比容(不少于每天 1 次),以防止出血情况的发生。

　　行 PTCA、支架植入或其他介入措施时,穿刺后通过动脉鞘管或静脉给肝素 5 000~10 000U,按体重约为 100U/kg,以后每超过 1 小时追加静脉肝素 2 000U。如测定 ACT,应使其维持于 300~350 秒。如为单纯球囊扩张术,用 HemoTec 测定 ACT 应维持在 250~300 秒,用 Hemochron 测定时则应维持在 300~350 秒。介入治疗术后一般不再给予静脉普通肝素,尤其低危患者,否则出血风险增加,而缺血事件却无明显改变。如继续给予普通肝素 12~48 小时,建议维持 ACT 于 250~350 秒。于介入治疗术后或停用肝素 4~6 小时后测定 ACT,如 ACT<180 秒,即可拔除动脉鞘管。如因故不能及时拔除鞘管,应在导管术后持续滴定(按 ACT 或者 APTT 调节)静脉肝素,预期拔管前 4~6 小时停静脉肝素。在同时使用血小板 GP Ⅱb/Ⅲa 受体拮抗剂阿昔单抗的情况下,应减少术中肝素用量至 ACT 200~300 秒,术后停用肝素,早期拔除鞘管。如患者在介入术前或术中行主动脉内球囊反搏(IABP),那么介入操作后应持续静脉肝素,维持 APTT 于正常的 1.5~2.0 倍或 ACT 250~300 秒。

　　2. 低分子量肝素　无论是预防还是治疗,临床情况稳定的患者使用低分子量肝素治疗时,不需要实验室监测。仅在以下情况下推荐监测:①儿科患者和体重小于 50kg 者;②孕妇;③肾衰竭患者(肌酐清除率小于 40ml/min);④具有高出血危险的患者;⑤发生严重出血时间的缓和;⑥治疗中断或药物使用过量者。对于低分子量肝素的监测,通常选择发色法抗Xa因子,一般在使用低分子量肝素后 4 小时测定。

　　3. 直接凝血酶抑制药的监测　目前,当静脉内直接使用凝血酶抑制药比伐芦定时,需要监测 ACT 来反映凝血功能。PCI 术前开始前 ACT 时间,若 ACT 小于 250 秒,则需再静脉注射比伐芦定,5 分钟后继续监测 ACT,调整 ACT 至 250~350 秒。

　　4. 维生素 K 拮抗药　凝血酶原时间(prothrombin time, PT)用于监测维生素 K 拮抗药的治疗,对血浆中凝血因子Ⅱ、Ⅴ、Ⅶ和Ⅹ的浓度敏感。PT 虽然不是监测维生素 K 拮抗药的立项试验,但由于测定简单和使用广泛,在临床实践中有重要地位。通常,PT 报告为国际标准比值(INR)。该比值是患者凝血酶原时间和正常凝血酶原时间比值。解释有临床意义的凝血酶原时间的监测结果时,需要注意以下几点：①该实验对血浆中因子Ⅴ的水平敏感，样本保存不适当或者检测延迟时，可能导致Ⅴ活性降低而使凝血酶原时间值超出预期值；②高浓度肝素也可延长凝血酶原时间，通常发生于给予单次剂量肝素几分钟内抽取的样本中；③直接凝血酶抑制药，如比伐芦定等可能不同程度地延长凝血酶原时间。

三、总结

阿司匹林作为最古老的抗血小板药物，仍然是冠心病的首选药物，它在 PCI 中的基石地位是不容置疑的。对 CTO 病变 PCI 术后的患者，无论 CTO 病变是否被开通，均需终身服用，除非有应用禁忌。与阿司匹林单药治疗相比，联合氯吡格雷或替格瑞洛在 PCI 治疗中的益处已被大量循证医学所证实。对 CTO 患者在围手术期应按照 PCI 治疗指南要求严格应用。联合应用 GP Ⅱb/Ⅲa 受体拮抗剂的主要获益是高危 PCI 患者，因此，对行 CTO 治疗的高危患者，应权衡抗血小板治疗的利弊，掌握适应证，酌情应用，并应定期监测血小板功能，以降低心血管事件的发生。

抗凝药物仍以普通肝素和低分子量肝素为主。低分子量肝素因疗效确实、用药方便、无须监测等优势，而逐渐取代普通肝素，对 ACS 患者在抗血小板基础上广泛应用。在导管室低分子量肝素替代普通肝素还需要更多的证据及筛选合理的剂量。发生 HIT 时，可用直接凝血酶抑制剂替代普通肝素。某些情况下，传统的口服抗凝药物华法林仍需要与抗血小板药物合用或替代抗血小板药物。目前，在 CTO 病变 PCI 术中仍推荐使用普通肝素抗凝。CTO 病变 PCI 手术非常复杂，术中更应严格检测 ACT，及时追加普通肝素的用量，以防发生并发症。

总之，CTO 病变介入治疗作为 PCI 领域的高端技术，无论从手术时间、手术操作的复杂性、术后并发症方面都较一般 PCI 手术多和复杂。因此，CTO 病变围手术期更应接受严格的双联抗血小板治疗，以及对血小板功能和凝血功能进行定期监测，对于减少患者术中和术后不良心血管事件，指导个体化治疗将发挥重要作用。

（闫承慧　刘　丹）

参 考 文 献

[1] NJAMAN W, MIYAUCHI K, KASAI T, et al. Impact of Aspirin Treatment on Long-Term Outcome (Over 10 Years) After Percutaneous Coronary Intervention [J]. Int Heart J, 2006, 47 (1): 37-45.

[2] CHEN W H, LEE P Y, NG W, et al. Aspirin resistance is associated with a high incidence of myonecrosis after non-urgent percutaneous coronary intervention despite clopidogrel pretreatment [J]. J Am Coll Cardiol, 2004, 43 (6): 1122-1126.

[3] MEHTA S R, YUSUF S, PETERS R J G, et al. Effects of pretreatment with clopidogrel and aspirin followed by long-term therapy in patients undergoing percutaneous coronary intervention: the PCI-CURE study [J]. Lancet, 2001, 358 (9281): 527-533.

[4] PATTI G, COLONNA G, PASCERI V, et al. Randomized trial of high loading dose of clopidogrel for reduction of periprocedural myocardial infarction in patients undergoing coronary intervention: results from the ARMYDA-2 (Antiplatelet therapy for Reduction of MYocardial Damage during Angioplasty) study [J]. Circulation, 2005, 111 (16): 2099-2106.

[5] ANGIOLILLO D J, FERNÁNDEZ-ORTIZ A, BERNARDO E, et al. High clopidogrel loading dose during

coronary stenting: effects on drug response and interindividual variability [J]. Eur Heart J, 2004, 25 (21): 1903-1910.

[6] MATETZKY S, SHENKMAN B, GUETTA V, et al. Clopidogrel resistance is associated with increased risk of recurrent atherothrombotic events in patients with acute myocardial infarction [J]. Circulation, 2004, 109 (25): 3171-3175.

[7] BONELLO L, CAMOIN-JAU L, ARMERO S, et al. Tailored clopidogrel loading dose according to platelet reactivity monitoring to prevent acute and subacute stent thrombosis [J]. Am J Cardiol, 2009, 103 (1): 5-10.

[8] LEE S H, YANG J H, CHOI S H, et al. Duration of dual antiplatelet therapy in patients treated with percutaneous coronary intervention for coronary chronic total occlusion [J]. PLoS One, 2017, 12 (5): e0176737.

[9] WIVIOTT S D, BRAUNWALD E, ANGIOLILLO D J, et al. Greater clinical benefit of more intensive oral antiplatelet therapy with prasugrel in patients with diabetes mellitus in the trial to assess improvement in therapeutic outcomes by optimizing platelet inhibition with prasugrel-Thrombolysis in Myocardial Infarction 38 [J]. Circulation, 2008, 118 (16): 1626-1636.

[10] WIVIOTT S D, TRENK D, FRELINGER A L, et al. Prasugrel compared with high loading-and maintenance-dose clopidogrel in patients with planned percutaneous coronary intervention: the Prasugrel in Comparison to Clopidogrel for Inhibition of Platelet Activation and Aggregation-Thrombolysis in Myocardial Infarction 44 trial [J]. Circulation, 2007, 116 (25): 2923-2932.

[11] MOLITERNO D J, CHAN A W. Glycoprotein Ⅱb/Ⅲa inhibition in early intent-to-stent treatment of acute coronary syndromes: EPISTENT, ADMIRAL, CADILLAC, and TARGET [J]. J Am Coll Cardiol, 2003, 41 (4 Suppl): 49S-54S.

[12] WIVIOTT S D. Clopidogrel response variability, resistance, or both? [J]. Am J Cardiol, 2006, 98 (10A): 18N-24N.

[13] GURBEL P A, TANTRY U S. Aspirin and clopidogrel resistance: consideration and management [J]. J Interv Cardiol, 2006, 19 (5): 439-448.

[14] TAVASSOLI N, VOISIN S, CARRIE D, et al. High maintenance dosage of clopidogrel is associated with a reduced risk of stent thrombosis in clopidogrel-resistant patients [J]. Am J Cardiovasc Drugs, 2010, 10 (1): 29-35.

[15] XING Z, TANG L, ZHU Z, et al. Platelet eactivity-adjusted antiplatelet therapy in patients with percutaneous coronary intervention: a meta-analysis of randomized controlled trials [J]. Platelets, 2018, 29 (6): 589-595.

[16] PARODI G, VALENTI R, BELLANDI B, et al. Comparison of Prasugrel and Ticagrelor Loading Doses in ST-Segment Elevation Myocardial Infarction Patients [J]. J Am Coll Cardiol, 2013, 61 (15): 1601-1606.

[17] PARODI G, BELLANDI B, VALENTI R, et al. Comparison of double (360 mg) ticagrelor loading dose with standard (60 mg) prasugrel loading dose in ST-elevation myocardial infarction patients: the Rapid Activity of Platelet Inhibitor Drugs (RAPID) primary PCI 2 study [J]. Am Heart J, 2014, 167 (6): 909-

914.

[18] LIANG Z Y, HAN Y L, ZHANG X L, et al. The impact of gene polymorphism and high on-treatment platelet reactivity on clinical follow-up: outcomes in patients with acute coronary syndrome after drug-eluting stent implantation[J]. EuroIntervention, 2013, 9 (3): 316-327.

[19] KOLTOWSKI L, TOMANIAK M, ARADI D, et al. Optimal antiplatelet pharmacotherapy guided by bedside genetic or functional testing in elective PCI patients: A pilot study: ONSIDE TEST pilot[J]. Cardiol J, 2017, 24 (3): 284-292.

[20] BREET N J, VAN WERKUM J W, BOUMAN H J, et al. Comparison of platelet function tests in predicting clinical outcome in patients undergoing coronary stent implantation[J]. JAMA, 2010, 303 (8): 754-762.

[21] COLLET J P. Current Concepts in the Clinical Utility of Platelet Reactivity Testing[J]. Interv Cardiol, 2013, 8 (2): 100-106.

[22] SIBBING D, ARADI D, JACOBSHAGEN C, et al. A randomized trial on platelet function-guided de-escalation of antiplatelet treatment in ACS patients undergoing PCI. Rationale and design of the Testing Responsiveness to Platelet Inhibition on Chronic Antiplatelet Treatment for Acute Coronary Syndromes (TROPICAL-ACS) Trial[J]. Thromb Haemost, 2017, 117 (1): 188-195.

[23] KOLTAI K, KESMARKY G, FEHER G, et al. Platelet Aggregometry Testing: Molecular Mechanisms, Techniques and Clinical Implications[J]. Int J Mol Sci, 2017, 18 (8): 1803.

[24] MEGA J L, SIMON T, COLLET J P, et al. Reduced-function CYP2C19 genotype and risk of adverse clinical outcomes among patients treated with clopidogrel predominantly for PCI: a meta-analysis[J]. JAMA, 2010, 304 (16): 1821-1830.

[25] MEGA J L, HOCHHOLZER W, FRELINGER A L 3rd, et al. Dosing clopidogrel based on CYP2C19 genotype and the effect on platelet reactivity in patients with stable cardiovascular disease[J]. JAMA, 2011, 306 (20): 2221-2228.

[26] COLLET J P, CUISSET T, RANGÉ G, et al. Bedside monitoring to adjust antiplatelet therapy for coronary stenting[J]. N Engl J Med, 2012, 367 (22): 2100-2109.

[27] PARODI G, MARCUCCI R, VALENTI R, et al. High residual platelet reactivity after clopidogrel loading and long-term cardiovascular events among patients with acute coronary syndromes undergoing PCI[J]. JAMA, 2011, 306 (11): 1215-1223.

[28] GURBEL P A, BLIDEN K P, DICHIARA J, et al. Evaluation of dose-related effects of aspirin on platelet function: results from the Aspirin-Induced Platelet Effect (ASPECT)study[J]. Circulation, 2007, 115 (25): 3156-3164.

[29] CRESCENTE M, DI CASTELNUOVO A, IACOVIELLO L, et al. Response variability to aspirin as assessed by the platelet function analyzer(PFA)-100. A systematic review[J]. Thromb Haemost, 2008, 99 (1): 14-26.

[30] KRASOPOULOS G, BRISTER S J, BEATTIE W S, et al. Aspirin "resistance" and risk of cardiovascular morbidity: systematic review and meta-analysis[J]. BMJ, 2008, 336 (7637): 195-198.

[31] FAXON D P, SPIRO T E, MINOR S, et al. Low molecular weight heparin in prevention of restenosis after

angioplasty. Results of Enoxaparin Restenosis（ERA）Trial［J］. Circulation, 1994, 90（2）: 908-914.

［32］MARTIN J L, FRY E T, SANDERINK G J, et al. Reliable anticoagulation with enoxaparin in patients undergoing percutaneous coronary intervention: The pharmacokinetics of enoxaparin in PCI（PEPCI）study［J］. Catheter Cardiovasc Interv, 2004, 61（2）: 163-170.

［33］SINNAEVE P R, SIMES J, YUSUF S, et al. Direct thrombin inhibitors in acute coronary syndromes: effect in patients undergoing early percutaneous coronary intervention［J］. Eur Heart J, 2005, 26（22）: 2354-2355.

［34］LINCOFF A M, KLEIMAN N S, KOTTKE-MARCHANT K, et al. Bivalirudin with planned or provisional abciximab versus low-dose heparin and abciximab during percutaneous coronary revascularization: results of the Comparison of Abciximab Complications with Hirulog for Ischemic Events Trial（CACHET）［J］. Am Heart J, 2002, 143（5）: 847-854.

［35］LI C, SHEN Y, XU R, et al. Exploration of Bivalirudin Use during Percutaneous Coronary Intervention for High Bleeding Risk Patients with Chronic Total Occlusion［J］. Int Heart J, 2018, 59（2）: 293-299.

［36］EXAIRE J E, BUTMAN S M, EBRAHIMI R, et al. Provisional glycoprotein Ⅱb/Ⅲa blockade in a randomized investigation of bivalirudin versus heparin plus planned glycoprotein Ⅱb/Ⅲa inhibition during percutaneous coronary intervention: predictors and outcome in the Randomized Evaluation in Percutaneous coronary intervention Linking Angiomax to Reduced Clinical Events（REPLACE）-2 trial［J］. Am Heart J, 2006, 152（1）: 157-163.

［37］STONE G W, WHITE H D, OHMAN E M, et al. Bivalirudin in patients with acute coronary syndromes undergoing percutaneous coronary intervention: a subgroup analysis from the Acute Catheterization and Urgent Intervention Triage strategy（ACUITY）trial［J］. Lancet, 2007, 369（9565）: 907-919.

［38］KASTRATI A, NEUMANN F J, MEHILLI J, et al. Bivalirudin versus unfractionated heparin during percutaneous coronary intervention［J］. N Engl J Med, 2008, 359（7）: 688-696.

［39］MEHTA S R, BODEN W E, EIKELBOOM J W, et al. Antithrombotic therapy with fondaparinux in relation to interventional management strategy in patients with ST-and non-ST-segment elevation acute coronary syndromes: an individual patient-level combined analysis of the Fifth and Sixth Organization to Assess Strategies in Ischemic Syndromes（OASIS 5 and 6）randomized trials［J］. Circulation, 2008, 118（20）: 2038-2046.

［40］韩雅玲, 史旭波, 郭静萱. 抗栓与溶栓治疗——基础与实践［M］. 北京: 人民军医出版社, 2014.

第十七章

慢性完全闭塞病变介入治疗存在的问题及展望

对于慢性完全闭塞（CTO）病变，中国经皮 CTO 病变介入治疗推荐等级为 Ⅱa，证据水平为 B，有了更多的临床证据，目前观点认为开通 CTO 是有益的，而长期随访也发现开通 CTO 较不开通 CTO 心源性死亡增加 2 倍，心源性死亡和持续性室性心动过速增加 3 倍，尤其对于梗死相关动脉未开通者其不良事件发生率最高。经过近 10 余年的以各种形式的推动和发展，尤其网络媒体的出现，CTO 知识及技术的普及速度更快，使更多的介入医生足不出户可以更新知识和技术，即便如此，当前 PCI 登记研究中的 CTO-PCI 成功率（54%~80%）明显低于有经验的中心（85%~90%），而 CTO 介入治疗规范化和合理化治疗仍有待进一步提高。

一、CTO 病变的术前规范评估

是否所有 CTO 病变均适合行再血管化治疗，术前的评估尤为重要，包括患者术前症状的评估（有无症状、缺血程度及心功能情况）、可能的获益以及手术相关风险和长期不良事件。对于 CTO 病变最大的获益是减轻症状，但对于无临床症状的 CTO，一般来说行介入治疗是不适合的，不过对于经无创评估其缺血面积 >10%，行介入治疗是合适的。临床上 CTO 患者症状往往不表现为典型心绞痛，因此客观评估（包括活动平板检查、6 分钟步行试验）尤为重要。对于 CTO 的成功率评估有诸多种类的评估方法，目前比较流行的是 J-CTO 评分、CT-RECTOR 系统、CL-SCORE 系统，这三项评分均是评估 30 分钟内导丝成功通过闭塞病变成功率，但后两者分别基于 CT 和基于临床角度进行评估。ORA（年龄评分），PROGRESS-CTO 评分和 RECHARGE 评分可为评估手术的成功可能和手术困难程度提供参考。在 CTO 介入治疗前，存活心肌的评估对于患者的长期获益也至关重要，通过核素评估 301 例行 CTO-PCI 患者，分别于术前和术后 1 年行静息/负荷心肌灌注显像，评估缺血程度，将缺血心肌下降 5% 定义为有意义的临床获益，结果发现：缺血心肌百分比 >12.5% 的患者术后缺血心肌百分比下降明显，而缺血心肌百分比 <6.5% 的患者术后缺血心肌百分比则可能增加，因此，中重度缺血（缺血心肌百分比 >10%）能从 CTO 血运重建中获益，生存率提高。此外，MRI 也是评估缺血的重要方法，CTO 血运重建后，没有 MI 的 LVEF 提高明显，LVEF 的改善与 MRI 强化透壁梗死范围（transmural extent of infarction，TEI）的基限值相关，TEI<25% 时，CTO-PCI 后病变局部室壁厚度（segment wall thickness，SWT）增加，心肌节段收缩功能明显改善；25%<TEI<75%，收缩功能改善率较小；TEI>75%，PCI 后 SWT、肌节段收缩功能改善不明显。因此，对于 CTO 病变，术前缺血评估、心功能评估对患者的获益均起到重要作用，有了这些客观的指标存在，术者根据自己的经验和水平进行评估后，决定是否可尝试 CTO 开通（表 17-1-1）。

表 17-1-1　CTO 不同评分系统特点

评分系统	J-CTO 评分	PROGRESS-CTO 评分	RECHARGE 评分	ORA 评分	ELLIS 评分	CL 评分
入选病例	494	781	1 253	1 073	456	1 657
主要终点	导丝通过<30分钟	技术成功	技术成功	技术成功	技术成功	技术成功
年龄	无	无	>65 岁	≥75 岁	无	无
既往 CABG	无	无	有	无	无	有
既往失败史	有	无	无	无	无	无
近段纤维帽	圆钝	模糊	有	开口	模糊、开口	圆钝
病变成角	>45°	有	无	无	有	无
钙化	有	无	有	无	有	严重
病变长度	≥20mm	无	无	无	有	≥20mm
病变血管	无	LCX	无	无	远端条件差	非 LAD
侧支质量	无	可介入侧支	无	Retrop<2 分	有	无
其他	无	无	BMI>30kg/m²，非近端病变	无	术者经验	先期心肌梗死
成功率	88.6% 导丝通过	92.9% 技术成功		91.9% 技术成功		72.5% 手术成功

二、CTO 病变的长期疗效

治疗、疗效及患者获益始终是医患追求的目标。开通 CTO 可改善缺血性心绞痛症状，提高左心室功能，减少冠状动脉旁路移植术（CABG）的需求，改善远期生存率，减少恶性心律失常的发生。早期研究发现，CTO 病变开通成功和失败者术后 4 年的无心性死亡和无心肌梗死生存率分别为 93% 和 89%（$P=0.004\ 4$），免于 CABG 者分别为 87% 和 64%（$P<0.000\ 1$）。CTO 病变开通成功和 CTO 病变开通失败者平均心绞痛缓解率分别为 70% 和 31%（$P<0.05$）。药物洗脱支架（drug-eluting stent，DES）的出现使再狭窄发生率明显降低的同时，支架内血栓发生率并不高于金属裸支架（bare metal stent，BMS），获得良好的临床效果，因此当前指南明确指出 DES 作为介入治疗的首选。PRISON Ⅱ研究入选 200 例 CTO 患者，随机分支 BMS 组和 Cypher 组，术后 6 个月 Cypher 和 BMS 的支架内再狭窄（in-stent restenosis，ISR）发生率分别为 7% 和 36%（$P<0.001$），靶病变血运重建率（TLR）分别为 4% 和 19%（$P<0.001$）。Werner 等比较 BMS 与 TAXUS 支架，后者使 CTO 病变术后 6 个月的 ISR 降低 84%（8.3% *vs.* 51.1%，$P<0.001$），再闭塞率降低 91%（2.1% *vs.* 23.4%，$P<0.001$），术后 1 年 MACE 发生率降低 74%（12.5% *vs.* 47.9%，$P<0.001$）。虽然 COURAGE 试验显示稳定型心绞痛患者 PCI 治疗较单纯药物治疗在预防 MACE、心肌梗死及降低死亡率无明显差异，而 GHOST-CTO 研究成功开通 CTO 病变是否有益于患者的生存尚存在争议，但开通 CTO 病变对改善患者生活质量、减轻心绞痛和减少 CABG 的比例具有肯定的疗效。新近报道 75 岁以上与 75 岁以下 CTO 患者共 1 252 例，平均随访 3.5 年，评估全因死亡和心源性死亡。与低龄组相比，高龄组药物治疗比例更高（71% *vs.* 43%），介入治疗组患者年龄更小且心功能更好，射血分数积分（年龄 /LVEF+1，Cr>2.0mg/dl）均达到了统计学差别。与单纯药物治疗比较，开通血管组（PCI 或 CABG）患者有更低的全因死亡和心血管死亡率。CABG 与 PCI 亚组分析，两组死亡率无差别。EXPLORE 研究纳入了 304 名因 STEMI 行急诊 PCI 的患者，这些患者都存在非梗死相关的 CTO，研究组进行了非梗死相关的 CTO-PCI，对照组仅处理 STEMI 相关血管。CTO-PCI 成功率为 73%。4 个月 CMR 显示两组 LVEF 和 LVEDV 没有差异。该研究不支持在 STEMI 患者中常规进行非梗死相关的 CTO-PCI 来改善左心室功能。DECISION-CTO 纳入 834 名 CTO 患者，随机分为 CTO-PCI 组与最佳药物治疗组。在这项研究中 CTO-PCI 成功率高达 91%。近 20% 的最佳药物治疗组患者交叉至 CTO-PCI 组。随访 3 年临床主要终点（死亡、心肌梗死、脑卒中、靶血管再灌注治疗）在最佳药物治疗组中为 19%，而 CTO-PCI 组中为 21.4%，证明最佳药物治疗不劣于 CTO-PCI。两组的西雅图心绞痛生活质量评分（QoL）没有显著差异。DECISION-CTO 存在的问题是：两组处理非 CTO 血管的比例都很高，但未显示是否存在症状或缺血证据；最佳药物治疗交叉至 CTO-PCI 组的比例太高；而 CTO-PCI 的最大获益在于症状的改善，而不是心肌梗死率、死亡率的改善，这一点值得探讨。与之相反，EURO-CTO 的终点设置为生活质量的改善（12 个月的西雅图心绞痛量表）。入选更严格，只有在处理过非 CTO 病变后才能入组。EURO-CTO 因入组太慢，仅入组了 407 名患者而提前终止。入组的患者以 2∶1 的比例随机分配至最佳药物治疗 +CTO-PCI 组和最佳药物治疗组。PCI-CTO 成功率高达 86.3%，仅有 7.3% 的最佳药物治疗组交叉至 CTO-PCI 组。可能因为样本量较小，CTO-PCI 对于症状的改善仅体现在西雅图心绞痛量表的 1 个部分中（$P=0.009$）。是否 CTO 病变 Rentrop 3 级（侧支血管直径在 1mm 以上）侧支循环会有获益，Jang 等研究了 738 名存在良好侧支循环的 CTO 患者，在中位随访时间 42 个月的情况下，进行了再血管化患者（PCI 或 CABG，$n=502$）的全因死亡率（$P<0.01$）、心源性死亡率（$P<0.01$）和 MACE 发生率（$P<0.01$）均优于药物治疗组，经过意向性评分匹配仍然显著。对于心功能不佳的这部分人群，是否会从 CTO 介入治疗中获益？Galassi 等观察 839 例 CTO 患者，根据 LVEF 分为三组，即 LVEF ≥50%、35%<LVEF<50%、LVEF ≤35%，平均随访 2 年，三组无 MACCE 发生率相似（86% vs. 82.8% vs. 75.2%），无统计学差别，而 LVEF ≤35% 这一组 LVEF 提高至（41.6 ± 7.9）%，因此对于心功能差的这部分患者其中期结果还是比较好的，而且左心室收缩功能得到提高。总的来看，无论是有限的随机对照研究还是回顾性研究，CTO 病变的开通对经过选择的合适的患者获益是明显的，改善了患者的生活质量。因此，对于 CTO 患者需要进行综合评估后，给予正确的治疗策略选择。

三、CTO 介入治疗路径选择以及器械、技术的合理应用

随着介入治疗器械和技术的不断提高，CTO 成功率逐年提高，因此在完成了高成功率的目标后，在减少并发症发生率方面，桡动脉路径受到推崇。近期一项研究比较了美国、欧洲和俄罗斯 23 个中心 2012—2018 年间仅桡动脉入路（RA 组，$n=747$）、桡动脉 - 股动脉入路（RFA 组，$n=844$）和仅股动脉入路（FA 组，$n=2$ 199）的 3 790 例 CTO 干预患者的临床、血管造影和手术特征。患者的平均年龄为（65 ± 10）岁，85% 为男性。经桡动脉入路（RA 和 RFA）占 CTO 干预的 42%，并且比例随时间递增，从 2012 年的 11% 增加到 2018 年的 67%（$P<0.001$）。与 RFA 组和 FA 组的患者相比，RA 组患者年龄较小 [（62 ± 10）岁 vs.（64 ± 10）岁 vs.（65 ± 10）岁，$P<0.001$]，既往不太可能接受冠状动脉旁路移植术（18% vs. 39% vs. 35%，$P<0.001$）和 PCI（60% vs. 63% vs. 66%，$P=0.005$）。RA 组 CTO-PCI 病变的 J-CTO 评分 [（2.1 ± 1.4）分 vs.（2.6 ± 1.3）分 vs.（2.5 ± 1.3）分，$P<0.001$] 和 PROGRESS CTO 并发症评分 [（2.3 ± 1.9）分 vs.（3.2 ± 2.0）分 vs.（3.2 ± 1.9）分，$P<0.001$] 较低。RA 组的平均鞘管尺寸明显较小 [（6.6 ± 0.7）F vs.（7.0 ± 0.6）F vs.（7.3 ± 0.8）F，$P<0.000$ 1]。RA 组不常使用正向内膜下重回真腔技术（20% vs. 33%

vs. 32%，*P*<0.001），而使用逆向技术最多的是 RFA 组（47%）。三组中技术总成功率（89% *vs.* 88% *vs.* 86%，*P*=0.061）、手术成功率（86% *vs.* 85% *vs.* 85%，*P*=0.528）和院内主要并发症发生率（2.47% *vs.* 3.40% *vs.* 2.18%，*P*=0.830）相近，而 RA 组的大出血发生率较低（0.55% *vs.* 1.94% *vs.* 0.88%，*P*=0.013）。与仅股动脉入路干预相比，经桡动脉入路越来越多地应用于 CTO-PCI。同时，经桡动脉入路与股动脉入路的技术和手术成功率相近，且具有较低的大出血发生率。因此，桡动脉路径越来越受到介入医生推崇，使用率越来越高，但路径的选择仅仅是 CTO 介入治疗中的一个环节，需要根据病情来选择，而不是一味地追求桡动脉路径。

经过近 10 年世界范围内医生的不懈努力，早年日本丰桥心脏病医院 CTO 病变 PCI 成功率达 92.4%，作为翘楚。但近些年美国对 CTO 病变 PCI 新器械的研发，中国学者的不断努力，逐步缩小了与日本医生的差距，虽然成功率得到了明显的提升，但规范化操作和培训是做好 CTO 的前提和降低并发症的重要保证。国内韩雅玲等报道了他们 1993—2007 年底 PCI 治疗 CTO 病变的回顾性研究，总的病例成功率为 90.2%（1 447/1 604），病变成功率为 87.1%（1 669/1 916），虽然来自各国不同中心资料显示 CTO 病变的即刻成功率较以前得到了很大的提高，中国所面临的状况与国外不同的是，在大城市和大的中心 CTO 成功率和规范化执行更好，而在基层医院相对薄弱，近几年互联网的飞速发展，为技术和规范化培训的传播提供了强有力的支持，各种形式的 CTO 培训教程方兴未艾，对于提高 CTO 介入治疗的规范化起到了重要作用。

四、CTO 病变介入治疗新器械较多，但距离准确应用差距较大

1. 微导管　微导管的出现不仅保证了安全、快速交换导丝，更提高了 CTO 导丝的使用效率，包括 Fincross 微导管、Cosair 微导管、Instantpass 微导管，都能很好地满足 CTO 介入治疗中的应用。子母型指引导管利用子导管伸出母导管远端来增加指引导管支撑力，6F 外径子母型指引导管的子导管伸出母导管 5mm、10mm 则分别相当于提供了 7F、8F 外径指引导管的支撑力，适用于经桡动脉径路，并达到了 CTO 病变需要 7F 以上指引导管提供强支撑力的目的。Tornus 螺旋穿透导管由 8 根细金属丝铰链制成，外表呈螺旋状，头端逐渐变细，可随导丝逆时针方向旋转而穿透坚硬致密的病变，在最小直径球囊难以通过时，其辅助球囊通过的有效率在 85% 以上。Guidezilla 和 Guideliner 的出现为 CTO 介入提供了新的理念，主动迎接技术（AGT 技术）就是基于 Guidezilla 的出现后在 CTO 实践中逐步提出的。Crusade 双腔微导管的使用，对于完成平行导丝技术、翻转导丝技术、分叉病变分支进入真腔均是有力的保障，基于各种原因，这些新器械虽然有很多好的功能，但规范操作和使用还有待提高。

2. 导丝　导丝的选择是影响 CTO-PCI 成功率的关键，近年特别强调根据病变特征选择适当的导丝。Miracle、Conquest/Conquest Pro 及 Cross-IT 系列缠绕型导丝头端硬度大，具有较好的操控性、扭转力和触觉反馈，适于穿透坚硬的纤维化、钙化病变，在 CTO-PCI 中的应用日渐广泛，尤其在钝头闭塞中穿刺近段纤维帽。亲水涂层导丝适用于近段迂曲、病变较为疏松、存在较多微孔道的 CTO 病变，缺点是触觉反馈下降、易进入内膜下导致血管夹层。亲水涂层导丝还主要应用于逆向开通 CTO 病变，如 Crosswire NT、Rinato、Fielder FC、Sion Black 等，均有较好的通过侧支的能力。Fielder XT-R 是亲水涂层软导丝，头端呈锥形，尖端直径为 0.009in，适于通过迂曲血管和室间隔侧支，亦可作为首选的逆向导丝。近年研发的 Conquest Pro 8~20g 导丝头端直径仅为 0.008in，硬度达 20g，是目前头端直径最小、硬度最大的导丝，适用于穿透其他锥形导丝无法穿透的坚硬病变。而 Gaia 和 Gaia Next 系列导丝的出现和使用都能够提高 CTO 的成功率，Gaia Next 系列导丝目前仅在日本使用，克服了 Gaia 导丝在钙化病变中容易

折断的缺点,对于新导丝的合理使用是 CTO 病变成功和减少导丝相关并发症的前提。

3. CrossBoss Stingray 导管系统　CrossBoss Stingray 系统的出现,成为 CTO 介入治疗的又一利器,源于欧美的提高效率的理念,该器械的出现使美国 CTO 成功率提高到了 80% 以上,目前国内刚刚兴起,有一定的学习曲线,但归根结底还有基于正向技术的基础和规范化操作,由于 CrossBoss Stingray 的适应证选择、治疗过程中需要注意内膜下不宜过长以及在左前降支血管因其分支较多使用时要慎重,远期效果有待进一步验证,虽然现有研究证实 CrossBoss Stingray 优于 STAR 或 LAST,也证实了前者优于基于导丝的 ADR 技术。

4. 准分子激光导丝(Prima 导丝)　为直径 0.018in 的可塑形导丝。随机设计的 TOTAL 研究表明,激光导丝通过 CTO 病变的成功率与常规导丝无显著差别,但对于其他器械无法通过的病变或钙化严重病变,应用激光导丝可以提高 CTO 的成功率,但这类器械只在大的中心才能得到,普及和规范化培训还有较长的路要走。

五、CTO 病变介入治疗新技术已趋成熟,但综合应用效果仍待提高

无论 CTO 逆向或正向通过病变成功完成介入治疗,其核心是导丝通过 CTO 病变并进入远端真腔。

1. 正向导丝(antegrade wire)技术　是目前已经成熟的主流导丝技术,主要包括:

(1)穿透技术(penetrating technique):是 CTO 病变 PCI 经典的导丝技术。即采用导丝试探穿刺病变,受阻时退回并依次换用硬度更高的导丝前进,如此反复直至穿透 CTO 病变进入远端真腔的方法。操纵性较好的非亲水超硬导丝如 Miracle 9~12g、Conquest/Conquest Pro/Conquest 8~20g,尤其在穿刺近段纤维帽时不易滑动,又有足够的硬度直接穿透坚硬的纤维钙化病变,因此临床上已得到广泛应用。但初学者仍应慎用。

(2)对侧造影技术(dual injection):这是 CTO 规范化治疗中非常重要的一步,有利于确认正向导丝是否已进入真腔或假腔的技术。该技术可减少正向导丝的盲目操作,避免血管损伤,并能有效预防冠状动脉穿孔等严重并发症的发生。

(3)平行导丝技术(parallel wire technique)或导丝交替前送技术(see-saw wire technique):"平行导丝技术"是指当第一根导丝进入假腔后,保留导丝于假腔中作为路标,再另行送入第二根导丝,以假腔中的导丝为标志,尝试从另一途径进入真腔,并尽量避免再次进入假腔。双腔微导管的出现使该技术应用更为简便,其关键点是"近段平行、远端分开",较单一导丝更易进入真腔,在应用过程中需要掌握这一关键点。

(4)经血管内膜下重入真腔技术:系导丝由真腔通过假腔夹层段(无血管破裂)又进入了远端血管真腔的技术。往往非人为制造,而是不得已的结果。CTO 病变 PCI 时,导丝从血管近端真腔进入内膜下,通过一段血管假腔又到达血管远端的真腔内,其技术往往是导丝不能穿过坚硬的 CTO 病变而进入假腔的结果,也不能除外大师级高手故意设计完成这一技术的可能,但需要综合应用 IVUS 等器械引导,且往往属于极个别现象。具有代表性的技术包括内膜下寻径及重入真腔(subintimal tracking and re-entry,STAR)技术及控制性正向-逆向内膜下寻径(controlled antegrade and retrograde subintimal tracking,CART)技术,两者区别在于前者仅采用正向导丝经内膜下寻径到达远端真腔,后者则采用正向和逆向导丝同时在内膜下寻径并交汇,技术难度更大,但其优点是使内膜下撕裂仅限于闭塞段内,且避免了损伤远端大分支的风险。内膜下技术可提高 CTO 病变 PCI 的成功率,但术中冠状动脉穿孔风险增高,也有文献报道术后其支架内血栓及再狭窄风险增高,需认真评估其长期疗效及安全性,因此不宜

作为常规手段,仅用于常规技术开通失败和解剖特点比较特殊的病变。

（5）血管内超声指导导丝（intravascular ultrasound guiding wire）技术：主要用于 CTO 病变前有较大分支病变时,正向导丝易滑入分支的情况,以寻找分支邻近的主支入口。往往在有较大分支的情况下,方可用血管内超声（IVUS）确定 CTO 病变的穿刺入口。PCI 术中导丝进入内膜下假腔且尝试进入真腔失败时,也可采用 IVUS 定位指导导丝重新进入真腔,但此时需先用 1.5mm 小球囊扩张假腔,IVUS 导管才能进入内膜下。此方法可能导致较长的血管夹层,初学者需慎用。

（6）多导丝斑块挤压（multi-wire plaque crushing）技术：用于导丝成功通过闭塞段而球囊通过失败时。主要方法为保留原导丝在真腔内,沿原导丝路径再送入 1~2 根硬导丝进入真腔,使 CTO 病变段内的斑块受到挤压,然后撤出其中 1~2 根导丝,保留 1 根导丝在真腔内,碎裂的 CTO 病变使导丝周围的缝隙变大,有利于球囊沿着保留的这根导丝通过病变。此技术的特点是较为安全、效果较好,其技术成功率为 90% 左右,且受血管本身条件限制少,对设备要求不高。对于多数 CTO 病变,在开通过程中使用的导丝数目常≥2 根,因此此法不会明显增加患者的经济负担,是一项安全且效价比较高的新技术。

2. 逆向导丝（retrograde wire）技术　是目前应用非常成熟的 CTO 病变 PCI 技术。虽然"逆向导丝技术"在特定条件下有较大的应用价值,但其技术难度大,增加 X 射线曝光、手术时间较长、对比剂剂量和耗材较多,此外逆向导丝可能造成侧支血管损伤破裂致心脏压塞。已有文献报道,逆向技术还可导致室间隔血肿及心肌梗死,正向开通 CTO 病变失败后的备选策略,在实际应用中应严格掌握适应证。

六、CTO 病变影像诊断技术需要规范化进行

冠状动脉 CT 的优点主要体现在：①能够准确显示闭塞段长度,而冠状动脉造影在侧支循环不充分、未行对侧造影或存在多处 CTO 等情况下,无法准确判断闭塞段长度;②可以显示钙化病灶的分布和程度,有利于选择适应证;③可以显示完整的冠状动脉树状结构,有利于明确血管走行、分支开口等影响 CTO 病变 PCI 成功率的因素;④具有三维影像重建及横断面功能,可精确显示病变各部分的形态及钙化程度等,有利于术者控制导丝寻找最佳路径。术前行冠状动脉 CT 检测,有助于提高 CTO 病变 PCI 的成功率。冠状动脉 CT 的缺点在于对比剂用量在 100~150ml,所以一般需在 PCI 前 4~5 天进行,不适用于肾功能不全者;冠状动脉 CT 检查的 X 射线曝光量约为造影诊断的 3 倍;此外,对部分心律不规整者如心房颤动、室性期前收缩及心室率 >65 次/min 的窦性心律患者结果不够准确。

七、规范操作,减少并发症

CTO 病变住院期间 MACE 发生率在 4% 左右,与非 CTO 病变 PCI 相近,手术相关并发症较非 CTO 病变发生率要高一些。

1. 死亡　发生率 <1%,可能的原因包括术中侧支循环中断、损伤近端血管或主要分支血管、血栓形成、心律失常、空气栓塞及穿孔等。

2. 心肌梗死　发生率约 2%,多为非 Q 波心肌梗死。支架时代则多为血栓性闭塞所致。由于 CTO 血管再闭塞较少引起急性心肌缺血,故后果多不严重。另外,分支闭塞和支架植入时斑块受挤栓塞远端微血管也是心肌梗死的重要原因。

3. 血管损伤撕裂　多由导丝或球囊进入假腔导致,一旦证实导丝进入假腔,切忌旋转导丝或继续推送导丝以避免穿孔。多与导管操作、导丝操作有关,因此操作过程中要关注导管及压力,对侧造影可有效减少导丝操作所致的血管损伤。

4. 血管穿孔及心脏压塞   是 CTO 病变 PCI 最常见的并发症之一,可由导丝或球囊走行至血管壁内,特别是在假腔内或导丝穿孔处误扩张的结果,还可因损伤了连接滋养血管的新生孔道等多种机制而造成。通常冠状动脉造影即可作出诊断,但其后需要迅速用球囊扩张近端以封堵住有对比剂外渗或外漏处,并静脉注射鱼精蛋白(全部或大部)中和肝素,使活化凝血时间尽快降至 130 秒以下,终止介入手术。若有心包积液,则根据穿孔的解剖部位,应及时植入带膜支架,同时尽快准备行心包穿刺术及自体血液回输等。绝大多数穿孔,只是导丝穿孔而未行球囊扩张,或患者接受的肝素剂量适当,均可通过上述治疗而愈。少数情况下,患者必须急送至手术室行心包切开引流术及 CABG。

5. 急诊 CABG   发生率约为 1%,公认的指征是大的分支闭塞、重要血管近端损伤(如左主干)、血管壁穿孔和器械断裂、嵌顿等。

6. 器械损坏   PCI 过程中频繁交换和重复使用器械、操作不当等,可导致各种器械的打结、嵌顿或断裂。操作中应避免同一方向旋转导丝超过 180°,发生导丝打结或嵌顿后,可小心逆方向旋转导丝,以减少扭转力。经微导管或 OTW 球囊选择性冠状动脉内注射硝酸酯或钙通道阻滞剂有时可帮助解除器械嵌顿。器械断裂后,可通过扩张球囊将器械固定于指引导管内取出,或采用抓捕器(snare)装置抓取,如失败,则转外科行 CABG 或外周血管手术,以便取出断裂在血管中的器械。重视其风险预防最重要,关键是操作需轻柔些。

7. 放射线及对比剂损伤   CTO 病变 PCI 手术时间长、对比剂用量多、X 射线曝光量大,可能增加患者对比剂肾病、放射性皮肤损伤、冠状动脉穿孔等并发症风险,对长期从事 CTO 病变 PCI 术者的健康亦可带来不利影响,有必要通过技术改进缩短手术时间、减少对比剂用量和 X 射线曝光量,应尽量选用非离子型对比剂,根据患者肾功能来决定对比剂应用量,轻度肾功能不全(内生肌酐清除率 60~89ml/min)者对比剂用量最好控制在 150ml 以内。如 PCI 持续 2~3 小时仍无明显成功迹象者,可停止手术以免对患者造成损伤。

目前关于 CTO 病变血运重建的建议是:①当患者的缺血症状与 CTO 病变有关或存在无症状性心肌缺血的证据、CTO 病变所供血的区域有存活心肌、推测成功的可能性在 60% 以上、死亡风险 <1%、心肌梗死风险 <5% 时,推荐选择 PCI;②PCI 失败后,可根据患者情况,选择再次 PCI、CABG 或药物治疗;③如果多支血管病变伴有 1 支或 1 支以上的 CTO 病变,应权衡相对风险和获益比来选择 PCI 或 CABG;④应考虑优先对 CTO 病变进行 PCI,再对未闭塞血管成功实施 PCI,以降低介入治疗风险;⑤存在左主干病变、复杂三支病变(特别是胰岛素依赖型糖尿病、严重左心室功能障碍或慢性肾功能不全患者)、不适合 PCI 的 LAD 近端闭塞和成功率相对低的多处闭塞时,推荐选择 CABG。相信在把握好适应证的前提下,按照 CTO 操作流程规范化操作,减少并发症的同时,更多的患者会从 CTO 的血运重建中获益。

(袁晋青　高立建)

参 考 文 献

[1] JONES D A, WEERACKODY R, RATHOD K, et al. Successful recanalization of chronic total occlusions is associated with improved long-term survival[J]. JACC Cardiovasc Interv, 2012, 5(4): 380-388.

[2] KHAN M F, WENDEL C S, THAI H M, et al. Effects of percutaneous revascularization of chronic total occlusions on clinical outcomes: a mete-analysis comparing successful versus failed percutaneous

intervention for chronic total occlusions［J］. Catheter Cardiovasc Interv, 2013, 82（1）: 95-107.

［3］ GODINO C, GIANNATTASIO A, SCOTTI A, et al. Risk of cardiac and sudden death with and without revascularisation of a coronary chronic total occlusion［J］. Heart, 2019, 105（14）: 1096-1102.

［4］ IVANHOE R J, WEINTRAUB W S, DOUGLAS J S Jr, et al. Percutaneous transluminal coronary angioplasty of chronic total occlusions. Primary success, restenosis, and long-term clinical follow-up［J］. Circulation, 1992, 85（1）: 106-115.

［5］ SUERO J A, MARSO S P, JONES P G, et al. Procedural outcomes and long-term survival among patients undergoing percutaneous coronary intervention of a chronic total occlusion in native coronary arteries: a 20-year experience［J］. J Am Coll Cardiol, 2001, 38（2）: 409-414.

［6］ WEISZ G, LEON M B, HOLMES D R Jr, et al. Two-year outcomes after sirolimus-eluting stent implantation: Results from the sirolimus-eluting stent in de novo native coronary lesions（SIRIUS）trial ［J］. J Am Coll Cardiol, 2006, 47（7）: 1350-1355.

［7］ STONE G W, MOSES J W, ELLIS S G, et al. Safety and efficacy of sirolimus-and paclitaxel-eluting coronary stents［J］. N Engl J Med, 2007, 356（10）: 998-1008.

［8］ STONE G W, COLOMBO A, TEIRSTEIN P S, et al. Percutaneous recanalization of chronically occluded coronary arteries: Procedural techniques, devices, and results［J］. Catheter Cardiovasc Interv, 2005, 66（2）: 217-236.

［9］ OLIVARI Z, RUBARTELLI P, PISCIONE F, et al. Immediate results and one-year clinical outcome after percutaneous coronary interventions in chronic total occlusions: Data from a multicenter, prospective, observational study（TOAST-GISE）［J］. J Am Coll Cardiol, 2003, 41（10）: 1672-1678.

［10］ MAIELLO L, COLOMBO A, GIANROSSI R, et al. Coronary angioplasty of chronic occlusions: Factors predictive of procedural success［J］. Am Heart J, 1992, 124（3）: 581-584.

［11］ DONG S, SMORGICK Y, NAHIR M, et al. Predictors for successful angioplasty of chronic totally occluded coronary arteries［J］. J Interv Cardiol, 2005, 18（1）: 1-7.

［12］ SURMELY J F, SUZUKI T. Intravascular ultrasound-guided recanalization of a coronary chronic total occlusion located in a stent implanted subintimally: A case report［J］. J Cardiol, 2006, 48（2）: 95-100.

［13］ MOLLET N R, HOYE A, LEMOS P A, et al. Value of preprocedure multislice computed tomographic coronary angiography to predict the outcome of percutaneous recanalization of chronic total occlusions［J］. Am J Cardiol, 2005, 95（2）: 240-243.

［14］ STRAUSS B H, SEGEV A, WRIGHT G A, et al. Microvessels in chronic total occlusions: Pathways for successful guidewire crossing ?［J］. J Interv Cardiol, 2005, 18（6）: 425-436.

［15］ COLOMBO A, MIKHAIL G W, MICHEV I, et al. Treating chronic total occlusions using subintimal tracking and reentry: The STAR technique［J］. Catheter Cardiovasc Interv, 2005, 64（4）: 407-411.

［16］ OZAWA N. A new understanding of chronic total occlusion from a novel PCI technique that involves a retrograde approach to the right coronary artery via a septal branch and passing of the guidewire to a guiding catheter on the other side of the lesion［J］. Catheter Cardiovasc Interv, 2006, 68（6）: 907-913.

［17］ SURMELY J F, TSUCHIKANE E, KATOH O, et al. New concept for CTO recanalization using controlled antegrade and retrograde subintimal tracking: The CART technique［J］. J Invasive Cardiol, 2006, 18

（7）：334-338.

［18］ BAIM D S, BRADEN G, HEUSER R, et al. Utility of the Safe-Cross-guided radiofrequency total occlusion crossing system in chronic coronary total occlusions（results from the Guided Radio Frequency Energy Ablation of Total Occlusions Registry Study）［J］. Am J Cardiol, 2004, 94（7）：853-858.

［19］ MELZI G, COSGRAVE J, BIONDI-ZOCCAI G L, et al. A novel approach to chronic total occlusions：The crosser system［J］. Catheter Cardiovasc Interv, 2006, 68（1）：29-35.

［20］ YANG Y M, MEHRAN R, DANGAS G, et al. Successful use of the frontrunner catheter in the treatment of in-stent coronary chronic total occlusions［J］. Catheter Cardiovasc Interv, 2004, 63（4）：462-468.

［21］ ORLIC D, STANKOVIC G, SANGIORGI G, et al. Preliminary experience with the Frontrunner coronary catheter：Novel device dedicated to mechanical revascularization of chronic total occlusions［J］. Catheter Cardiovasc Interv, 2005, 64（2）：146-152.

［22］ LOLI A, LIU R, PERSHAD A. Immediate-and short-term outcome following recanalization of long chronic total occlusions（>50 mm）of native coronary arteries with the Frontrunner catheter［J］. J Invasive Cardiol, 2006, 18（6）：283-285.

［23］ SEGEV A, STRAUSS B H. Novel approaches for the treatment of chronic total coronary occlusions［J］. J Interv Cardiol, 2004, 17（6）：411-416.

［24］ HOYE A, TANABE K, LEMOS P A, et al. Significant reduction in restenosis after the use of sirolimus-eluting stents in the treatment of chronic total occlusions［J］. J Am Coll Cardiol, 2004, 43（11）：1954-1958.

［25］ WERNER G S, KRACK A, SCHWARZ G, et al. Prevention of lesion recurrence in chronic total coronary occlusions by paclitaxel-eluting stents［J］. J Am Coll Cardiol, 2004, 44（12）：2301-2306.

［26］ WERNER G S, SCHWARZ G, PROCHNAU D, et al. Paclitaxel-eluting stents for the treatment of chronic total coronary occlusions：A strategy of extensive lesion coverage with drug-eluting stents［J］. Catheter Cardiovasc Interv, 2006, 67（1）：1-9.

［27］ NAKAMURA S, MUTHUSAMY T S, BAE J H, et al. Impact of sirolimus-eluting stent on the outcome of patients with chronic total occlusions［J］. Am J Cardiol, 2005, 95（2）：161-166.

［28］ GE L, IAKOVOU I, COSGRAVE J, et al. Immediate and mid-term outcomes of sirolimus-eluting stent implantation for chronic total occlusions［J］. Eur Heart J, 2005, 26（11）：1056-1062.

［29］ LOTAN C, ALMAGOR Y, KUIPER K, et al. Sirolimus-eluting stent in chronic total occlusion：The SICTO study［J］. J Interv Cardiol, 2006, 19（4）：307-312.

［30］ MIGLIORINI A, MOSCHI G, VERGARA R, et al. Drug-eluting stent-supported percutaneous coronary intervention for chronic total coronary occlusion［J］. Catheter Cardiovasc Interv, 2006, 67（3）：344-348.

［31］ SUTTORP M J, LAARMAN G J, RAHEL B M, et al. Primary Stenting of Totally Occluded Native Coronary Arteries Ⅱ（PRISON Ⅱ）：A randomized comparison of bare metal stent implantation with sirolimus-eluting stent implantation for the treatment of total coronary occlusions［J］. Circulation, 2006, 114（9）：921-928.

［32］ SUZUKI S, FURUI S, KOHTAKE H, et al. Radiation exposure to patient's skin during percutaneous coronary intervention for various lesions, including chronic total occlusion[J]. Circ J, 2006, 70 (1): 44-48.

[33] GALASSI A R, WERNER G S, BOUKHRIS M, et al. Percutaneous Recanalization of Chronic Total Occlusions: 2019 Consensus Document from the EuroCTO Club[J]. EuroIntervention, 2019, 15 (2): 198-208.

[34] PAVLOVIC S V, SOBIC-SARANOVIC D P, BELESLIN B D, et al. One-year follow-up of myocardial perfusion and function evaluated by gated SPECT MIBI in patients with earlier myocardial infarction and chronic total occlusion[J]. Nucl Med Commun, 2009, 30 (1): 68-75.

[35] FLORES-UMANZOR E J, VÁZQUEZ S, CEPAS-GUILLEN P, et al. Impact of revascularization versus medical therapy alone for chronic total occlusion management in older patients[J]. Catheter Cardiovasc Interv, 2019, 94 (4): 527-535.

[36] GALASSI A R, BOUKHRIS M, AZZARELLI S, et al. Percutaneous coronary revascularization for chronic total occlusions: a novel predictive score of technical failure using advanced technologies[J]. JACC Cardiovasc Interv, 2016, 9 (9): 911-922.

[37] TAJTI P, BRILAKIS E S. Chronic Total Occlusion Percutaneous Coronary Intervention: Evidence and Controversies[J]. J Am Heart Assoc, 2018, 7 (2): e006732.

[38] JANG W J, YANG J H, CHOI S H, et al. Long-term survival benefit of revascularization compared with medical therapy in patients with coronary chronic total occlusion and well-developed collateral circulation [J]. JACC Cardiovasc Interv, 2015, 8 (2): 271-279.

[39] GALASSI A R, BOUKHRIS M, TOMA A, et al. Percutaneous Coronary Intervention of Chronic Total Occlusions in Patients With Low Left Ventricular Ejection Fraction[J]. JACC Cardiovasc Interv, 2017, 10 (21): 2158-2170.

[40] SAFLEY D M, KOSHY S, GRANTHAM J A, et al. Changes in myocardial ischemic burden following percutaneous coronary intervention of chronic total occlusions[J]. Catheter Cardiovasc Interv, 2011, 78 (3): 337-343.

[41] BENNETT J, KAYAERT P, BATAILLE Y, et al. Percutaneous coronary interventions of chronic total -occlusions: a review of clinical indications, treatment strategy and current practice[J]. Acta Cardiol, 2017, 72 (4): 357-369.

[42] TAJTI P, ALASWAD K, KARMPALIOTIS D, et al. Procedural Outcomes of Percutaneous Coronary Interventions for Chronic Total Occlusions Via the Radial Approach: Insights From an International Chronic Total Occlusion Registry[J]. JACC Cardiovasc Interv, 2019, 12 (4): 346-358.

[43] ARAIN S A, ANDERSON H V. Radial and Femoral Access for Revascularization of Coronary Chronic Total Occlusions: The Real Question Remains Unanswered[J]. JACC Cardiovasc Interv, 2019, 12 (4): 359-361.

第十八章

慢性完全闭塞病变介入治疗
新器械及创新技术

第一节　CTO 病变介入治疗新器械应用

冠状动脉慢性完全闭塞（chronic total occlusion，CTO）病变是经皮冠脉介入术（percutaneous coronary intervention，PCI）领域中最具挑战的病变，导丝通过是 CTO 介入治疗成功的基础。近些年，由于新技术、新器械的出现以及手术经验的积累，CTO 成功率从 60%~80% 增加到 90% 以上。但有些器械也伴随着较高的并发症发生率，如冠状动脉穿孔、心脏压塞等，这就限制了非 CTO 专家的操作人员广泛使用这些器械，而直观、安全、操作性好的器械则更容易满足临床需求。以下分别介绍消融导管和微导管超声在 CTO 病变中的应用。

一、消融导管

消融导管应用于冠状动脉和周围血管病变已经有 30 多年的历史，早在 1985 年 Slager 等观察了脉冲消融技术对猪冠状动脉的影响，左前降支近端病变 5 例，左回旋支 2 例，右冠状动脉 1 例。心电图 R 波峰值之后，每个位置给予 1~10 个 10 毫秒的脉冲，未发现此方法对猪心率或血压有影响。Baerlocher 等应用射频发生器和 Powerwire 导丝对 1 名长期左锁骨下静脉闭塞的患者行介入治疗，10W 功率持续 2 秒，经几次调整 Powerwire 导丝前进方向，最终成功开通闭塞静脉。

在冠状动脉 CTO-PCI 中，较成熟的消融系统主要有 Safe-Cross Radiofrequency（RF）系统和 PlasmaWire 系统。

Safe-Cross Radiofrequency（RF）系统通过光学相干反射（optical coherence reflectometry，OCR）技术，调整导引导丝在闭塞部位的前进方向，它包含三部分功能：①0.014in 中等硬度导引导丝；②利用 OCR 技术，当导引导丝在血管壁 1mm 内时，系统监视器显示红色条带，并发出警告，此时导丝头端不会释放射频能量；③当导引导丝走向正确，系统监视器显示绿色条带，导丝头端发出射频能量（低频短时脉冲：100 毫秒，250~500kHz）自闭塞近段溶解斑块，从而在闭塞部位形成通道（图 18-1-1）。Werner 等研究发现，对于常规介入治疗失败的 CTO 病变，应用 Safe-Cross RF 导丝开通 CTO 病变的成功率为 41%，成功病变主要为钝形头端，无并发症出现。GREAT（Guided Radiofrequency Energy Ablation of Total Occlusions）研究是一项前瞻性多中心注册研究，共纳入 116 名 CTO 患者，观察 Safe-Cross RF 系统治疗

CTO 病变的有效性和安全性,研究结果发现应用 Safe-Cross RF 导丝后,手术成功率为 54.3%,主要不良事件的发生率为 6.9%,与器械相关的冠状动脉穿孔发生率为 0.9%。Hoye 等对既往 CTO-PCI 失败的 29 例患者,应用 Safe-Cross RF 系统开通闭塞部位,手术成功率为 51.7%,无并发症出现。

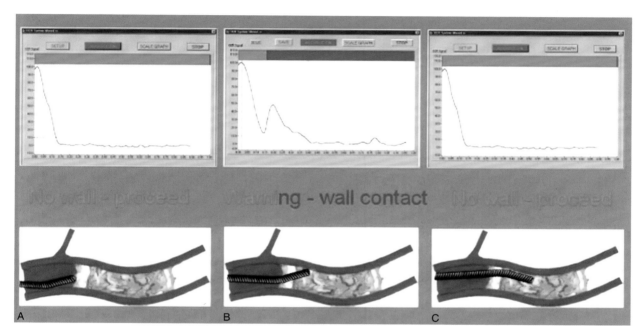

图 18-1-1　Safe-Cross Radiofrequency(RF)系统
A. 导丝进入闭塞血管,状态栏为绿色;B. 导丝接近血管壁时,状态栏为红色;C. 调整导丝方向,状态栏改为绿色。

Safe-Cross RF 系统易于使用,学习曲线较短。与传统的导丝相比,主要的区别在于,需要相对缓慢地进行导丝操纵/扭转,以便给系统时间来处理 OCR 信号。另外,由于导丝头端较钝,导丝进入血管后,确保导丝在远端血管中的定位,一旦通过病变,可将导丝与控制台断开,并取下外鞘以保持无菌,而后导丝可以像其他 0.014in 导丝一样使用。此外,由于术中可以根据 OCR 信号调整导丝前进方向,故手术操作时间及对比剂用量将低于传统器械治疗。目前 Safe-Cross RF 导丝主要是在操纵导丝方面有一些困难,但下一代导丝有可能会改善此类不足。

以上器械需要一个外部电极作为它们的返回路径,因此限制了它们在不造成热损伤的情况下立即创建通道和定位消融的能力。最近,一种新型双极射频消融系统(PlasmaWire 系统)初步应用于临床,它可以产生等离子体促进斑块消融,并在 CTO 内以最小的热损伤创建通道。PlasmaWire 系统由三个主要组件组成,包括 Plasma 导丝、射频发生器(RF generator,RFG)和连接器电缆。Plasma 导丝全长 190cm,外面包裹聚合物绝缘体,头端无聚合物包裹(图 18-1-2A)。导丝采用了一种新颖的绳圈技术,操作方法与 Gaia Second 类似。RFG(图 18-1-2B)连接到带有自定义虚拟仪器用户界面的笔记本电脑(图 18-1-2C),以及与患者相连的心电图监控器。RFG 启动,当心电图监控器检测到患者的 R 波时,频率为 250kHz,200 微秒的脉冲发放至导丝头端,从而在两个导丝头端之间以最小的热损伤创建通道。

Plasma 导丝系统开通 CTO 病变主要有两个方面:①与逆向开通 CTO 病变类似,分别经逆向和正向送入 Plasma 导丝,然后进行射频消融,正向和逆向导丝尖端之间经热损伤创建通道,即逆向重回真腔策略;②创建正向再回真腔通道,两根 Plsama 导丝正向进入假腔,毗邻远端血管真腔的近端,因此

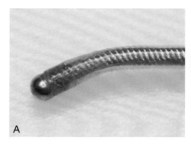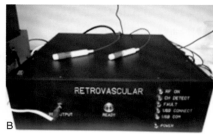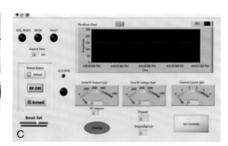

图 18-1-2　PlasmaWire 系统

A. 导丝头端；B. RFG；C. 电脑用户界面。

两根导丝的头端接触远端纤维帽，进行射频消融，消融两个导丝之间的远端纤维帽，从而进入远端血管真腔，即正向重回真腔策略。通道建立后，可通过微导管进行高选择性造影或直接送入 Plasma 导丝或其他超滑导丝，验证消融通道是否成功。Daitaro 等通过一项前瞻性多中心的研究来观察 Plasma 导丝开通 CTO 病变的有效性和安全性，共入选了 7 名 CTO 患者，均成功开通 CTO 病变，采用逆向再入真腔策略 5 例，采用正向再入真腔策略 2 例，术后 1 个月随访，无 MACCE 发生。这项研究提示，经射频消融开通 CTO 病变是安全、可行的。与传统方法相比，这种器械的优点是可有效地创建通道，减少导丝进入假腔的机会，缩短手术时间。此外，当使用该器械时，不需要像 Stingray 系统那样扩大假腔范围。

这项研究发现影响射频消融效果的因素包括需要消融组织的特性，以及导线头端与组织的接触程度等。此外，研究还发现，从送入 Plasma 导丝至导丝通过时间，在 CTO 的近端或远端重新进入的病例中用时较短，而对于在 CTO 体内创建通道时，往往需要多次消融，用时较长。另外，此研究患者例数较少，因此，如何有效地将该器械应用于 CTO 病变仍需进一步研究。

SoundBite 导丝通过系统主要由两部分组成，即脉冲导丝和控制台。SoundBite 控制台发放震荡波至 SoundBite Active 导丝头端（图 18-1-3）。Active 导丝含有不透明头端，表面为亲水涂层增加导丝通过性，导丝从末端至近段直径逐渐增粗，以更好地与控制台相连，以及保障较好的能量传送。目前导丝有

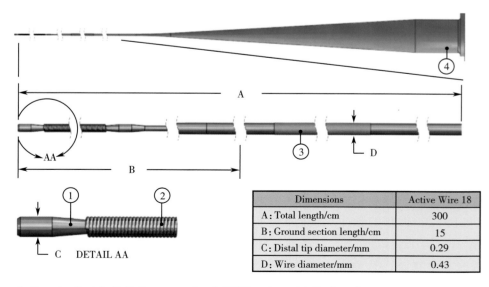

Dimensions	Active Wire 18
A：Total length/cm	300
B：Ground section length/cm	15
C：Distal tip diameter/mm	0.29
D：Wire diameter/mm	0.43

1- Core wire distal tip，2- Radiopaque marker，3- PTFE coating and 4- Section reducer

图 18-1-3　SoundBite 导丝结构

0.014in（应用于冠状动脉）和 0.018in（应用于外周动脉）两个型号。当无脉冲发放时，Active 导丝与传统 CTO 硬导丝相当。控制台调整脉冲振幅频率，脉冲可达 100atm，瞬时前进速度可达 5km/s，持续时间短至 1 微秒，频率为 5~50Hz。短时间、高强度振动可使闭塞部位斑块产生裂隙，利于导丝通过。此系统在血管内不产生热损伤和血栓等，用于开通 CTO 病变是安全、可行的。目前 SoundBite 导丝通过系统主要应用于外周动脉 CTO 介入治疗。Brodmann 等参与的首个人体临床试验证实了 SoundBite 导丝通过系统开通外周动脉 CTO 病变的有效性和安全性。研究入选了 3 个中心共 37 例患者、41 处 CTO 病变，使用 SoundBite 系统开通成功率为 91.8%。

目前，SoundBite 系统尚无冠状动脉 CTO 人体临床试验结果，理论上是高效、可行的，有助于提高手术成功率，降低并发症发生风险。

Flowcardia CROSSER 系统是高频机械再通装置，由发生器、脚踏控制器、传感器和 CROSSER 导管组成，发生器产生高频电流，作用于压电晶体使其反复膨胀、收缩，通过传感器产生高频振动能量（每秒 21 000 次振动）到达导管头端，使之不断振动闭塞病变处，可将坚硬的斑块结构变松散，利于导丝通过病变部位。CROSSER 导管为单轨、亲水性导管，可通过 0.014in 导丝，作用于血管直径不小于 2.5mm（图 18-1-4）。Melzi 等发现，对于复杂 CTO 病变，或既往手术失败的 CTO 病变，应用 CROSSER 系统，其手术成功率为 63%，且无冠状动脉穿孔等并发症发生。Galassi 等发现，在复杂 CTO 治疗上，应用 CROSSER 系统，手术成功率为 84.8%，无主要不良事件及并发症出现，与常规介入治疗组相比，应用 CROSSER 系统可缩短手术时间，减少对比剂用量及 X 射线曝光时间。CRAFT 注册研究入选了 80 例患者，该研究表明 CROSSER 系统开通 CTO 病变的成功率为 75%。以上实验证实，CROSSER 系统开通 CTO 病变是安全、可行的。

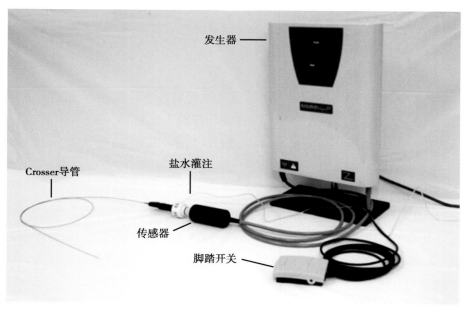

图 18-1-4　Flowcardia CROSSER 系统

二、微导管超声

中国人民解放军白求恩国际和平医院心血管内科汝磊生主任自主研发设计了血管内超声双腔微导管，由血管超声导管和治疗微导管构成（图 18-1-5）。

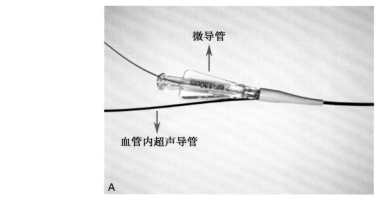

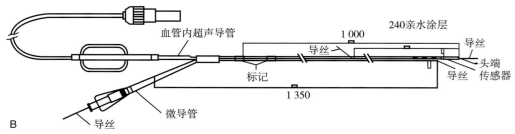

图 18-1-5 血管内超声双腔微导管
A. 实物图；B. 结构图。

血管内超声双腔微导管特点如下：①超声导管和治疗微导管并联为一体，外径为 3.6F，适用于 6F 及以上的指引导管；②双腔微导管结构为导丝提供了良好的穿刺平台，增加了导丝穿刺力；③由于穿刺导丝和超声探头的位置相对固定，导丝操控性好，有助于导丝精准穿刺；④在超声图像的实时指导下，更容易明确穿刺导丝和靶目标的关系，从而指导导丝准确扎入闭塞入口或重回真腔；⑤沿进入分支或假腔的导丝送入超声导管，超声导管占据分支或假腔的入口，可阻止第 2 根导丝重复进入分支或假腔，进一步提高手术成功率。

在 CTO 病变开通中，对于闭塞部位入口不明或导丝穿刺进入假腔，送入超声双腔微导管后，可在超声图像的实时指导下，指导导丝进入闭塞入口或使导丝重入真腔，这项技术我们称为实时超声双腔寻径（real time-IVUS-double lumen catheter seeking，RLS）技术，因此，血管内超声双腔微导管又称为 RLS 超声导管。RLS 超声导管适用于分叉部位的无残端 CTO 病变，以及导丝进入假腔难以重回真腔病变。

对于分叉部位的无残端 CTO 病变，经反复尝试，导丝进入闭塞入口困难，这时将导丝送入血管分支，然后沿进入分支的导丝送入 RLS 超声导管（图 18-1-6A）。逐渐回撤超声，显示闭塞起始部，根据超声图像提供的信息，选择穿刺导丝，经治疗微导管送入穿刺导丝，并从侧孔穿出，在超声图像实时指导下，将穿刺导丝精准地扎入 CTO 病变入口（图 18-1-6B，操作示意图见图 18-1-7）。穿刺导丝进入闭塞血管远端（图 18-1-6C），最终成功开通 CTO 病变（图 18-1-6D）。当导丝进入内膜下，难以重回真腔时（图 18-1-8A），首先沿进入内膜下的导丝送入 RLS 超声导管（图 18-1-8B），根据超声图像提供的信息，辨别真假腔，并选择恰当的穿刺导丝，进行适当的塑形。然后沿治疗微导管送入穿刺导丝，在超声图像的实时指导下，明确导丝和真腔的位置关系进行定向穿刺（图 18-1-8C），导丝进入闭塞血管远端真腔（图 18-1-8D），最终成功开通 CTO 病变血管（图 18-1-8E）。

采用 RLS 超声导管后，多数闭塞病变可经正向治疗策略开通，具有操作步骤简单、手术时间短、对比剂用量低、并发症少等特点。对于需使用逆向治疗策略处理的病变血管,在对侧造影支持下也适用于使用 RLS 超声导管。RLS 超声导管使用过程中,因分支血管或假腔较小等,RLS 超声导管送入困难时,采用小口径球囊低压力扩张后,再送入该器械进入分支或假腔内;避免正向注射对比剂,防止对比剂引起夹层或内膜撕裂;术中注意抗凝,预防血栓形成。

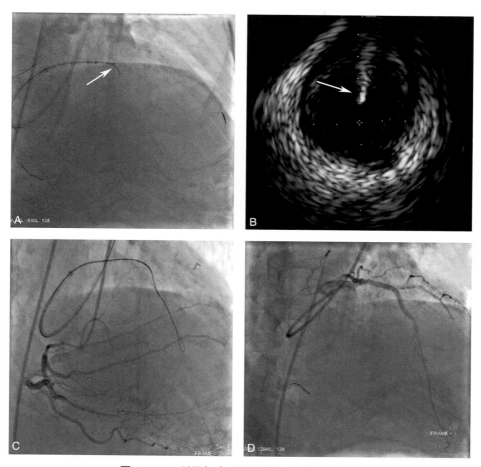

图 18-1-6　利用超声双腔微导管寻找闭塞入口

A. 沿进入分支的导丝送入超声双腔微导管,从侧孔送入穿刺导丝;B. 超声图像实时监控下,导丝穿刺进入闭塞段;C. 导丝进入闭塞血管远端;D. 最终结果。

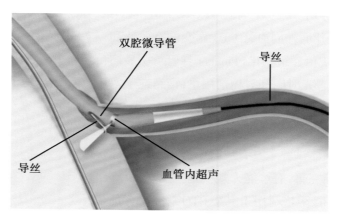

图 18-1-7　RLS 超声导管处理分叉部位
无残端病变示意图(靳志涛绘图)

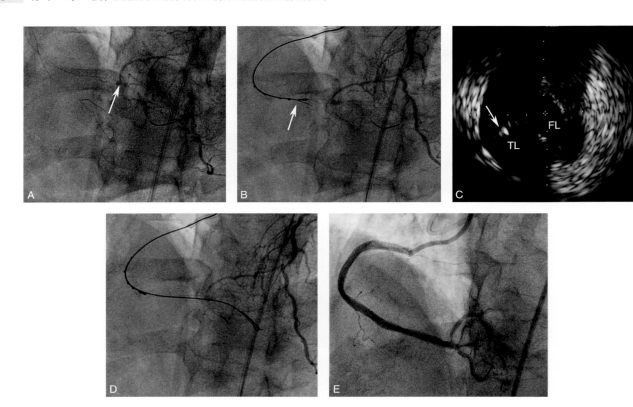

图18-1-8 利用超声双腔微导管指导导丝从内膜下进入血管真腔

A. 导丝进入内膜下,难以进入远端血管真腔;B. 沿进入内膜下导丝送入超声双腔微导管,从侧孔送入穿刺导丝;C. 超声图像实时监控下,导丝在后三叉以前进入真腔;D. 导丝进入闭塞血管远端;E. 最终结果。

　　6F Pioneer Plus 导管主要用于外周血管 CTO 病变治疗,头端是血管内超声装置,有两个导丝出口,均适用于 0.014in 导丝通过,一个出口装有空心镍钛诺针,沿进入内膜下的导丝送入此装置,根据超声图像提供的信息,调整镍钛诺针尖指向血管真腔入口,并且位于超声图像 12 点钟位置,然后送入镍钛诺针尖进入血管真腔,通过导管手柄上的安全环调整进入深度,可调范围为 3~5mm。针尖进入真腔后,送入第二根 0.014in 的交换导丝,并收回镍钛诺针,最后回撤 Pioneer 导管,按照常规方式完成手术(图18-1-9)。Al-Ameri 等发现,应用 Pioneer 导管开通外周血管 CTO 病变的手术成功率为 95%。Vuruskan 等对 31 例外周血管 CTO 患者应用 Pioneer 导管,观察此导管开通外周血管 CTO 病变的有效性和安全性。结果发现,与常规治疗组相比,Pioneer 导管可明显缩短手术时间、减少 X 射线曝光时间和对比剂用量,两组在手术成功率和并发症发生率方面无显著差异。

　　综上所述,以上新器械的出现,有助于提高 CTO 开通成功率,减少并发症发生,在人体试验上具有广阔的应用前景。随着器械及相关技术的不断完善,有可能大规模地应用于临床,这也意味着 PCI 将比 CABG 更广泛用于复杂 CTO 病变患者的血运重建。

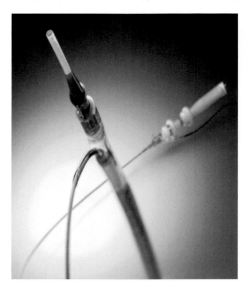

图18-1-9 Pioneer 导管结构图

（汝磊生）

参 考 文 献

［1］ SLAGER C J, ESSED C E, SCHUURBIERS J C, et al. Vaporization of atherosclerotic plaques by spark erosion［J］. J Am Coll Cardiol, 1985, 5（6）: 1382-1386.

［2］ BAERLOCHER M O, ASCH M R, MYERS A. Successful recanalization of a longstanding complete left subclavian vein occlusion by radiofrequency perforation with use of a radiofrequency guide wire［J］. J Vasc Interv Radiol, 2006, 17（10）: 1703-1706.

［3］ WERNER G S, FRITZENWANGER M, PROCHNAU D, et al. Improvement of the primary success rate of recanalization of chronic total coronary occlusions with the Safe-Cross system after failed conventional wire attempts［J］. Clin Res Cardiol, 2007, 96（7）: 489-496.

［4］ BAIM D S, BRADEN G, HEUSER R, et al. Utility of the Safe-Cross-guided radiofrequency total occlusion crossing system in chronic coronary total occlusions（results from the Guided Radio Frequency Energy Ablation of Total Occlusions Registry Study）［J］. Am J Cardiol, 2004, 94（7）: 853-858.

［5］ HOYE A, ONDERWATER E, CUMMINS P, et al. Improved recanalization of chronic total coronary occlusions using an optical coherence reflectometry-guided guidewire［J］. Catheter Cardiovasc Interv, 2004, 63（2）: 158-163.

［6］ KANNO D, TSUCHIKANE E, NASU K, et al. Initial results of a first-in-human study on the PlasmaWire System, a new radiofrequency wire for recanalization of chronic total occlusions［J］. Catheter Cardiovasc Interv, 2018, 91（6）: 1045-1051.

［7］ BRODMANN M, THERASSE E, BENKO A, et al. Recanalization of CTOs with SoundBite Active Wire［J］. J Cardiovasc Surg（Torino）, 2018, 59（4）: 529-537.

［8］ MELZI G, COSGRAVE J, BIONDI-ZOCCAI G L, et al. A novel approach to chronic total occlusions: the crosser system［J］. Catheter Cardiovasc Interv, 2006, 68（1）: 29-35.

［9］ GALASSI A R, TOMASELLO S D, COSTANZO L, et al. Recanalization of complex coronary chronic total occlusions using high-frequency vibrational energy CROSSER catheter as first-line therapy: a single center experience［J］. J Interv Cardiol, 2010, 23（2）: 130-138.

［10］ GARCIA-GARCIA H M, BRUGALETTA S, VAN MIEGHEM C A, et al. CRosser As First choice for crossing Totally occluded coronary arteries（CRAFT Registry）: focus on conventional angiography and computed tomography angiography predictors of success［J］. EuroIntervention, 2011, 7（4）: 480-486.

［11］ SMITH M, PAPPY R, HENNEBRY T A. Re-entry devices in the treatment of peripheral chronic occlusions［J］. Tex Heart Inst J, 2011, 38（4）: 392-397.

［12］ AL-AMERI H, SHIN V, MAYEDA G S, et al. Peripheral chronic total occlusions treated with subintimal angioplasty and a true lumen re-entry device［J］. J Invasive Cardiol, 2009, 21（9）: 468-472.

［13］ VURUSKAN E, SARACOGLU E. Procedural and Early Outcomes of Two Re-entry Devices for Subintimal Recanalization of Aortoiliac and Femoropopliteal Chronic Total Occlusions［J］. Korean Circ J, 2017, 47（1）: 89-96.

第二节 CTO 病变介入治疗的新技术

主动迎接技术：随着冠状动脉 CTO 专用器械的不断出现、相关技术的发展和操作经验的积累，逆向开通 CTO 病变已经是 PCI 的一种重要策略，对于不适合正向开通，同时具有良好侧支血管的复杂 CTO 病变尤其适用。逆向技术的应用显著提高了 CTO 开通成功率，但基于病变特点等原因，导丝体外化难以实现。此时，正向送入子导管（4F、5F 子导管）或 Guidezilla 延长导管可接近逆向导丝使战场前移，有利于逆向导丝进入正向通道实现导丝体外化，这项技术称为主动迎接技术（active greeting technique，AGT）。葛均波院士对 111 名 CTO 患者 112 例 CTO 病变临床资料进行回顾性分析，发现术中应用反向 CART 技术（90.2%）和逆向导丝通过技术（9.8%）。Guidezilla 延长导管、4F 及 5F 子导管的使用率分别为 94.6%、3.6% 和 1.8%。所有 CTO 病变均成功完成逆向导丝体外化。术中未发生 AGT 相关并发症。因此，AGT 在逆向技术开通 CTO 病变中是安全、可行的，有利于实现逆向导丝体外化，提高手术成功率（图 18-2-1，图 18-2-2）。

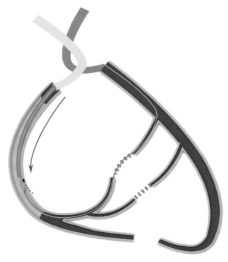

图 18-2-1　AGT 模式图（靳志涛绘图）

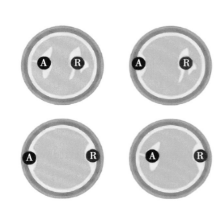

图 18-2-2　病变内 4 种导丝组合（靳志涛绘图）

操作要点：①4F、5F 子导管或 Guidezilla 延长导管顶端尽可能接近或进入闭塞段入口，以更好地发挥战场前移的作用；②正向要有好的支撑和锚定，防止导管深插导致血管夹层；③如导丝体外化用时较长，注意抗凝，防止血栓。

病例 1：女性，64 岁，因"发作性胸闷、气短 8 年，加重 7 天"入院。8 年前曾于外院行 LAD 支架植入术，后来外院行冠状动脉造影提示 LAD 完全闭塞，既往有高血压病史 10 年，糖尿病病史 1 年。冠状动脉造影示 LAD 支架内完全闭塞，成角大，可见 RCA 至 LAD 侧支循环（图 18-2-3A~C）。

患者正向策略难度大，具有良好的侧支循环，我们先采用逆向治疗策略，逆向导丝经间隔支至 LAD 近段，跟进微导管，但逆向导丝进入 LAD-CTO 近段假腔（图 18-2-3D）。那么如何调整逆向导丝进入真腔呢？此时由于支架成角大，CrossBoss 导管不适用于该病变。我们正向应用 Corsair 微导管辅助导丝 Knuckle 至支架内，尽可能与远端微导管接近（图 18-2-3E）。球囊辅助尽可能将 4 in 6 进入支架远端

（图 18-2-3F），逆向调整导丝通过 Corsair 进入 4F 母子导管（图 18-2-3G）；跟进 Corsair 进入正向导管内（图 18-2-3H），最终结果见图 18-2-3I。

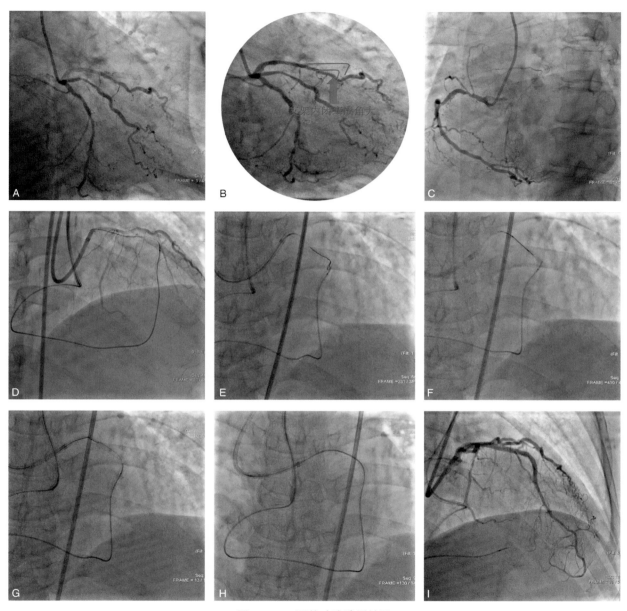

图 18-2-3　冠状动脉造影结果

A. LAD 中段于支架内完全闭塞；LCX 及 OM 全程弥漫病变 / 狭窄最重约 50%；B. 支架内闭塞成角大；C. RCA 近段狭窄约 80%，中段及远段狭窄最重约 50%，可见 RCA→LAD 侧支循环，右冠状动脉优势型；D. 逆向导丝似乎至 LAD-CTO 近段假腔；E. Corsair 微导管辅助导丝 Knuckle 至支架内；F. 球囊辅助将 4 in 6 送入支架远端；G. 调整导丝通过 Corsair 进入 4F 母子导管；H. 逆向 Corsair 进入正向导管内；I. 最终结果。

正向内膜下重回真腔（ADR）技术是正向开通 CTO 病变的主要技术之一，要点在于进入内膜下的导丝在内膜下前移，到达闭塞远端血管真腔内膜下后，再穿刺回真腔。近年来，随着国内外 CTO 治疗理念以及 ADR 器械的进展，CTO 术者对 CTO 开通要求越来越高，要求安全、有效地完成闭塞病变治疗。

影响 ADR 成功的因素有血肿大小，以及良好的着陆区血管。血肿形成后，一方面增加后续导丝操作难度,另一方面血肿压迫远端真腔,从而降低导丝再回真腔的机会。因此,严格控制血肿发生与发展是 ADR 技术关键。

内膜下寻径重回真腔(subintimal tracking and re-entry,STAR)技术由于假腔长、夹层大、分支血管丢失较多,目前应用较少。LAST(limited antegrade subintimal tracking)技术是将导丝 Knuckle 进入 CTO 段内膜下,控制性地在导丝未越过远端纤维帽时,更换为穿刺导丝扎回真腔。但是,该技术仍存在导丝 Knuckle 前行导致血肿的风险。CrossBoss 导管具有无创圆形头端,通过快速旋转可使导管快速、安全地通过病变,联合 Stingray 球囊精准定位,使导丝重回真腔。CrossBoss 和 Stingray 系统近 2 年安全性和有效性已得到认可,但由于价格昂贵,以及有些病变导致 CrossBoss 导管进入闭塞病段困难,限制了 CrossBoss 和 Stingray 系统的临床应用。

改良 LAST 技术是在导丝 Kunckle 进入闭塞段内膜下后,在越过远端纤维帽之前,将导丝更换为不塑形的 Pilot 150 导丝,将其直接扎入远端纤维帽以远的内膜下,随后紧贴内膜下跟进 Corsair 微导管,然后对侧造影确定最佳切线位及穿刺角度,之后更换穿刺型导丝如 Conquest Pro 扎回血管真腔(图 18-2-4)。改良 LAST 技术具有与 CrossBoss 和 Stingray 系统类似的优点,尽量避免或减少血肿的发生、发展,而 Corsair 头端与 Stingray 球囊导丝出口作用类似,在对侧造影支持下,可实现导丝精准穿刺。

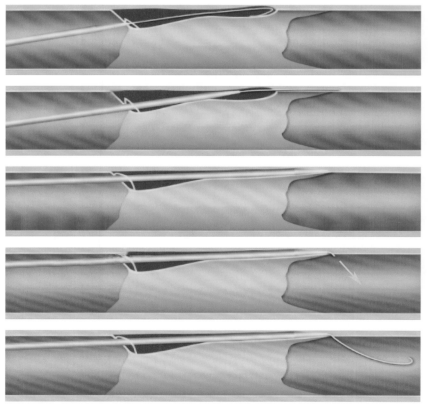

图 18-2-4　改良 LAST 技术(靳志涛绘图)

对于适于正向介入治疗的 CTO 病变,如闭塞段较长,血管迂曲、钙化,如果远段着陆部位条件好,采用改良 LAST 技术可快速跨过闭塞部位到达远段真腔。与 CrossBoss 和 Stingray 系统相比,具有快速、简便、节约的特点(图 18-2-5)。

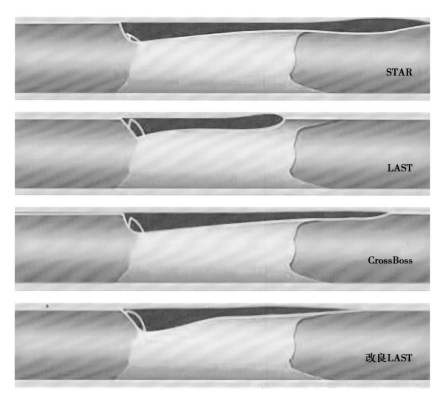

图 18-2-5　各种正向术式血肿模式比较（靳志涛绘图）

病例 2：女性，62 岁，因 "间断胸痛、胸闷、气短 11 年，加重 15 天" 入院。半年前右冠状动脉 CTO 病变院外介入治疗失败。既往心律失常、阵发性心房颤动 5 年，高血压病史 10 年。根据冠状动脉造影（图 18-2-6A~C），发现逆向侧支无明显连续性，而 RCA 远端着陆区条件好，我们首选正向开通 RCA。送入 CrossBoss，但由于 RCA 第一弯角度问题，CrossBoss 难以进入主支（图 18-2-6D）。改为在微导管辅助下先后送入多根导丝，但均进入前次手术假腔内（图 18-2-6E），下一步送入双腔微导管，拟采用平行导丝技术使导丝进入真腔，但仍无法调整导丝进入真腔（图 18-2-6F）。重新调整穿刺导丝，穿刺部位导丝仍在内膜下，跟进微导管至远端纤维帽附近（图 18-2-6G），在对侧造影指引下，寻找最佳切线位，最终 Conquest Pro 导丝穿刺至血管真腔（图 18-2-6H），通过纯手工 ADR，完成 RCA 病变开通（图 18-2-6I）。

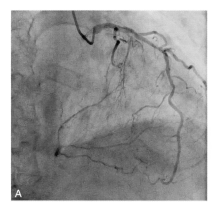
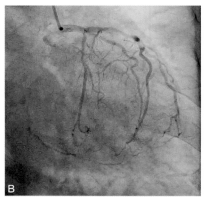
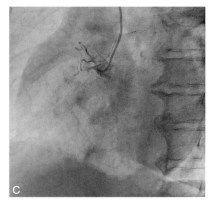

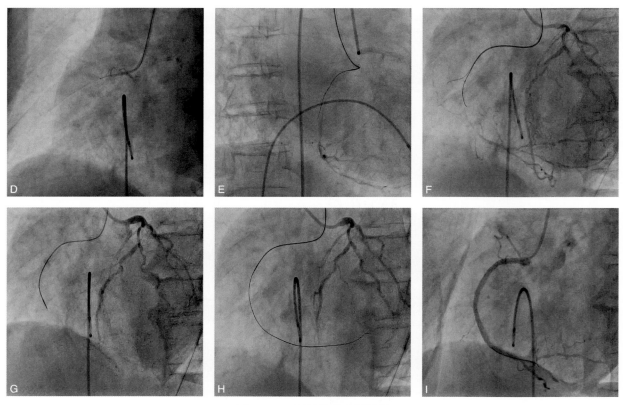

图 18-2-6　冠状动脉造影结果

A~C. LAD 近中段 30%~50% 狭窄,可见 LAD 至 RCA 的侧支循环,RCA 自近中段完全闭塞;D. CrossBoss 难以进入主支;
E. 微导管辅助下先后送入多根导丝,均进入前次手术假腔内;F. 采用双腔微导管平行导丝技术仍无法调整导丝进入真腔;G. 经进入内膜下的导丝跟进微导管至远端纤维帽附近;H. 对侧造影指引下,Conquest Pro 导丝穿刺至血管真腔;
I. 最终结果。

（汝磊生）

第十九章

放眼看世界——国内专家谈在美国心脏中心学习开通慢性完全闭塞病变的经历

2018 年，笔者有机会和国内几位同事一起到华盛顿大学医学中心去观摩学习慢性完全闭塞（chronic total occlusion，CTO）病变的介入治疗。这里是业界大咖 Lombardi 教授的主场，此次参观学习主要也是冲着他来的。

这些年来，当我们还在津津乐道地研习从日本医生那里学来的技能时，突然发现欧美 CTO 介入技术进步迅猛、异军突起，一改我们以往对欧美医生在这个领域内的印象。所以，国内医生与欧美医生的交流开始增多，不少手术演示会上频频出现"西洋"面孔，我在四川大学华西医院也多次邀请来自美国及欧洲的介入专家来传道授业解惑。通过这些交流与学习，我也逐渐了解熟悉了一些 CTO 介入的"西洋技法"，所以这次远渡重洋，来到大家公认的欧美流高手 Lombardi 教授所在的医院，与他近距离交流学习，期望能更进一步领会欧美 CTO 介入的思想和理念。确实，通过这次与 Lombardi 教授 2 天的交流，观摩他的手术，与他进行手术病例及技术细节的讨论，我感触很深，学到很多。回国以后，与荆全民教授谈及此事，他非常有兴趣地邀请我在本书中谈一谈此次观摩学习的感悟。因此，在这一章节里，我就结合我在华盛顿大学医学中心这次短暂的访问学习经历，简单介绍欧美 CTO 冠状动脉介入技术的策略和方法，并附上一些我对此的认识和理解，希望能对刚刚接触到这一领域的初学者有所启迪和帮助。鉴于本人水平有限，难免有错误或不当之处，恳请各位师长及同行多多批评、指正。

一、引言：神奇的 Lombardi

观看 Lombardi 手术，首先一个感觉就是快——进程快，转换快，成功快。据说他的 CTO 手术一般都是在 1 小时左右完成的，很多没有超过 1 小时。我问他："手术最长的病例用了多长时间？"他反问我道："是指有并发症的，还是没有并发症的？"我说："没有并发症的。"他说："最长的做了 4 小时余，而有一次为了处理并发症，进行了 6 小时余"，此外对于他觉得无法进展的病例，他会终止手术，选择放弃，但这种情况很少发生。后来，在我们观摩了他的手术演示及病例分享后，发现他的病例平均难度很大，还包括不少搭桥术后的病例。有些病例在我看来是根本没有希望成功的，但在他的手下居然完成得很好。我问了他的手术成功率，Lombardi 教授告诉我们，他的首次成功率是 94%，如果算上第二次尝试，累计的成功率是 98%。这个成绩很令我吃惊，即使在面对这样的病例的情况下，他的效率还如此之高，简直令人难以置信。要知道，这里面的好些病例，往往可能会被其他术者拒绝，但 Lombardi 教授用他神奇的技术解决了这些难题。他的理念和操作，不得不促使我们去重新审视和思考我们传统的 CTO 套路。

他的这种快，不是盲目的快，是基于他对手术策略的严格执行和高超的技术水平。所以，这种快并没有给人粗糙、鲁莽的印象，而是展现了一种大刀阔斧、行云流水的风格。他不断地强调他手术总的指导思想，就是不拘泥于某一种方法，要采用解决问题最有效的方法让手术顺利进行下去，而不是让手术处于停滞不前的状态。所以，他认为，要根据病变的具体情况，用你所具备的工具以及你所熟练的技术方法，让手术快速地推进，策略迅速地转化。如果你掌握了所有技术，比如正向导丝升级（AWE）、正向夹层再入真腔（ADR）、逆向导丝升级（RWE）、逆向夹层再入真腔（RDR），那你的技术手段就非常丰富了，在术中转换也更容易，手术推进也就更迅速、更有效率，你也能够解决更多、更困难的而用常规方法难以解决的病变。

在下面的篇幅里，我就这次交流的所得，结合相关文献，简单介绍以 Lombardi 教授为代表的欧美派的技术策略及技术方法。

二、手术策略

其实，Lombardi 教授所谓的指导思想或策略，就是大家经常听到的 Hybrid 策略。2012 年提出的 Hybrid 策略无疑是欧美技术流的核心思想，是欧美 CTO 技术策略自成体系的标志。它根据 13 位高水平北美 CTO 介入专家的经验，将现代 CTO 技术融合于一个操作流程中，希望能给其他术者提供一个可教学、可重复、安全又有效率的规范。正如 Lombardi 教授所讲，该流程强调为提高手术效率，术者不应陷于失败的模式，而是应迅速、合理地转化术式，让手术朝成功的方向前进。手术策略的制定及在流程中转化的路径，应基于影像学的特点。通过双侧造影，应充分评估以下几点：①近端纤维帽的情况；②闭塞段的长度；③远端血管的形态及性质；④有无逆向操作可利用的侧支循环。基于上述四个方面的影像特征，制定出 CTO 介入的初始策略及后续可能转换的方向。后来，根据不断积累的经验，又对这个流程进行了补充和改良。在这个策略的指导下，一些有经验的中心，CTO-PCI 成功率高达 85%~90%，而其他注册研究的数据显示成功率只有 60% 左右。在 RECHARGE 注册研究中纳入了 17 个欧洲高水平中心的 1253 例 CTO 患者[平均 J-CTO 评分为（2.0±1.0）分]，均依照 Hybrid 策略行介入治疗，成功率高达 86%，而主要并发症仅 2.6%，平均手术时间为 90 分钟，平均透视时间为 35 分钟，平均对比剂用量为 250ml，显示了 Hybrid 策略的高效性及安全性。在另一个来自北美的研究中，研究者们验证了 Hybrid 策略对 CTO 初学者的影响。指导者选取了一位已有 800 例 PCI 经验但未尝试过 CTO 的术者，先对他进行 Hybrid 流程培训，对然后观察他按照这个流程完成 50 例 CTO 病例的情况，结果显示其成功率达到 92%，平均手术时间为（146.1±65.7）分钟，平均透视时间为（63.0±36.9）分钟，平均对比剂用量为（356.4±148.3）ml，而这组病例平均 J-CTO 评分为（2.3±1.1）分，与 RECHARGE 注册研究中的病例相当。对于一名 CTO 的初学者，这个成绩应该是相当令人吃惊的。当然，这个测试选择的是一名有相当经验的 PCI 术者，而且得到了世界级专家的培训和手术指导，所以其结果不一定能广泛复制，但至少让我们看到，采用 Hybrid 策略来训练术者，应该是一种行之有效的方法。

当然，单从 Hybrid 策略包含的内容来看，似乎并不困难，但实际上，当面对复杂 CTO 病变时，要顺利实施这个策略或流程，却并不容易。主要是因为策略里涉及的技术方法并不是所有人都能全面熟练掌握，而且也并非在每一个运用场景里这些技术都能轻易得手，有时还是颇具挑战性的。像 Lombardi 教授那样，全面掌握这些技术，并能在不同方法之间游刃有余地转换的术者并不太多。因此，以为读过了 Hybrid 策略，就能对 CTO 战无不胜、攻无不克，成为 Lombardi 第二，显然是不行的。要按 Hybrid 策略进行 PCI，里面所要求的技术方法，你不能有短板，否则术中的转换会受到很大限制，无法按需要的流程走向成功。有人可能会认为欧美这些优秀的术者只是做 ADR 厉害,其实不然,以 Lombardi 为例,ADR 在他的手术中大概占比为 30%,而逆向的需求和使用相对较少,大概不到 20%。但这并不意味着他的逆向技术就差,在他的病例中,你可以看到,一旦需要向逆向转换时,他也是毫不犹豫,做得轻车熟路。所以,我的体会是,真的要"十八般武艺样样精通"才敢号称能玩转 Hybrid。当今,对于大多数亚洲术者来说,短板在于正向技术中的 ADR。如果缺乏这个技术,正向进攻的手段立即显得苍白无力,在 Hybrid 流程图中一个主要的路径也就堵死了。在一次国际性的手术演示会中,我们就看到一位著名的亚洲术者在术中遇到困难,当全场讨论认为应该向 ADR 转换时,他本人也表示同意,但是由于他在 ADR 技术上的经验不足,使他行动上一直迟疑,最后造成手术的失败。

三、技术方法

前面谈到 Lombardi 之所以能把 Hybrid 策略掌握得如此纯熟,是由于他技术全面,技战术水平高超,在和他这两天的近距离交流中,我对此有了更深入的了解,所以在这里特别谈一谈他的技术方法,这是他实现手术流畅转换的一个重要保障。

(一) ADR

正向夹层再入真腔(antegrade dissection re-entry, ADR),一直是欧美正向技术里令人关注的一个点。在实战操作中,导丝进入内膜下是非常常见的,而进入了内膜下的导丝又无意间回到真腔的情况也时有发生,但大多是机遇性的,没有可重复性。为了形成一套成功率较高的导丝重入真腔的方法,欧美术者先后尝试了内膜下寻径再入(subintimal tracking and re-entry, STAR)、对比剂介导的 STAR(又称 modified STAR)、Mini-STAR、限制性正向内膜下寻径(limited antegrade subintimal tracking, LAST)等技术,但终究未能很好地改善 STAR 的缺陷,即导丝重回真腔的可控性不好,内膜下撕裂范围过大,分支丢失太多,最后支架植入过长等。直到近年来,一种辅助性工具即 CrossBoss-Stingray 系统面世后,才将 ADR 技术推向了一个新的境界,而且随着术者们对基于 Stingray 球囊基础上的 ADR 技术(Stingray-based ADR)的不断精炼、改进,使其成了一项特别是面对复杂 CTO 病变时的高效正向手段,也成为一系列 ADR 技术里面的主要代表,以至于我们现在说到 ADR,一般指的就是 Stingray-based ADR。

关于 Stingray-based ADR 的操作方法,本书中其他章节有具体介绍,在这里简单描述如下:当导丝进入 CTO 闭塞节段后,用 CrossBoss 导管跟进并继续在内膜下快速前行通过闭塞段到达远端血管着陆区,也可采用亲水涂层导丝直接 Knuckle 内膜下钝性分离至着陆区,然后更换支撑力较好的导丝(常选用 Mcirocle 12),沿导丝送入 Stingray 球囊,在球囊的辅助下使用穿透力较强的导丝,如 Stingray 导丝、Conquest Pro 12/8~20g 导丝或 Hornet 14 导丝等定向穿刺进入血管真腔。

相比其他 ADR 技术,Stingray-based ADR 在导丝重回真腔时,可控性显著改善,成功率也大大提高。特别是随着术者对血肿的控制能力及在复杂血管形态下穿刺水平的提高,内膜下节段被最大范围限制在闭塞节段处,减少了分支丢失的情况,支架植入长度也明显缩短,这些都在很大程度上改善了患者随访的结局。

Lombardi 教授作为此技术的开创者之一,在 ADR 的操作上自然有很多经验和心得,成功率也非常高,所以在他技术策略选择的优先级别上,ADR 常在逆向之前,特别是如果逆向必须使用风险较高的心外膜通道时。与标准操作流程相比,他的操作有更多变化,而且应用场景也越来越复杂。通过闭塞段的方法有用 CrossBoss 的,有用 Knuckle-boss 的,也有直接用微导管(Corsair 或 Mamba)辅助下的 wire-based 操作方式。ADR 时穿刺导丝,他几乎已不用标配的 Stingray 导丝,而改用他认为性能更好的 Conquest Pro 12/8~20g 导丝以及 Hornet 14 导丝。导丝头端塑形也不拘泥于 Stingray 导丝的塑形（Stingray 导丝塑形为前端 1.5mm、30° 的角度），有时为了更容易与血管或 Stingray 球囊的径线形成角度分离，使导丝从内膜下进入真腔，他也用前端 1mm、45°~60° 的塑形导丝进行穿刺。对于远端着陆区条件不理想的血管，也常尝试盲穿，再结合 Stick-and-swap 完成重入真腔的操作。他非常重视血肿的控制。他指出，正向操作越快，时间越短，越有机会超过血肿形成的速度。如果决定做 ADR，就不要先去尝试平行导丝，以免增加血肿扩大的机会。Knuckle 导丝一定要避免延伸到闭塞段后的着陆区，这样才可以避免血肿对着陆区的破坏，提高穿刺成功率。另外，在操作顺序的细节上他也非常注意。比如：他要求，把 Stingray 球囊及所有穿刺导丝和交换导丝都准备好后，才退出微导管。这样，当微导管退出后，就可以马上送入魔鬼鱼球囊，负压抽吸血肿后就可以马上进行穿刺，穿刺完后如需要 swap，相应的导丝也能马上跟上。总之，紧锣密鼓，环环相扣，目的也是在与血肿形成比速度。此外，他也不主张轻易用球囊去预扩张近端，特别是纤维帽这些地方，这也会增加血肿形成的速度和机会。这些经验，对我们 ADR 的实战操作有很大的帮助。

对于远端着陆区存在大的分支是 ADR 的相对禁忌，但 Lombardi 也有解决方案，虽然他在这种情况下也不愿把 ADR 作为首选的策略。一个方案是争取在分叉前穿刺使导丝回到真腔，如果能实现，则所有分支自然保住了。当然，这种方案往往要克服穿刺点复杂的解剖形态，如弥漫病变、钙化等，回真腔成功率下降。但 Lombardi 教授用他的经验和娴熟的技术在这些部位屡屡得手。如果这个方案不能成功，他会争取用 ADR 先开通其中一个分支，然后借助双腔微导管对另一个分支实施类似 LAST 一样的穿刺或对另一个分支再做一次 ADR，最后用双支架技术去处理这个分叉，甚至考虑准分子激光消融两个分支之间的内膜组织。当然，如果条件适宜，另一边分支还可用逆向技术解决。总之他认为，每一种解剖结构都应该找到它相应的解决方案，虽然有的方案不尽如人意，但它也许是目前我们能应用的最好的方案。

（二）突破困难纤维帽的技术

在两天的观摩学习中，印象比较深刻的还有 Lombardi 教授讲解和演示的突破近端纤维帽之道。我们知道，在 CTO 介入治疗中，突破近端纤维帽使器械进入 CTO 闭塞段是关键步骤，是后续的技术手段能得以施展的基本保证。对于锥形或鼠尾形残端，导丝进入纤维帽常比较容易。但是遇到平头残端甚至是无残端的齐头闭塞，如果再加上伴严重钙化或有致密组织存在，这样的纤维帽是难以攻入的。对此，以 Lombardi 教授为首的欧美术者归纳总结了一系列技术方法用来对付这种情况。

1. BASE 技术   所谓 BASE 技术，是指球囊辅助的内膜下进入技术（balloon-assisted subintimal entry，BASE）。当导丝难以进入 CTO 纤维帽时，在纤维帽以近的血管段用球囊进行扩张，人为造成夹层，然后使用聚合物涂层的导丝进入到内膜下 Knuckle 钝性分离绕行纤维帽进入血管闭塞段。使用这项技术的要点是：①球囊直径与血管直径最好 1∶1，以达到撕裂内膜形成夹层的目的；②最好使用非顺应性球囊；③最好在病变斑块处扩张。夹层形成以后，顺便用球囊锚定微导管，再通过微导管行导丝 Knuckle 效率更高。

BASE 技术无疑是个攻坚的有力手段，但主要的局限性在于纤维帽近端要有足够长度的血管节段供球囊操作，所以对于开口处的 CTO，它就没有用武之地了。另外，纤维帽近端如有重要的分支及结构，则需谨慎使用，如左主干分叉处。

2. S-BASE   S-BASE 技术是在 BASE 基础上衍生出来的，即边支球囊辅助的内膜下进入技术（side-balloon-assisted subintimal entry，S-BASE）。它其实更像是球囊锚定加球囊阻塞技术的组合。这种技术适用于闭塞残端正好位于分叉处,球囊可以进入分支骑跨在分叉处扩张开来,一方面在主支部分的球囊可锚定预先放置此处的微导管,另一方面在分支内的球囊可阻止导丝偏入分支,直接进攻闭塞入口。当然,同 BASE 技术一样,球囊扩张也可以挤压纤维帽或造成局部内膜撕裂,为导丝进入内膜下创造条件。

3. Scratch-and-Go　Scratch-and-Go 直译为"刮蹭后前进",即在坚硬纤维帽近端用硬导丝穿刺进入膜下,然后在微导管支撑下用聚合物涂层导丝跟进后 Knuckle 前行于 CTO 闭塞节段内。其实原理和 BASE 相似,只不 Scratch-and-Go 是用硬导丝突入内膜下,而 BASE 技术则是在球囊扩张帮助下突入内膜下,目的都是在正面无法有效突破时绕行纤维帽。

使用 Scratch-and-Go 应注意以下几点:①硬导丝穿刺不能进入太深,一般不超过 1~2mm,特别是残端结构不清的 CTO,否则不能保证导丝仍在血管结构以内。②微导管跟进支撑也不能过分深入,仅头端适当进入即可,否则容易造成穿孔并发症。为弥补微导管在后面操作中支撑力不够的缺陷,可参照 BASE 那样用球囊锚定加强支撑。③多体位投照判断导丝及微导管在血管结构内以确保安全。

除了这些外,还有使用 Carlino 技术以及使用准分子激光对纤维帽进行软化等方法。当然,当正向突破的这些方法不能成功时,如果逆向条件允许,应尽快启动逆向操作,通过逆向导丝进攻至纤维帽附近,并以此为指引辅助,再寻求正向导丝突破纤维帽的机会。

(三) SPM 技术

SPM 技术是指内膜下斑块修饰(subintimal plaque modification,SPM)技术,也就是所谓的 investment procedure。这个技术实际是从 STAR 技术演化而来的。前面讲过,STAR 技术的缺陷在于导丝重回真腔不可控,广泛内膜下血管的损伤,分支及自身侧支循环损失太多,长节段支架植入后产生不良结局。因此后面又有术者,一方面改良了导丝操作的方法,提出了 Mini-STAR,以减少内膜下节段的损伤,降低血管相关并发症;另一方面提出了 STAR 操作后,球囊扩张内膜下空间,然后延期植入支架。相关研究发现,采用这种策略,可以改善患者症状,延期植入支架也可避免支架过多、过长,还可尽可能多地保护或恢复分支及侧支循环,从而改善手术结局,这就是所谓的 SPM。除此之外,有术者把正向导丝未能通过 CTO 节段,手术濒临失败时,用球囊扩张内膜下假腔,延期再次 PCI 的策略也归入 SPM,认为这样可以增加二次手术成功的机会。在 OPEN-CTO 注册研究未成功的 138 例 CTO 患者中,有 59 例接受了 SPM 操作。相比未进行 SPM 操作的患者,两组并发症发生相似,SPM 组西雅图心绞痛问卷评分改善更多,心绞痛发作更少,生活质量更好。PROGRESS-CTO 注册研究 4659 例 CTO 病例中,有 119 例用到了 SPM,取其中临床数据比较完整的 58 例进行分析发现,这 58 例病变难度大,平均 J-CTO 评分较高[(3.2±1.1)分],经 SPM 处理平均 60 天后再次介入治疗,手术成功率高达 83%,而院内 MACE 发生率为 3.3%,且大部分是通过正向技术成功的(AWE 占 41%,ADR 占 17%),少部分(27%)靠逆向技术完成。

对于 SPM 这种技术策略,大家需要值得注意的是,它本质上与 STAR 区别不大,仍然存在重回真腔的不可控性,内膜下撕裂范围过大,分支损伤过多的缺陷,所以只能作为其他技术失败后的一种选择,不能盲目使用,特别是在左前降支这种功能重要、分支众多的血管,更应谨慎考虑。在最近更新的 Hybrid 流程中,SPM 或者 investment procedure 明确列为最后的 bailout 策略,尽管如此,冠状动脉界仍有不少术者认为其就是一种失败的模式,不应提倡。但 Lombardi 教授认为,STAR 技术或 SPM 技术应该成为一种备选手段,但需注意其选择性,不是无指征随便使用。比如可用于远端血管床没有明显显影的闭塞病变、分支不多的 CTO 病变、其他方法都失败的情况下等,而左前降支近中段这类分支众多、功能重要、供血范围较大的血管,则不适宜用这些技术。我们看到,在他的病例中,这类技术并不少"出镜"。他解释说主要是有些病例太过复杂,解剖条件已不适合用常规技术解决,但总要找一个解决问题的方法,虽然不完美,成功率也有限,但50%的成功率总比100%的失败要好。这就是他对STAR及SPM的态度。

四、其他操作理念及观点

（一）关于导丝的选择和操作

Lombardi教授在导丝的选择上,除了工作导丝(更多是Sion Blue)外,CTO"攻城拔寨"的导丝他只在为数不多的几个品种里去选择,聚合体护套的主要是Pilot 200和XT,穿刺性硬导丝则为CP系列或Hornet 14,正逆向均如此。他不用Gaia系列,他觉得Gaia虽穿透力还行,但攻坚能力不如CP系列,遇到钙化病变毫无用处,且触觉反馈差,容易穿出血管结构外,在复杂病变里并不是一个好的选择。

在导丝的操作上,他基本摒弃了我们传统的导丝升级方式,对于估计比较容易进入的纤维帽,直接采用Pilot 200进攻,他认为这种导丝穿透力足够对付大多数病变,但由于其亲水聚合物护套设计特点,除了进入分支远端外,在主支里一般不易穿出血管结构,所以安全性较好,导丝要么穿行于斑块内,true-to-true贯通到达远端真腔,要么在内膜下通过CTO闭塞段再借助ADR重回真腔,无论哪种形式,效率与安全都能兼顾。对于致密钙化斑块,则采用CP系列导丝进攻,而且常从Conquest Pro 12g开始直到Conquest Pro 8~20g,一旦这类穿透力极强的导丝突破较硬的病变后,迅速跟进微导管换用Pilot 200,而且常是Knuckle的方式继续深入CTO闭塞段(参考"Scratch-and-Go"部分)。

说到导丝操作中的Knuckle技术,虽然笔者以前在自己的书中也有使用,但看了Lombardi教授的实战操作,我才发现Knuckle是他技战术的精华之一,或者应该这样说,是他的技战术里面"投石问路"的妙手及"攻城拔寨"的利器,是他手中的"杀手锏"。他在很多操作里面都会用到Knuckle技术,例如正向的ADR和STAR、逆向的RDR,Knuckle无处不在,而且用得炉火纯青。他潇洒自如地操控着他的Pilot 200,穿刺时是"利剑在手",Knuckle时是"三节棍无敌"。因为他做的很多病变都非常复杂,他觉得在这些病变中前行,相比硬导丝,Knuckle反而是安全的。Knuckle可以告诉你血管的走行,Knuckle的形态可以让你知道导丝的位置,Knuckle环的大小可以让你估计血管的直径。所以,他在导丝前行于CTO闭塞段的过程中,尤其是血管走行不清楚时,常毫不犹豫地开始Knuckle,发挥其探路和快速通过的作用。其实,不管是欧美还是亚太CTO流程里,都涵盖了这些理念,只不过我们很多术者到了实战中还是比较犹豫去使用。另外,如果希望Knuckle环较小,他会选择XT;如果希望用大的Knuckle环避免导丝进入分支,则仍然是Pilot 200。他还参与设计了一款专门用于Knuckle的导丝,分为不同型号,可以形成不同大小的Knuckle环,更便于操控。希望不久的将来我们可以体验这种新颖的Knuckle专用导丝。

（二）关于平行导丝技术

在Lombardi教授的正向手段里,没有平行导丝技术,或者说他几乎抛弃了平行导丝技术,虽然欧美的流程里仍给平行导丝技术留有一席之地。他认为平行导丝技术是没有效率的。当第一根导丝没能进入真腔实现true-to-true,而是滑入内膜下时,他会马上启动他擅长的ADR。他认为这时如果用平行导丝技术,一是降低了手术效率,二是增加血肿形成的机会,到后面试图再做ADR,反而降低了ADR的成功率。对于长节段的CTO,如果做正向,他的初始策略就是直接启动ADR,利用CrossBoss或Knuckle-boss通过闭塞段,然后在Stingray球囊辅助下重回真腔。在这里,笔者也不是倡导大家都模仿Lombardi教授不用平行导丝技术,就我自己的经验而言,对于病变形态及难度适中的病变,平行导丝技术也不失为一种有效的方法，Lombardi 教授之所以不用，是因为他接触的病变难度一般都较大，这些情况下平行导丝技术的确显得力不从心和效能低下，自然他是不会用的。

五、小结

短短两天的交流，我看了很多，也思考了很多。不可否认，这些年欧美 CTO 介入技术水平的确有长足的进步和发展，而且在很多技术方法和技术理念上，与传统的亚洲流派有所不同。我在这一章节里对欧美技术的一些介绍和评价，并不意味着我有厚此薄彼的想法，而是觉得这些方法和观点可以为我们的 CTO 介入注入一股新鲜的血液，在很大程度上充实我们整体的技战术水平。欧美技术和传统的亚洲技术都能在互相学习、取长补短中融会贯通，共同进步。实践证明，这几年我们国家涌现出来的一些优秀的中青年术者，正是具备这种理念并朝着这个方向在前进的。我非常愿意看到有更多的人加入这个队伍中来，故在此记下自己的所思所得，与大家共勉。

（贺　勇）

第二十章

国内外最新慢性完全闭塞病变介入治疗主要指导性文献

第一节 《冠状动脉慢性完全闭塞血运重建：2012 年欧洲 CTO 俱乐部专家共识》节选

一、CTO 开通技术

1. 穿刺路径 穿刺路径的选择取决于患者的情况（例如合并严重的外周血管疾病，必须选择桡动脉路径）和术者的偏好。经桡动脉入路会限制指引导管大小，但是桡动脉路径可用于对侧造影（5F 或 6F 造影导管）。大多数专家对 CTO 病变通常采用股动脉路径（在欧洲大约为 90%），目前尚不能证明哪一种入路更好，即使对于经验丰富的桡动脉路径术者，大约 10% 的 CTO-PCI 病例，也会选择股动脉入路。

2. 指导导管选择 对于 CTO 病变，沿着导丝或球囊通过深插指引导管同轴送入冠状动脉，从而提供主动支撑力是至关重要的。较大的指引导管（7F 和 8F）的被动支撑力更大，而 6F 导管在主动和被动支撑力之间提供了最佳的平衡。对于左冠状动脉系统而言，尽管一些术者仍然更喜欢 Amplatz 或 Judkins 导管，但 Voda Left、Extra Backup、Geometric Left、Left Support 等备用型导管是优选，因为 Amplatz 和 Judkins 在复杂病变中需要更多操作来获得最佳的位置和支撑。对于右冠状动脉，可以选择 Amplatz 0.75~2 的 6F 和 7F 导管，其头端的曲棍球棒形状易于到达优势型右冠状动脉口，Judkins 导管适用于开口向下的 RCA，而 IMA 或 SCR 指引导管适用于开口向上的 RCA。需要注意的一点是，Amplatz 和所有 8F 导管在到位过程中很容易损伤 RCA 的开口和第一弯曲处。一旦冠状动脉开口夹层，必须选择头端较软的导丝小心通过夹层部位，并将夹层处理好后，才能继续后续操作。通常还需要改变指引导管的朝向，以避免指引导管指向夹层方向。

延伸指引导管（例如 GuideLiner）的使用不但有利于增加支撑力，而且有助于支架通过迂曲、成角或钙化的 CTO 病变。

3. 对侧造影 当远端血管有逆向侧支循环或者靠近闭塞位置有桥血管侧支形成时，导丝/导管推进可能会影响其血流，因此逆向造影从一开始就显得十分重要。虽然大多数术者会使用一条对侧血管路径，但也可以穿刺同侧股动脉通路使用 4~6F 导管，增加患者对手术的耐受。在手术一开始就行同步双侧造影,以获得血管整体分布图像。导丝在前进时往往只需要对侧造影。欧洲 CTO 俱乐部的术者在大约 62% 手术中会使用对侧造影(33%~78%)。

二、正向技术

在过去的 20 年里,正向途径是最古老、应用最广泛的 CTO 开通路径,其成功率达到 60%~80%。有关正向开通技术的信息可以在网上获得的完整内容,包括导丝选择和塑形、单导丝技术、平行导丝技术和内膜下追踪技术。

三、逆向技术

逆向技术有着悠久的历史。在 20 世纪 80 年代末,Hartzler 报道了逆向扩张静脉桥(SVG)吻合口近端自身冠状动脉狭窄的技术。

在 20 世纪 90 年代早期,人们尝试逆向导丝通过 SVG 开通 CTO。在 20 世纪 90 年代后期,双路径的应用,逆向导丝被作为正向开通的路标。在 21 世纪初期,首次尝试了使用球囊破坏远端纤维帽,在 2005 年 Katoh 率先引入了控制性正向 - 逆向内膜下寻径(CART)技术,开创了逆向 CTO 开通的新时代。这项技术的创新点是导丝通过间隔支和球囊扩张,超越了以往逆向导丝通过、逆向球囊扩张闭塞段的理念。

在线提供的技术共识深入讨论了逆向技术的设计、逆向技术的全方位介绍以及采用逆向途径时的成功率和并发症。

四、CTO 开通支架植入

在早期,CTO 开通后并不主张植入药物洗脱支架(DES),但很快心脏介入医生广泛接受 CTO 开通后植入 DES,并希望 DES 能够避免 BMS 的高再狭窄率和再闭塞率。正因为在早期 CTO 开通后植入 DES 属于超适应证使用,故难以应用于 RCT 研究中,在研究者的努力下,之后的一项对 14 个研究(4 394 名患者)进行的系统评价和荟萃分析总结支持使用 DES 治疗 CTO 病变。目前,使用 DES 治疗的 CTO 病变中支架内血栓(ST)的发生仍然是一个具有争议的问题。

五、即刻结果、并发症和安全性问题

1. 即刻结果和并发症　CTO-PCI 与特定的并发症有关,介入医师一直认为 CTO-PCI 是低风险的手术。尽管目前(2012 年)没有随机研究比较 CTO 与非 CTO-PCI,但间接的比较显示手术事件的发生率较低,MACE 发生率不超过 4%~5%。令人欣慰的是,近年来,尽管使用了更先进的技术和专用材料处理越来越复杂的 CTO 病变,但并发症的发生率仍然很低。

2. 对比剂使用的评估　在评价 CTO 开通的并发症时,还需要考虑一些其他问题,比如对比剂肾病(CIN),这种疾病的发生取决于肾脏内滞留的对比剂剂量及肾脏细胞对对比剂的毒性反应。尽管大家都熟知对比剂的使用量与 CIN 有关,但接受 CTO-PCI 的患者发生 CIN 的风险更高。术前接受多排 CT 检查、使用逆向导丝作为正向路标(而非使用造影显影)以及使用 IVUS 均有助于减少手术中对比剂的使用量。目前,对 CIN 的高危患者使用水化治疗是一项重要的预防和治疗措施。此外,减少对比剂使用量也十分重要,一般来说,在 eGFR 正常的患者中尽量保持对比剂使用量不超过 400ml;然而,也有部分人认为可以使用 500~600ml 对比剂。

3. 辐射安全　暴露辐射也是需要考虑的重要因素,因为与非闭塞性病变的 PCI 相比,CTO 病变的 X 射线暴露时间更长。一次胸部摄片产生的有效 X 射线量为 0.02mSv,剂量面积的乘积(患者接受的总能量)为 0.08Gy·cm²,等同于背景辐射时间约 3 天。对于植入 1 枚支架的非 CTO-PCI,相当于 9.0mSv、36Gy·cm² 和 3.7 年,对于植入 3 枚支架的非 CTO-PCI 则是 24.6mSv、98Gy·cm²,而对于 CTO 手术,其值为 30~300Gy·cm² 和等同于 10.1 年的背景辐射时间。因此,CTO-PCI 可能会使患者处于特定风险中并不奇怪。Suzuki 等测量了 97 例手术患者皮肤 X 射线摄入量,发现 CTO 患者的中值为 4.6Gy,而单纯狭窄患者的中值为 1.2Gy。

医生应该意识到需要尽一切努力减少辐射暴露,并记录 PCI 手术过程中的辐射暴露量。现代 X 射线设备记录了两个值,即进入患者体内的辐射量(单位:Gy)和辐射剂量 - 体表面积乘积(单位:Gy·cm²)。前者测量患者的确定性风险,例如皮肤损伤;后者测量患者的随机风险,即未来诱发恶性肿瘤或遗传缺陷的可能性。

六、影像学在 CTO-PCI 中的作用

1. 血管内超声(IVUS)　IVUS 可以解决 CTO 开通中的一些难题。其中,大多数需要使用 7F 或 8F 指引导管以便同时使用 IVUS 导管和开通设备。第一,识别无残端 CTO 的闭塞部位。第二,记录导丝在内膜下的位置,并且便于第二根导丝顺利进入真腔(IVUS 引导再进入)。IVUS 成像要求内膜下的导丝至少送入 2~3cm,通常还需要使用 1.5mm 球囊低压力扩张血管外膜,以便推送 IVUS 探头。第三,在逆向 CTO 血管开通过程中使用 IVUS。在这些手术中,IVUS 需正向推送,以监测血管中逆向导丝的位置,并在必要时通过选择大小合适的球囊扩张,确定内膜下正向和逆向导丝连接点(IVUS 引导的反向 CART 技术),从而避免潜在的并发症和减少对比剂使用。在反向 CART 技术中尽量避免正向注射对比剂,以减少夹层扩大的风险。

在导丝通过后,IVUS 可用于测量需要植入支架的血管长度,以及优化支架植入位置和评估支架膨胀情况,特别是在需要多枚支架或内膜下支架植入的复杂情况中,IVUS 指导可能对远期预后至关重要。

2. 多层螺旋计算机断层扫描　多层螺旋计算机断层扫描(MSCT)作为一种成像技术,已被越来越多的术者用于 CTO 术前评估:①闭塞动脉段的长度和三维数据;②CTO 血管的钙化情况;③血管尺寸和血管重构(正性或负性);④CTO 远端的血管条件。

虽然还没有对比研究评估 MSCT 在 CTO 开通中的价值,但系列报道一致发现,闭塞段长度和钙化是预测手术成功与否的决定因素。还有作者通过 MSCT 发现了导丝通过失败的其他独立预测因子,如迂曲、负性重构或血管皱缩。已有报道证明 MSCT 和 IVUS 影像技术在 CTO 血运重建中的良好一致性。

在 CTO 开通中使用 MSCT 带来的另一个主要的担心是患者接受的有效辐射剂量。在 Garcia 等的一项研究中,MSCT 对总辐射剂量的贡献为 22.4mSv:其中,增强扫描占(19.2±6.5)mSv,钙质评分扫描占(3.2±1.7)mSv。需要注意的是,与任何其他类型的 PCI 相比,CTO 手术曝光时间更长。可以预见,使用新一代 MSCT 设备会降低有效辐射剂量;然而,ALARA(最低的、合理的、能做到的)原则要求在 CTO 开通中使用 MSCT 应考虑病例的复杂性和患者的风险情况。

〔源自:SIANOS G, WERNER G S, GALASSI A R, et al. Recanalisation of chronic total coronary occlusions:2012 consensus document from the EuroCTO club. EuroIntervention, 2012, 8(1):139-145.〕

第二节　亚太 CTO 俱乐部共识节选
——新的 CTO 处理流程

一、主要的流程

亚洲太平洋 CTO 俱乐部推荐流程见图 20-2-1。首先需要仔细阅读冠状动脉造影图像和冠状动脉 CT 图像，孤立的完全闭塞的支架内再狭窄病变是单独一个类型，推荐首先使用 CrossBoss 导管。

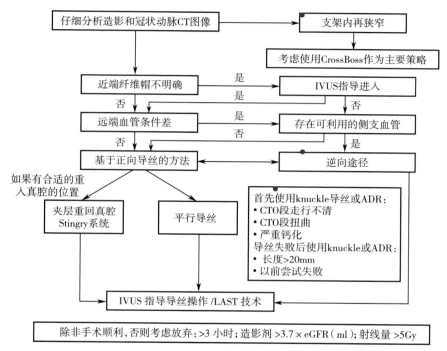

图 20-2-1　亚太 CTO 俱乐部推荐流程

与杂交流程相类似，有 3 个主要问题决定首选正向还是逆向：①近端纤维帽是否明确；②远端血管是否条件差；③有无可利用的侧支血管。与杂交流程不同的是，当近端纤维帽模糊时，本流程推荐使用 IVUS 指导进入真腔。以我们的经验，近端纤维帽模糊很常见，我们相信对于 CTO 术者来说，IVUS 指导进入近端纤维帽是基本技能，容易学，而且能解决绝大多数近端纤维帽模糊的病变。

该流程与杂交流程另一点不同是，闭塞段的长度并不能决定选择正向导丝更换技术还是正向内膜下重回真腔（antegrade dissection re-entry，ADR）技术。我们知道闭塞段长度是导丝成功开通 CTO 很重要的因素，然而还有其他重要的因素也需要被考虑在内，比如血管走行是否明确、有无迂曲钙化或者是否既往开通失败。如果闭塞段没有可预测血管走行的标志（如钙化、既往植入的支架或者可见的通道），也没有做冠状动脉 CT，CTO 体部走行是不明确的。

平行导丝技术和 IVUS 指导导丝操作是流程中正向开通 CTO 最后的手段。并不是所有远端血管均适合重回真腔，平行导丝是非常有效的。联合使用 ADR 技术和 Stingray 系统也会有使用限制，比如没有相关器械、缺乏专业技术和费用昂贵。

二、IVUS 指导克服近端纤维帽模糊

CTO 介入时,常会碰到模糊的近端纤维帽,它是正向开通 CTO 的主要障碍。准确识别近端纤维帽是安全且成功正向开通 CTO 的基础,如果近端纤维帽模糊,我们需要通过 IVUS 指导解决这个问题。IVUS 导管应该放置在靠近近端纤维帽的分支血管里,多体位造影评估病变。推荐使用 8F 指引导管,这样可以同时容纳 Corsair 导管和 IVUS 导管,以便实时 IVUS 指导导丝通过近端纤维帽。然而,使用小外径的微导管(比如 Caravel)也可以在 7F 指引导管下同时容纳 IVUS 导管。另外,IVUS 也将提供纤维帽的成分信息,并且辅助指导初始导丝的选择。偶尔近端纤维帽附近没有分支血管,或者 IVUS 并不能解决纤维帽模糊的问题。这种情况下,逆向导丝直至近端纤维帽,或者采用 "move the cap" 技术(如球囊辅助内膜下重回真腔或者 "Scratch-and-Go" 技术)能用来克服纤维帽模糊的问题。

三、正向导丝更换

如果近端纤维帽清晰或者 IVUS 指导能明确近端纤维帽结构,在绝大多数病例中正向导丝更换是首选策略。即使不成功,也能为 ADR 或者逆向开通做准备,而且可能会减少内膜下夹层的长度。然而,避免陷入僵局也是很重要的,当手术没有进展时,继续使用正向导丝更换会额外增加对比剂、射线量和时间,也因此降低了使用其他策略的机会。

目前市场上用于 CTO 介入的导丝有很多,常用的导丝及其特征见表 20-2-1。本流程推荐的正向导丝更换策略见表 20-2-2,需要注意的是,导丝的选择也需要考虑到术者对导丝的熟悉程度及导管室是否备有相关器械。

表 20-2-1　CTO 常用导丝

类别	名称	多聚物涂层	锥形头端直径 /in	头端硬度 /g	生产厂家
低穿透力	Fielder XT*	是	0.009	0.8	Asahi Intecc
	Fielder XT-R*	是	0.010	0.6	Asahi Intecc
	Fielder XT-A*	是	0.010	1.0	Asahi Intecc
	Pilot 50	是	—	1.5	Abbott Vascular
	Fighter	是	0.009	1.5	Boston Scientific
	Hornet	否	0.008	1.0	Boston Scientific
	Gaia First	否	0.010	1.7	Asahi Intecc
	Cross-it 100 XT	否	0.010	2.0	Abbott Vascular
中等程度穿透力	Pilot 150	是	—	2.7	Abbott Vascular
	Pilot 200*	是	—	4.1	Abbott Vascular
	Gladius	是	—	3.0	Asahi Intecc
	Miracle 3	否	—	3.0	Asahi Intecc
	Ultimate 3*	否	—	3.0	Asahi Intecc
	Gaia Second*	否	0.010	3.5	Asahi Intecc
	Cross-it 200	否	0.011	3.0	Abbott Vascular

续表

类别	名称	多聚物涂层	锥形头端直径 /in	头端硬度 /g	生产厂家
高穿透力	Conquest Pro*	是	0.009	9.0	Asahi Intecc
	Conquest Pro 12*	是	0.009	12.0	Asahi Intecc
	Gaia Third*	否	0.012	4.5	Asahi Intecc
	Hornet 10	否	0.008	10.0	Boston Scientific
	Hornet 14	否	0.008	14.0	Boston Scientific
	Progress 200T	否	0.009	13.0	Abbott Vascular
	Miracle 12	否	—	12.0	Asahi Intecc

注：* 最常用的指引导丝。1in = 2.54cm。

表 20-2-2　正向导丝更换流程

	可见的微通道	锥形残端	钝头残端
近段纤维帽	锥形头端、有多聚物涂层的低穿透力导丝 ↓ 中等程度穿透力导丝	低穿透力导丝 ↓ 中等程度穿透力导丝	中等程度穿透力导丝 ↓ 高穿透力导丝
CTO 体部	高穿透力导丝通过近段纤维帽后，如果闭塞段较长或走行路径不清时，可将其更换为中等程度穿透力导丝（step down）		
远端纤维帽	当导丝在进入远端纤维帽时，可能需要使用操控性能较佳的高穿透力导丝		

　　在 CTO 介入中，应该常规联合使用微导管和指引导丝。微导管可以快速交换指引导丝，且维持导丝位置和改善导丝扭矩反应。微导管也可以提高支撑力，而且通过改变微导管头端和导丝头端的距离调节指引导丝的穿刺力。Corsair 和 Turnpike 微导管拥有良好的穿刺力，以及优良的正向和逆向开通 CTO 能力。

　　冠状动脉造影图像可以指导起始导丝的选择，使用 IVUS 评估近段纤维帽也非常有助于选择合适的导丝。如果为功能性 CTO 或者近段纤维帽有可见的微通道，推荐起始选择锥形头端、有多聚物涂层、低头端硬度的导丝，比如 Fielder XT-R。锥形头端有助于导丝进入微通道，多聚物涂层增加润滑和追踪能力，低头端硬度减少了导丝弹出微通道的可能。

　　锥形残端的 CTO 病变常表示可能是近期的闭塞和成分较松软，因此推荐起始使用 Fielder XT-A 或者其他低穿透力导丝。如果不成功，可以更换为中等程度穿透力导丝，比如 Gaia Second 和 Pilot 200。必要时可以使用锥形头端的高穿透力导丝，如 Conquest Pro 和 Conquest Pro 12g。

　　钝头残端的 CTO 病变常表示闭塞时间较长且成分较硬，推荐首先使用中等程度穿透力导丝联合使用微导管（如 Corsair 或者 Turnpike），如失败，则建议使用高穿透力导丝。

　　高穿透力导丝通过近段纤维帽后，如果闭塞段较长或者行走路径不清时，可将其更换为中等程度穿透力、非锥形头端导丝（step down），比如 Miracle 3 和 Pilot 200，这样可以降低冠状动脉穿孔的风险及提高导丝走在血管里的概率。

　　当导丝进入远端纤维帽时，需使用操控性能较佳的高穿透力导丝（step up）。当穿刺远端纤维帽时，从多个造影体位明确导丝头端指向远端真腔是非常重要的。

四、何时使用 Knuckle 导丝

不管正向还是逆向开通 CTO，Knuckle 导丝都已经成为重要的技术。Knuckle 导丝主要的优势在于，即使在血管走行不清晰的情况下，Knuckle 导丝以较小的冠状动脉穿孔风险快速通过闭塞段。然而，当使用 Knuckle 导丝出现内膜下假腔时，需要重回闭塞段远端真腔，这时候可以使用 Stingray 系统指导下 ADR 技术或者反向 CART 技术。最常用于 Knuckle 导丝的是多聚物涂层的指引导丝，如 Fielder XT 和 Pilot 200，另外 Gaia Second 也是很好的 Knuckle 导丝。推荐 Knuckle 导丝远端弯曲的尺寸越小越好，以减少血管壁的损伤。Fielder XT 形成的弯曲要小于 Pilot 200。通过控制微导管靠近导丝远端的弯曲，也在一定程度上调节弯曲的直径。操作过程中避免旋转 Knuckle 导丝以减少导丝打结的风险。当 Knuckle 导丝用作 ADR 技术的一部分时，在着陆区（landing zone）之前停用 Knuckle 导丝，使用 CrossBoss 扩展内膜下空间到着陆区，这样可以缩小内膜下空间及提高使用 Stingray 系统重回真腔的成功率。

在这个流程中，考虑使用 Knuckle 导丝和 ADR 技术的主要因素是 CTO 解剖学特征不明确，而不是病变长度。在合并严重钙化和迂曲的 CTO 中，也推荐使用 Knuckle 导丝和 ADR 技术，以提高手术成功率和降低冠状动脉穿孔风险。在闭塞段长度超过 20mm 和既往开通失败的 CTO 中，正向导丝更换也能提高开通的成功率，尤其当其他解剖学特征支持时（低的 J-CTO 评分）。

五、平行导丝与 ADR

平行导丝和 IVUS 指导导丝操作都是正向策略的技术。平行导丝技术已经广泛应用，当第一根正向导丝失败时，平行导丝技术可以辅助指引导丝成功地进入远端真腔。在这项技术中，第一根导丝放置在假腔中作为标记且堵塞假腔。在第一根导丝进入假腔的位置（不易察觉的弯曲）之前，在微导管的支撑下第二根更硬的导丝与第一根导丝平行地前进。然后第二根导丝向着远端前进，直到进入远端真腔。

Stingray 系统指导下的 ADR 技术明显可以提高手术成功率，尤其对于高 J-CTO 评分的病例也非常有效。然而，不是所有病例都适合 ADR 技术，而且熟练地使用 Stingray 系统也需要训练。在一些国家没有 Stingray 系统及其较高的花费限制了该系统的使用。为了确保成功，Stingray 系统应该在着陆区内膜下假腔明显扩大之前尽早使用。

当没有 Stingray 系统以及正向和逆向都失败时，IVUS 指导导丝操作是最后的选择。1.5mm 的球囊送到正向导丝前端在内膜下扩张，以便输送 IVUS 导管。然后 IVUS 明确真腔的位置，指导第二根高穿透力正向导丝（如 Conquest Pro）从内膜下重回远端真腔。

六、逆向策略

逆向技术需要存在可介入操作的侧支血管，逆向技术最常见的失败原因是导丝不能通过侧支血管。一旦指引导丝通过逆向通道，微导管就可以逆向地送到远端纤维帽处。如果血管走行清晰且没有不良解剖特征，推荐使用反向 CART 技术帮助逆向通过远端纤维帽。在反向 CART 技术中，正向使用一个小球囊（通常 2.0mm）尽可能送到远端并扩张。中等程度到高穿刺力且有良好的扭矩力的导丝，如 Gaia Second 和 Gaia Third，逆向地送到 CTO 远端，并指着正向球囊方向前进。回收正向球囊，逆向导丝前进到球囊的位置实现开通 CTO 的目的。

当血管走行不清晰或者合并迂曲、钙化及闭塞段太长时，可以考虑使用 Knuckle 导丝。在这些病例

中,一旦逆向的 Knuckle 导丝和正向导丝汇合时,则可以使用反向 CART 技术。如果碰到困难,建议使用 IVUS 来明确正向和逆向导丝的位置及选择合适的下一步策略。使用延长导管辅助反向 CART 技术已经成为常用的技术,当病变较长或者逆向的微导管无法到达正向指引导管(侧支太长)时尤其有效。一旦正向和逆向建立连接,逆向导丝能前进到近端导管处,随即正向球囊扩张及支架植入。

〔源自:HARDING S A, WU E B, LO S, et al. A New Algorithm for Crossing Chronic Total Occlusions From the Asia Pacific Chronic Total Occlusion Club. JACC Cardiovasc Interv, 2017, 10(21): 2135-2143.〕

第三节 亚太 CTO 俱乐部共识节选——CTO 逆向介入流程

亚太 CTO 俱乐部旨在建立新的 CTO 逆向介入流程(图 20-3-1),该流程着重于 CTO 逆向介入技术理念的更新。

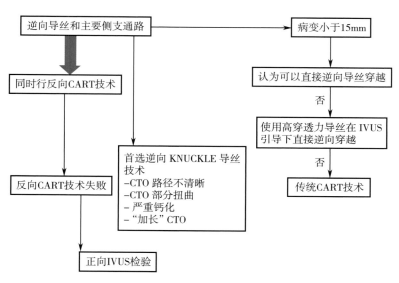

图 20-3-1 亚太 CTO 俱乐部 CTO 逆向介入流程

亚太 CTO 俱乐部推荐使用 J-CTO 评分为 2 分作为界定值,来决定一个 CTO 病变是否应该在导师指导下进行介入治疗。每一个 CTO 病变是否应该干预取决于临床指征的评估,而 CTO 是否应逆向治疗应需要更高一级的评估门槛。需要承认逆向技术有更高的风险,所以需要仔细平衡 CTO 介入的风险和获益。有症状的患者并证实有大面存活的缺血心肌才应该行 CTO 逆向介入。

一、近端纤维帽

1.“首先正向准备”的理念 亚太 CTO 俱乐部强调了“首先正向准备”的理念,即使是在计划逆向介入治疗的病例。我们也承认血管内超声(IVUS)指引穿刺近端纤维帽是一个较难掌握的技术,需要有 IVUS 的应用经验。对于缺乏 IVUS 经验的术者,从逆向以 Knuckle 技术突破纤维帽也是有效的选择。

2. 模糊的近端纤维帽 突破模糊不清的近端纤维帽需要 IVUS 引导。IVUS 导管应置于靠近近端纤维帽的分支,回撤以观察 CTO 入口。有时钙化与近端纤维帽连接,使得无法用 IVUS 准确定位近端纤维帽的穿刺点。在超声引导下同时使用操作导丝需要 8F 指引导管系统,但 IVUS 导管会影响导丝操控,操作起来较为困难。我们的解决办法是,沿一根冠状动脉工作导丝先后置入短头的 IVUS 导管(OptiCross)和双腔微导管(SASUKE),这样就可在实时 IVUS 引导下,从 SASUKE 导管的中心腔送入并操控 CTO 导丝通过 CTO 病变。

3. 坚硬的近端纤维帽　坚硬的近端纤维帽对于正向准备带来两个困难:导丝通过困难和器械通过困难。

通过逐步升级的流程来克服这两个困难:

如果第一根 CTO 导丝未能穿过近端纤维帽,须升级为穿透力更强的导丝。如果坚硬的近端纤维帽附近有合适的分支,建议用双腔微导管以加强支撑。每一例病例须谨慎考虑平衡穿孔的风险和穿刺的力度。如果血管轮廓清晰,可用穿刺力更强的导丝,而血管轮廓不清晰时,可用穿刺力中等的导丝(表 20-3-1)。下一步可用分支锚定球囊到锚定双腔微导管逐步加强穿刺力。可以使用 7F 指引导管操作,但明显不如 8F 指引导管。另一种方法是,在分支锚定球囊的支撑下,保持微导管抵近于纤维帽处,再以 Conquest Pro 8~20g 导丝,多数情况下可成功穿透近端纤维帽。最后,运用"锚定球囊穿刺"技术,即使用大球囊膨胀于 CTO 病变近端以锚定微导管,这可提供最大的穿刺力以穿透坚硬的近端纤维帽。如果高穿刺力导丝走到管腔外,我们应撤除导丝确认是否穿孔,暂停手术操作,先以正向球囊封堵穿孔。可用 Knuckle 导丝应用 "Scratch-and-Go" 技术建立正向旁路,即以 Conquest Pro 8~20g 导丝刺入近端血管壁内,再 Knuckle 导丝进入近端纤维帽旁的内膜下腔。另外,也可应用球囊辅助内膜进入技术(BASE)即在近端血管处利用球囊制造夹层,让导丝进入内膜下腔后利于导丝 Knuckle。

表 20-3-1　CTO 导丝类型

	近端纤维膜穿刺	反向 CART	侧支通过
高穿刺力导丝	Conquest/Confianza 12g、Pro 9g、Hornet 14	Gaia Third、Conquest/Confianza 12g、Hornet 14	NA
中等穿刺力导丝	Pilot 200、Miracle 12g、Gaia Second(如果血管路径不清)	Gaia Second、Gaia Third	NA
低穿刺力导丝	NA	XT-A(对于单导丝逆向穿越)	Sion、Suoh 03、Sumarai RC、XT-R、Sion Black

注:NA,无适用的。

如果导丝可穿越近端纤维帽,但器械无法跟进,我们建议两种方法解决。

第一种方法可用于所有 CTO 术者。这些方法包括使用分支锚定球囊或同轴延长指引导管(例如 GuideLiner、Guidezilla),将小直径的球囊送入病变段,并多次膨胀球囊以破坏近端纤维帽。球囊辅助微夹层(BAM)技术关键点是使用小球囊,而一旦加压时发现球囊破损,要立刻撤压。接着即可使用 Tornus 或 Turnpike Gold 导管做边支球囊锚定,或者使用同轴延长指引导管。以我们的经验,90% 的坚硬的近端纤维帽可用上述第一种方法解决。

第二种方法使用需要经验丰富的术者操作,全程监控。内膜下旋磨,使用微导管交换为剪断的旋磨导丝(剪断旋磨导丝头端 80% 不透射线的部分),接着用 1.25mm 的磨头旋磨近端纤维帽,其难点在于剪断的旋磨导丝难以返回之前 CTO 导丝的路径。内膜下旋磨有穿孔的风险,需谨记只可在纤维帽近端旋磨,而不可将磨头穿越。造影辅助激光消融近端纤维帽也是一种选择,但仍有成本及专业的限制。

二、穿越侧支通路（表 20-3-2）

表 20-3-2　穿越侧支的技巧

通路	造影	技巧	首选导丝	细小通路次选导丝	迂曲通路次选导丝	迂曲通路未选导丝
左向右间隔支	选择性注射造影[※]	极远端选择性转动造影	Sion	XT-R	Suoh 03	Sion Black
右向左间隔支	非选择性注射造影（或双侧造影）	双侧导管造影以克服开口迂曲	Sion	XT-R	Suoh 03	Sion Black
心外膜侧支	选择性注射造影[※]	微导管跟进导丝技术	Suoh 03	XT-R/Sion	Sion/XT-R	若心外膜侧支够大，选用 Sion Black

注：[※]选择性注射造影应旋转或双侧造影。

同轴指引延长导管技术的使用极大减少了短指引导管术需求。位于供血血管的病变应先植入支架，预防供血血管栓塞。供血血管的临界病变即使 FFR 测定为阴性，在微导管插入血管后，仍会减少管腔面积或引起血管折叠现象，从而导致缺血或血栓形成。所以，一些临界病变在逆向操作前需先被处理。未在逆向路径上但位于供血侧的关键性病变也应该先被处理。未在逆向路径上的非关键性但有缺血意义的病变可待 CTO 手术完成后再行处理。

1. 左向右的间隔支侧支通路　需在 150cm 长度的微导管支撑下使用工作导丝穿越左向右的间隔支通路。当微导管进入侧支通路近端，应右前斜足位和左前斜两个体位选择性注射造影（表 20-3-2）。在选择性注射造影之前应从微导管回抽血液以降低其对通路血管的损伤。如果不能抽出血液，应回撤微导管少许再次尝试回抽。Sion 导丝作为穿越侧支通路的首选。在导丝进入侧支通路前，在侧支近端选择性造影，极少引起侧支血管血肿或破裂。但如果是在侧支"导丝冲浪"后再行选择性侧支造影，由于导丝对侧支的损伤，造影很容易导致间隔侧支血肿，故还是推荐导丝进入侧支前行选择性造影。如果导丝通过困难，使用从右足位至左足位端转动造影可充分暴露远端（如果无法转动造影，也可多个体位造影）。最新的导丝头端重量更低（Sion 0.7g、Suoh 03 0.3g 相比于 Fielder FC 0.8g），从而有更低的侧支通路损伤风险。而 Fielder XT-R 导丝不应该作为穿越逆向通路的一线导丝，因为其锥形头端可增加侧支穿孔和损伤的风险。考虑可能由于分支左向右间隔支近端较难通过，可使用非选择造影并增加 Sion 导丝的头端弯度来解决此类问题。

远端通路的解剖结构决定了导丝策略。如果间隔支通路大部分相对较直但细小，甚至不可见，侧支冲浪通常可以成功。我们推荐 Sion 或 Fielder XT-R 导丝侧支冲浪。Sion 导丝用于需要特定弯度方向塑形的侧支通路穿越，尤其是中度以上（CC 2 级）甚至是更迂曲的通路。螺旋形的通路如果直径够大，也能通过；Suoh 03 可用于直径较大的螺旋形侧支，而 Fielder XT-R 用于直径较小的侧支。我们推荐的导丝升级顺序为 Sion → Suoh 03 → XT-R → Sion Black，以完成间隔侧支通路穿越。

2. 右向左的间隔支侧支通路　右向左的间隔支侧支通路的穿越更难。难点在于，从后降支（PDA）发出的侧支起始端翻转且迂曲。双腔微导管 SASUKE 或 Twin-Pass 的使用有助于应对起始翻转的解剖结构（表 20-3-2）。我们不推荐常规对右向左的间隔支侧支进行选择性造影，因为频繁进退微导管的操作容易增加侧支通路闭塞和血肿的风险。而通过在 PDA 内的双腔微导管进行选择性注射造影，有助于明确侧支通路走行。

3. 其他心外膜侧支通路 Suoh 03 导丝的研发成功可以显著提高心外膜侧支的穿越成功率。Suoh 03 导丝头端 0.3g,远端操控灵活,从而使其可通过极其迂曲的心外膜通路。Suoh 03 导丝有两种形态,即预塑形和直头。预塑形的 Suoh 03 可应对绝大多数的心外膜侧支,但直头允许术者塑形出特殊的弯度以应对侧支通路上棘手的弯度。如果可能的话,Suoh 03 应作为穿越心外膜侧支的首选导丝。当使用 Suoh 03 时,极少需要应用"微导管跟进导丝"技术来穿越心外膜导管。"微导管跟进导丝"技术可用于导丝难以越过的心外膜通路的弯道(表 20-3-2)。微导管离导丝远端 15mm,导丝轻轻回撤以松解前向压力,再重新操控导丝过弯。之后,可将导丝和微导管作为一个整体操控,向前推送,通过迂曲段。可是,在迂曲的心外膜通路,有许多微导管进退的操作,术者不能在通路的弯道处把导丝撤出微导管,而将微导管的头端暴露于侧支的弯曲段,因为该操作可造成侧支通路损伤甚至穿孔。如果需要交换导丝,必须让微导管的头端停留在相对较直的位置,并尽可能减少交换导丝的时间。如果 Suoh 03 未能成功,可尝试 Sion 导丝塑形成小的大角度弯以通过心外膜侧支通路。

4. 微导管通过 在间隔支通路,像 Turnpike、Turnpike LP 或 Corsair 这类扭转力佳的长微导管,应作为通路扩张器的首选。如果 Corsair 未能成功,我们推荐换用 Turnpike LP,其可旋转扩张通路且有更小的直径(表 20-3-3)。如果 Turnpike LP 未能成功,可尝试使用新的 Corsair 或 Caravel,因为 Corsair 的头端涂层在操控中容易磨损,换用新的 Corsair 微导管经常可通过。使用短的 Corsair 有更好的扭转传送力以扩张通路,也是一种选择。如果 Corsair、Caravel 或 Turnpike LP 尝试失败,换用直径极小的微导管,如 Finecross GT 或 Mizuki 经常能通过路径。如果这些方法都失败,1.25mm 球囊以 4~6atm 扩张,应用前推并扩张的方法扩张间隔支通路,Corsair 经常能在扩张后成功穿越。绝不能在心外膜通路上扩张,因为扩张并不会扩大心外膜通路,却会造成侧支穿孔,引起心脏压塞。

表 20-3-3　微导管通过侧支的技巧

通路	Corsair/Turnpike 未能通过	更换微导管未能通过	球囊扩张后通过失败
左向右间隔支	换用 Caravel/Turnpike LP[※]	1.25mm 球囊预扩张侧支	边支球囊铆钉技术
右向左间隔支			需担心侧支过于迂曲
心外膜侧支		换用 Finecross	需担心侧支过于细小

注:[※] 如果侧支开口已植入支架,则以小球囊预先扩张侧支开口。

对于心外膜通路,微导管的选择取决于侧支和 CTO 的解剖结构。如果侧支直径足够大,推荐使用 Corsair/Turnpike。而对于 CTO 段的解剖,预计也需要扭转穿透力强的 Corsair 或 Turnpike 来通过 CTO 闭塞段。相反,直径小的心外膜通路或者斑块较软的 CTO,可尝试用 Finecross。如果 Corsair 或 Finecross 都不能通过通路,再尝试 Turnpike 也是不错的选择。其他直径小的微导管如 Mizuki 或 Caravel,也不失为一种选择。如果这些微导管都无法通过,则需要重新评估侧支通路和指引导管的选择。如果术者认为逆向通路结实、足以让微导管通过,而指引导管支撑力不足是无法通过微导管的部分原因,可在侧支开口远端的主支内,置入锚定球囊以增加微导管推送的支撑力。我们建议谨慎使用该技术,因为其有导致心外膜通路闭塞的风险。

三、正向和逆向腔如何沟通

1. 当代反向 CART 技术理念 大多数逆向 CTO 需要应用到当代反向 CART 技术(见图 20-3-1)。

　　亚太 CTO 俱乐部撰写新的逆向流程的主要动机为改变反向 CART 的理念。虽然 CTO 术者对其对于当前反向 CART 技术有不同的理解,我们都同意对于当代反向 CART 时代开始使用更具指向性导丝,如 Gaia 系列导丝,从而可用更小的 2.0~2.5mm 正向球囊完成反向 CART 技术。

　　在当前反向 CART 时代,正向靶空间突然变小是因为其不再需要制造大的空间,这是因为逆向导丝有了更好的操控性。可惜的是,即使 5 年前到当代反向 CART 时代,我们仍未能最大化掌握指向性逆向导丝的优势。如果之前逆向导丝穿越技术在反向 CART 时代的首要任务是制造更大的正向靶空间,那接下来在当代反向 CART 时代其要面临的是让逆向导丝更具操控性。因此,当代反向 CART 理念关于最大化逆向导丝操控性有以下 4 个主要方法:①首先正向准备而允许其在逆向导丝穿越前备好正向器械,这可简化逆向导丝操控;②为逆向导丝操控提供支撑,并选择合适的位置行反向 CART 技术以最大化逆向导丝操控性;③选择未操作过的区域行逆向穿越导丝;④球囊末端导丝穿越(end balloon wiring,EBW)技术。以上 4 种方法形成 EBW 来完成反向 CART 技术。

　　2. 改善逆向导丝操控性——足够的支撑力及反向 CART 位置的选择　良好的支撑力可改善导丝操控性,相反地,缺乏足够支撑力将难以操控导丝。因此,螺旋钻动逆向微导管至 CTO 纤维帽远端,让逆向微导管的头端贴近导丝头端以提供最好的支撑力并加强逆向导丝操控性很重要。与迂曲的部分相比,直的血管段更加容易操控导丝。因此,在穿越导丝之前,无论是正向还是逆向 CTO,应选择相对直的血管段行反向 CART 技术。预定反向 CART 的位置应该距离远端纤维帽近端 15mm 以上,以便逆向微导管锚定在 CTO 闭塞段内,从而给逆向导丝提供足够的支撑力。

　　3. 改善逆向导丝操控性——未操作过的区域及导丝腔隙的扩大　经过未操作过的区域时,导丝有更佳的操控性。当一根导丝首次进入 CTO 段,形成一个 0.014in 的洞,而导丝周围是固体斑块。如果旋转导丝并推送,导丝周围的固体斑块将支撑导丝,加强它的扭转操控性和穿刺力度。可是,在 CTO 段内一系列的导丝操控后,导丝扩大了其周围的腔。导丝周围不再是固体斑块,而是充满血液的腔隙。当导丝扭转进充满血液的腔,导丝头端可触及一些斑块,但导丝体部仍然在旋转。这导致了挥鞭样现象,从而失去导丝操控性。因此,为了最大化导丝的操控性,我们应看准目标,在未经操作过的区域操控导丝进入 CTO 段,避免过度扭转导丝增大导丝腔。首先行正向操作并简化逆向导丝穿越可改善逆向导丝操控性。

　　4. 改善逆向导丝操控性——球囊末端导丝操控技术(EBW)　导丝用于推送器械:大多数施加在导丝上的力度可即刻传送至导丝前端。如今大多数逆向 CTO 术者仍然在 CTO 段重叠正向和逆向导丝,接着在此膨胀球囊行反向 CART 技术。逆向导丝和球囊平行,接着逆向导丝将进入球囊的侧面(图 20-3-2A)。他们假设逆向导丝很容易进入正向的球囊腔(图 20-3-2B),但是当导丝前面有障碍物时,需要逆向导丝更好的操控性和更高的穿刺力。导丝前端的穿刺力高于其侧端的穿刺力。因此,导丝容易走行而平行于球囊(图 20-3-2C),或越过正向球囊的腔再一次进入对面的血管壁且进入内膜下(图 20-3-2D)。为了最大化导丝操控性,我们应该在导丝和球囊重叠前先扩张球囊(图 20-3-2E)。接着操控逆向导丝越过未操作过的 CTO 体部区域并对准球囊末端(EBW,图 20-3-2F),接着再迅捷地操控导丝进入球囊腔(图 20-3-2G)。

　　在当前反向 CART 时代,导丝穿越逆向 CTO 的主要方法应该是当代反向 CART 技术。当代反向 CART 的 EBW 技术是可行的,除非逆向导丝已经进入内膜下或逆向已经过大范围的导丝操控。可是,我们的流程认为当前反向 CART 还应除外两种情况,即短 CTO 和又长又迂曲且边界不清合并钙化的 CTO,我们标记为"加长 CTO"(见图 20-3-1)。

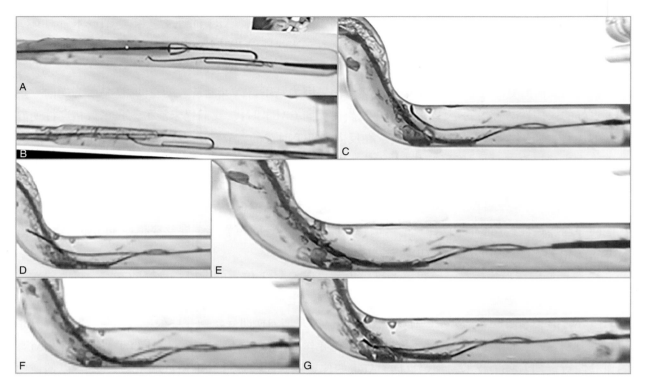

图 20-3-2　图解反向 CART 导丝不同的通过路径及球囊末端导丝穿越（end balloon wiring，EBW）技术

A. 反向 CART 球囊和逆向导丝的平行起始位置。B. 假设逆向导丝进入正向球囊腔的侧面。C. 导丝很容易穿越到对侧壁。如果导丝起始于侧面，则容易朝上平行于球囊。D. 导丝进入正向球囊腔达对侧壁。E. 球囊末端导丝穿越（EBW）起始位置。F. 球囊末端导丝穿越。G. 球囊末端导丝穿越技术成功，导丝进入正向球囊腔。

四、当代反向 CART 的例外情况

1. 短 CTO 病变——单导丝穿越　一旦逆向导丝和微导管穿越侧支，通过微导管注射对比剂确认远端纤维帽形态。CTO 真实长度和远端纤维帽性质也能清楚展示。大部分需要逆向操作的 CTO 病变长度超过 15mm，如果 CTO 病变的真实长度小于 15mm，我们的流程推荐尝试单导丝穿越 CTO，除非 CTO 位于 LAD 或 LCX 开口。此外情况是以防逆向导丝经内膜下进入左主干导致血肿形成，并可延续至 LAD 或 LCX。因此，LAD 和 LCX 开口的短 CTO 病变，我们应该先尝试正向穿刺再逆向导丝穿越尝试反向 CART 技术。在其他短 CTO 病例中，应使用逆向单导丝穿越。如果短 CTO 近端纤维帽有合适的分支，单导丝穿越须有 IVUS 引导以防分支丢失。

如果短 CTO 逆向导丝穿越失败，反向 CART 技术不是救助技术，因为逆向导丝通常在内膜下而正向导丝也不在真腔。如果正向和逆向导丝距离较宽，而逆向导丝已经进入到侧路较长一段距离，但要以比较短的纵向距离到达正向真腔显然不太可能。持续尝试行反向 CART 技术经常导致逆向导丝进入 CTO 近端血管的内膜下腔，导致近端分支丢失和近端血管血肿。因此，我们推荐正向 IVUS 一道作为逆向穿越的救助技术。

如果正向 IVUS 引导逆向穿越失败，我们应用传统 CART 技术通过延长导丝移除逆向微导管，再以 1.25mm 球囊预扩张间隔支通路，再沿此将 2.5mm OTW 球囊送到远端真腔。在此情况下，正向导丝和逆向球囊在真腔且彼此间距较短。因此，传统的 CART 成功率较高。

2. 加长 CTO——意向内膜下寻路技术　反向 CART 技术的第二种额外情况是"加长 CTO"。我们

并不认为 CTO 闭塞长度是传统导丝技术穿越 CTO 闭塞段失败的独立预测因素。当长 CTO 合并迂曲、模糊不清合并钙化，即称为"加长 CTO"，其导丝通过失败率高，流程建议对于此类病变采用意向内膜下导丝技术（见图 20-3-1）。意向内膜下导丝技术的主要方法是逆向行 Knuckle 导丝技术。对于多数逆向术者，逆向 Knuckle 技术是通过加长 CTO 病变段快捷、安全的方法。如果逆向 Knuckle 技术成功后，我们应该用大直径球囊做常规反向 CART 技术。

五、IVUS 引导反向 CART 技术（图 20-3-3）

当前或传统的反向 CART 技术失败时，下一步应该使用末端成像的 IVUS 导管沿正向导丝上行腔内影像学检查，比如使用 Eagle-eye IVUS 导管。不仅亚太 CTO 俱乐部推荐此种方法，其他论文也已发布此共识。

虽然传统的 IVUS 影像学上，导丝的位置有 4 种经典分类，而我们的流程把 IVUS 的检测结果分为 3 种：①正向和逆向导丝有连接；②正逆向导丝无连接，而正向导丝在斑块内；③正逆向导丝无连接，而正向导丝在内膜下（图 20-3-3）。

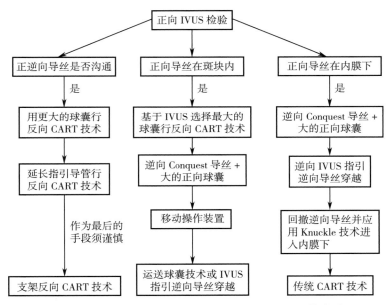

图 20-3-3　亚太 CTO 俱乐部 IVUS 指导反向 CART 技术流程

1. IVUS 提示正逆向导丝共腔　如果正逆向导丝共腔，使用更大直径的球囊行反向 CART 技术往往能取得成功。如果失败，往往是由于正向和逆向会合点的严重病变、夹层或迂曲使得逆向导丝被夹住。这在右冠状动脉中段行反向 CART 时尤其常见。若出现此情况时，应该直接使用同轴延长指引导管行反向 CART 技术（表 20-3-3）。如果失败，我们可用 IVUS 定位会合点，在此放置同轴指引延长导管，再尝试导丝穿越，或者使用运送球囊技术。支架反向 CART 技术——植入 1 枚支架使其远端边缘定位在会合点处——可作为最后的手段。

2. IVUS 提示正逆向导丝未共腔，但正向导丝在斑块内　如果正逆向导丝未共腔而正向 IVUS 位于斑块内，我们的目的即在于压碎斑块而制造共腔。因此，用 IVUS 确定的最大的直径的球囊行反向 CART 技术。如果失败，我们可以使用逆向高穿刺力导丝（Conquest 12g）穿刺正向腔。当这些失败，我们应该移动反向 CART 的位置，寻找更合适的位置再尝试反向 CART 技术。同轴延长指引导管辅助运送球囊技术是非常有效的技术,可作为这些病例的补救技术(图 20-3-3)。IVUS 指引逆向导丝穿越也可行,但这需要丰富的关于 IVUS 指引导丝的经验。如果 IVUS 提示正向和逆向导丝不共腔,我们并不推荐行支架反向 CART。

3. IVUS 提示正逆向导丝未共腔,但正向导丝在内膜下 最后,正向导丝(合并 IVUS)在内膜下而不与逆向真腔连通。这是能成功行反向 CART 技术最困难的情况。使用大直径的球囊不起作用,因为球囊会扩张内膜下的空间,撑大血管的中膜和外膜,但一旦球囊负压,该空间立刻塌陷,导丝则无法进入。因此,我们首先以大直径的正向球囊膨胀,在球囊碰撞时用逆向 Conquest 导丝穿刺。如果失败,我们应回撤逆向导丝,尝试用 Pilot 200 导丝重新逆向 Knuckle,因为逆向 Pilot 200 容易进入内膜下腔并自发与正向导丝腔连通(图 20-3-3)。在逆向导丝回撤并 Knuckle 后,可用 IVUS 反复确认正向与逆向腔是否连通。如果 Knuckle 未能连通正向导丝,下一步即转换为传统 CART 技术。假如传统 CART 也失败,我们可以使用球囊会合技术,这也是非常有效的反向 CART 技术。

[源自: WU E B, TSUCHIKANE E, LO S, et al. Retrograde algorithm for chronic total occlusion from the Asia Pacific Chronic Total Occlusion club. AsiaIntervention, 2018, 4(2): 98-107.]

第四节 《经皮冠状动脉介入治疗指南(2009)》节选
——冠状动脉慢性完全闭塞病变 PCI

冠状动脉慢性完全闭塞(chronic total occlusion, CTO)病变 PCI: 通常将闭塞时间超过 3 个月, TIMI 血流 0 级(完全闭塞)或 TIMI 血流 1 级(功能性闭塞)的病变称为 CTO。CAG 发现 CTO 率约为 31%,由于 CTO 病变具有广泛的钙化、大量纤维组织增生、再血管化及负性血管重构等组织病理学特征,与非闭塞病变相比, CTO 病变 PCI 的手术成功率低,再狭窄和再闭塞发生率高。随着近年来技术逐渐进步和器械不断改进, CTO 病变 PCI 成功率有明显提高。一些回顾性研究及小样本前瞻性研究表明,对于选择性病例, CTO 病变 PCI 能降低患者心血管事件发生率,提高生存率,改善缺血症状和心功能,表明 CTO 病变开通具有积极临床意义。

过去认为 CTO 病变 PCI 相对安全,实际上 CTO 病变 PCI 的并发症高达 5% 以上,因而在制定 CTO 病变 PCI 决策前,应个性化地评估获益/风险比。对于多支血管病变,当其 CTO 病变的解剖结构适合进行 PCI 时,仍可通过 PCI 进行再血管化治疗。但如合并以下临床及血管造影表现,则不推荐 PCI 作为首选治疗:①合并左主干病变;②复杂 3 支血管病变,尤其是合并胰岛素依赖型糖尿病、严重左心室功能障碍、慢性肾功能障碍;③供应较大面积心肌的左前降支近端闭塞,但是其解剖结构不适于 PCI 者;④患者同时罹患多处 CTO 病变。

[源自: 中华医学会心血管病学分会,中华心血管病杂志编辑委员.经皮冠状动脉介入治疗指南(2009).中华心血管病杂志, 2009, 37(1): 4-25.]

第五节 《中国冠状动脉慢性完全闭塞病变介入治疗推荐路径》节选

CTOCC CTO-PCI 推荐路径（图 20-5-1）：

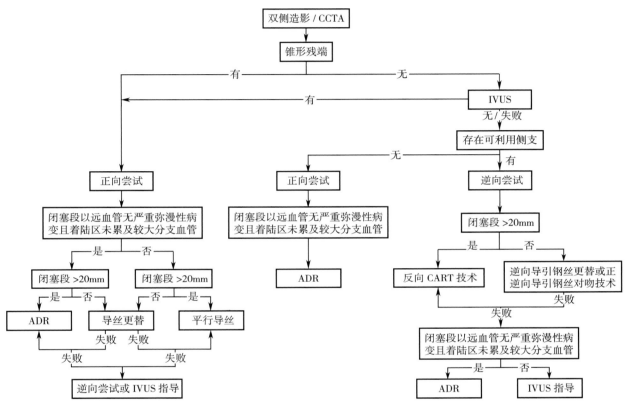

图 20-5-1　CTOCC CTO-PCI 推荐路径

CTOCC,中国冠状动脉慢性闭塞病变介入治疗俱乐部；CTO,慢性完全闭塞；PCI,经皮冠脉介入术；CCTA,冠状动脉 CT 血管造影；ADR,正向夹层再进入技术；IVUS,血管内超声；反向 CART 技术,反向控制性正向 - 逆向内膜下寻径技术。

路径 1：对于存在锥形残端的 CTO 病变,初始策略推荐正向介入治疗。

路径 2：路径 1 中闭塞段以远血管无严重弥漫性病变且着陆区未累及较大分支血管的 CTO 病变,如果闭塞段长度大于 20mm,推荐正向介入治疗中首先尝试 ADR 技术；如果闭塞段长度小于 20mm,推荐正向介入治疗中首先尝试导丝更替技术。如导丝更替技术未获成功,可尝试行 ADR 技术开通病变。

路径 3：路径 1 中闭塞段以远血管存在严重弥漫性病变和 / 或着陆区累及较大分支血管的 CTO 病变,如果闭塞段长度大于 20mm,推荐正向介入治疗中首先尝试平行导引钢丝技术；如果闭塞段长度小于 20mm,推荐正向介入治疗中首先尝试导引钢丝更替技术。如导引钢丝更替技术未获成功,可尝试行平行导引钢丝技术开通病变。

路径 4：对于行路径 1~3 推荐技术未获成功的 CTO 病变,建议进行逆向介入治疗或者 IVUS 指导下的正向介入治疗。

路径 5：对于无锥形残端的 CTO 病变，如有可能，推荐于 IVUS 指导下行路径 1~4 中推荐技术进行尝试。

路径 6：对于未配备 IVUS 设备或行路径 5 推荐技术未获成功的无锥形残端的 CTO 病变，如无可利用侧支血管，推荐正向介入治疗。其中，对于闭塞段以远血管无严重弥漫性病变且着陆区未累及较大分支血管的 CTO 病变，推荐正向介入治疗中首先尝试 ADR 技术。

路径 7：对于未配备 IVUS 设备或行路径 5 推荐技术未获成功的无锥形残端的 CTO 病变，如存在可利用侧支血管，推荐进行逆向介入治疗。

路径 8：对路径 7 中闭塞段长度大于 20mm 的 CTO 病变，推荐逆向介入治疗中首先尝试反向 CART 技术；对于闭塞段长度小于 20mm 的 CTO 病变，推荐逆向介入治疗中首先尝试逆向导引钢丝更替或正逆向导引钢丝对吻技术。如上述技术未获成功，可尝试反向 CART 技术开通病变。

路径 9：对于行路径 8 推荐技术未获成功的 CTO 病变，如闭塞段以远血管无严重弥漫性病变且着陆区未累及较大分支血管，推荐行 ADR 技术；如闭塞段以远血管存在严重弥漫性病变和 / 或着陆区累及较大分支血管，推荐行 IVUS 指导下的正向介入治疗。

［源自：中国冠状动脉慢性闭塞病变介入治疗俱乐部 . 中国冠状动脉慢性完全闭塞病变介入治疗推荐路径 . 中国介入心脏病学杂志，2018，26（3）：121-128.］

第六节　2018 年欧洲心脏病学会心肌血运重建指南节选——慢性完全闭塞病变

鲜有针对 CTO 患者，比较保守治疗和血运重建治疗的随机对照研究。一项针对伴有非罪犯血管有 CTO 病变的 STEMI 患者，比较 CTO-PCI 和保守治疗的随机研究的结果显示，两组的主要终点（术后 4 个月的 LVEF 和左心室舒张末期容积）没有差异。最近，前瞻性随机 EUROCTO 研究结果显示，CTO-PCI 可以改善症状。这项研究入选 396 例患者，随机分为 CTO-PCI 组或单纯优化药物治疗组。在 12 个月的随访期间，就主要终点而言（西雅图心绞痛量表测定的心绞痛发作频率和生活质量），CTO-PCI 组明显优于药物治疗组，然而两组的 MACE 没有差异。来自 25 项观察性研究的荟萃分析显示，中位数随访 3 年，与血运重建失败相比，成功 CTO-PCI 显著改善临床结局，包括总体生存率、心绞痛负荷以及需要外科搭桥手术。广义上讲，CTO 治疗和非 CTO 治疗是类似的，如果 CTO 的供血范围内有局部室壁运动异常，必须要寻找客观心肌存活力的证据。与非 CTO-PCI 相比，尝试 CTO-PCI 的决定必须平衡更多的对比剂、更长的透视时间以及更高的 MACE 发生率。对于 CTO 病变，不推荐造影后马上行 PCI，尽管在某些特殊的病例是需要的（例如不适合再次外科手术的急性旁路移植血管失败）。近期，随着导管、导丝技术的发展，术者正向和逆向技术（导丝升级和正向夹层再进入技术）的积累，CTO-PCI 成功率提升的同时伴随着较低的 MACE 发生率。手术成功率强烈依赖于术者的技术、对特殊技术的熟练掌握以及能否获得特殊的 CTO 器械，波动于 60%~70% 到 90%。

［源自：NEUMANN F J，SOUSA-UVA M，AHLSSON A，et al. 2018 ESC/EACTS Guidelines on myocardial revascularization. Eur Heart J，2019，40（2）：87-165.］

（张俊杰　陈绍良）

第二十一章
慢性完全闭塞病变介入治疗精彩病例

病例1 RCA-CTO 病变 IVUS 指导同侧圆锥支逆向治疗

【病史】 男性，67 岁，因 "反复劳力性胸闷、胸痛 1 年余" 在外院住院，外院冠状动脉造影诊断为 RCA-CTO，转入我院行介入治疗。既往高血压、糖尿病 10 余年，长期降压及控制血糖治疗，血压、血糖控制情况不详。入院查肝肾功能、BNP、肌钙蛋白，均正常。心电图示窦性心律，T 波改变。超声心动图示左心房稍大，升主动脉稍宽，主动脉瓣退行性钙化并关闭不全（轻度），左心室收缩功能正常、舒张功能减低（Ⅰ级）。

【冠状动脉造影】 左主干末段 50%~70% 狭窄病变；左前降支近段迂曲、钙化病变 50% 狭窄，中段迂曲、成角、钙化病变弥漫性 80%~90% 狭窄；左回旋支近段重度迂曲、成角、钙化病变 90% 狭窄，近中段钙化病变 90% 狭窄；右冠状动脉近段 100% 闭塞病变，近段纤维帽模糊伴小分支，闭塞段 >20mm 伴钙化，J-CTO 评分为 3 分，逆供远段右冠状动脉中远段血管迂曲、钙化病变（来自同侧侧支循环），CTO 远端纤维帽残端模糊伴分支；经左前降支第一间隔支提供至 4PL 0~1 级重度迂曲侧支，经圆锥支提供同侧 1 级中重度迂曲侧支，同侧侧支的分支一支至远端纤维帽，另一支至右室支（图 21-1-1）。

【病变分析及策略选择】 左前降支和左回旋支迂曲、成角、钙化病变，若先处理左冠状动脉血管，一旦血管夹层无复流，患者在术中有生命危险。因此，首先正向处理右冠状动脉 CTO 病变，正向介入失败时可选择同侧圆锥支逆向介入治疗或 ADR 介入治疗。

右冠状动脉 CTO 近端纤维帽模糊伴一个小分支，但仔细读图，似乎有一钝形残端。由于残端附近分支太小，并不适合 IVUS 指导下 Entrypoint 技术，可以微导管 Tip injecting 造影判断 CTO 残端尝试正向穿刺。圆锥支同侧侧支的一个分支至右室支，虽中重度迂曲，可以使用 Suoh 03 导丝尝试逆向通过。若逆向失败，逆向供应的右冠状动脉中远段血管粗大，可以尝试 ADR 技术或其他正向介入治疗技术（平行导丝、LAST 或 IVUS 指导下导丝假腔进入真腔技术）。

【PCI 过程】

（1）分别穿刺右股动脉和右桡动脉，置入 7F 血管鞘。选择 7F EBU3.75 指引导管和 7F AL0.75 指引导管。

（2）正向介入治疗：双侧造影，经 7F AL0.75 指引导管送 Runthrough NS 导丝至圆锥支后，送入 RyujinPlus 2.0mm×15mm 球囊至圆锥支加强支撑。在 VersaTurn 导丝指引下送 Finecross 150cm 微导管至右冠状动脉闭塞段附近，Tip injecting 造影判断 CTO 残端特征，隐约可见钝形残端（图 21-1-2A）。

首先通过 Finecross 微导管送 XT-A 导丝穿刺残端成功，但在 CTO 体部受阻，换 Pilot 150 导丝通过受阻段，在远端纤维帽进入假腔，多次尝试不能进入真腔。转同侧逆向介入治疗（图 21-1-2B、C）。

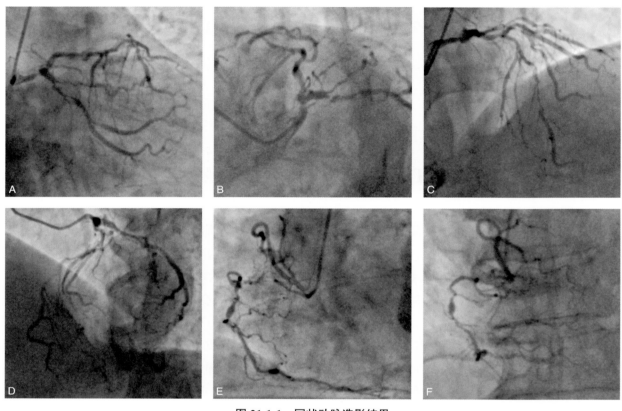

图 21-1-1　冠状动脉造影结果

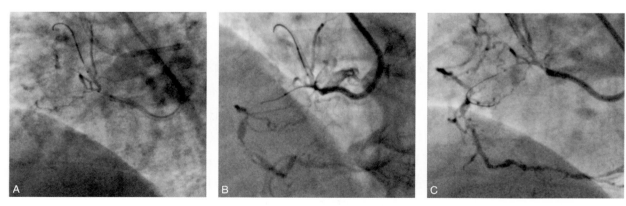

图 21-1-2　正向介入治疗

（3）逆向介入治疗：

1）经圆锥支的 Runthrough NS 导丝送 Finecross 150cm 微导管至圆锥支，经微导管 Tip injecting 造影判断同侧侧支走行（图 21-1-3A~C），同侧侧支的分支一支与远端纤维帽连接，另一支与右室支连接，CC 1 级，重度迂曲。选择后者作为逆向途径，使用 Suoh 03 导丝在微导管支撑下通过侧支，经右室支到右冠状动脉闭塞段远端，推送微导管至闭塞段远端（图 21-1-3D~I）。

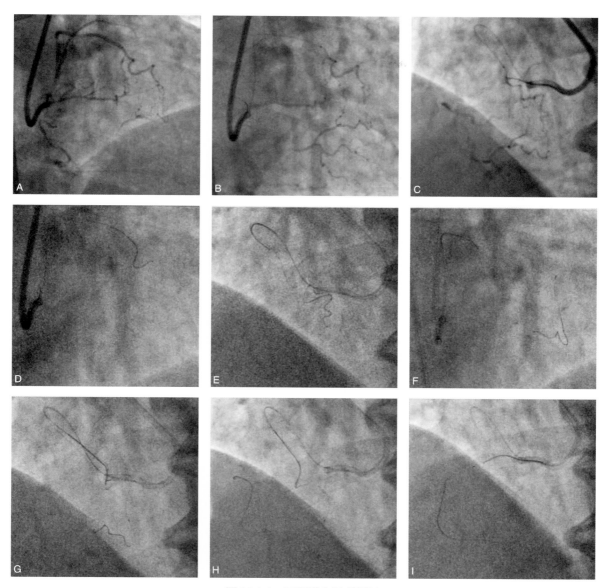

图 21-1-3　同侧逆向导丝通过

2）逆向微导管交换 Ultimate Bros 3 导丝穿刺进入 CTO 段，导丝受阻于 CTO 体部；经 7F AL0.75 指引导管在 Finecross 130cm 微导管支撑下送 Pilot 150 导丝到达右冠状动脉 CTO 远段假腔，正向微导管不能跟进（图 21-1-4A）。正向微导管交换 XT-A 导丝，使用 Knuckle 技术到达右冠状动脉 CTO 远段假腔（图 21-1-4B）。退正向微导管，分别使用 RyujinPlus 1.25mm×15mm、2.0mm×15mm 球囊扩张 CTO 段（图 21-1-4C、D）。退左冠状动脉指引导管，送入 6F JR4 指引导管通过乒乓技术至右冠状动脉开口，经 JR 导管送入 Pilot 150 导丝，在球囊导引下经 JR4 导管送入 6F Guidezilla 延长导管至右冠状动脉近段（图 21-1-4E）。2.0mm×15mm 球囊扩张完成反向 CART 技术，逆向导丝未能进入延长导管，沿延长导管外面出右冠状动脉开口至主动脉窦（图 21-1-4F）。

3）沿 JR 导管送 OptiCross IVUS 导管进入右冠状动脉 CTO 体部，检查逆向导丝在圆锥支开口前 10mm 至右冠状动脉开口这段血管内的位置（图 21-1-5A）。发现逆向导丝全程在血管内膜下，且经内膜下出右冠状动脉开口。正向导丝在血管（图 21-1-5B~F，IVUS 图中①为正向导丝，②为逆向导丝，③为圆锥支导丝）。

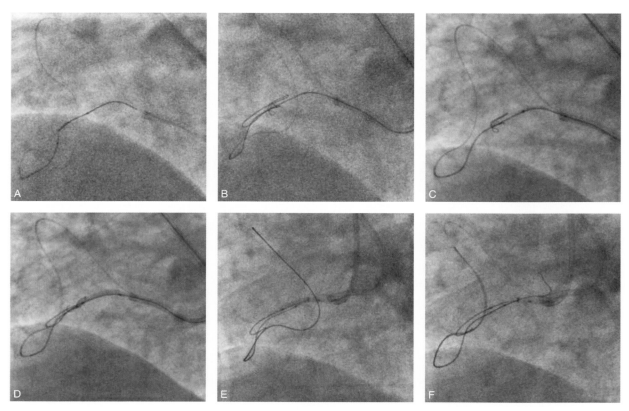

图 21-1-4 反向 CART 技术

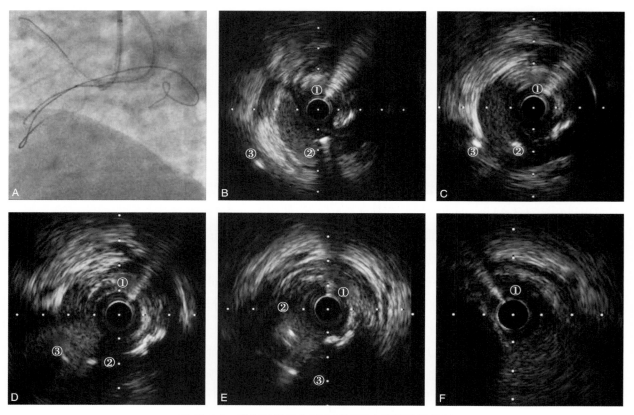

图 21-1-5 逆向导丝经血管内膜下出右冠状动脉开口

4）退逆向 Ultimate Bros 3 导丝至右冠状动脉近段，IVUS 指导下反向 CART 技术以逆向导丝进入 AL 指引导管（图 21-1-6）。退 JR 导管，AL 导管内球囊锚定逆向导丝，送逆向微导管进入 AL 导管。交换 RG3 导丝体外化，沿 RG3 导丝正向送入 Finecross 130cm 微导管至右冠状动脉右室支，退出逆向微导管并将 RG3 导丝退至圆锥支保护，经正向微导管送入 Sion 导丝至右冠状动脉远端，退出正向微导管（IVUS 图中①为正向导丝，②为逆向导丝，③为圆锥支导丝）。

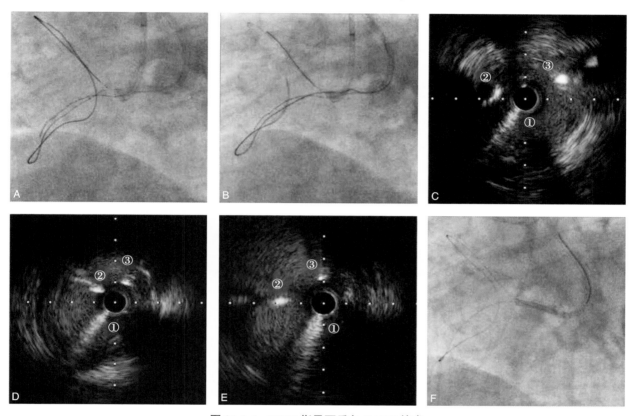

图 21-1-6　IVUS 指导下反向 CART 技术

5）沿导丝先后送 2.0mm×15mm（10~16atm）、2.5mm×15mm 半顺应性球囊（16~18atm）预扩张右冠状动脉近中段狭窄病变段；于右冠状动脉近中段病变段由远至近依次植入 2.75mm×33mm Firebird2 药物洗脱支架（7atm 释放）、3.5mm×23mm Firebird2 药物洗脱支架（16atm 释放），再以 2.75mm× 10mm、3.5mm×10mm 高压球囊后扩张支架（14~20atm），复查造影提示支架内无残余狭窄，边支无受累，远端血流 TIMI 3 级（图 21-1-7）。术中共用对比剂"碘帕醇 370" 260ml，术毕血压 121/82mmHg，心率 90 次 /min。手术时间 200 分钟。术中及术后无并发症发生。

【总结】　使用同侧侧支循环介入开通右冠状动脉 CTO 病变的病例极少。Mashayekhi 等总结了 2013 年 1 月至 2015 年 1 月欧洲介入中心数据库的 269 例 CTO 介入病例，其中 9 例进行了同侧侧支循环介入开通右冠状动脉 CTO 病变，成功 8 例。进一步分析 RCA-CTO 的同侧侧支循环，Mashayekhi 等将其分为 5 型（图 21-1-8）。他们认为 A、D、E 型是适合使用逆向技术进行手术的，使用 C 型进行逆向介入手术也是可行的。对于 B 型，由于血管过于迂曲且血管相对更加脆弱，故术中出现血管损伤的概率将大大增加。

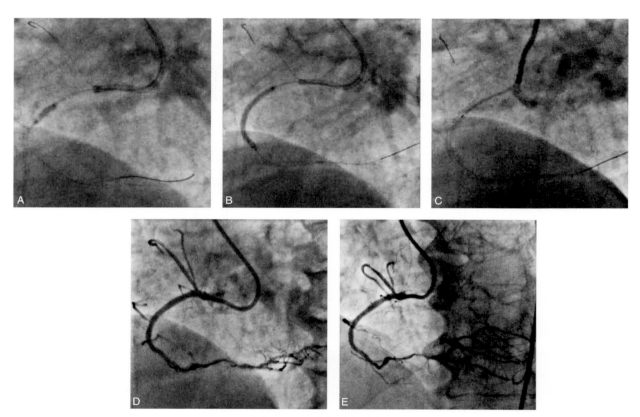

图 21-1-7 支架植入过程

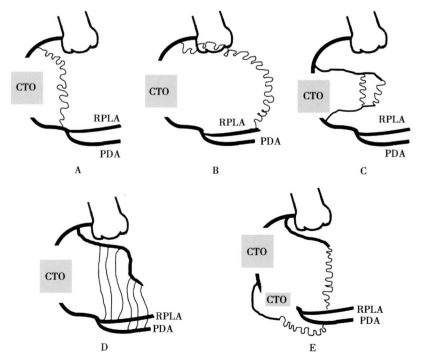

图 21-1-8 Mashayekhi 等对 RCA-CTO 的同侧侧支循环分型

使用同侧间隔支侧支血管进行逆向手术可在以下几种情况下进行：①CABG 术后患者，同时存在 LAD-CTO 病变；②左主干严重狭窄病变；③患者左侧冠状动脉存在严重病变，而不适宜在右冠状动脉 CTO 被开通前处理时；④正向技术失败，或使用对侧侧支血管的逆向技术失败后；⑤没有合适的侧支血管时。

本例右冠状动脉 CTO 同时合并左冠状动脉严重迂曲、成角、钙化病变。正向失败后，使用 C 型同侧侧支完成逆向介入治疗。

本例 CTO 介入在完成第一次反向 CART 技术后，逆向导丝进入主动脉窦。若未做 IVUS 检查，抓捕主动脉窦内的逆向导丝，完成体外化，必定会损伤主动脉窦直至升主动脉，所幸 IVUS 及时发现了逆向导丝从血管内膜下出右冠状动脉开口（见图 21-1-5），没有酿成严重后果。此后，在 IVUS 指导下正确、顺利地完成第二次反向 CART 技术。因此，CTO 介入治疗，使用 IVUS 指导有时是不可或缺的。

（黄　河）

参 考 文 献

MASHAYEKHI K, BEHNES M, AKIN I, et al. Novel retrograde approach for percutaneous treatment of chronic total occlusions of the right coronary artery using ipsilateral collateral connections: a European centre experience[J]. EuroIntervention, 2016, 11(11): e1231-e1236.

病例 2　正向与逆向结合开通 CTO

【病史】　男性，58 岁，因"劳力性心绞痛"入院。无高血压及糖尿病病史，吸烟 40 余年。术前 2 个月行冠状动脉 CTA，提示左前降支散在钙化斑块并管腔严重狭窄。

【冠状动脉造影】　左前降支完全闭塞，无明显残端，双侧造影显示闭塞段较长，转角较大，J-CTO 评分为 3 分，回旋支开口处狭窄 60%，中间支开口处可见 90% 重度狭窄，右冠远端发出侧支循环向前降支远端逆向供血，有可以利用的侧支血管（图 21-2-1）。

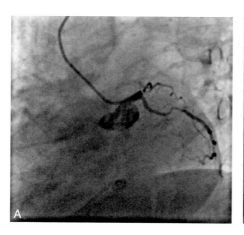
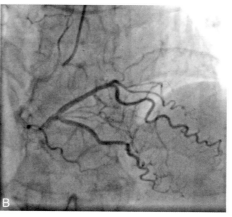

图 21-2-1　术前冠状动脉造影结果
A. 左前降支近段完全闭塞；B. 逆向造影显示有可利用的侧支血管。

【病变分析】　左前降支完全闭塞,钝头无残端,可能有微通道,左主干末端、左前降支开口、中间支开口处有狭窄,右冠状动脉逆向供血良好,为逆向提供了良好的条件,但是右冠状动脉较为迂曲,逆向开通难度较大,首先尝试正向开通,如果失败,及时启动逆向策略。

【PCI 过程】　由于闭塞段较长,首选采用直接正向夹层再入技术,使用 Sion 导丝带微导管反复尝试,无法进入真腔,后采用 Pilot 50 导丝带微导管再次尝试,远端进入对角支,但是无法进入闭塞的左前降支主支(图 21-2-2)。

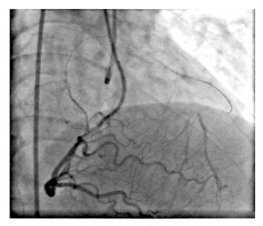

图 21-2-2　导丝远端进入对角支,无法进入左前降支远段真腔

此时利用 IVUS 检测寻找主支,送 IVUS 导管至 D1 行 D1-LAD IVUS 检查,左前降支近端为假腔,远段对角支为真腔。用双腔微导管带 Rinato、Gaia Second 反复尝试仍无法寻找到主支。因此,及时启动逆向策略,用 Sion 导丝带微导管通过间隔支至左前降支闭塞段远端(图 21-2-3)。

此时使用反向 CART 技术,用球囊将左前降支近端的假腔扩大,然后逆向导丝进入假腔。最后逆向导丝进入正向的微导管内,之后微导管顺着逆向导丝进入左前降支远端真腔,然后换正向工作导丝至左前降支真腔。再次用 IVUS 检查导丝远段是否在真腔、左前降支有无心肌桥,最终正向导丝通过完成支架植入(图 21-2-4)。

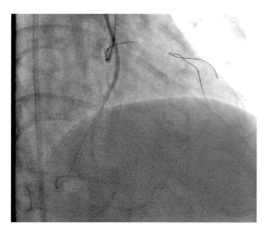

图 21-2-3　逆向导丝远端在左前降支远段真腔内

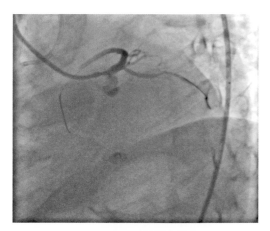

图 21-2-4　最终冠状动脉造影结果

（胡信群）

病例 3　正向导丝升级及边支技术处理左前降支 CTO

【病史】　男性,45 岁,因"反复胸闷、气促半年余"入院。既往有高血压病史 10 余年,规律服用抗高血压药治疗。入院查血清肌酐 91.5μmol/L,超声心动图提示 EF 56%。入院后拟行冠状动脉造影 ± PCI。

【冠状动脉造影】　左前降支(LAD)中段 CTO,可见间隔支到 LAD 中远段的侧支循环,左回旋支（LCX）远段次全闭塞，可见微通道；右冠状动脉（RCA）近段CTO，可见自身侧支循环至RCA远端（图21-3-1）。

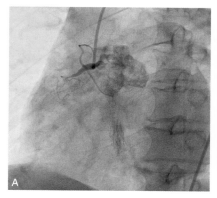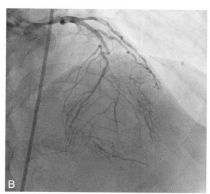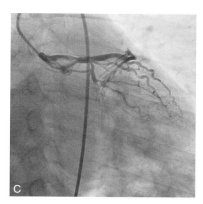

图 21-3-1　冠状动脉造影结果
A. 右冠状动脉；B. 左前降支；C. 左回旋支。

【病变分析】　冠心病、3支血管病变，LAD中段CTO，J-CTO评分为2分，近端有分支；LCX次全闭塞；RCA近段CTO，J-CTO评分为1分，近端有分支；SYNTAX评分为20.5分。

【策略选择】　血运重建策略参见2018年ESC/EACTS心肌血运重建指南（表21-3-1标灰处）。

表 21-3-1　2018 年 ESC/EACTS 心肌血运重建指南

根据 CAD 严重程度推荐	CABG		PCI	
	推荐等级	证据等级	推荐等级	证据等级
1 支血管 CAD				
无近端 LAD 狭窄	Ⅱb	C	Ⅰ	C
有近端 LAD 狭窄	Ⅰ	A	Ⅰ	A
2 支血管 CAD				
无近端 LAD 狭窄	Ⅱb	C	Ⅰ	C
有近端 LAD 狭窄	Ⅰ	B	Ⅰ	C
左主干 CAD				
SYNTAX 评分低（0~22 分）	Ⅰ	A	Ⅰ	A
SYNTAX 评分中等（23~32 分）	Ⅰ	A	Ⅱa	A
SYNTAX 评分高（≥33 分）	Ⅰ	A	Ⅲ	B
3 支血管 CAD，且无糖尿病				
SYNTAX 评分低（0~22 分）	Ⅰ	A	Ⅰ	A
SYNTAX 评分中高等（≥22 分）	Ⅰ	A	Ⅲ	A
3 支血管 CAD，且合并糖尿病				
SYNTAX 评分低（0~22 分）	Ⅰ	A	Ⅱb	A
SYNTAX 评分中高等（≥22 分）	Ⅰ	A	Ⅲ	A

PCI 策略：LAD 供血范围大，LCX 次全闭塞，此次 PCI 策略先开通 LAD 及 LCX，择期开通 RCA。

【PCI 过程】

（1）入路：穿刺右股动脉，置入 7F 动脉鞘。选择 7F EBU3.75 指引导管，送 Runthrough NS 指引导丝至间隔支，Fielder XT-A 导丝在双腔微导管的支撑下尝试进攻 LAD 中段闭塞病变，成功进入到 CTO 体部，但走行于假腔且难以穿越钙化（图 21-3-2）。

（2）改换用 Gaia First 指引导丝，成功进入到 CTO 体部，仍难以穿越钙化（图 21-3-3）。

（3）改换用 Pilot 150 指引导丝，成功进入到 CTO 体部，仍难以穿越钙化（图 21-3-4）。

（4）改换用 Pilot 200 成功穿越钙化，不同体位造影确认 Pilot 200 导丝置于对角支血管真腔内（图 21-3-5）。

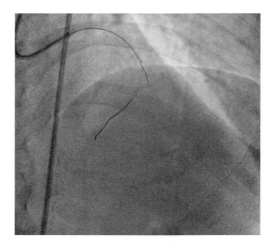

图 21-3-2　入路

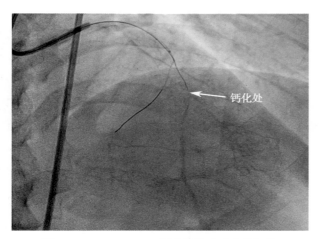

图 21-3-3　Gaia First 指引导丝难以穿越钙化

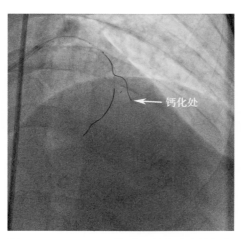

图 21-3-4　Pilot 150 指引导丝难以穿越钙化

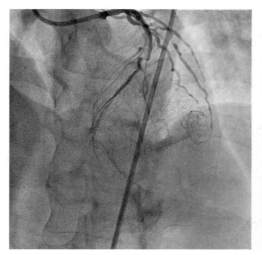 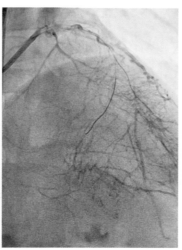

图 21-3-5　Pilot 200 指引导丝成功穿越钙化

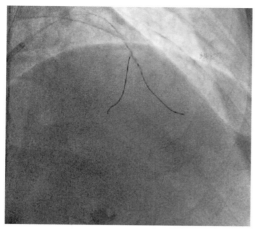

图 21-3-6　CTO 分支技术

（5）CTO 分支技术：使用 1.25mm×10mm、2.0mm×15mm 球囊扩张 CTO 的近端，该技术有可能造成夹层或血管穿孔，必须确保导丝进入到边支血管真腔内，才能扩张球囊，恢复分支血流（图 21-3-6）。

（6）Fielder XT-A 导丝在双腔微导管支撑下仍难以通过病变进入 LAD 远端（图 21-3-7）。

（7）Gaia Third 导丝在双腔微导管支撑下成功通过病变进入 LAD 远端（图 21-3-8）。

（8）不同体位造影确认 Gaia Third 导丝位于 LAD 远端血管真腔内（图 21-3-9）。

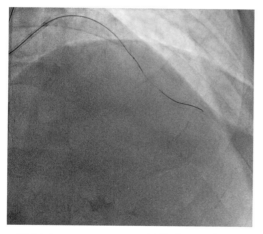

图 21-3-7　Fielder XT-A 导丝难以通过病变

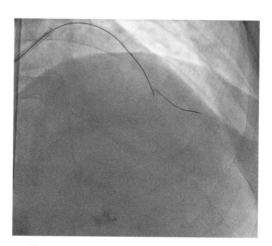

图 21-3-8　Gaia Third 导丝成功通过病变

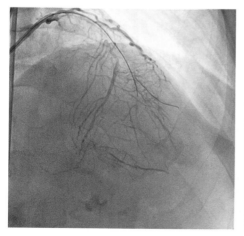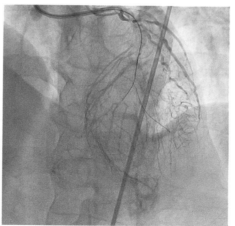

图 21-3-9　不同体位造影确认 Gaia Third 导丝位置

（9）最后造影结果（图 21-3-10）。

【**总结**】　正向导丝升级技术是 CTO 的常用技术之一，可把 Fielder XT 系列导丝作为首选导丝，Fielder XT 系列导丝具有锥形头端且头端硬度较低，有助于发现并跟随 CTO 病变中潜在的微通道。在耐心操作的前提下，即使导丝进入内膜下，造成的血肿也相对较为可控。如果 Fielder XT 导丝进入内膜

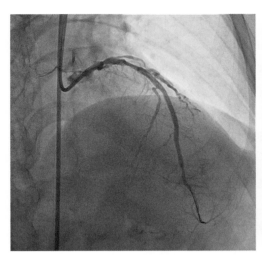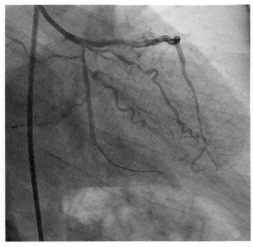

图 21-3-10   最终冠状动脉造影结果

下或者遇有高阻力病变（如钙化）导致导丝难以前行，可根据术中导丝走行与触觉/视觉反馈，升级为 Gaia 系列导丝。精准操控与良好的穿刺力是 Gaia 系列导丝的优势，尤其适用于血管走行清晰、穿刺方向明确的病变，但是通过钙化病变较为困难，且操作不慎容易导致导丝嵌顿。如果遇到 Gaia 系列导丝难以通过的钙化病变，则可升级/更换为 Pilot 系列导丝，利用其超滑特性通过钙化病变。对于部分高阻力病变，还可进一步升级为 Conquest 系列导丝，利用其强大的推送力和穿刺力通过高阻力病变。除了导丝以外，双腔微导管在本病例中起到了十分重要的作用，在穿刺近端纤维帽时显著增强了支撑，在穿刺远端纤维帽时不但提供了良好支撑，还利用其中心腔提高了穿刺导丝通过 CTO 体部的效率，这两个方面也正是双腔微导管在 CTO-PCI 中的主要应用。

（何鹏程）

病例 4   应用 IVUS 指导及旋磨术开通左前降支严重钙化伴近段纤维帽模糊 CTO

【病史】   男性，76 岁，因"反复胸闷伴呼吸困难 5 年，加重半个月"入院。5 年前 RCA 植入 2 枚支架，此次当地医院造影提示 RCA 80%ISR，LAD-CTO 尝试开通未成功，本次入院处理 LAD-CTO。

心血管危险因素：否认高血压和糖尿病。

实验室检查：肌钙蛋白 T 0.061ng/ml，低密度脂蛋白 1.35mmol/L，同型半胱氨酸 16.1μmol/L，肌酐 69μmol/L。

超声心动图：LA 轻度增大（38.6mm），LV 61.2mm，EF 33%，LV 下间隔及后壁变薄及运动减弱。

【冠状动脉造影】   右侧桡动脉入路，Tig 管造影发现：右冠状动脉优势型，RCA 弥漫性病变，近段 80% 狭窄，PD、PL 也有 80%~90% 狭窄，LAD 近端 CTO，病变近端纤维帽模糊合并近段对角支分支，体部严重钙化，远端细小合并分叉，没有好的可供介入治疗的侧支（图 21-4-1）。

【策略选择及 PCI 过程】   本例患者左前降支齐头 CTO，外院尝试开通失败，没有理想的可供介入治疗的侧支，因此采用正向策略，6F EBU3.5 指引导管到位，Corsair 微导管下先后尝试 Fielder XT 导丝及 Gaia Second 导丝，但病变近段纤维帽坚硬，前送导丝进入内膜下（图 21-4-2）。重新降级为 Fielder XT 导丝，前送导丝先进入近段对角支分支（图 21-4-3）。微导管跟进后交换为 Sion 导丝，因为当时导管室已无双腔微导管，沿对角支导丝先后尝试 Gaia Second、Gaia First、Gaia Third 导丝均进入内膜下（图 21-4-4）。

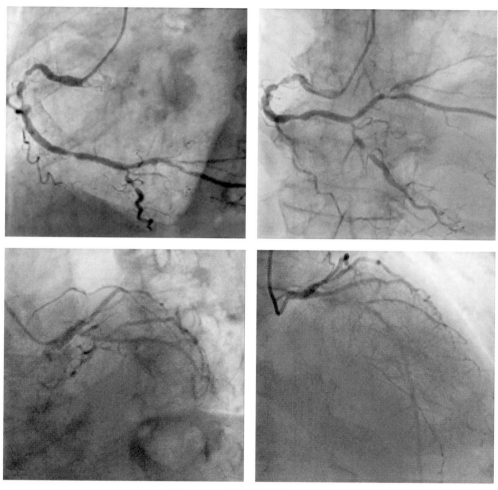

图 21-4-1　冠状动脉造影结果

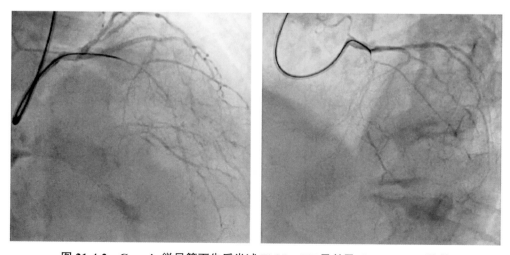

图 21-4-2　Corsair 微导管下先后尝试 Fielder XT 导丝及 Gaia Second 导丝

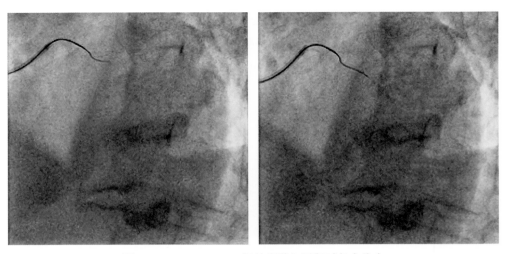

图 21-4-3 Fielder XT 导丝前送入近段对角支分支

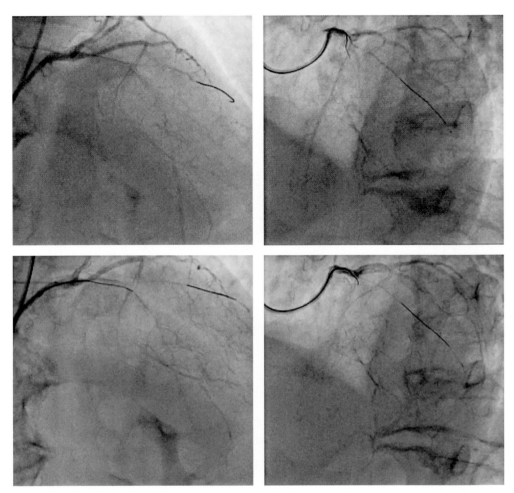

图 21-4-4 换为 Sion 导丝,沿对角支导丝先后尝试 Gaia Second、
Gaia First、Gaia Third 导丝均进入内膜下

　　此时考虑 IVUS 指导下正向穿刺或逆向导丝技术,因没有好的侧支,决定 IVUS 指导下正向穿刺,对角支 IVUS 回撤检查提示 LAD 导丝位于内膜下假腔,真腔有明显钙化斑块,阻碍了导丝进入 LAD 主支真腔,远端对角支导丝位于真腔(图 21-4-5)。尝试 Conquest Pro 导丝在近端纤维帽重新穿刺,锚定导

丝,退出微导管,IVUS 确认导丝扎入斑块(图 21-4-6)。重新送入微导管,导丝发力突破进入远端对角支(图 21-4-7)。不断调整与尝试,成功进入 LAD 真腔并通过病变(图 21-4-8)。

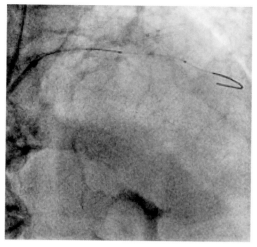

图 21-4-5　LAD 导丝位于内膜下假腔,
远端对角支导丝位于真腔

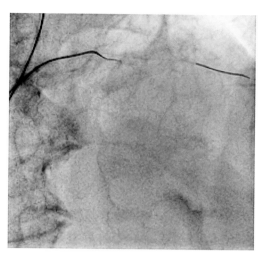

图 21-4-6　导丝扎入斑块

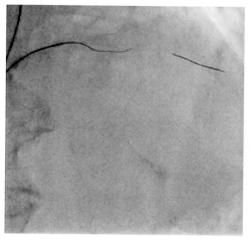

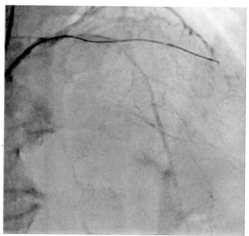

图 21-4-7　导丝发力突破进入远端对角支

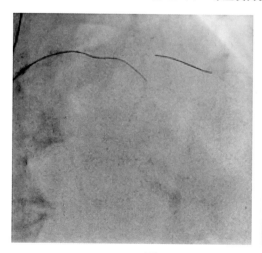

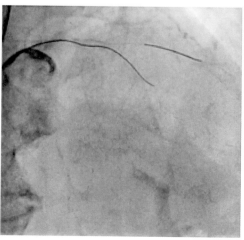

图 21-4-8　导丝进入 LAD 真腔并通过病变

通过病变导丝送至远端后（图21-4-9），用 Tazuna 1.25mm 的球囊不能进入病变，后又尝试推进 Corsair、Tornus 微导管，甚至用 Guidezilla 延长导管都未能成功通过及打开坚硬的病变（图21-4-10）。最后决定用 1.25mm 的磨头进行旋磨（图21-4-11），旋磨后换用 Quantum 2.25mm 球囊成功通过并扩张病变。植入 PE 2.5mm×38mm 和 3.5mm×28mm 2 枚 DES（图21-4-12）。

【总结】 CTO 患者中有部分病变近段纤维帽模糊，为正向穿刺带来困难，对于这类病变，我们在常规尝试正向入路不成功时，可以考虑 IVUS 指导下穿刺或改用逆向方案。该病例因没有很好的侧支，故应用逆向穿刺有较大难度，利用 IVUS 技术指导后成功正向穿刺成功。重新穿刺位置一般建议从近端纤维帽开始尝试，因导丝在 CTO 体部进入内膜下空间后从松软的内膜下空间扎回硬的斑块存在挑战，若有 Stingray 球囊辅助，可提高成功率。

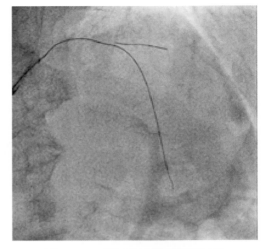

图 21-4-9　通过病变导丝送至远端

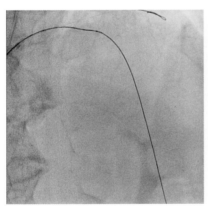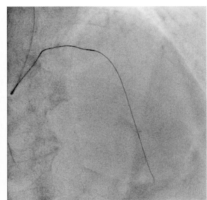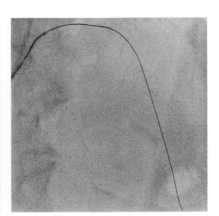

图 21-4-10　先后用 Corsair、Tornus 微导管和 Guidezilla 延长导管技术均未成功通过病变

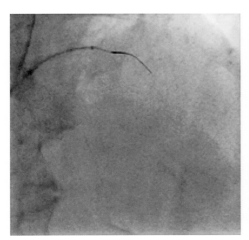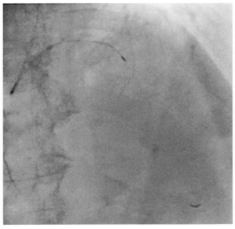

图 21-4-11　用 1.25mm 的磨头进行旋磨

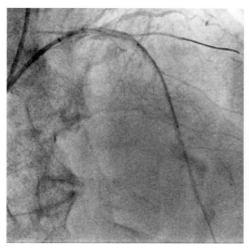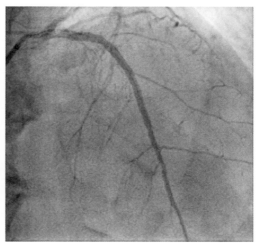

图 21-4-12　植入 2 枚 DES

对于坚硬、难以通过的纤维帽和病变,我们可以通过增强指引导管支撑(如延长导管、球囊锚定等技术),应用穿透微导管(Corsair、Tornus 等),对于钙化严重的病变还可用旋磨、激光等技术预处理病变来使得器械通过变得容易。

（蒋　峻）

病例 5　IVUS 指导下正向导丝入逆向微导管开通高危复杂冠状动脉并 LAD-CTO 完全血运重建

【病史】　男性,78 岁,因"阵发性胸痛、气促 8 年,加重半个月"入院。心电图示窦性心律,Ⅱ、Ⅲ、aVF、V_4~V_6 导联 ST-T 改变。超声心动图示左心室下、后、侧壁运动幅度减低;左心房轻度增大;重度肺动脉高压(PASP 82mmHg),轻中度三尖瓣反流,轻度二尖瓣反流;EF 42%。颈部及脑血管 CTA 示右侧颈内动脉闭塞,左颈内动脉中、重度狭窄,左锁骨下动脉中度狭窄(约 60%),左椎动脉软斑块形成并轻度狭窄。危险因素为吸烟 52 年、20 支 /d,无高血压、糖尿病病史。入院诊断为冠心病、不稳定型心绞痛。

【冠状动脉造影】　左主干开口近端约 40% 狭窄,左前降支开口完全闭塞;左回旋支近段约 95% 狭窄,钝缘支开口至中段长段病变;右冠状动脉近中段弥漫病变,约 80% 狭窄,可见右冠状动脉至左前降支与左回旋支的侧支(图 21-5-1)。

【策略选择】　CABG 或 PCI SYNTAX 评分为 38.5 分;EuroScore 评分为 11 分。因外科医生告知 CABG 风险高,家属拒绝外科手术。患者频发心绞痛,决定行 PCI。

【PCI 过程】　穿刺右股动脉(7F 动脉鞘)、右桡动脉(6F 动脉鞘)。左冠状动脉指引导管选择 7F EBU3.75;右冠状动脉指引导管选择 SAL1.0。先行左冠状动脉 PCI。Sion 与 Runthrough 导丝分别送入左回旋支及钝缘支,2.0mm×20mm 球囊预扩张,自钝缘支中段至左回旋支开口部串联植入 2.75mm×28mm、3.0mm×18mm 支架。正向尝试:Finecross 130cm 微导管,Fielder XT、Gaia First 导丝探查未成功(图 21-5-2),因左前降支无残端,逆向条件好,故转换逆向技术。

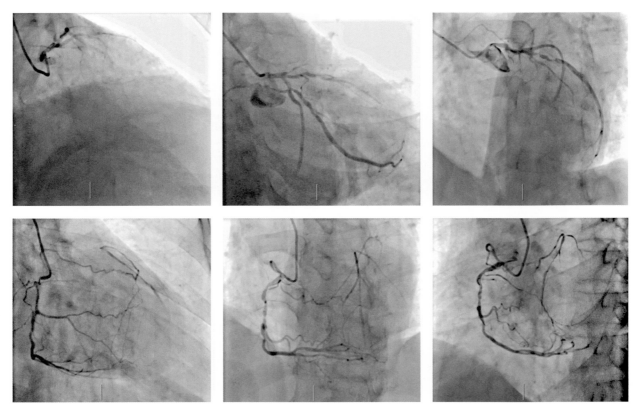

图 21-5-1 冠状动脉造影结果

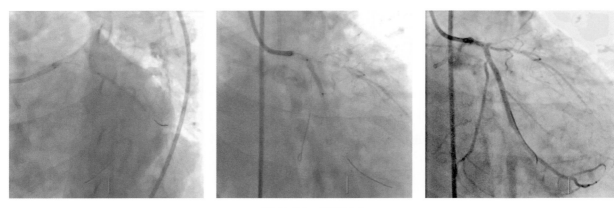

图 21-5-2 正向介入

考虑右冠状动脉病变重,故先行右冠状动脉 PCI:送入 Runthrough 导丝,2.0mm×20mm 球囊预扩张,自中远段至近段串联植入 3.0mm×33mm、3.5mm×23mm 支架(图 21-5-3)。

逆向:Finecross 150cm 微导管,Sion 导丝自间隔支至左前降支中远段,推送微导管至左前降支,换用 Fielder XT、Gaia Third、Ultimate Bros 3 至左主干,IVUS 示导丝在内膜下,以逆向导丝为路标,IVUS 指导下 Gaia Third 正向穿刺,正向、逆向导丝接近,稍后撤逆向微导管,跟进正向微导管,正向导丝入逆向微导管,送正向微导管,后撤逆向微导管,正向交换 Sion 导丝至左前降支远端,复查造影示侧支无损伤,撤除逆向导丝与微导管,以 2.0mm×20mm 球囊自左前降支中段至主干行预扩张,自左前降支中远段至左主干开口串联植入 2.5mm×33mm、3.0mm×28mm、4.0mm×24mm 支架各 1 枚,Rewire Runthrough 导丝至左回旋支,以 4.0mm×15mm、3.0mm×15mm NC 球囊行对吻扩张,分别行左、右冠状动脉造影,确认无侧支损伤,结束手术(图 21-5-4)。

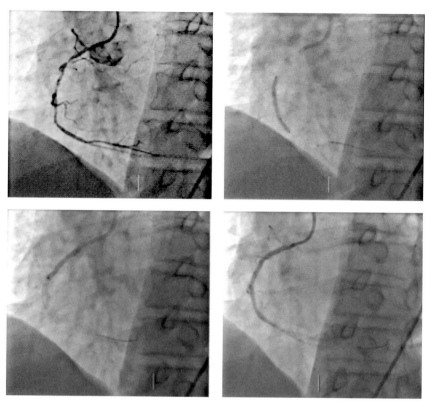

图 21-5-3 逆向介入

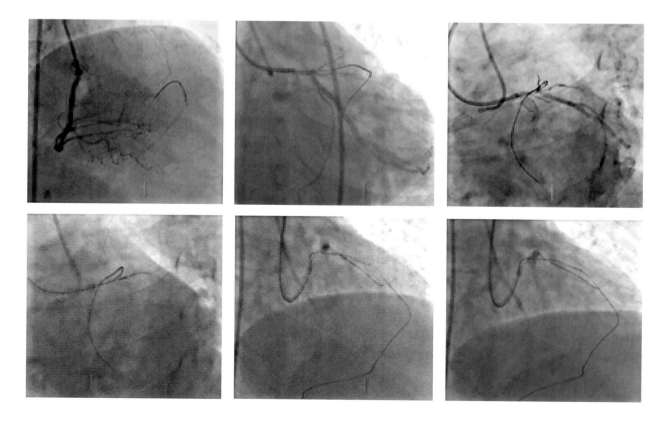

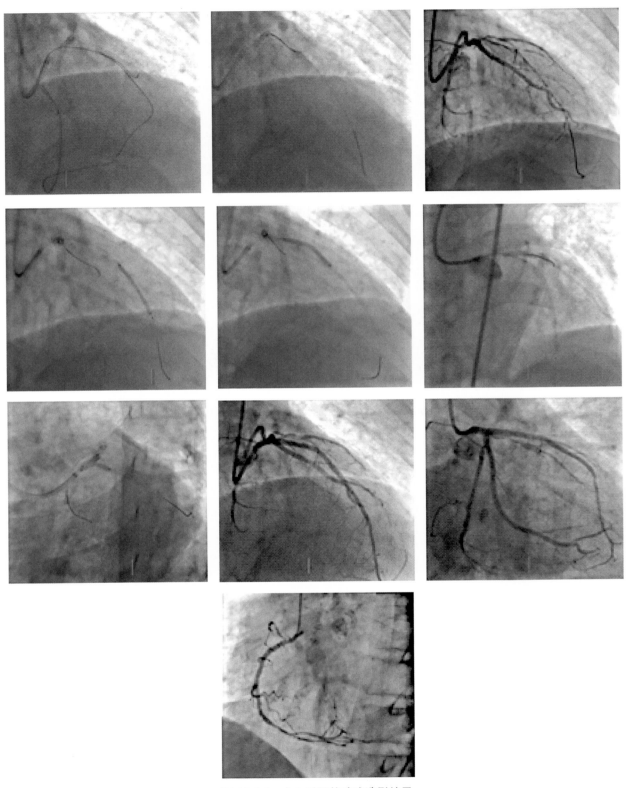

图 21-5-4　介入后冠状动脉造影结果

【总结】 该患者因并存严重肺动脉高压及颈动脉、左锁骨下动脉病变,CABG 风险高,因为不稳定型心绞痛,行 PCI 为其现实选择。因右冠状动脉提供左前降支与左回旋支的侧支,主干有病变,主干分出一小支似为左前降支的残端,实为假象,左前降支为齐头闭塞,左回旋支严重病变,故有病变的右冠状动脉为其生命线。左回旋支近端病变严重,但因有中间支存在支架可覆盖开口而不影响左前降支的介入治疗,且病变处理后可明显改善缺血,提高随后介入治疗的耐受能力,故先处理左回旋支病变。患者逆向条件好,但右冠状动脉有严重病变,故处理完左回旋支之后立即处理右冠状动脉病变,为逆向介入治疗扫清障碍,之后果断逆向而非纠缠正向能明显提高效率并提高成功率,逆向导丝入左主干后常规应用 IVUS 确认,否则慎跟进微导管,常规左回旋支置放导丝以防不测,遇左前降支无残端或开口不明确时,实时 IVUS 导引非常有帮助,且此时有逆向导丝做路标,使用操控性好的穿刺导丝使正向导丝与逆向导丝尽量接近,能交汇最为理想,将战场前移行反向 CART 或导丝对吻,本例因正向、逆向导丝重叠,正向导丝操控性好,幸运入逆向微导管使后续手术简化、顺利完成。

（叶　涛）

病例 6　Guidezilla 辅助反向 CART 技术开通右冠状动脉 CTO

【病史】 男性,63 岁,因"反复胸闷 2 个月"入院。危险因素为高血压、2 型糖尿病。入院超声心动图示左心室增厚,EF 62.5%。实验室检查示 NT-proBNP 1975pg/ml,TnI 阴性。患者 2 个月前于外院开通右冠状动脉 CTO 失败,于右冠状动脉近段严重狭窄处植入支架 1 枚。

【冠状动脉造影】 左冠状动脉:左主干较短,未见狭窄。左前降支近中段长病变伴钙化,最重处 95% 狭窄,间隔支远端提供 CC 1 级侧支供应右冠状动脉远端(图 21-6-1)。左回旋支近中段约 60% 狭窄,远段次全闭塞,OM1 近段 60% 狭窄,OM2 开口 50% 狭窄,OM3 近段 40% 狭窄(图 21-6-2)。

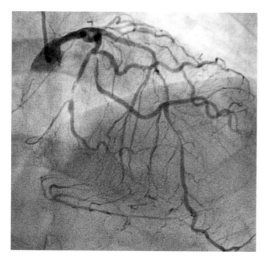

图 21-6-1　左前降支近中段长病变伴钙化,最重处 95% 狭窄,间隔支远端形成 CC 1 级侧支血管供应右冠状动脉远端

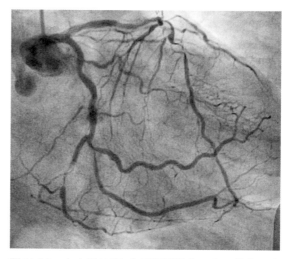

图 21-6-2　左主干较短,未见明显狭窄。左回旋支近中段约 60% 狭窄,远段次全闭塞,OM1 近段 60% 狭窄,OM2 开口 50% 狭窄,OM3 近段 40% 狭窄

右冠状动脉：右冠状动脉近段支架内未见狭窄，支架远端完全闭塞（图 21-6-3，详见视频 21-6-1）。

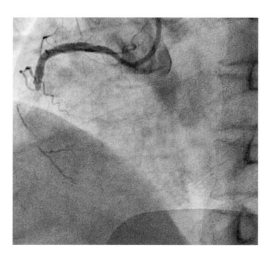

图 21-6-3　右冠状动脉近段支架内未见明显
再狭窄，支架以远完全闭塞，呈钝性残端

视频 21-6-1

【病变分析及策略选择】　该患者冠状动脉造影提示严重 3 支病变，SYNTAX 评分 >32 分，可选择 CABG，但患者拒绝外科手术，考虑行 PCI。拟先行开通右冠状动脉 CTO，择期处理左前降支病变，左回旋支病变可考虑药物治疗。右冠状动脉 CTO 闭塞段 >20mm，伴钙化，二次尝试，J-CTO 评分为 3 分，右冠状动脉 CTO 开通难度较高。

患者曾于外院尝试正向失败，造影提示有间隔支侧支供应右冠状动脉，且左前降支最狭窄病变位于第二间隔支以远，利用间隔支侧支逆向通过相对安全，此次可考虑直接逆向。但仔细分析造影图可发现，虽有多支间隔支侧支供应右冠状动脉远端，但侧支血管与受血血管成角 <90°，可能导致导丝通过侧支困难。此外，正向闭塞段虽然长，但钙化影显示右冠状动脉闭塞段无明显迂曲，因此，仍决定先简单尝试正向导丝技术，如正向失败，则尝试间隔支侧支逆向开通右冠状动脉 CTO。

【PCI 过程】　选用 6F EBU3.75 指引导管经左桡到左侧冠状动脉开口，6F SAL1.0 指引导管经右桡动脉送至右冠状动脉开口。先尝试正向 CTO 开通，在 130cm Finecross、Corsair 微导管辅助下先后送 Gaia First、Gaia Second、Ultimate Bros 3 导丝均不能完全通过闭塞段，导丝远端位于假腔（图 21-6-4）。

正向平行导丝技术失败后（图 21-6-5），决定尝试逆向，在 150cm Corsair 微导管辅助下经间隔支侧支送 Sion 导丝到达间隔支远端，经微导管行 Tip injection 明确侧支走行（图 21-6-6，详见视频 21-6-2）。尝试 Sion 导丝过间隔支 - 后降支结合部困难，最终 Sion 导丝塑形立体弯后，顺利通过间隔支侧支与后降支成角部位，跟进微导管后，先后尝试 Gaia Second、Gaia Third、Ultimate Bros 3、Pilot 150、Conquest Pro 等导丝均未能通过闭塞段，位于闭塞段内膜下（图 21-6-7，详见视频 21-6-3）。

逆向导丝升级技术失败，决定改行反向 CART 技术。由于闭塞段钙化，导致正向球囊通过困难，Guidezilla 加强支撑下球囊仍然难以通过，遂采用球囊掘进技术，先后送 Artimes 1.0mm×5mm、Tazuna 1.25mm×15mm、Quantum 3.0mm×8mm 等球囊反复尝试后，最终送 Guidezilla 到达闭塞段近段假腔，操作逆向 Fielder FC 导丝顺利成功进入 Guidezilla，Corsair 微导管跟进，并交换成 RG3 导丝体外化（图 21-6-8，详见视频 21-6-4 和视频 21-6-5）。沿导丝先予 Tazuna 1.25mm×15mm 12~20atm 扩张，再送 Sprinter 2.0mm×20mm 球囊 12~18atm 扩张。自病变远段起串联植入 Promus Element 2.25mm×28mm

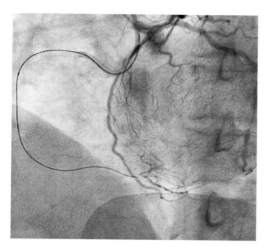

图 21-6-4 尝试正向 CTO 开通，在 Finecross、Corsair 微导管辅助下先后送 Sion、Gaia First、Gaia Second、Ultimate Bros 3 导丝均不能完全通过闭塞段，远端位于假腔

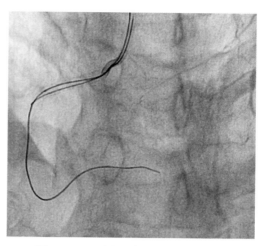

图 21-6-5 采用平行导丝技术，导丝仍难以通过闭塞段，远端位于假腔

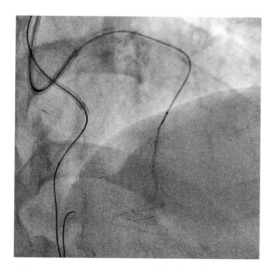

图 21-6-6 150cm Corsair 微导管于第二间隔支行 Tip injection 证实该侧支与右冠状动脉远端相通

视频 21-6-2

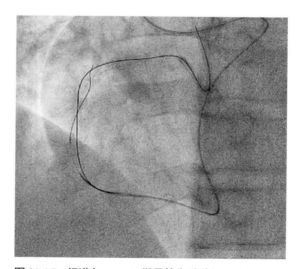

图 21-6-7 经逆向 Corsair 微导管先后送入 Gaia Second、Gaia Third、Ultimate Bros 3、Pilot 150、Conquest Pro 导丝，到达闭塞近段假腔

视频 21-6-3

（图 21-6-9，详见视频 21-6-6 和视频 21-6-7）、Partner 2.5mm×36mm（图 21-6-10，详见视频 21-6-8）、Partner 3.0mm×18mm 药物洗脱支架（与近段支架重叠，图 21-6-11，详见视频 21-6-9），分别以 10atm、12atm、12atm 扩张释放，并选用支架内球囊反复后扩张塑形。最终造影显示血流通畅，侧支完好，无对比剂渗漏（图 21-6-12），退出指引导管，结束手术，余左冠状动脉病变行择期 PCI 处理。

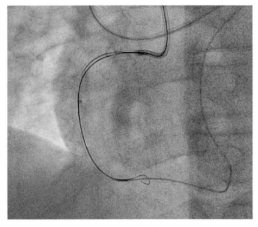

图 21-6-8　在 Guidezilla 辅助下行反向 CART 技术，逆向 Fielder FC 导丝成功进入正向 Guidezilla，Corsair 微导管跟进，RG3 导丝体外化

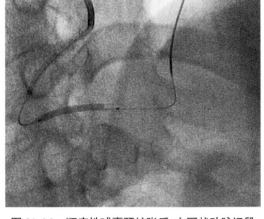

图 21-6-9　顺应性球囊预扩张后，右冠状动脉远段植入 Promus Element 2.25mm×28mm 支架

视频 21-6-4

视频 21-6-5

视频 21-6-6

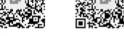
视频 21-6-7

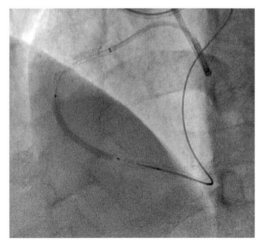

图 21-6-10　右冠状动脉中远段植入 Partner 2.5mm×36mm 支架

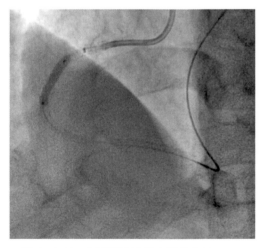

图 21-6-11　右冠状动脉近中段植入 Partner 3.0mm×18mm 支架，并与原近段支架串联

视频 21-6-8

视频 21-6-9

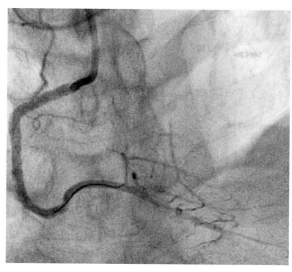

图 21-6-12　右冠状动脉最终造影结果

【总结】

（1）逆向技术在合适的解剖情况下，可提高 CTO 成功的可能性。本例患者在正向尝试失败后，改逆向途径，最终成功开通右冠状动脉 CTO。

（2）在间隔支侧支通路的选择上，应优先选择血管直径相对较大且弯曲度较小的侧支。此外，侧支与远端血管的交接部位、成角、走行也需要综合考量。逆行技术中 Tip injection 非常重要，可以清晰地显示可用的侧支走行。本例患者虽多支间隔支向右冠状动脉远端的侧支血供，但综合考虑，我们选择第二间隔支作为第一选择，正是基于以上原因。

（3）在微导管选择上，150cm Corsair 在间隔支途径的通过性较 Finecross 更佳，可作为首选。但是当侧支细小、严重迂曲、转角过大等情况下，微导管可能会通过困难。为此，我们可以采用以下方法来提高微导管通过的成功率：①增加逆向通道的指引导管支持力；②子母指引导管或 Guidezilla；③1.25mm Ryujin 球囊反复进出狭窄段，不扩张，利用球囊出入来扩张微通道；④1.25mm 球囊 2~3atm 低压扩张微通道，但需注意可能会造成通道破裂。

（4）逆向导丝直接通过病变进入正向指引导管的可能性相对较小，而反向 CART 技术的应用有效地缩短了手术时间，提高了手术的成功率。如直接送入正向指引导管困难，还可送入子母导管或 Guidezilla 以利于逆向导丝进入。此外，本例患者由于闭塞段病变钙化，导致球囊通过困难，在 Guidezilla 辅助下，采用小球囊掘进技术，最终成功完成反向 CART 技术。

（5）CTO 介入治疗过程中，正向与逆向技术的相互结合，可能是提高手术成功率的有效手段及未来发展方向。

（傅国胜　赵炎波）

病例 7　三次逆向开通 LAD-CTO

【病史】　男性，51 岁，因"发作性胸痛 20 年，加重 2 周"入院。既往高血压 20 余年，无糖尿病病史，无心肌梗死病史。无吸烟史。低密度脂蛋白胆固醇 3.60mmol/L，肌酐 86μmol/L，肝功能正常。LVDd

56mm,LVEF 42%。诊断为冠心病、不稳定型心绞痛、缺血性心肌病、心功能Ⅱ级,高血压 3 级(很高危组)。

【冠状动脉造影】 LM 未见明显病变,LAD 近段自发出 D1 后慢性完全闭塞;LCX 远段狭窄 90%,累及 OM2 开口;RCA 近段第一转折处局限性狭窄 75%,远段后三叉前狭窄 95%(图 21-7-1)。

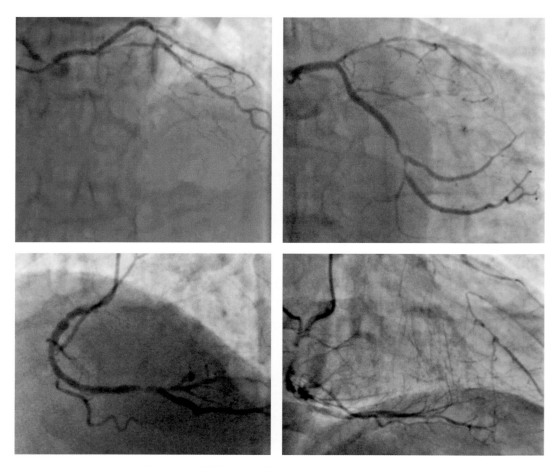

图 21-7-1   冠状动脉造影显示 3 支病变(LAD-CTO)

【病变分析】 3 支严重病变合并 LAD-CTO。LAD 闭塞残端不明确,闭塞段较长(>20mm),PD 向 LAD 中远段提供丰富的逆向侧支循环。RCA 远段病变处苍白,提示不稳定型斑块,考虑为罪犯血管。

【策略选择】

(1)患者心绞痛入院,首先选择处理罪犯血管 RCA,给后期处理 LAD-CTO 创造逆向条件。

(2)LAD-CTO 闭塞残端不明确,合并钙化,闭塞段长度 >20mm,J-CTO 评分为 3 分,正向开通存在困难。PD 通过多支间隔支向 LAD 中远段提供丰富的逆向侧支循环(CC 1~2 级),逆向条件非常好,逆向技术可首先考虑。

(3)处理右冠状动脉后 1 周,处理左冠状动脉。双侧造影发现 LAD 中段发出较大对角支后仍有一段非显影区,考虑两种可能:双段闭塞(可能性大)或上下间隔支逆向血供的竞争血流所致(可能性相对小,图 21-7-2A)。若中段为慢性完全闭塞病变,逆向技术的间隔支侧支须慎重选择,因选择逆向侧支 1 开通近段闭塞段后,需要继续开通中段第二闭塞段。若为竞争血流原因,两个逆行侧支通道均可选择,处理难度也降低(图21-7-2)。如何选择,还需结合术中的具体情况,做出相应的调整及策略上的转变。

(4)患者为复杂、高危病变,合并心功能不全,处理左冠状动脉时是否需要IABP等循环支持值得考虑。

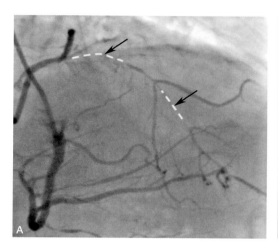
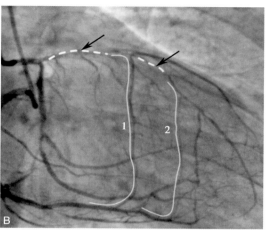

图 21-7-2　LAD-CTO 病变闭塞长,有可供逆向介入的多条侧支循环

【PCI 过程】

(1)穿刺右侧桡动脉,JR4.0指引导管送至RCA开口,BMW导丝入PL远段,3.0mm×18mm Firehawk、3.5mm×38mm Firehawk分别植入后三叉前、第一转折狭窄处。处理结果满意(图21-7-3)。

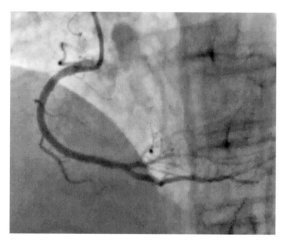
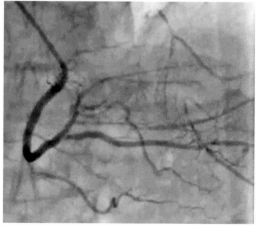

图 21-7-3　首次介入处理右冠状动脉病变

(2)1周后处理左冠状动脉。穿刺右侧桡动脉、股动脉,7F SAL0.75至RCA开口,6F EBU3.75至LM开口,双侧造影进一步证实LAD近段闭塞、中段存在非显影区(图21-7-4A、B)。考虑正向开通难度较大,逆向条件较好,遂首选逆向技术。Sion导丝顺利通过间隔支逆向通道2至LAD远段(图21-7-4C),前送Corsair 150微导管至LAD远段,Tip injection发现远段对角支(图21-7-4D)。继续前送Sion导丝困难,证实中段非显影段为慢性完全闭塞病变,而非竞争血流原因。先后逆向尝试Gaia First、Gaia Second、Pilot 150导丝均进入内膜下,考虑中段存在较大对角支,如继续内膜下前送逆向导丝,

存在后续处理中对角支丢失的风险,遂撤出逆向微导管及导丝,换逆向通道1。

（3）Sion 导丝顺利通过间隔支逆向通道1至 LAD 近段,前送 Corsair 150 至 LAD 近段,Tip injection 发现近段小间隔支显影(图 21-7-5A)。采取正向与逆向结合技术:正向 Fielder XT 导丝进入近段间 隔支后,作为正向导引,逆向选择 Gaia Third,后续调整正向与逆向导丝行导丝对吻技术,但头位及足 位对照发现正向与逆向导丝上下仍存在较大距离(图 21-7-5B、C)。改逆向导丝为 Conquest Pro,以正 向导丝为导引定向穿刺进入 LAD 近段,BMW 导丝送入 D1 行保护后继续操控 Conquest Pro 进入 LM (图 21-7-5D、E)。

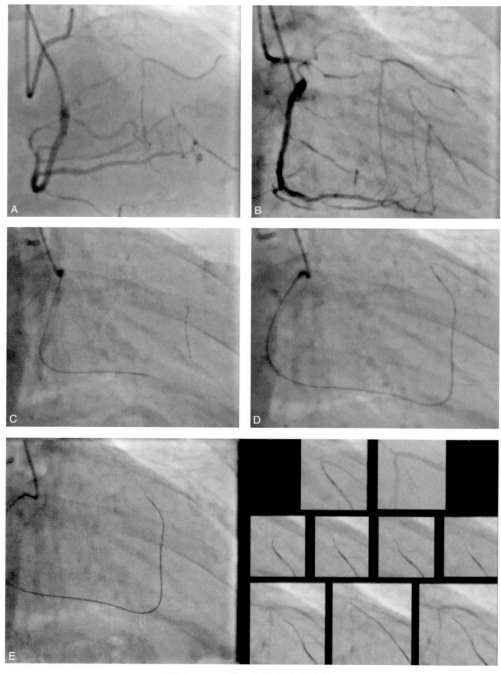

图 21-7-4　第一次逆向介入失败

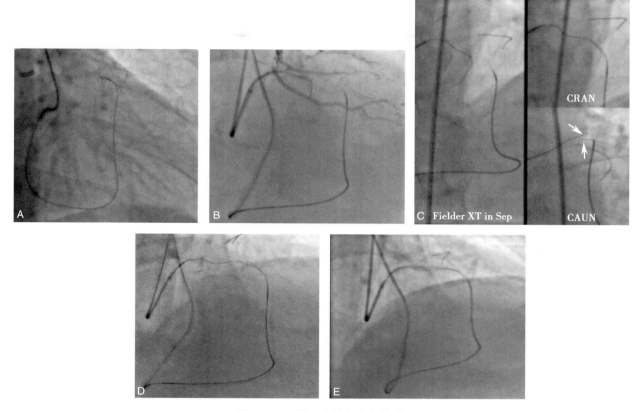

图 21-7-5　第二次逆向介入治疗

（4）普通工作导丝入 LCX 行 LM-IVUS 检查，证实 Conquest Pro 导丝在 LM 真腔内（图 21-7-6A、B）。继续推送 Conquest Pro 入正向指引导管，Corsair 150 跟进入正向指引导管。交换 RG3 完成体外化后，于 LM-pLAD crossover LCX 植入 3.0mm×23mm Firehawk 支架，正向造影 LAD 近段及中段较大对角支显影良好（图 21-7-6C、D）。普通工作导丝入 LAD 中段较大对角支行保护，正向选择 Corsair 135，操控 Fielder XT 无法通过第二闭塞段，正向导丝升级技术先后选择 Gaia First、Gaia Second、Gaia Third、Pilot 150 亦无法进入远段真腔（图 21-7-6E、F）。

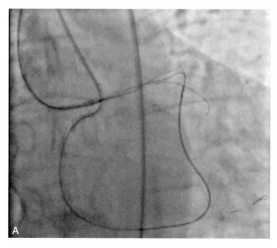
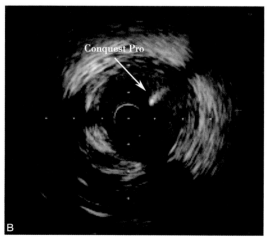

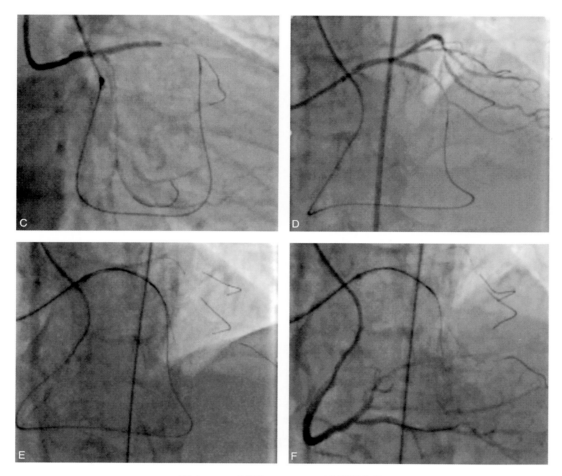

图 21-7-6 开通 LAD-CTO 近端闭塞段

（5）再次采取逆向技术,重新回到逆向间隔支通道 2, Sion 导丝通过间隔支逆向通道 2 至 LAD 远段,前送 Corsair 150 至 LAD 远段。正向 Fielder XT 导丝入大对角支开口以下间隔支作正向导引,逆向交换 Gaia Third,拟进行导丝对吻,但无法前行,升级为 Conquest Pro 后成功穿刺通过闭塞段并进入中段大对角支（图 21-7-7A、B）,进一步正向造影证实 Conquest Pro 在真腔。推送逆向 Corsair 150 通过闭塞段入 LAD 近段,RG3 再次体外化。回撤逆向 Corsair 150,正向 Corsair 135 送至 LAD 远段并交换 BMW 导丝入 LAD 远端（图 21-7-7C、D）。后续在 LAD 中远段由远至近串联植入 2 枚支架,即 2.5mm×33mm Firehawk、3.0mm×23mm Firehawk（图 21-7-7E、F）。

（6）最后处理左回旋支: BMW 导丝 Rewire LCX 后于狭窄段植入 2.5mm×29mm Firehawk 支架（图 21-7-8A、B）。最终结果满意（图 21-7-8C、D）。

【总结】 本例复杂 CTO 介入治疗曾获中国介入心脏病学（CIT）大会最具教育意义病例奖。大样本注册研究显示,在开通 CTO 过程中,如果丢失较大分支,临床预后甚至比不开通 CTO 都差。本例术者在处理此复杂 CTO 过程中,对于分支血管的保护做到了极尽所能。在第一次逆向介入过程中,正向与逆向导丝均进入假腔时,并未急于启动反向 CART 技术,而是果断放弃。再通过 2 次逆向分次处理 2 段闭塞的左前降支,确保了分支没有丢失。在开通近段闭塞时,逆向 Conquest Pro 导丝进入左主干后,并未急于建立轨道,而是在 IVUS 确认后再推进,确保逆向导丝在真腔。不过,目前主流的做法还是推荐 AGT 技术,不仅可以避免逆向导丝进入左主干内膜下或从内膜下穿回真腔形成误导,也可以显著地

提升逆向介入治疗的高效率。另外,腔内影像学技术 IVUS 在本例中的应用,也很好地指导了逆向介入
过程和优化支架植入,有助于进一步提升本例 CTO-PCI 的长期临床疗效。

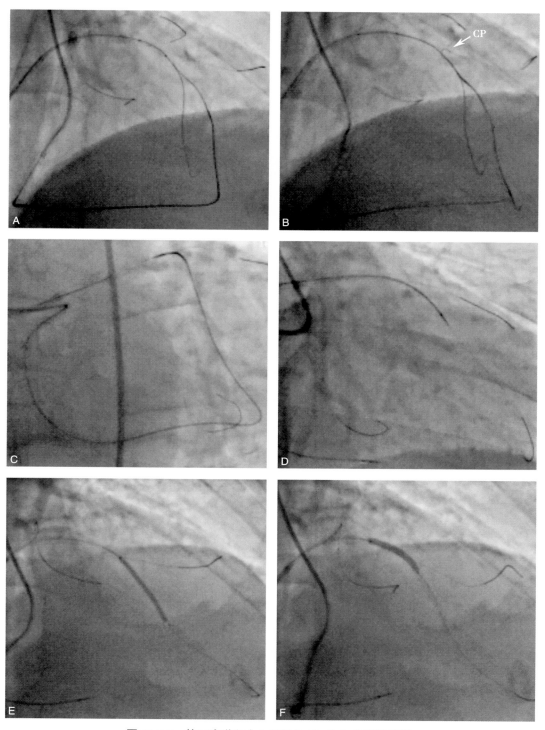

图 21-7-7　第三次逆向介入开通 LAD-CTO 远端闭塞段

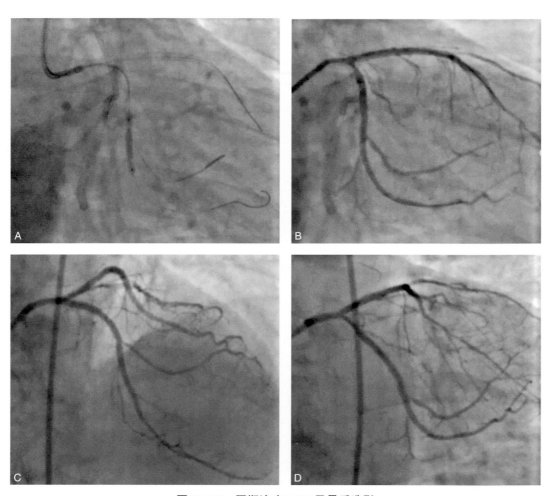

图 21-7-8 同期治疗 LCX 及最后造影

（张瑶俊）

病例 8 逆向 CTO 介入治疗

【**病史**】 男性,67 岁,因"反复心绞痛 9 年,加重 2 周"入院。既往高血压 10 余年,糖尿病 5 年余,吸烟 30 余年。超声心动图示 LVEF 65%,LVDd 46mm,肝肾功能正常。

【**冠状动脉造影**】 左主干(LM)未见明显狭窄;左前降支(LAD)完全闭塞(图 21-8-1),可见同侧侧支循环;左回旋支(LCX)完全闭塞(图 21-8-2),可见同侧侧支循环;右冠状动脉远端狭窄 95%(图 21-8-3),可见 RCA 至 LAD 心外膜侧支循环。

【**病变分析及策略选择**】 结合左、右冠状动脉造影结果,拟对 LAD 行介入治疗,分析 LAD 闭塞病变特征如图 21-8-4 所示。

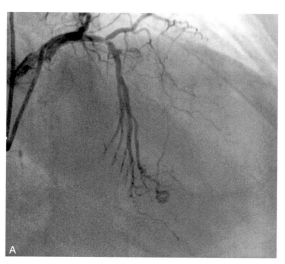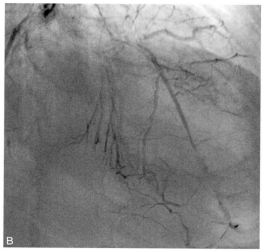

图 21-8-1　左前降支造影结果
A. LAD 闭塞段近端；B. LAD 闭塞段远端。

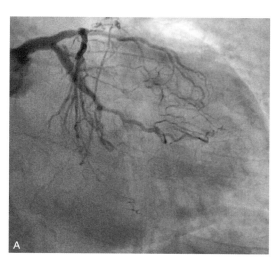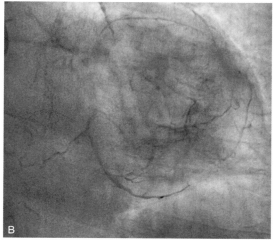

图 21-8-2　左回旋支造影结果
A. LCX 闭塞段近端；B. LCX 闭塞段远端。

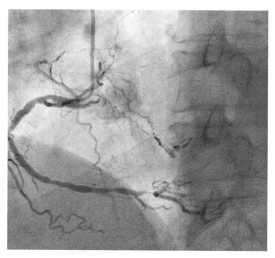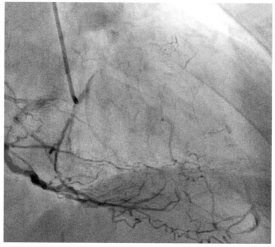

图 21-8-3　右冠状动脉造影结果

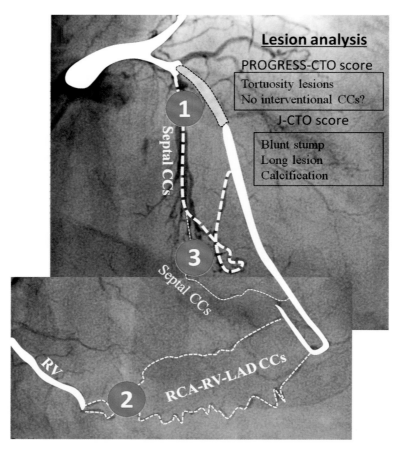

图 21-8-4   LAD 闭塞病变特征分析

【PCI 过程】   经桡动脉选用 7F EBU3.5 指引导管,在 Finecross 微导管支持下,尝试 Fielder XT,随后升级为 Pilot 150 反复尝试,导丝进入血管内膜下(图 21-8-5)。改用逆向技术。选用同侧室间隔支(图 21-8-4 中侧支循环 1),使用 Coasair 微导管进行超选造影以明确侧支走行(图 21-8-6),在 Cosair 微导管支持下成功送 Sion 导丝通过侧支至闭塞段远端。更换为 CTO 导丝,使用反向 CART 技术,成

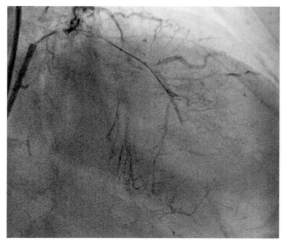

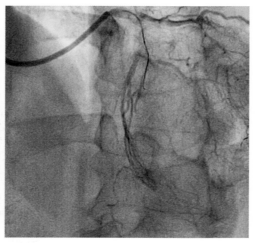

图 21-8-5   在 Finecross 微导管支持下,尝试 Fielder XT,
随后升级为 Pilot 150 反复尝试,导丝进入血管内膜下

功送 GAIA Third 导丝通过闭塞段进入正向指引（图 21-8-7）。使用微导管技术正向送导丝通过正向真腔—闭塞段—室间隔支（图 21-8-8），但导丝无法到达 LAD 远端血管真腔。使用双腔微导管，仍无法成功（图 21-8-9）。故尝试更换侧支循环为心外膜侧支（图 21-8-4 中侧支循环 2），对心外膜侧支超选造影（图 21-8-10）见侧支循环迂曲、细小，在 Cosair 微导管支持下，无法送 Sion 导丝通过心外膜侧支，遂放弃。穿刺股动脉，送入第二根 7F EBU3.5 指引导管，尝试另一室间隔支（图 21-8-4 中侧支循环 3），再次进行超选造影（图 21-8-11），明确侧支循环走行，再次使用反向 CART 技术，成功送微导管至第二个正向指引，使用 RG3 实现体外化（图 21-8-12）。进行球囊扩张后，串联植入 2.5mm×38mm 与 3.0mm×38mm 2 枚药物洗脱支架，最后结果如图 21-8-13 所示。

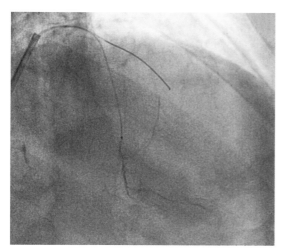

图 21-8-6　使用 Coasair 微导管进行
超选造影以明确侧支走行

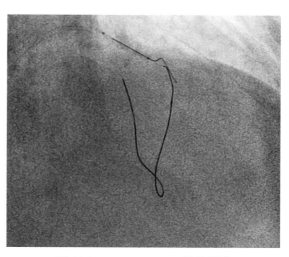

图 21-8-7　GAIA Third 导丝通过
闭塞段进入正向指引

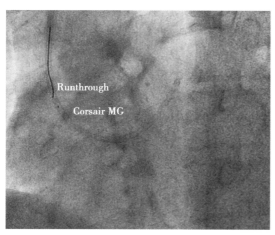

图 21-8-8　使用传微导管技术正向送导丝
通过正向真腔—闭塞段—室间隔支

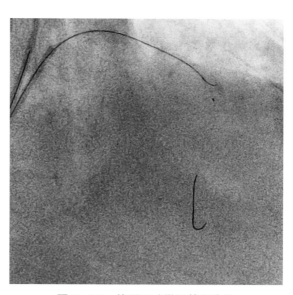

图 21-8-9　使用双腔微导管仍失败

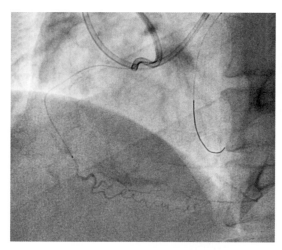

图 21-8-10　对心外膜侧支超选造影

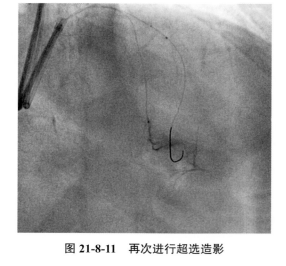

图 21-8-11　再次进行超选造影

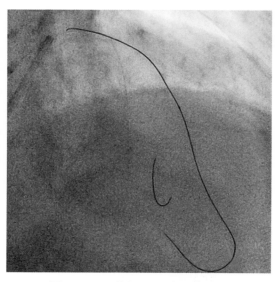

图 21-8-12　使用 RG3 实现体外化

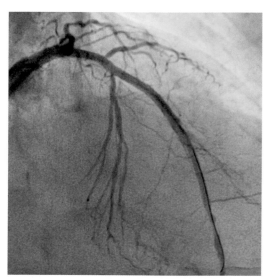

图 21-8-13　最终冠状动脉造影结果

（张　斌）

病例 9　右冠状动脉与左前降支 CTO

【病史】　男性,因"不稳定型心绞痛"入院。

【冠状动脉造影】　RCA 近端闭塞,开口部位为高度钙化性狭窄(图 21-9-1,详见视频 21-9-1),J-CTO 评分为 4 分,PROGRESS 评分为 2 分。

LAD 中段 99% 狭窄,OM2 90% 狭窄,可见间隔支向后降支发出侧支,但间隔支侧支起始端角度刁钻并有分支(图 21-9-2,详见视频 21-9-2)。

【病变分析及策略选择】

（1）右冠状动脉近段 CTO 伴钙化,对指引导管的支撑能力要求较高,由于钙化及右冠状动脉第一弯曲的解剖特点,应该预判到正向导丝几乎不可能进入并全程走行在斑块内,手边又没有专用 ADR 器械,开通该 CTO 启用逆向可能性较大。

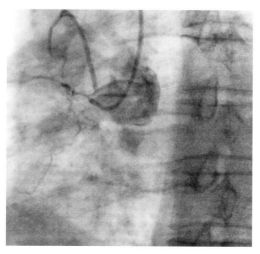

图 21-9-1　右冠状动脉造影结果

视频 21-9-1

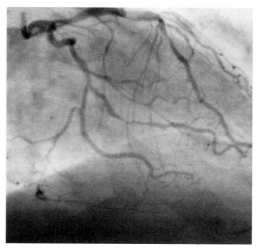

图 21-9-2　左前降支造影结果

视频 21-9-2

（2）为 CTO 血管提供侧支血管的左前降支伴有严重狭窄，在启用逆向前，应首先处理该狭窄，但支架不要过长，尽量不要覆盖过多的提供侧支的间隔支。

综上述两点考虑，先尝试开通右冠状动脉 CTO，如不成功或术中不耐受，直接解决左冠状动脉中段 99% 病变，预留近段分出间隔支处，择期处理 RCA。

【PCI 过程】　尝试正向开通 CTO，采用 7F AL1 指引导管，由于钙化重，先后应用 Fielder XT-A 及 Conquest Pro 导丝通过近端，导丝锚定窦房结支，微导管、球囊仍无法通过（图 21-9-3，详见视频 21-9-3），遂停止开通 CTO 病变，解决左冠状动脉后，择期二次手术。

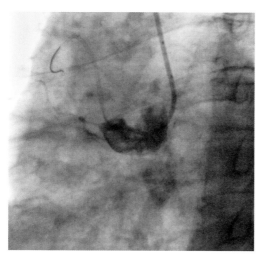

图 21-9-3　先后应用 Fielder XT-A 及 Conquest Pro 导丝通过近端，导丝锚定窦房结支，微导管、球囊仍无法通过

视频 21-9-3

1 个月后：由于前次失败，故入路选择右桡动脉、右股动脉，直接采用逆向，左冠状动脉选择 7F EBU3.5 指引导管，Sion Blue 导丝携带 150cm Finecross 调控至间隔支，跟进 Finecross 困难，利用 135cm Corsair 微扩张后，更换 Finecross 微导管成功至间隔支，Tip injection（图 21-9-4，详见视频 21-9-4）。

调控 Sion 导丝至 RCA 远端，由于指引导管支撑力不足，于侧支远段处跟进微导管困难，利用 Guidezilla 至 LAD 近段增加支撑力，同时利用新的 1.0mm×8mm 小球囊微扩张后，成功推送微导管至 RCA 远段并行 Tip injection（图 21-9-5，详见视频 21-9-5）。

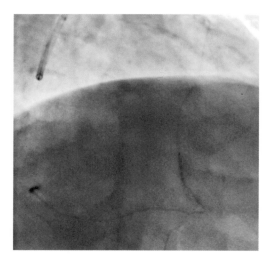

图 21-9-4 利用 135cm Corsair 微扩张后，更换 Finecross 微导管成功至间隔支，Tip injection

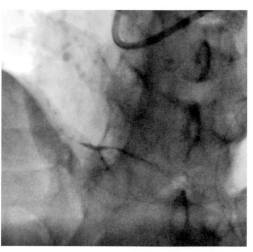

图 21-9-5 利用 Guidezilla 至 LAD 近段增加支撑力，同时利用新的 1.0mm×8mm 小球囊微扩张后，成功推送微导管至 RCA 远段并行 Tip injection

视频 21-9-4

视频 21-9-5

逆向先后送 Ultimate Bros 3、Conquest Pro 导丝进入闭塞段，行至第一弯曲处，通过困难，停止逆向操作，启动正向操作。正向送 7F AL1 指引导管于 RCA，正向送 Fielder XT-A 导丝携带 135cm Corsair 于右冠状动脉口，未能进入闭塞段起始处，更换 Conquest Pro 导丝同逆向 Conquest Pro 导丝行导丝对吻，由于钙化较重、右冠状动脉第一弯曲度较大的干扰及 Conquest Pro 导丝的特性，难以使正向与逆向 Conquest Pro 导丝在第一弯曲处做出很好的导丝对吻，决定战场前移至比较平直的右冠状动脉中段（图 21-9-6，详见视频 21-9-6）。

正向 Conquest Pro Knuckle、逆向 Fielder XT-R Knuckle 至 RCA 中段（图 21-9-7，详见视频 21-9-7）。

正向送 Guidezilla，采用 AGT 技术，逆向 Ultimate Bros 3 导丝成功进入正向 Guidezilla 中（图 21-9-8，详见视频 21-9-8）。

跟进微导管，利用 RG3 建立通道，正向送新的 Sion Blue 至后侧支，逆向 Finecross 造影显示后三叉组织结构（图 21-9-9，详见视频 21-9-9）。

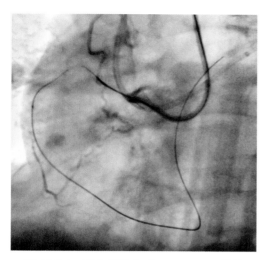

图 21-9-6 正向与逆向 Conquest Pro 导丝
在第一弯曲处很难进行导丝对吻

视频 **21-9-6**

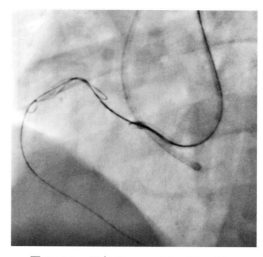

图 21-9-7 正向 Conquest Pro Knuckle、
逆向 Fielder XT-R Knuckle 至 RCA 中段

视频 **21-9-7**

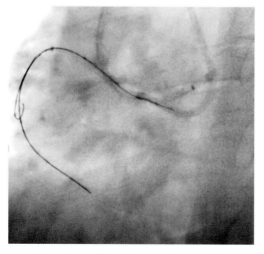

图 21-9-8 逆向 Ultimate Bros 3 导丝
成功进入正向 Guidezilla 中

视频 **21-9-8**

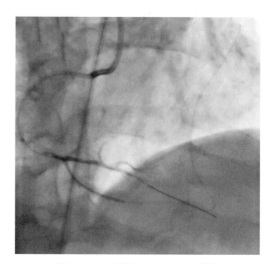

图 21-9-9 逆向 Finecross 造影
显示后三叉组织结构

视频 **21-9-9**

　　球囊扩张后,利用 Guidezilla 送 2.5mm×38mm 支架、3.0mm×28mm 支架、3.5mm×24mm 支架于 RCA 远段 - 开口扩张（图 21-9-10,详见视频 21-9-10）。

　　验证侧支系统正常后,于 LAD 近端遗留病变处植入 3.0mm×28mm 支架（图 21-9-11,详见视频 21-9-11）。

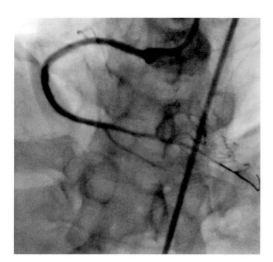

图 21-9-10　送 2.5mm×38mm 支 架、3.0mm× 28mm 支架、3.5mm×24mm 支架于 RCA 远段 - 开口扩张

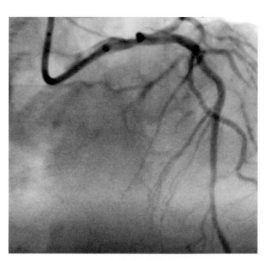

图 21-9-11　于 LAD 近端遗留病变处 植入 3.0mm×28mm 支架

视频 21-9-10

视频 21-9-11

（栾　波）

病例 10　左回旋支、左前降支与右冠状动脉 CTO

　　【病史】　男性,56 岁,因"反复胸痛 3 年,加重并气促 1 周"入院。既往高血压 10 余年,糖尿病 10 余年。入院查体:脉搏 85 次 /min,血压 142/86mmHg,呼吸 20 次 /min,双肺闻及细湿啰音,双下肢轻度水肿。

　　超声心动图:冠心病声像,下壁搏动减弱,EF 56%。

　　入院后实验室检查:血常规示血红蛋白 125g/L,肌酐 98μmol/L,心肌梗死鉴别（-）,D- 二聚体 417ng/ml,proBNP 4567pg/ml。

　　心电图:Ⅱ、Ⅲ、aVF 导联病理性 Q 波。

　　入院诊断为冠心病、不稳定型心绞痛、心功能 Ⅱ 级,高血压 3 级（很高危组）,2 型糖尿病。

　　【冠状动脉造影】　LM 细长,管壁不光滑,管腔未见明显狭窄;LCX 中段狭窄 80%~85%;LAD 细长,中远段至近段弥漫性狭窄,管腔狭窄 50%~70%,最窄处位于 S1 之后,管腔狭窄约 70%,且穿隔支提供 CC 1~2 级侧支循环至 RCA PDA;RCA 开口狭窄约 90%,近端闭塞,入口处有一血管分支,入口不明确,对侧造影显示闭塞长度 >20mm 且血管弯曲,J-CTO 评分为 3 分（图 21-10-1）。

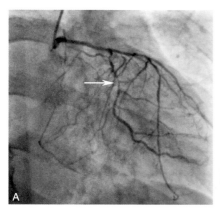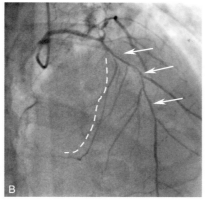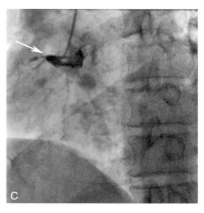

图 21-10-1 冠状动脉造影结果

A. LCX 中段狭窄；B. LAD 中远段至近段弥漫性狭窄，穿隔支提供 CC 2 级侧支循环；C. 右冠状动脉开口狭窄，近端闭塞。

【**策略选择**】 左、右桡动脉入路，双侧造影，首选正向准备，若失败，及时转为逆向治疗。

【**PCI 过程**】 6F SAL0.75 指引导管（右桡动脉入路）至右冠状动脉，EBU3.5 指引导管（左桡动脉入路）至左冠状动脉（图 21-10-2~ 图 21-10-11 ）。

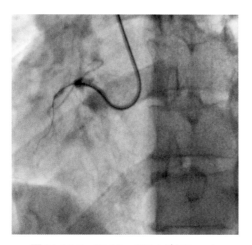

图 21-10-2 Fielder XT-A 在 Corsair 微导管支撑下尝试，进入内膜下

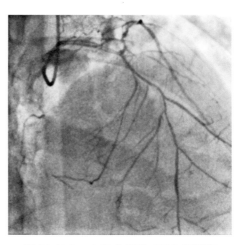

图 21-10-3 左向右提供 CC 2 级侧支循环，及时转换策略，转逆向

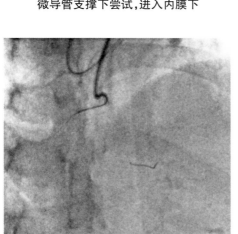

图 21-10-4 在 Corsair 微导管支撑下，Sion 导丝轻易通过侧支循环至 PDA

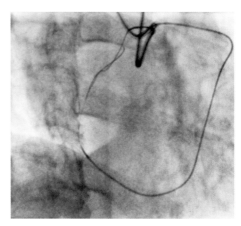

图 21-10-5 逆向 Pilot 200 导丝与正向 Fielder XT-A 导丝重叠可，使用反向 CART 技术

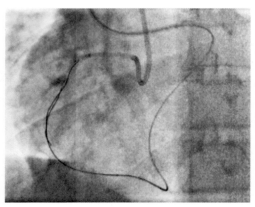

图 21-10-6　逆向导丝进入正向指引困难,正向进入冠状动脉延长导管 Guidezilla,使用 AGT 技术

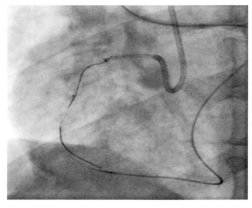

图 21-10-7　逆向 Pilot 200 导丝进入 Guidezilla 内

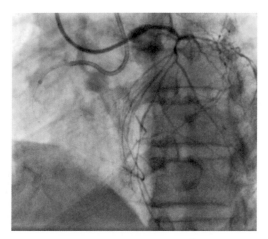

图 21-10-8　使用 RG3 导丝体外化

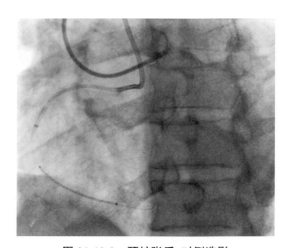

图 21-10-9　预扩张后,对侧造影指导支架远端位置

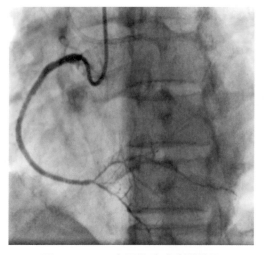

图 21-10-10　右冠状动脉造影结果

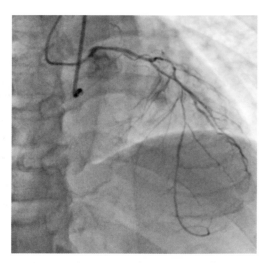

图 21-10-11　左侧造影检查通道情况

（黄　铮）